玩转“电商营销+互联网金融”系列

一本书读懂在线医疗

海天电商金融研究中心　编著

清華大學出版社
北　京

内容简介

本书是一本全面揭秘在线医疗的专著，从两条线帮助读者从入门到精通在线医疗。

一条是横向案例线，通过对目前在线医疗行业内影响力极广泛的平台认识，比如百度医生、丁香医生、春雨医生、平安好医生、杏仁医生、掌上药店等，透析每个平台的特色、优势与卖点，对相关的内容从可借鉴的角度进行深入分析。

另一条是纵向技能线，通过全面了解，把握在线医疗的运作工具，比如商业模式、医疗大数据、3D 打印、可穿戴设备、医疗 O2O、医疗移动端、在线医疗网络推广等，认识在线医疗转型安全落地的必备因素。

全书所有内容零基础、全图解，通过 5 大在线医院的发展布局+5 大在线医疗推广的方式+7 个医疗大数据应用分享+9 大医疗 O2O 模式的详解+9 大移动医疗 APP 的分析+10 多个 3D 打印案例分享+10 多个可穿戴设备的介绍+10 多个商业盈利环节详解+120 多张清晰的图片+380 多个通俗易懂的图解，深度剖析在线医疗的精华之处，让您一书在手，即可彻底读懂在线医疗模式、玩转在线医疗平台，从菜鸟成为达人，从新手成为在线医疗领域内的高手！

本书结构清晰、语言简洁、图解丰富，尤其是对于诸多成功在线医疗平台做了深入剖析，内容十分全面，适合在线医疗平台的管理者、在线医疗行业的从业者、有意从事在线医疗的人士、传统医疗向在线医疗模式转型的企业，以及在线医疗的人才培训中心使用。

图书在版编目(CIP)数据

一本书读懂在线医疗/海天电商金融研究中心编著. --北京：清华大学出版社，2016
(玩转“电商营销+互联网金融”系列)
ISBN 978-7-302-43866-3

Ⅰ. ①一… Ⅱ. ①海… Ⅲ. ①互联网络—应用—医疗—保健事业 Ⅳ. ①R19-39

中国版本图书馆 CIP 数据核字(2016)第 110304 号

责任编辑：杨作梅
装帧设计：杨玉兰
责任校对：张彦彬
责任印制：刘海龙

出版发行：清华大学出版社
网　址：http://www.tup.com.cn，http://www.wqbook.com
地　址：北京清华大学学研大厦 A 座　**邮　编**：100084
社总机：010-62770175　**邮　购**：010-62786544
投稿与读者服务：010-62776969，c-service@tup.tsinghua.edu.cn
质 量 反 馈：010-62772015，zhiliang@tup.tsinghua.edu.cn
印 装 者：三河市中晟雅豪印务有限公司
经　销：全国新华书店
开　本：170mm×240mm　**印　张**：19.25　**字　数**：322 千字
版　次：2016 年 7 月第 1 版　**印　次**：2016 年 7 月第 1 次印刷
印　数：1～3000
定　价：59.80 元

产品编号：068082-01

前　　言

■ 写作驱动

如果说中国十年来，最蓬勃发展的产业是什么？那么非互联网莫属。在未来的十年里，最具潜力、市场广阔的行业是什么？那么非医疗莫属。如今互联网与医疗激起的浪潮已经席卷而来，现在是国内在线医疗发展的最好时期，我们该如何应对？

本书是一本全面揭秘在线医疗盈利模式、平台特色、网站发展、多元产品、未来动态的专著，特别是延伸出 3D 打印技术、智能医疗可穿戴设备、养生保健等内容，帮助读者从多角度更深入地了解在线医疗行业的动态和发展，同时精选出全国五大具有代表性的在线医院平台，进行实战分享。

本书紧扣互联网医疗，从在线医疗“落地”的角度，全面系统地总结了在线医疗平台推广的手段、技巧和策略，对目前行业内存在的问题进行详细分析，并提出解决方式，同时通过大量案例来进行辅助说明。

本书采用理论与实际相结合的方式，从横向线和纵向线两个方面全面解析在线医疗，让您轻松读懂在线医疗！

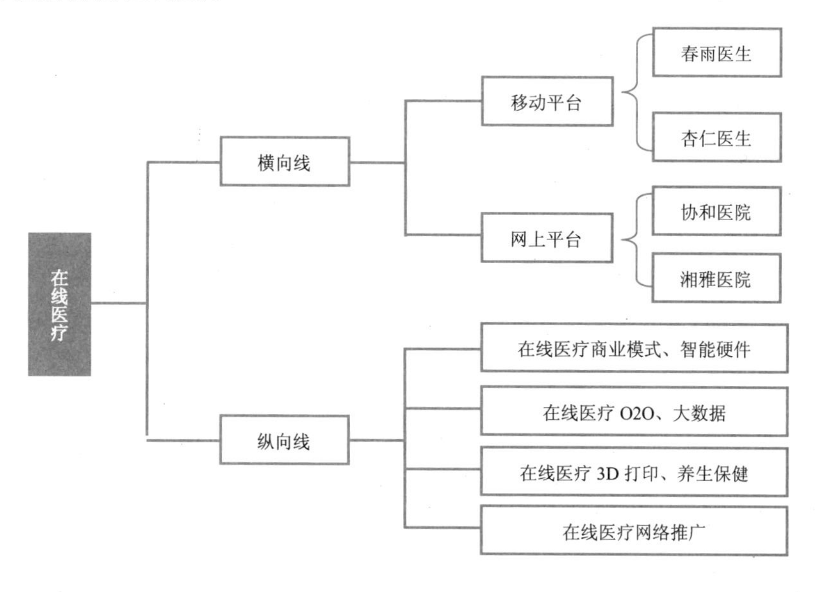

本书特色

本书主要特色：实用为主+内容为王。

1. 接地气，实用为主，应用性强。将抽象的医疗与互联网落地到具体应用上。本书在案例分析上，深度解密了百度医生、丁香医生、春雨医生、平安好医生、杏仁医生、掌上药店等诸多影响力广泛的移动医疗 APP 平台，同时还介绍了北京协和医院、华西医院、中国人民解放军总医院、中山医院、湘雅医院五大极具实战指导意义的医院平台。本书同时着眼于在线医疗的概念，对在线医疗的现状、在线医疗对传统医疗的影响等内容进行了深入讲解。

2. 容易懂，内容为王，涵盖众多。详细讲解了在线医疗的具体网络推广知识、3D 打印技术在医疗中的应用、医疗大数据、医疗 O2O、智能医疗硬件等。完整地介绍了在线预约挂号、在线会诊、远程医疗、医疗机器人等多种不同盈利模式，以实战+理论的方式，进行了非常全面的讲解，极具含金量。

适合人群

本书结构清晰、语言简洁、图表丰富，适合以下读者学习使用。

- **在线医疗平台的管理者**。本书提供关于**移动平台、线上线下布局、医疗大数据**及**未来趋势**等方面的分析内容，能够更好地引导平台规模逐步壮大。
- **在线医疗行业的从业者**。本书提供关于**在线医疗的现状与影响、国内外的发展**以及**行业内的相关平台与盈利模式的分析**，能够更好地挖掘在线医疗的就业价值。
- **有意从事在线医疗的人士**。本书提供关于**在线医疗的整体状况与发展、未来 O2O 模式前景**的分析，能够充分了解在线医疗是什么。
- **传统医疗向在线医疗模式转型的企业**。本书提供关于**在线医疗多种模式的分析，与特色的具体打造过程，尤其是对转型成功的企业进行优势分析，**能够更好地帮助传统企业转型成功，快人一步建立起完善的在线医疗模式。
- **在线医疗的人才培训中心**。本书提供**在线医疗的理论知识、电商平台的发展状况及对目前市场的分析，详解构建电商平台的可能性与盈利点，切入在线医疗领域的角度**，能够更好地培养出时代需要的在线医疗人才。

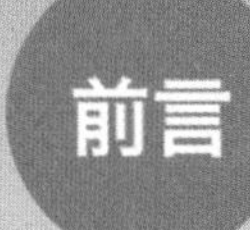

作者介绍

本书由海天电商金融研究中心编著，同时参加编写的人员还有贺琴、李四华、王力建、柏松、谭贤、谭俊杰、徐茜、刘嫔、苏高、柏慧、周旭阳、袁淑敏、谭中阳、杨端阳、刘伟、卢博、柏承能、刘桂花、刘胜璋、刘向东、刘松异等人，在此一并表示感谢。由于作者知识水平有限，书中难免有错误和疏漏之处，恳请广大读者批评指正，邮箱：itsir@qq.com。

编　者

目　录

目录

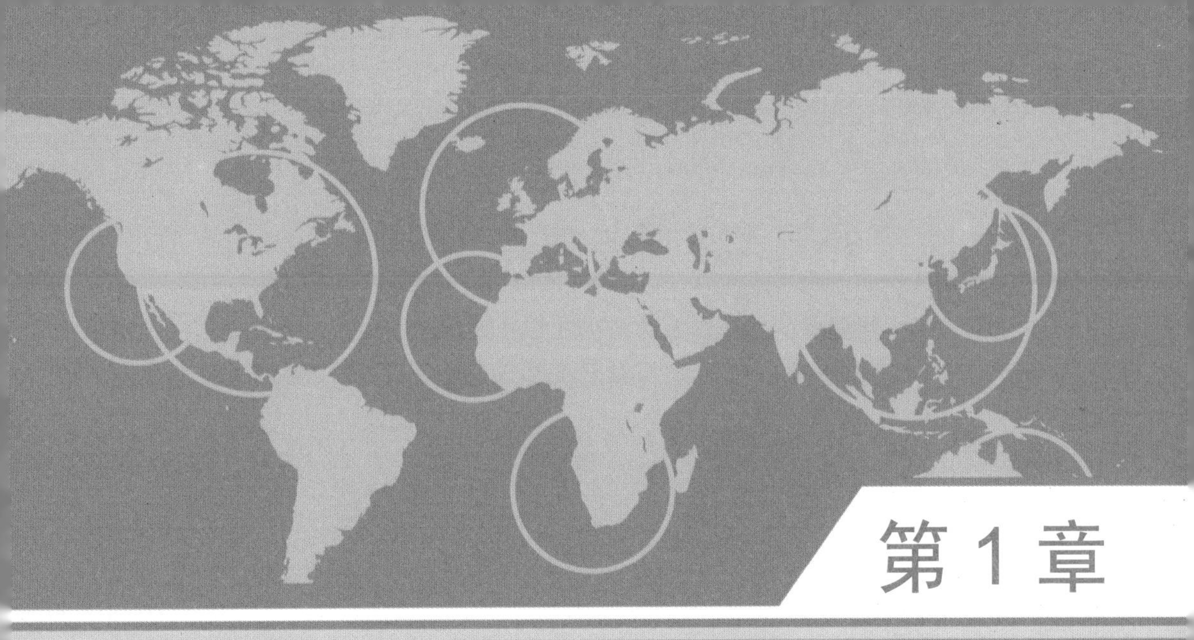

第1章

危机：传统医疗陷入困境

传统医疗正面临困境，“看病难、看病贵”问题早就存在，医疗模式不规范、诊疗过程有偏差、医疗资源分配不均等问题也一直困扰着传统医疗。本章主要向读者介绍传统医疗遇到的危机以及互联网对传统医疗的影响。

危机：传统医疗陷入困境

- 医疗的五大矛盾与痛点
- 医疗模式不规范
- 诊疗过程有偏差
- 医疗资源遇难题
- 互联网对传统医疗的影响

1.1 医疗的五大矛盾与痛点

随着人们生活质量的提高，对医疗的认识和理解渐渐深入，人们已不仅仅满足于疾病的治疗，更追求身心的健康和看病品质的提高。然而，现实写照却如图 1-1 所示。

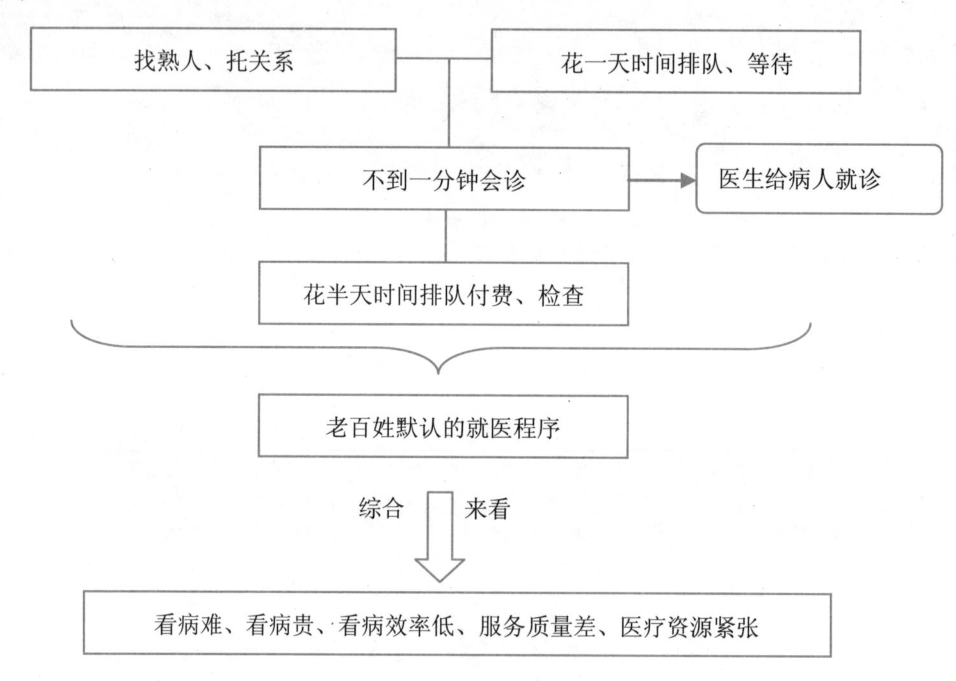

图 1-1　看病现实写照

对于患者群体而言，看病最主要的问题就是看病难、看病贵、看病效率低、服务质量差、医疗资源紧张等。而对于医生群体来说，主要的痛点问题如图 1-2 所示。

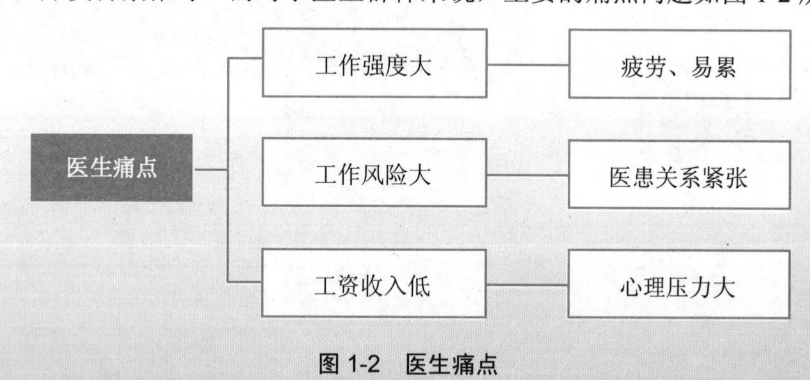

图 1-2　医生痛点

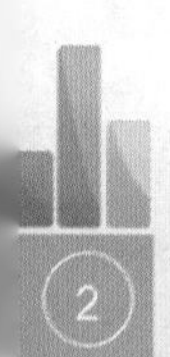

不仅医生和患者群体存在诸多痛点和难点，而且医院也存在着相当多的痛点和难点，如图 1-3 所示。

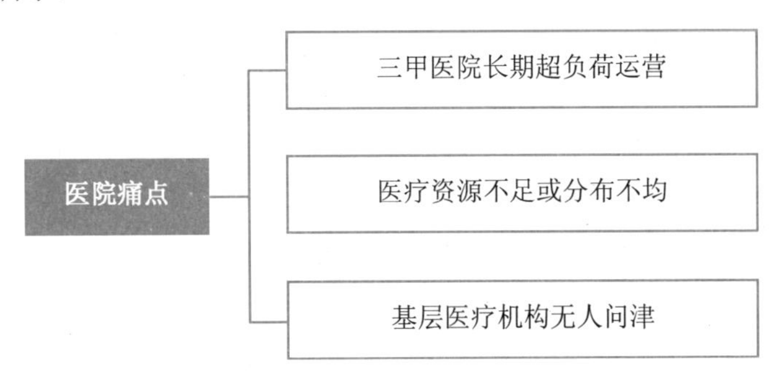

图 1-3 医院痛点

医院、医生和患者之间的这种供需资源不对称的问题，导致医生和患者、患者和医院之间的矛盾愈加激化，本节主要探讨的是医疗的五大矛盾和痛点，如图 1-4 所示。

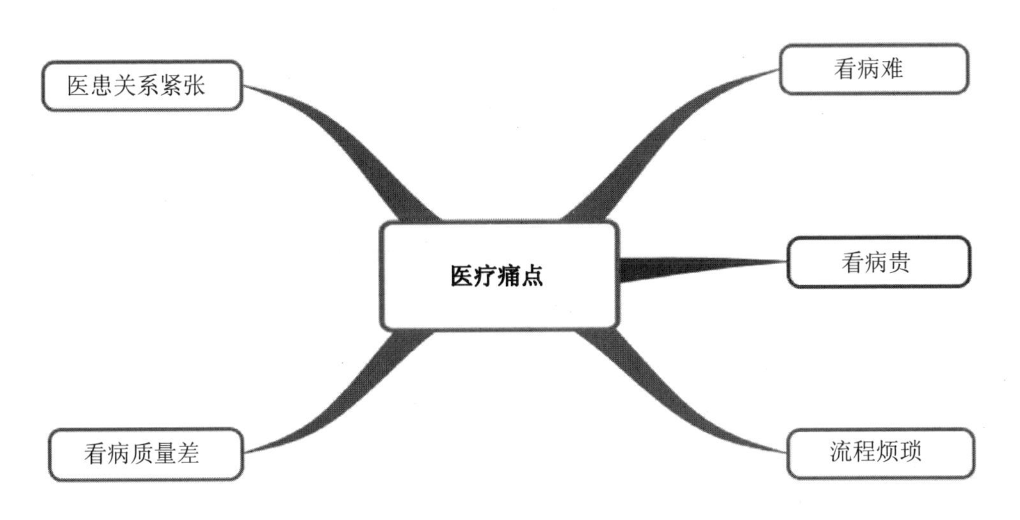

图 1-4 医疗的五大矛盾和痛点

1.1.1 看病困难

不管在哪里，看病难都是老百姓共有的体会。人们经常会看到这样的场景：一家大医院门口，几十个人排着长龙似的队伍，焦急心切地等待着挂号看病，有的队伍能够从门诊大楼里的挂号处一直排到门诊大楼门口，甚至是医院大门外面。图 1-5 所示为某医院内患者排队等候的情况。

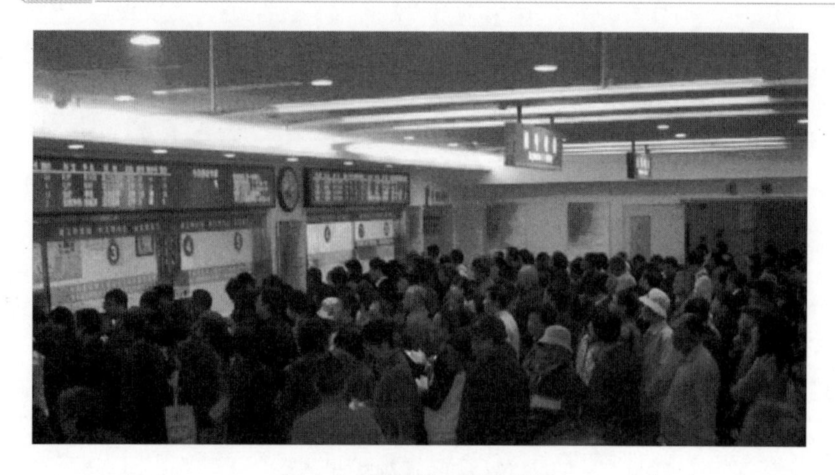

图 1-5　医院就诊排队情况

图 1-5 所示的情景还只是现实生活中的“冰山一角”，对于现在的医疗而言，看病难主要包括两个方面：一方面是患者群体去医院看病难，另一方面是医生群体给病人看病难。

1. 病人看病难

病人在医院看病，主要会遇到五大难点，如图 1-6 所示。

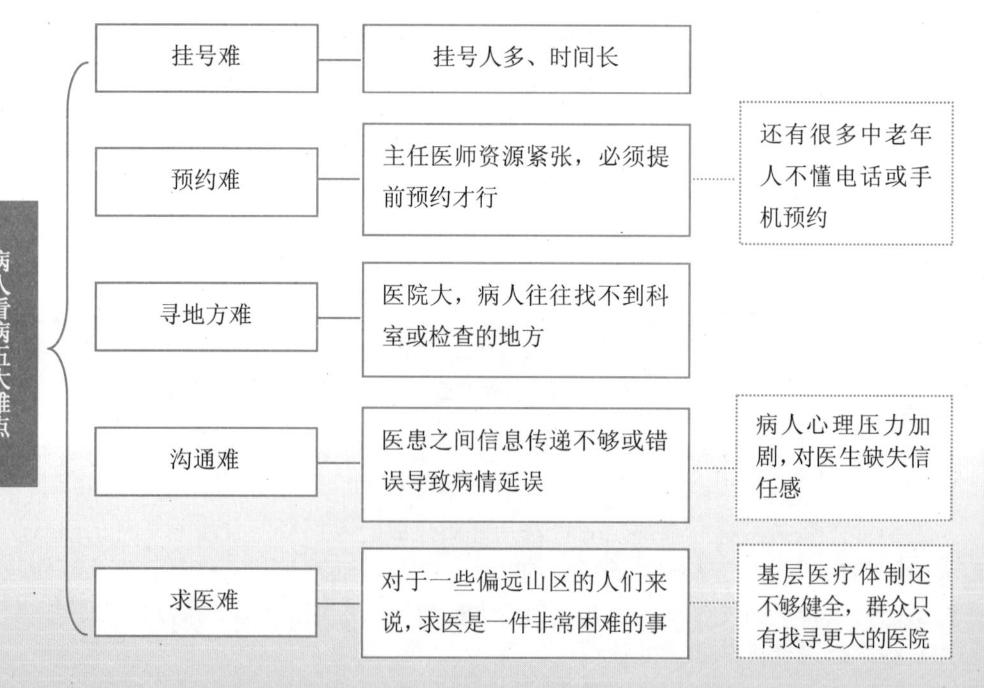

图 1-6　病人看病的五大难点

2. 医生给病人看病难

在普通人们的心目中，医生的职业已经被定位成了服务行业者，从 20 世纪 60 年代至今，医生的职业性质和定位发生了如图 1-7 所示的三个时期的变化。

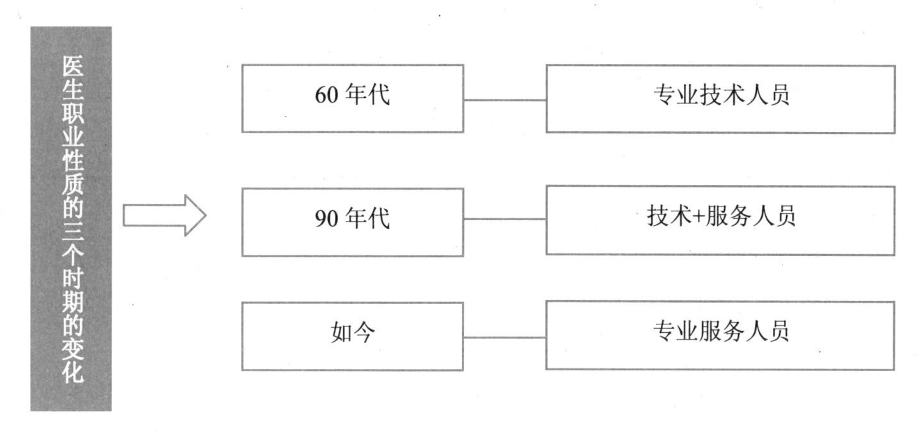

图 1-7 医生职业性质的三个时期的变化

人们对医生职业性质的定位，其实更多的是人们对于医疗改革的一种殷切期盼，而医生群体在这个大潮流中，所要承担的责任则更加重大，在为病人看病治疗上，他们也有很多难言之苦，具体表现如图 1-8 所示。

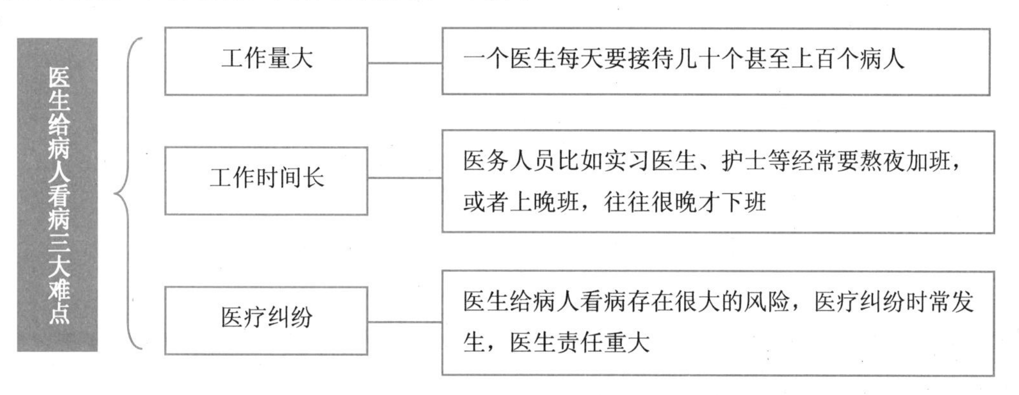

图 1-8 医生给病人看病有三大难点

1.1.2 看病价格昂贵

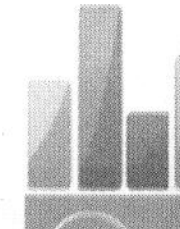

截至 2015 年，新医改已经走过了 6 个年头，虽然近几年来，医改加大了惠民的力度，医保标准也在不断提高，但是“看病贵”依然是社会各界热议的话题。表 1-1 所示为 2013 年至 2014 年北京市二级以上公立医院门诊和住院病人人均医药费用。

表 1-1　2013 年至 2014 年北京市二级以上公立医院门诊和住院病人人均医药费用

项　目	公立医院		三级医院		二级医院	
	2014 年	2013 年	2014 年	2013 年	2014 年	2013 年
门诊病人次均医药费用/元	413.7	393.3	443.7	430.6	319.1	297.3
门诊费用上涨/%	3.5	1.8	1.4	−1.5	5.6	1.6
住院病人人均医药费用/元	19 241.8	18 495.9	20 100.5	19765.4	14 884.8	13 371.4
住院费用上涨/%	2.4	0.4	0.1	−5.0	9.6	6.3

注：本表费用增幅采用扣除物价上涨因素后的可比价格计算。

从表 1-1 中可以看出，北京市二级以上的公立医院的门诊和住院病人人均医药费用都很高，而根据 2012 年卫生部统计，我国 2011 年公立医院门诊病人次均医药费为 180.2 元，住院病人人均医药费为 6909.9 元。

医改、看病难、看病贵问题是个世界性的难题，每年我国的部分公立医院门诊和住院病人人均医药费用都在增长，但也有部分医院处于下降趋势，然而，不少人觉得“看病贵”是亟待解决的问题。笔者认为，看病贵不仅仅是因为医疗费用上涨的问题，还存在其他方面的原因，如图 1-9 所示。

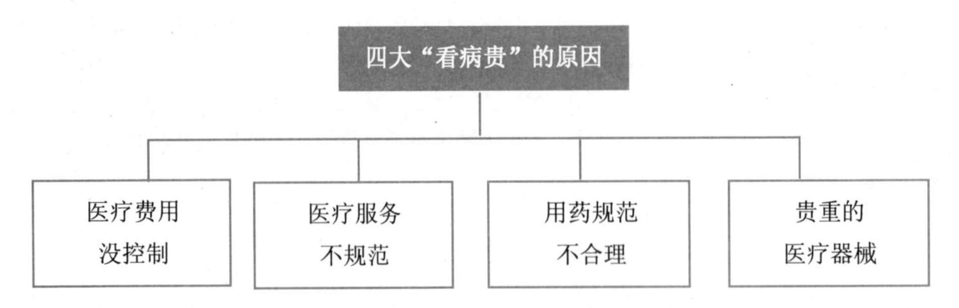

图 1-9　四大“看病贵”的原因

除了上面展示的四点原因外，医疗保障程度低导致的个人费用负担重也是看病贵的原因之一，而且随着医疗技术的快速发展，各种新型药物和新型技术不断涌现，也提高了医疗费用的成本。

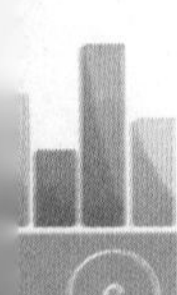

1.1.3　看病流程烦琐

在医院，患者常常因为就诊流程烦琐、等待时间过长而产生不满情绪，譬如购买病历要排队、挂号要排队、候诊也要排队，花费几分钟寻诊完之后，交费要排队、检查要排队，最后，取药也要排队，在传统医疗中，这种现象被称为“三长一短”。“三长一短”的具体内容如图 1-10 所示。

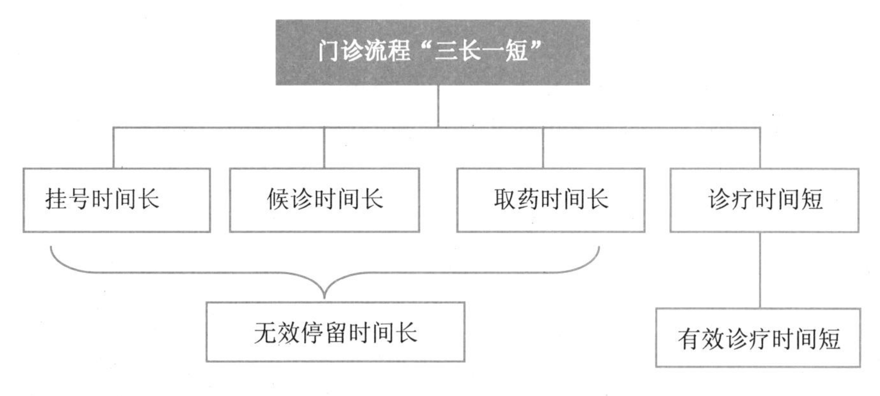

图 1-10　门诊流程“三长一短”

这种既烦琐又耗时的就诊流程，加剧了人们对医疗服务的不满情绪。而除了以上的“三长一短”问题之外，我国预约制没有得到发扬和人性化服务理念不够也是导致看病过程烦琐的一个重要原因，病人没有预约就诊的习惯，在医院常常要花大量时间排队等候，很容易感到厌烦不满。除了挂号问诊之外，检查、检验等辅助流程也非常烦琐，无论是等待检验的过程，还是等待拿检验单的过程，都十分耗时。

1.1.4　看病质量差

在我国，医疗差错和医疗事故问题十分严峻，什么是“医疗差错”？医疗差错就是指在诊疗护理的过程中，医务人员因自身过失，给病人带来不良后果的医疗纠纷。从 20 世纪 90 年代开始，医疗差错就成为世界范围内广泛关注的问题，它给人们带来的危害主要如图 1-11 所示。

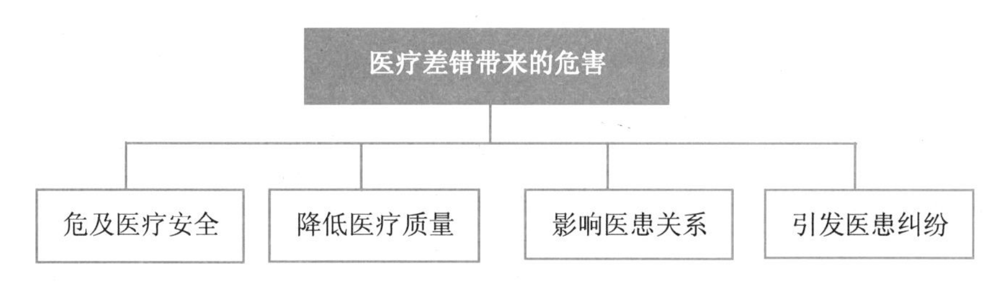

图 1-11　医疗差错带来的危害

出错是人的天性，但在医疗行业中，由于医务人员实践操作的问题，导致医疗错误发生从而引起医疗纠纷，大大提高了医务人员执业的风险，因此，加强医疗风险管理和减少医疗差错发生是医疗行业者必须要思考的问题。

在 1987 年的美国肯塔基州莱辛顿市的退伍军人医学院中，发生过两件赔偿金额超过 150 万美元的医疗诉讼，这两起医疗诉讼事件发生后，该院成立了风险管理委员会。之后不久，医院发生了一件因用药有误导致病人死亡的医疗差错事件，当时家属

没有感知到这一点，委员会通过讨论，决定主动告知家属这一事件，在安抚之余提出适当的经济赔偿。这是一起发生在美国的公开揭露医疗伤害事故的真实事情，公开、坦诚地告知家属医院产生的失误是降低医疗纠纷的有效手段之一。

1.1.5 医患关系紧张

2015 年 12 月 20 日，河北省永清县上百名医护人员集体上街游行，这场游行缘于一场“恶性伤医事件”——12 月 18 日下午，一名心脏病患者在医院死亡，死亡病人家属将三名医生软禁并殴打，期间，一名医生被扎伤。19 日凌晨四点左右，医院值班人员通知全体工作人员去单位，19 日清晨，医院除每个科室留有一名医生和护士外，其他人都加入了游行队伍。在游行的视频中，有上百名医生穿着白大褂，手里拉着白色的横幅，横幅上用红色的笔写着“伤人违法，拘禁违法”等几个大字。

医患关系是医疗行业中最重要、最基本的人际关系，在现实社会中，由于种种原因，导致医患关系发生了一些质的变化，医生工作辛苦、压力大，每天还需要诊断几十个甚至上百个病人，难免脾气暴躁。病人却常常因为看病难、看病贵的原因，对医疗产生很多不满的情绪，再加上新闻上经常报道的一些医疗事故，病人对医疗行业的信任感也越来越低。

其实，造成医患关系紧张的原因有很多，除了医生和患者的主观情绪外，还有很多客观因素，如图 1-12 所示。

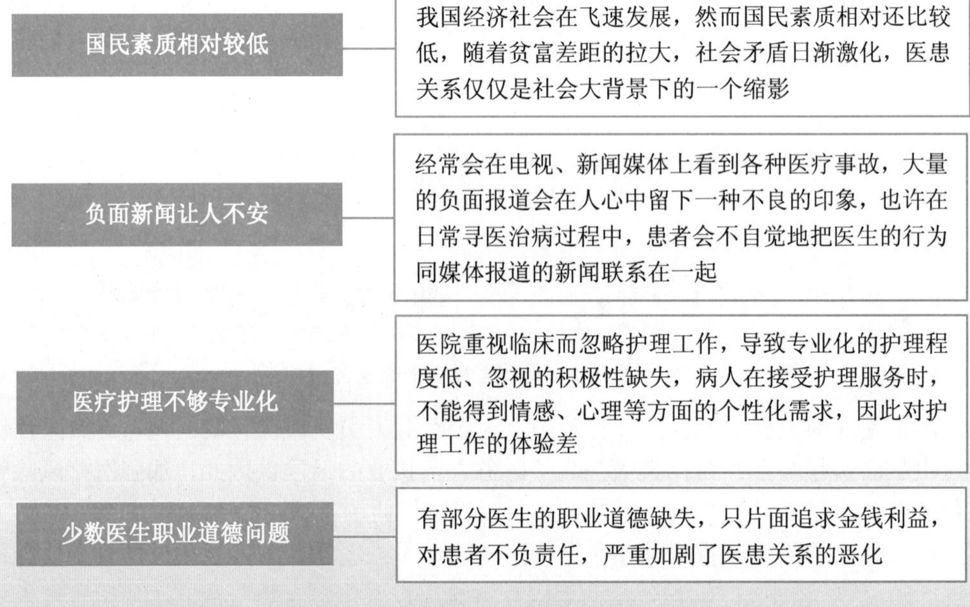

国民素质相对较低
我国经济社会在飞速发展，然而国民素质相对还比较低，随着贫富差距的拉大，社会矛盾日渐激化，医患关系仅仅是社会大背景下的一个缩影
负面新闻让人不安
经常会在电视、新闻媒体上看到各种医疗事故，大量的负面报道会在人心中留下一种不良的印象，也许在日常寻医治病过程中，患者会不自觉地把医生的行为同媒体报道的新闻联系在一起
医疗护理不够专业化
医院重视临床而忽略护理工作，导致专业化的护理程度低、忽视的积极性缺失，病人在接受护理服务时，不能得到情感、心理等方面的个性化需求，因此对护理工作的体验差
少数医生职业道德问题
有部分医生的职业道德缺失，只片面追求金钱利益，对患者不负责任，严重加剧了医患关系的恶化

图 1-12 造成医患关系紧张的客观因素

医患关系恶化的问题始终存在，随着我国医疗经济和医疗健康的发展，医患关系的改善势在必行。无论是医生还是病人，都只有正确认识医患关系的现状，发现其中的不足之处，然后建立创新的良性互动的医患体系，才能引导医患关系朝着正确的方向发展。

1.2 医疗模式不规范

医疗模式不规范一直是我国医疗遇到的难题之一，它主要表现在如图 1-13 所示的几个方面。

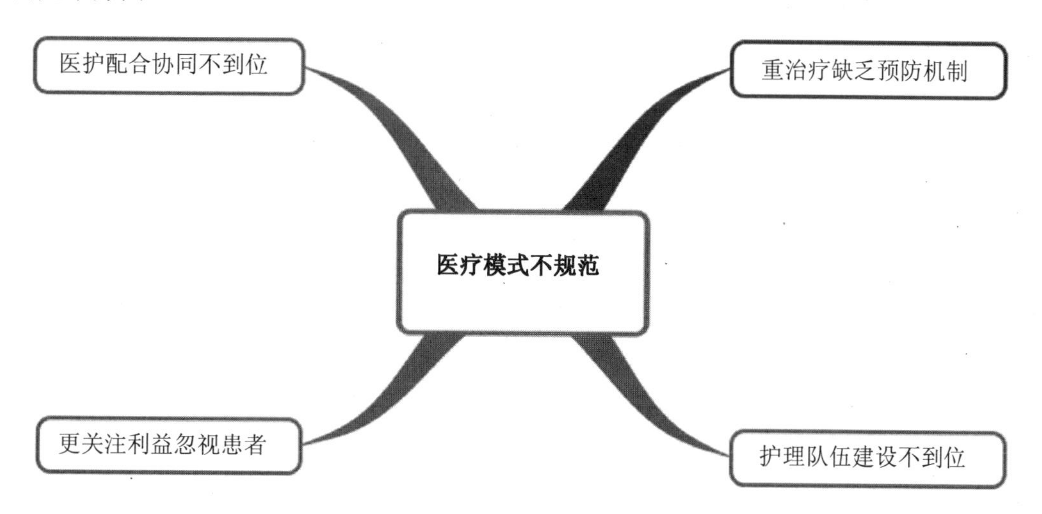

图 1-13 医疗模式不规范的主要表现

1.2.1 重治疗缺乏防御机制

中国中医科学院研究员张国玺曾在第八期“科学家与媒体面对面”活动中表示：当前我国医疗体系存在“重治疗、轻预防”的误区，许多医院进口大量的仪器和设备，把大部分时间和精力都投入到治疗上。

随着人们生活水平的提高，以及人口老龄化趋势加剧，慢性疾病已渐渐成为我国居民健康的主要威胁，下面以 2013 年与糖尿病相关的调查数据来说明，如图 1-14 所示。

糖尿病是威胁全球人类健康的最重要的慢性非传染性疾病之一，从图 1-14 中数据可以看出，在中国乃至全球都面临着严峻的慢性病防治形势。此外，心脑血管疾病、癌症、呼吸系统疾病都是常见的慢性非传染性疾病，它们是影响我国居民健康和生命质量的主要疾病。

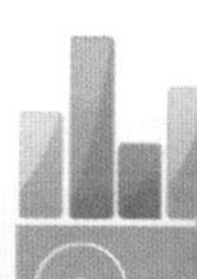

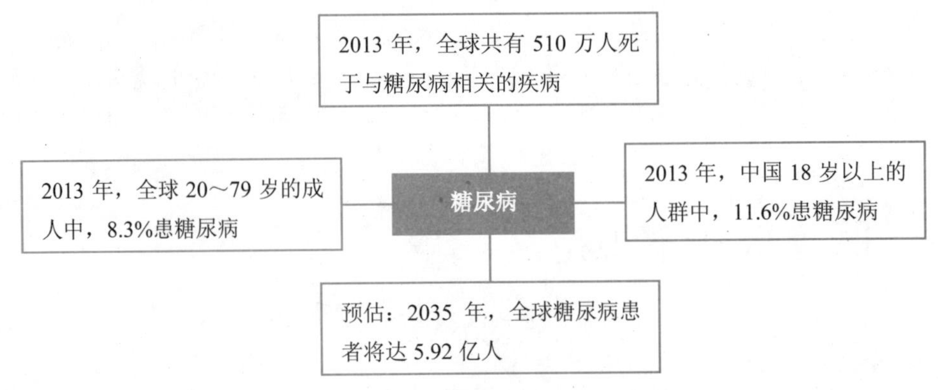

图 1-14　2013 年与糖尿病相关的数据

我国在慢性非传染性疾病上，依然以注重发病后的治疗为主，这种“重治疗、轻预防”的模式实际是走进了医疗的误区。要想减少慢性疾病的发病率和死亡率，理应从源头上减少疾病的发生，实行早预防早诊断疾病的方针。这需要政府给予经济和政策的支持，也需要医院转变医疗模式，进行长期管控，建立健康、导向型的疾病预防模式。

1.2.2　护理队伍建设不到位

很多医院的护理队伍建设并不到位，医院对临床医疗会非常重视，但是对护理工作就比较忽视。实际上，高质量的护理工作有助于患者的治疗和康复。可靠的护理工作不仅要关注病人病情、观察判断处理简单疾病，还要在护理工作中尽量满足病人在疾病治疗过程中的情感、心理、精神等方面的个性化需求，如图 1-15 所示。

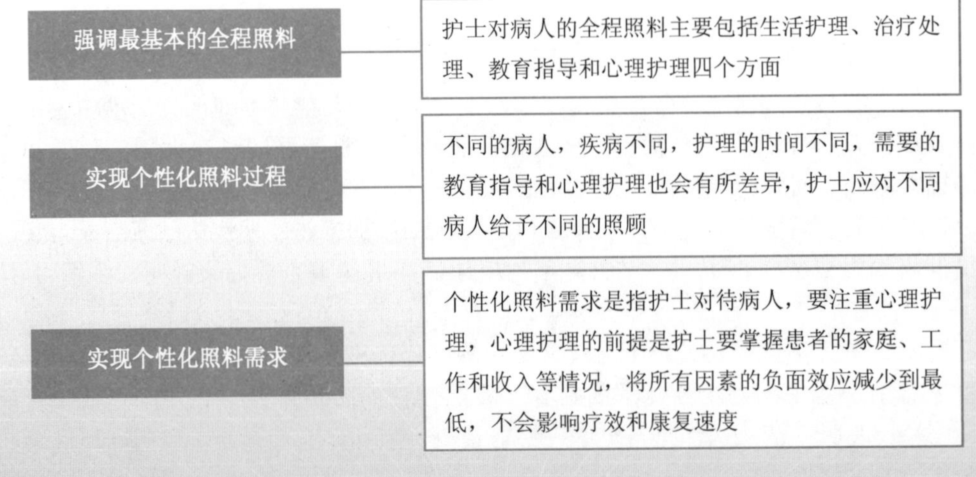

图 1-15　在护理工作中满足病人的个性化需求

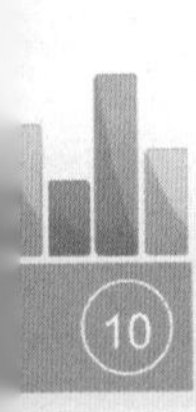

然而，目前能达到护理要求的医院还非常少，国家37年前制定的1∶0.4的“床护比”至今还难以达标，这就足以说明目前我国医院护理人员紧缺的现状。护理工作的困境会导致如图1-16所示的一些“诟病”。

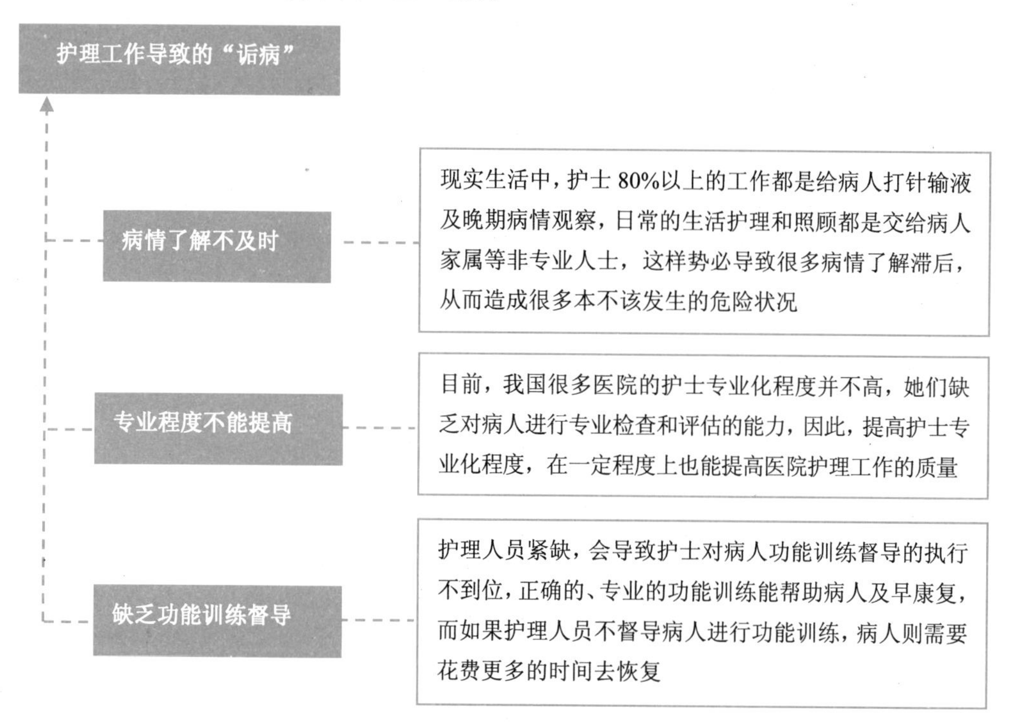

图1-16 护理工作导致的“诟病”

1.2.3 更关注利益忽视患者

在医疗中，有“病本位”的说法，即医疗把“救死扶伤”作为关注重点。但这种只关注患者的疾病的方式，是缺乏整体护理、功能康复和服务理念的，不能满足民众其他医疗需求。

虽然“病本位”的思想至少还能让患者获得医护人员对疾病的关注，但以药补医的实情却让医疗逐渐走向了另外一种更为恶劣的医疗性质，这就是医疗上所说的“利本位”思想。

“利本位”的实质就是医疗机构只关注利益而忽视患者身体和心理的感受，利用大量过度治疗来追求经济利益，这种做法产生的危害远远超过了“病本位”医疗。

我国改革开放之后，医疗费用结构产生变化，国家不再像以前那样包揽医院支出，医院逐渐进入市场，使其不得不设法自食其力。这些进入市场的医院，首先想到的是，通过向患者提供医疗服务来收取费用。然而，在计划经济年代，很多医疗价格

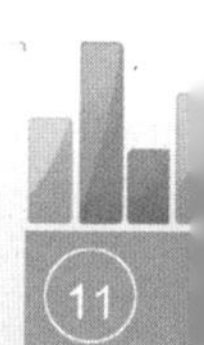

普遍偏低，部分医疗项目的收费甚至低于成本。因此，医院为了维持生计，不得不另寻出路，于是以药养医的道路就这样被开辟了出来。

1.2.4 医护配合协同不到位

在医疗工作中，医生应该是护士最好的老师，他们能够从临床遇到的实际案例中教会护士很多知识和理论，帮助护士第一时间更好地观察病人的病情；护士应该是医生最好的助手，她们能及时为医生诊疗提供第一手观察信息，如图 1-17 所示。

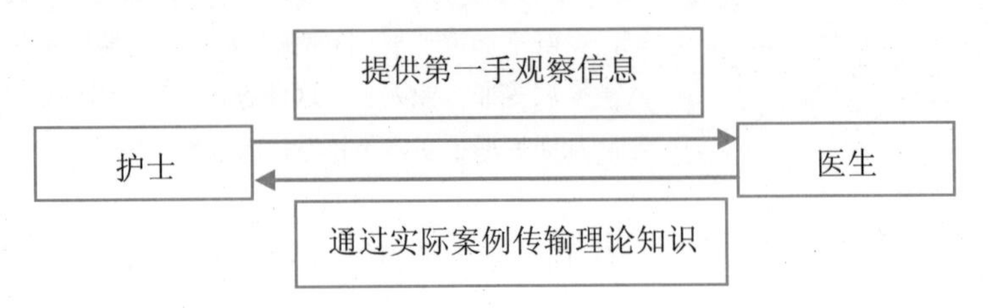

图 1-17 医生与护士配合协同

但实际上，医护配合协同还不是很到位，护士虽然执行医嘱，但其工作性质往往是被动的、机械的，医生嘱咐什么，护士就执行什么而已。

1.3 诊疗过程有偏差

我国医疗信息采集落后、诊疗过程缺乏规范，而且生物医学知识每年都在不断增长，医生很难掌握所有的医疗知识，因此诊疗过程往往会存在偏差。总体来说，主要有如图 1-18 所示的几点原因。

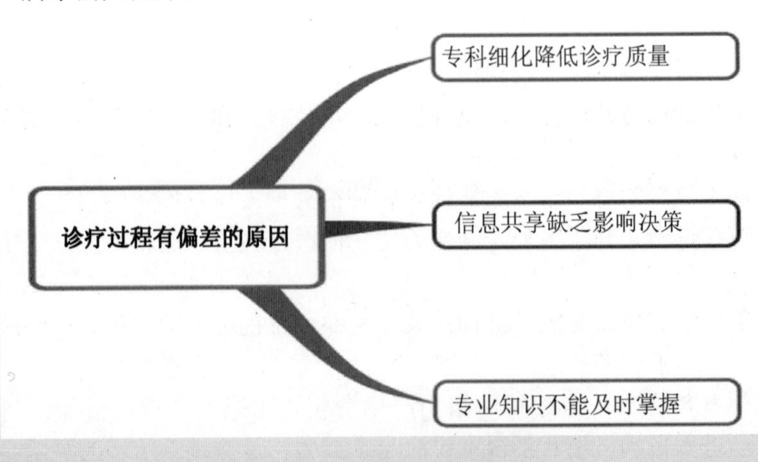

图 1-18 诊疗过程有偏差的原因

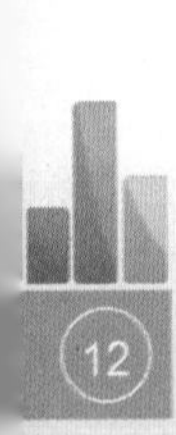

1.3.1 专科细化降低诊疗质量

现代医疗专科细分得越来越详细了，如图 1-19 所示。

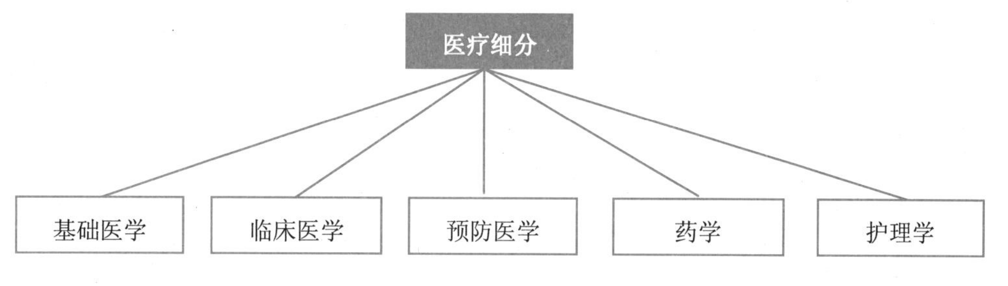

图 1-19 医疗细分

以上只是列举了医疗专科的五大类，而在这五大类中，临床医学还可以继续细分，包括二级学科和三级学科，如图 1-20 所示。

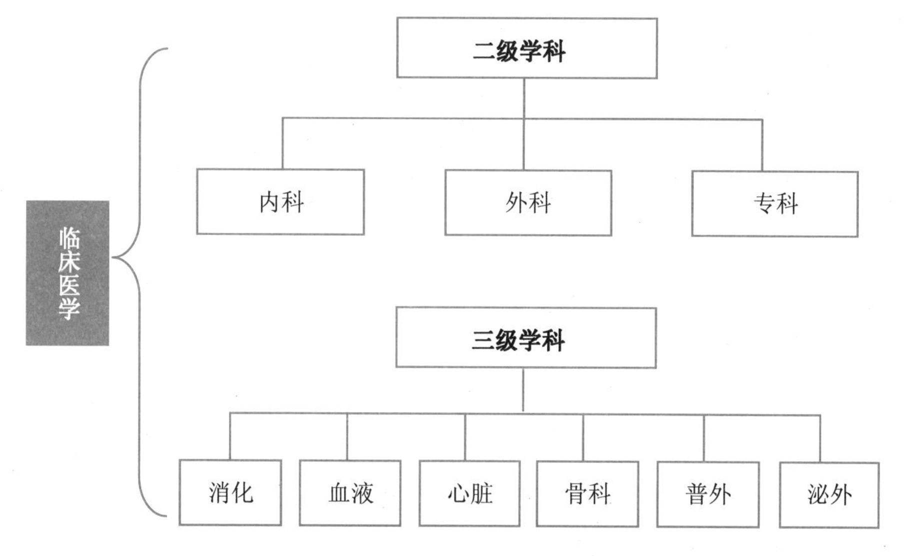

图 1-20 临床医学细分

三级学科下面仍可细分，专科细分的好处是让患者能够一目了然地对号入座，根据自己的情况很快找到相应的科室专家。但是对于诊疗过程来说，医疗过度细分会导致医学知识的碎片化，如果没有将多学科医疗进行协同和整合，那么诊疗质量就会大大降低。另外，医疗专科过于细分还会导致某些疑难杂症的医疗过程缺乏连续性，如图 1-21 所示。

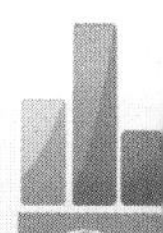

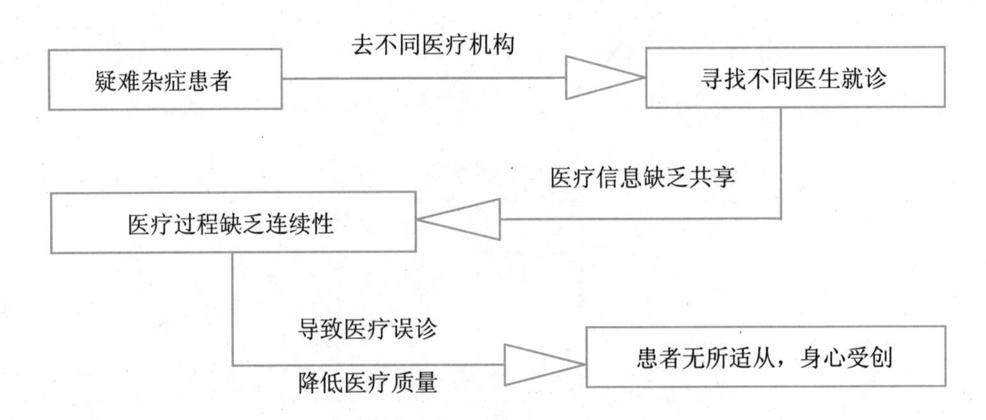

图 1-21 医疗专科过于细分导致疑难杂症的医疗过程更复杂

1.3.2 信息共享缺乏影响决策

医疗差错往往是由医疗信息共享滞后导致的，医生为患者诊断疾病，要依据获取的各种信息来作出决策，如果医生在临床上没有被满足充分的信息需求，那么作决策时，就不可避免地会产生偏差，从而导致医疗差错，如图 1-22 所示。

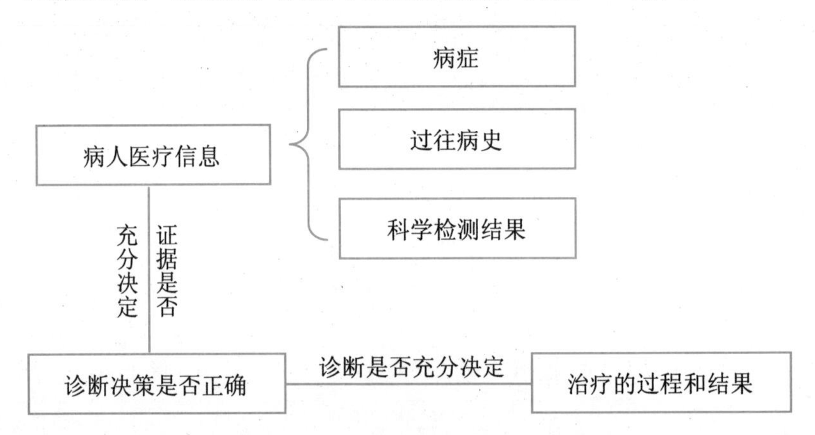

图 1-22 信息共享缺乏影响决策

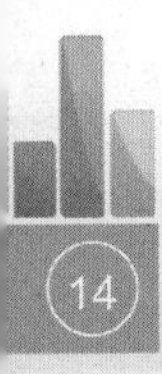

目前，由于医疗化信息采集水平相对落后，信息共享程度低，想要达到真实、全面、及时、量化、动态的诊断证据，几乎是不可能的。

1.3.3 专业知识不能及时掌握

医学专业知识是非常丰富的，一名医生不可能掌握所有的临床知识，而且医学方面的知识每年都在成倍增长，再加上医生主观上的对知识的遗忘、记忆出错等问题，诊疗过程很容易出现偏差和错误。

要想改变这种现状，就要建立智能化医疗体制，何谓智能化医疗体制？就是用智能手段弥补或减少医师专业知识遗忘、记忆出错等问题，降低医疗过程中的误诊，提高医生诊断的效率。例如，利用可穿戴设备和大数据、移动互联网相结合，将大量医学专业知识进行整合，通过可穿戴设备收集关于病人的电子健康档案，通过大数据分析后，呈现到医生的面前，让医生可以根据病人的电子健康档案分析以及面对面地诊断，作出正确的决策，从而减少因专业知识遗忘、记忆出错而导致的医疗差错。

1.4 医疗资源遇难题

医疗资源集中、医疗资源分布不均、医疗资源缺乏也是传统医疗遇到的几大难题。伴随着国民经济的增长，人们的生活水平也逐步得到了改善和提高，对医疗资源的需求也在不断提高。然而国家卫生部门公布的数据显示，我国 80%的医疗资源都集中在大城市，很多城镇和山村往往得不到足够的医疗资源，造成了很多矛盾和弊端。本节要为大家介绍一下我国医疗资源遇到的两大难题。

1.4.1 资源不足致矛盾加深

据国家卫计委发布的 2014 年我国卫生和计划生育事业发展统计公报：

(1) 截至 2014 年年底，全国医疗卫生机构中，公立医院 13 314 个，民营医院 12 546 个。而医院的总诊疗达到 29.7 亿人次，其中，公立医院诊疗 26.5 亿人次，民营医院 3.3 亿人次。

(2) 2014 年年末，医院床位 496.1 万张。而医院的入院人数为 15 375 万人，其中，公立医院入院人数 13 415 万人，民营医院 1960 万人。

(3) 2014 年年末，全国卫生人员总数达 1023.4 万人，比 2013 年增加 44.4 万人(增长 4.5%)。其中，卫生技术人员 759.0 万人，乡村医生和卫生员 105.8 万人，其他技术人员 38.0 万人，管理人员 45.1 万人，工勤技能人员 75.5 万人。卫生技术人员中，执业(助理)医师 289.3 万人，注册护士 300.4 万人。

(4) 2014 年，每千人口执业(助理)医师 2.12 人，每千人口注册护士 2.20 人，每万人口专业公共卫生机构人员 6.41 人。

(5) 2014 年，医院医师日均担负诊疗 7.5 人次和住院 2.6 床日，其中，公立医院医师日均担负诊疗 7.8 人次和住院 2.7 床日。与 2013 年相比，医院医师日均担负工作量略有增加。

不仅仅是医疗机构、医院床位、医护人员资源的不足，还存在好医生少的问题。2013 年年末卫生技术人员学历结构如图 1-23 所示。

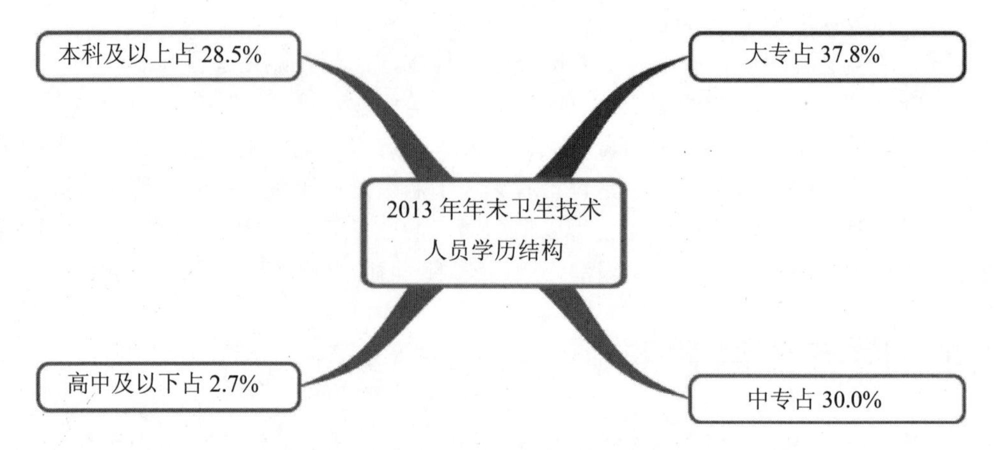
本科及以上占 28.5%
大专占 37.8%
2013 年年末卫生技术人员学历结构
高中及以下占 2.7%
中专占 30.0%

图 1-23　2013 年年末卫生技术人员学历结构

从图 1-23 中可以看出，我国高层次专业医疗人才占比并不高，而其中的“专家”更是稀缺，“看病就像打仗”，病人扎堆挂专家号，扎堆去大医院看病，再加上医务人员缺少、人员床位紧张等问题，导致医疗矛盾越来越深，也让医患双方都感到疲惫。

1.4.2　资源分布不均成差距

除了医疗资源总量不足之外，医疗资源分布不均也是医疗的一大难题。在之前笔者就提到，我国 80%的医疗资源都集中在大城市，而这 80%的医疗资源中，就有 30%的医疗资源集中在大医院，这种现状导致的后果就是老百姓无论大小病都向大城市、大医院涌。

而且，不仅仅是地区之间的医疗资源分布不均，同一地区不同等级的医院医疗资源的分配差异也非常大，农村和城市的医疗资源分布也不同，农村缺少合格的医疗卫生人才，甚至有的城市中的中小医院也缺乏高层次人才。

这种地区与地区之间、同一地区不同等级的医院之间、农村与城市之间的资源分配严重不均的现象，导致我国医疗水平差距越来越大，而这种分配不均的医疗资源现状，利益受损最大的就要属老百姓了，大医院门口，常常会看到连夜排队等待挂号的长龙队伍，“一号难求”、“设备良莠不齐”的问题从未断过。

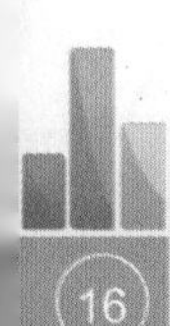

1.5　互联网对传统医疗的影响

随着李克强总理推出“互联网+”的概念，互联网对传统行业的影响愈发彰显，随着互联网这股东风吹进全国，传统医疗也不可避免地受到“洗礼”。从传统医疗遇到的矛盾、痛点、难题中可以看出，医疗行业的“互联网+”之路势在必行。图 1-24 所示为互联网对传统医疗的六大影响。

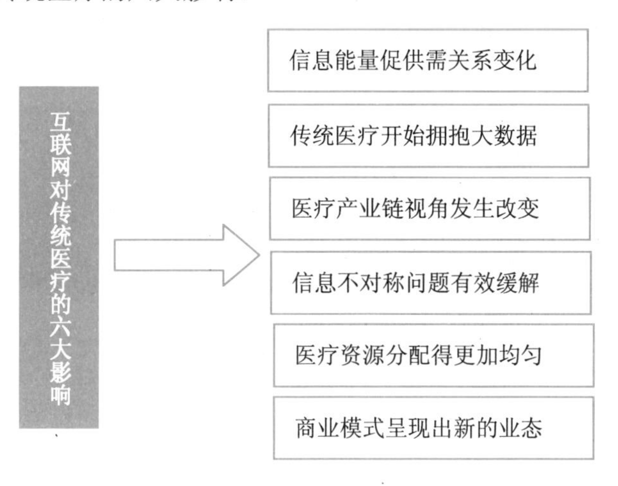

图 1-24　互联网对传统医疗的六大影响

1.5.1　信息能量促供需关系变化

互联网给医疗行业带来了新的发展方向，我国政府也高度重视医疗改革，2009 年，国务院在《关于深化医药卫生体制改革的意见》中提出了“四梁八柱”的医改方案，同时也将建立医疗信息化系统，实现统一、高效、互通互联作为医疗发展目标。互联网信息化医疗建设在一定程度上具有三大作用，如图 1-25 所示。

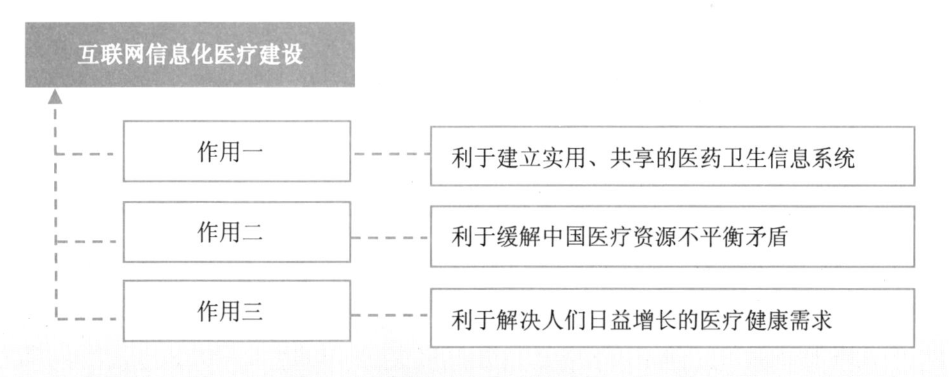

图 1-25　互联网信息化医疗建设的三大作用

互联网医疗的诞生，让很多集团和企业都看到了机遇，截至 2015 年，平安集团在健康医疗产业已有 6 年的布局，以健康管理、商保、医保、信息发展为重点目标，搭建医网、药网与信息网互联互通的平台。2014 年前后，随着互联网健康管理平台的诞生，平安集团又投入 10 亿元到该医疗健康管理领域，为患者和医生提供线上和线

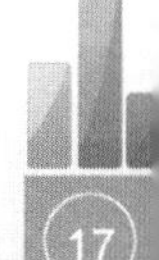

下相结合的健康医疗服务，其中包括医院药品器械管理、电子健康档案储存、医保支付、商保支付等服务。

2014 年是互联网医疗发展的元年，更是移动互联网医疗发展的元年。2014 年，随着医改政策的迈进，很多企业大力发展医疗网站和医疗 APP，例如平安集团搭建了“平安好医生”APP 平台，既为医生和患者提供交流互动平台，也为患者提供专业化的、便捷式的健康管理服务。

据统计，截至 2015 年年底，国内已有近 3000 多款医疗健康 APP 软件，这些医疗 APP 主要为医生和患者提供如图 1-26 所示的服务。

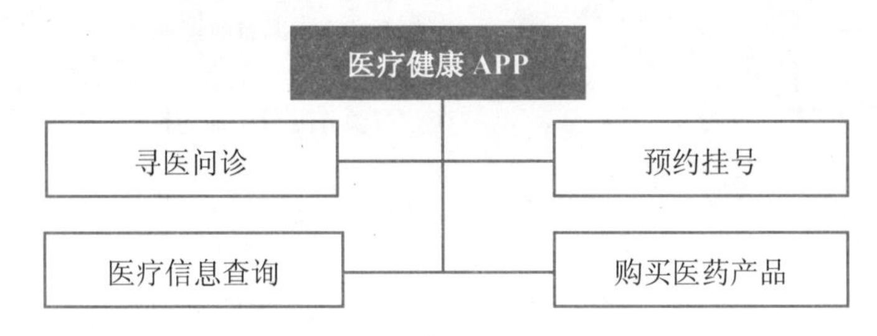

图 1-26　医疗健康 APP 提供的服务

在中国医疗供需不平衡、医疗人力资源短缺、人们对医疗健康的需求日益增长的情况下，移动医疗 APP 的出现，为人们带来了一种有别于传统医疗卫生服务模式的有效方法。通过移动端医疗 APP，患者可以实现“在家看病”“在家取体检报告单”“在家挂号预约”“在家学习医疗健康知识”，在一定程度上优化了诊疗流程，提升了医疗效率。

1.5.2　传统医疗开始拥抱大数据

在线医疗发展之后，医疗大数据也破土而出，中国科学院院士、中科院生物物理研究所研究员陈润生先生提出，医疗体系要实现从治病到预防的转变，需要依赖基因组学的发展，如图 1-27 所示。

疾病治疗到预防的转变，除了依赖组学的发展之外，还依赖于生物信息大数据的发展，这其中涉及大数据建设的一套方法。生物信息大数据可以被应用在很多方面，如图 1-28 所示。

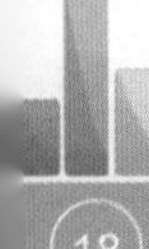

传统医疗存在很多痛点与矛盾，信息不对称是其中之一。当大数据应用到医疗领域后，医疗相关的各种事物都建立起了联系，很好地解决了信息不对称的问题。从传统医疗到在线医疗，人们产生的数据越来越多。如果只是简单地将这些数据存储起来，那么数据本身就不具有任何价值了。

基因组学的发展

基因组是精准医学的前提：因基因组研究，让人们对生命活动有了更精确的了解，因此没有基因组学或其他组学的发展，精准医学就不可能存在

精准医学理解：精准到分子水平，包括基因组、转录组、蛋白质组和代谢组等，让人们精确知道疾病、健康、生命活动的分子基础

大数据应用：精准医学中，基因组是基础，有了基因组学后，就要对获取到的相应的大数据进行分析并理解

图 1-27　基因组学的发展

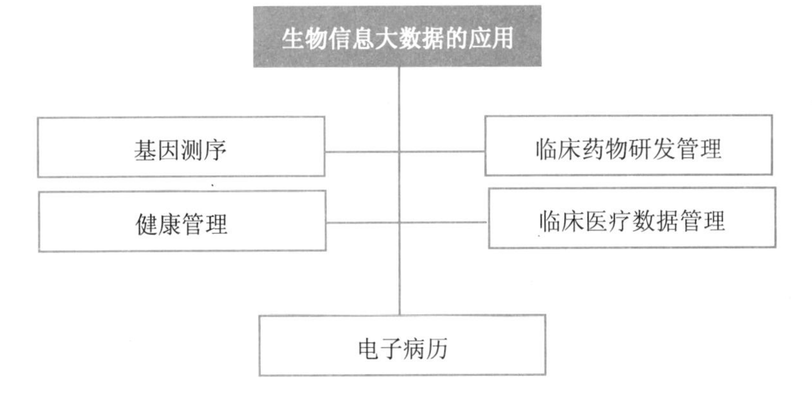

图 1-28　生物信息大数据的应用

传统医疗拥抱大数据，是因为大数据应用到医疗上，可以帮助人类快速识别生物标志物和研发药物、快速筛选未知病源和发现可以致病的微生物、快速实时了解人们的健康问题并进行管理等，通过对医疗大数据的筛选和挖掘，人们可以得到更好的生活指导。

1.5.3　医疗产业链视角发生改变

互联网已经覆盖到了医疗行业中所能够涉及的各个环节，包括健康管理、自诊、导诊、候诊、用药、康复等。一个完整的医疗服务体系，正在互联网上形成，在线医疗的产生让人们观察医疗产业链的视角也随之发生改变，如图 1-29 所示。

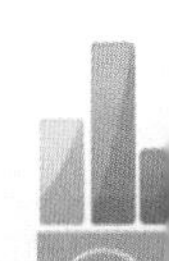

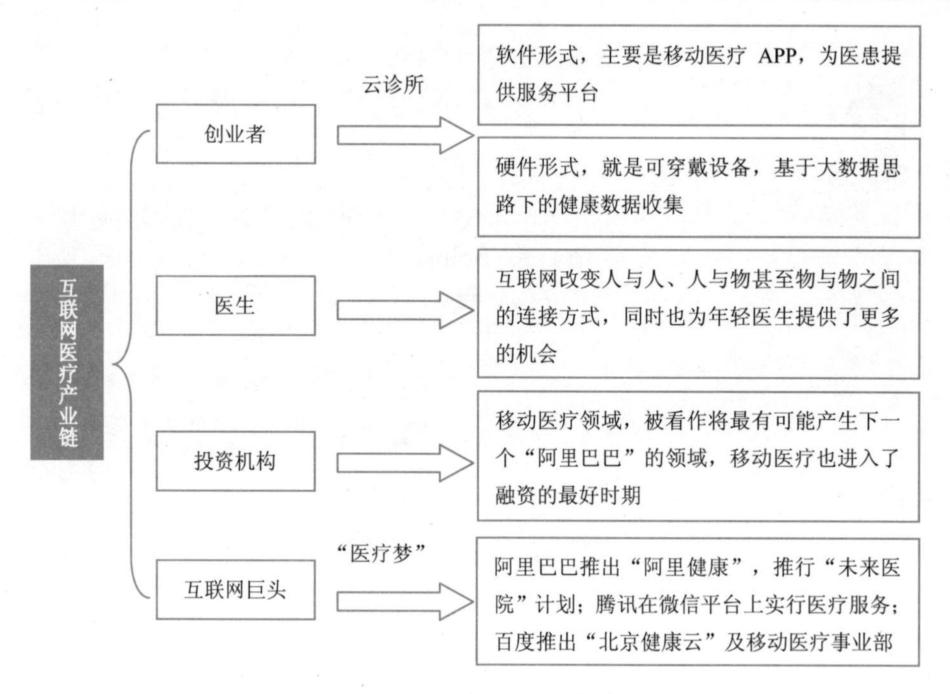

图 1-29　互联网医疗产业链

1.5.4　信息不对称问题有效缓解

曾经，医疗是个信息高度不对称的行业，在医生和患者之间，其主要表现和影响如图 1-30 所示。

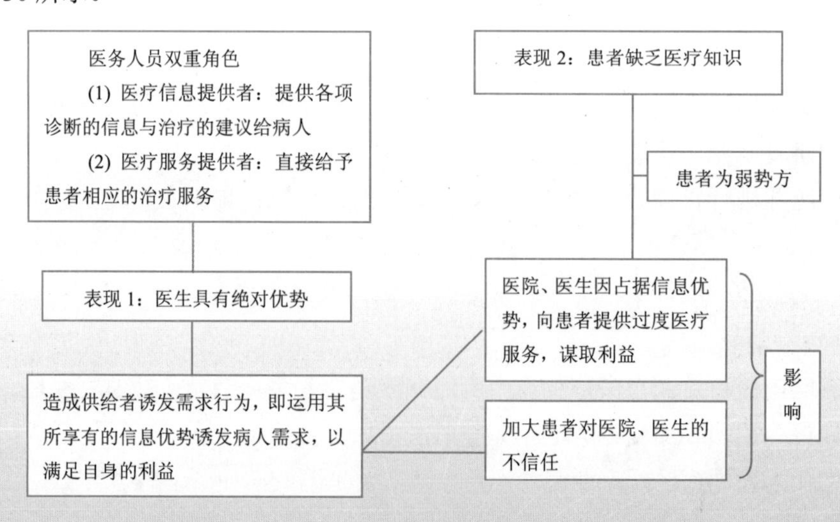

图 1-30　医患之间信息不对称的主要表现和影响

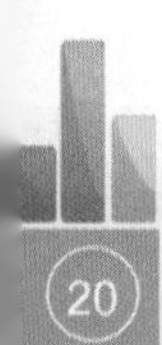

互联网医疗和移动医疗的出现，有效缓解了这种信息不对称的问题，互联网让信息更加透明化，患者也具备了更多的选择性。例如在移动医疗 APP 上，患者可以根据自身的情况，向不同的医生咨询治疗方案或者用药方案等。因为很多医院都在大力发展在线医疗服务，因此移动医疗的服务也在向更人性化靠拢。比如面对病人，很多医生都会非常耐心地对患者提出的问题进行解答，遇到一些医学知识，医生也会向患者进行简单的讲解，帮助病人更了解病理和药理。这比在大医院里，专家“2 分钟会诊”形式更让患者舒心。

1.5.5 医疗资源分配得更加均匀

互联网医疗的本质就是连接一切，包括医生、患者、可穿戴设备、医院等。互联网的到来，让医疗资源分配更均匀，同时也提高了医疗资源的利用率，主要表现如图 1-31 所示。

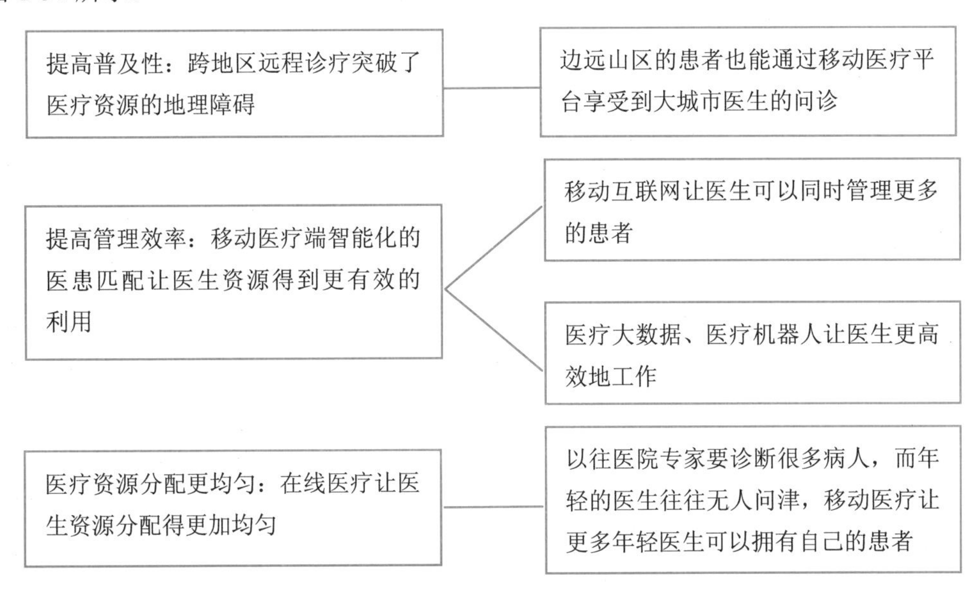

图 1-31 医疗资源分配均匀的表现

1.5.6 商业模式呈现出新的业态

移动互联网改变了传统医疗商业模式，医院不再是唯一的医疗服务提供商，伴随着远程医疗技术的发展和兴起，还会有很多移动平台诞生，如图 1-32 所示。

很多医疗平台从线上到线下，打造出自己的诊所和医院。这种移动医疗平台的线下布局打破了传统医院的运营模式，让传统医疗面临危机，不得不改变自身的商业模式来适应大环境下的医疗现状。

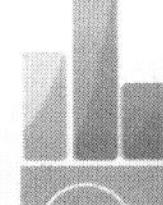

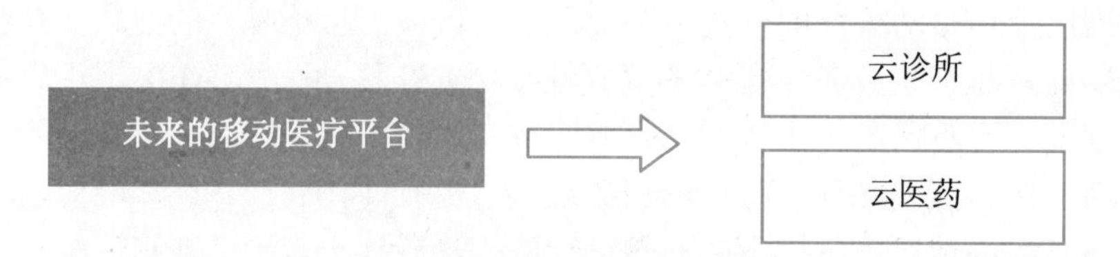

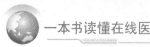

图 1-32 未来的移动医疗平台

过去患者去医院挂号、候诊、付费、检查和取药等，往往处于等待的状态或者被动的地位。但是移动医疗的发展，让这种状态发生了改变，患者无须去医院，只要通过移动端，就能进行挂号、缴费、远程候诊、取检验报告单等活动，服务平台还会根据具体后台数据，帮助患者更合理地安排时间。这种新型的商业模式正逐渐取代传统的“只能去医院排队、缴费”的商业模式。

随着移动医疗的发展，未来的商业模式或许会更加成熟，主要表现如图 1-33 所示。

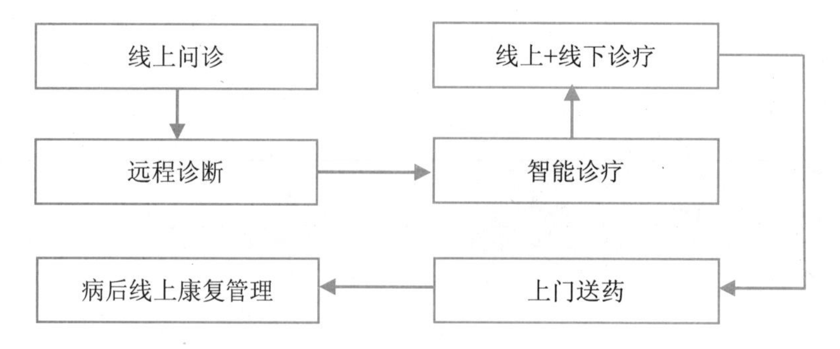

图 1-33 未来商业模式

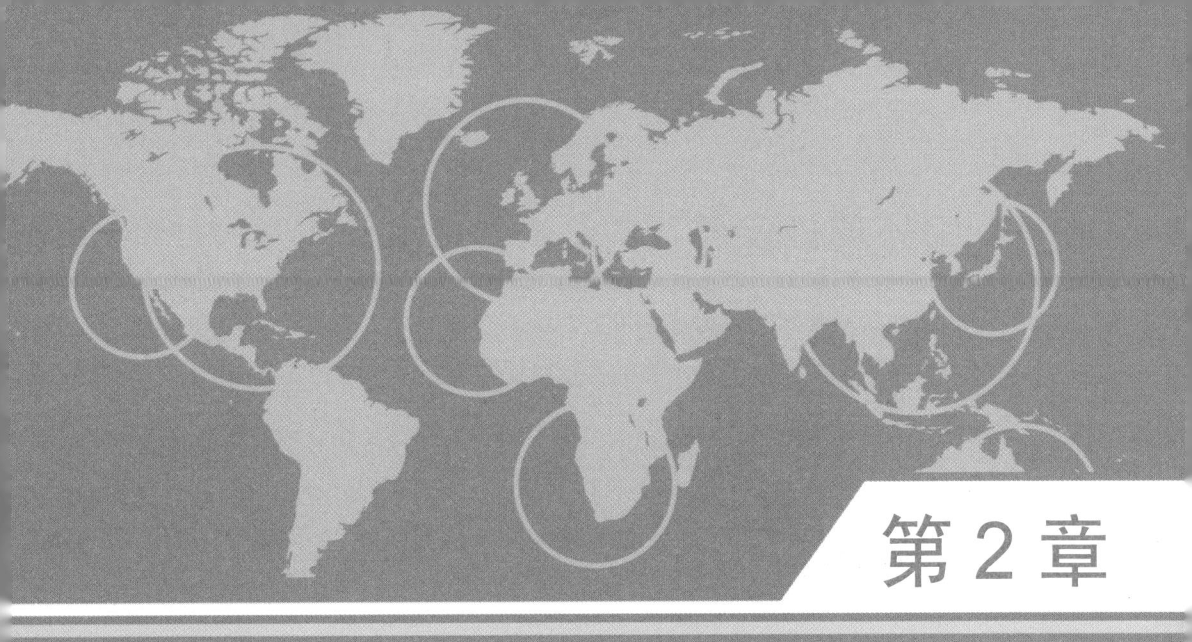

第2章

现状：国内外在线医疗的格局

随着人们生活水平的提高，国内外信息交流的逐步增多，越来越多的内地居民开始在世界范围内寻找更好的医疗资源，国外医疗和国内医疗相比，具有显而易见的优势，本章主要为大家介绍国内外医疗的现状以及智慧医疗。

现状：国内外在线医疗的格局

- 国外移动医疗
- 国内移动医疗
- 智慧医疗成必然趋势

2.1 国外移动医疗

国外移动互联网医疗的应用已经较为活跃，在一些发达国家，远程医疗的应用已经非常成熟，近年来利用移动设备进行远程医疗的研究和应用也越来越多。美国移动医疗一直走在世界前沿，2014 年，美国移动医疗进入爆发元年，移动医疗融资创历史新高。然而这还不是最让人惊喜的地方，2015 年，美国在线医疗融资情况与 2014 年基本持平，且增长速度继续超过其他风险投资项目。这些都说明了在线医疗潜力巨大，未来还会创造更多的价值。

2.1.1 国外移动医疗的应用

国外，移动医疗已经应用得非常广泛，下面笔者从美国、日本、德国、法国这四个国家的角度为大家介绍国外移动医疗的应用。

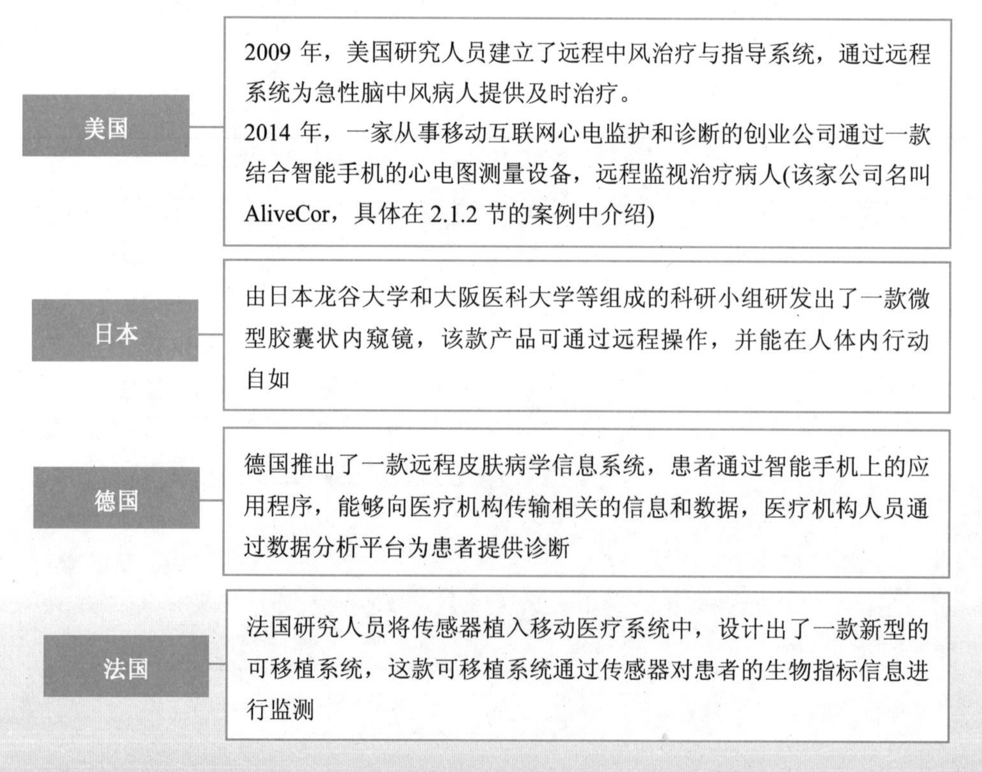
美国
2009 年，美国研究人员建立了远程中风治疗与指导系统，通过远程系统为急性脑中风病人提供及时治疗。
2014 年，一家从事移动互联网心电监护和诊断的创业公司通过一款结合智能手机的心电图测量设备，远程监视治疗病人(该家公司名叫 AliveCor，具体在 2.1.2 节的案例中介绍)
日本
由日本龙谷大学和大阪医科大学等组成的科研小组研发出了一款微型胶囊状内窥镜，该款产品可通过远程操作，并能在人体内行动自如
德国
德国推出了一款远程皮肤病学信息系统，患者通过智能手机上的应用程序，能够向医疗机构传输相关的信息和数据，医疗机构人员通过数据分析平台为患者提供诊断
法国
法国研究人员将传感器植入移动医疗系统中，设计出了一款新型的可移植系统，这款可移植系统通过传感器对患者的生物指标信息进行监测

2.1.2 【案例】国外在线医疗实战分享

国外移动医疗不仅仅是基于移动端为患者提供医疗服务，还有向更智能化的方向

发展的趋势，互联传感器被应用在医疗护理中，有助于医疗向新的模式转变。

美国的远程诊断技术已经越来越成熟，各种诸如实验室检查、影像学检查、内窥镜检查、病理学检查和神经电生理类检查设备被开发出远程诊断模式，患者无须和医生面对面交流沟通，医生凭借远程诊断出来的检验数据、检查图像和相关资料就能诊断出结论，大大提高了医务人员的诊断效率。

国外创业公司加速布局，大力进军医疗行业，而移动医疗 APP 也如雨后春笋般冒了出来，本节将为大家介绍国外在线医疗的几个实战案例。

1. 案例一：互联网医疗创业企业 AliveCor

AliveCor 公司，创立于 2011 年，是近两年来少数获批 FDA(Food and Drug Administration，食品药品监督管理局)的数字医疗公司之一，其产品主要服务对象是心脏功能欠佳的人群。

(1) 专利产品介绍：AliveCor 公司的产品名叫 AliveCor，如图 2-1 所示，是一款结合智能手机的心电图测量(EGC)设备。用户通过 AliveCor，能实时了解自己的心律情况，并且数据会被记录在智能手机中。

专家提醒

使用方法是：用户打开应用软件 AliveECG，然后将手机握在手里或放在胸上保持 30 秒钟，应用就会自动记录心电指数，并将数据上传至 AliveCor 公司的服务器。

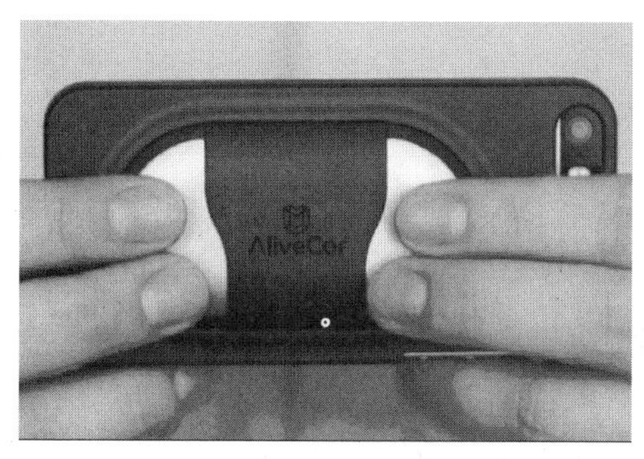

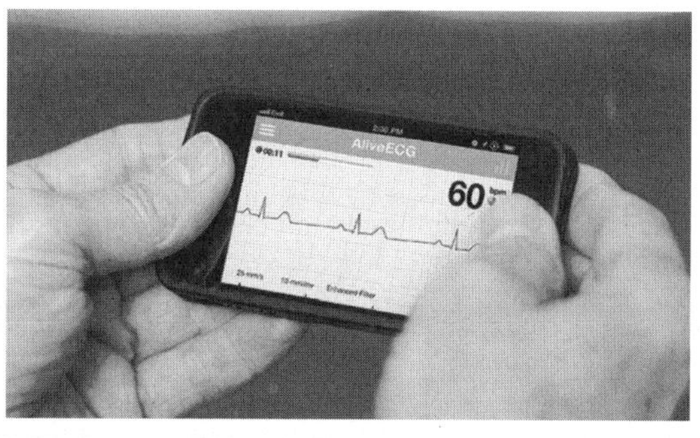

图 2-1 心电图测量设备 AliveCor

(2) 目标群体：2012 年，AliveCor 正式获批 FDA，AliveCor 开始向具备行医资质证明的医生预售此设备。计划说服医生试用，然后通过医生将 AliveCor 作为处方开给他们的心脏病患者使用，病人经医生推荐购买设备的价格比在官网上直接购买要便宜很多。

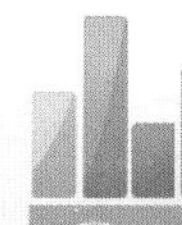

为了增加医生试用率，AliveECG APP 为医疗服务提供方设计了一款基于 Web 的应用，这款应用能将病人的相关数据记录在一个文档中，并帮助医生查看患者的 ECG 数据。

(3) 企业合作：2014 年 12 月，AliveCor 开始与著名医疗设备公司欧姆龙合作，将 AliveCor 的 ECG 监测器放在欧姆龙的在线商店，连锁药房 Rite Aid、Walgreens、零售巨头 Target 和沃尔玛等渠道进行销售。

(4) 数据解读：AliveCor 除了能采集数据进行监测外，还能通过数据判断患者是否有严重病症或是否需要立刻采取治疗措施。那怎样实现这一点呢？当然是通过线上线下的 O2O 模式，如图 2-2 所示。

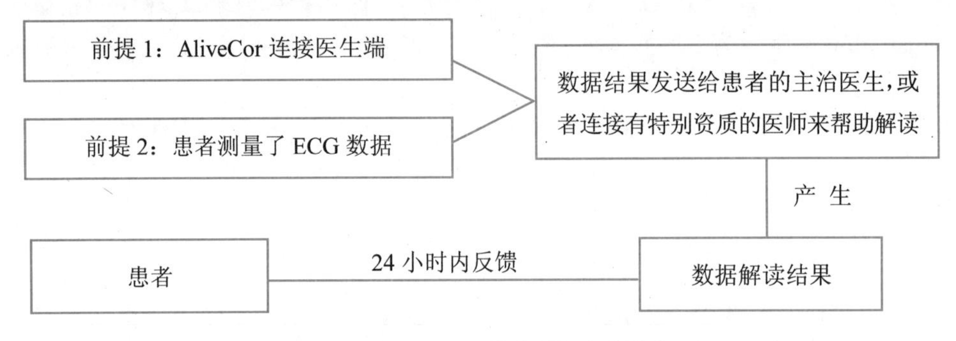

图 2-2 通过 O2O 模式判断患者病症

上面介绍的是医生对患者数据解读的方法，而关于 ECG 数据的解读还有另外一种方法，AliveCor 开发了一种 AFib 排查算法能够自动解读数据，从而判定患者是否存在心房纤颤(Atrial Fibrillation)。因为心房纤颤是中风和心力衰竭的预警信号，因此患者可以根据判定结果预估自己中风和心理衰竭的可能性。AliveCor 开发的这一算法对于阴性检测准确率达 100%，阳性检测准确率为 97%。

AliveCor 计划形成一个以 ECG 数据为核心的算法包，因此还有许多其他算法正在开发中，这个算法包能够结合患者的其他相关数据，例如环境、生活习惯、患病史等，帮助患者建立更合理的生活方式，来更好地保护心脏。

2. 案例二：乳腺癌移动医疗产品

有数据显示：每年患乳腺癌死亡的人数约为 7.9 万，占全部女性因恶性肿瘤致死的 21%，乳腺癌已成为“世界头号女性杀手”。针对乳腺癌，国外出了几款比较流行的移动医疗产品。

(1) Share the Journey，它是医疗平台 ResearchKit 上的一款针对乳腺癌的 APP，如下所示。

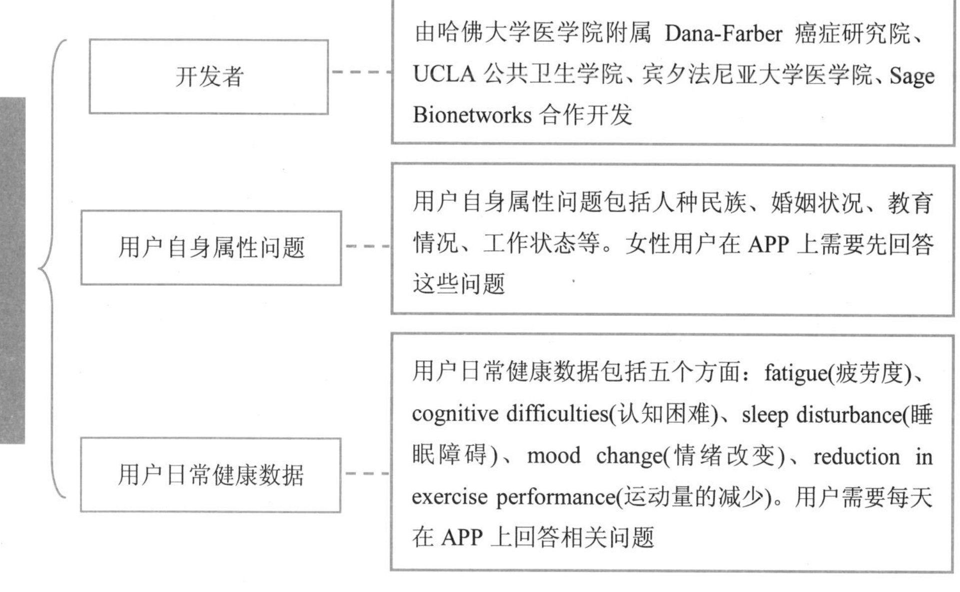

Share the Journey 移动 APP
开发者
由哈佛大学医学院附属 Dana-Farber 癌症研究院、UCLA 公共卫生学院、宾夕法尼亚大学医学院、Sage Bionetworks 合作开发
用户自身属性问题
用户自身属性问题包括人种民族、婚姻状况、教育情况、工作状态等。女性用户在 APP 上需要先回答这些问题
用户日常健康数据
用户日常健康数据包括五个方面：fatigue(疲劳度)、cognitive difficulties(认知困难)、sleep disturbance(睡眠障碍)、mood change(情绪改变)、reduction in exercise performance(运动量的减少)。用户需要每天在 APP 上回答相关问题

Share the Journey 的主要作用是帮助医学领域的研究者借用这类 APP，收集用户信息和数据，推进乳腺癌的研究和治疗。

(2) iTbra，是一款可监测乳腺癌的内衣，如图 2-3 所示。

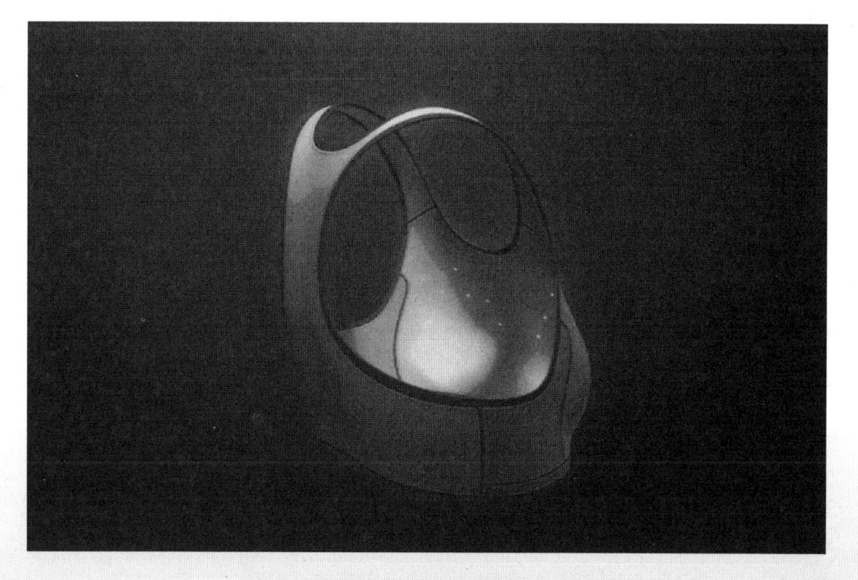

图 2-3 可监测乳腺癌的内衣 iTbra

iTbra 的具体情况如下所示。

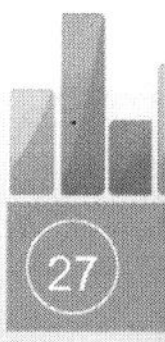

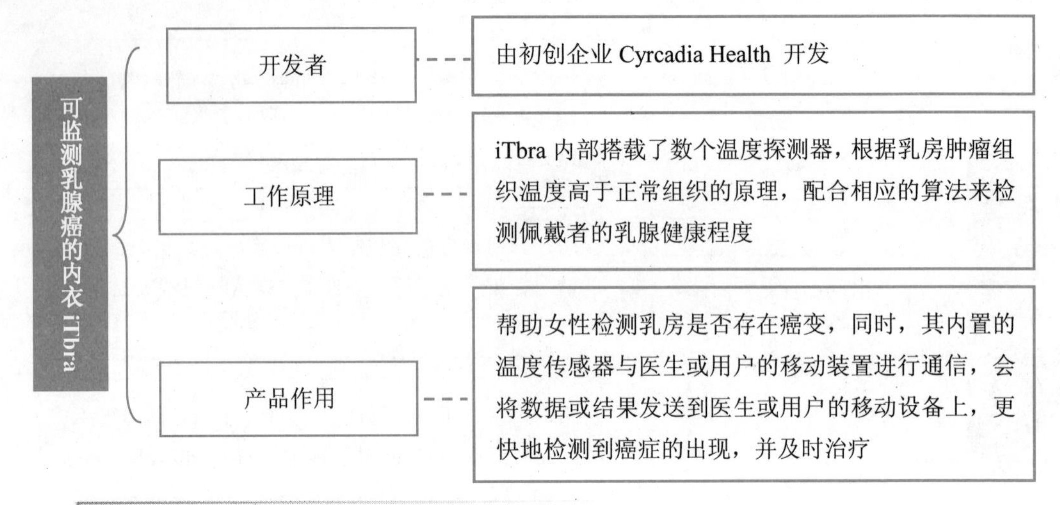

3. 案例三：慢性疾病管理平台 WellDoc

创立于 2005 年的 WellDoc 称得上是移动医疗的开山鼻祖了，其研发的基于手机 APP 和云端大数据收集的糖尿病管理平台，于 2014 年顺利通过 FDA 审评，患者可以通过 WellDoc 手机健康应用方便地进行以下的活动。

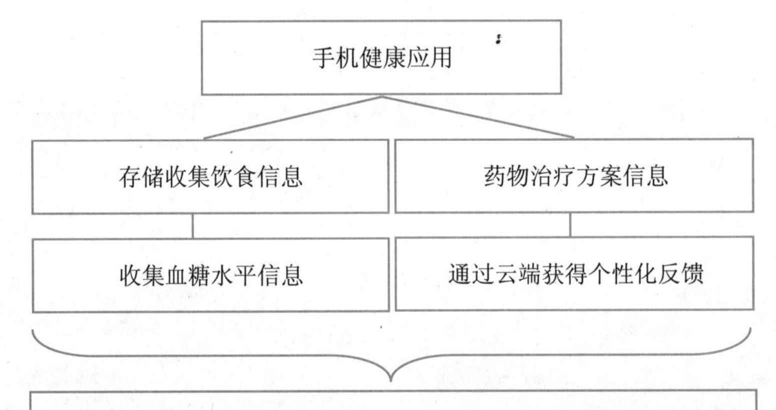

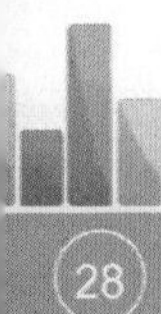

WellDoc 的主打产品是 BlueStar，于 2013 年 6 月上市，是一款需要医生处方的移动 APP，已通过临床试验证明其具备经济价值，同时美国有多家保险公司接入了这个系统。WellDoc 对 BlueStar 的流程做了精细化的设计，如下所示。

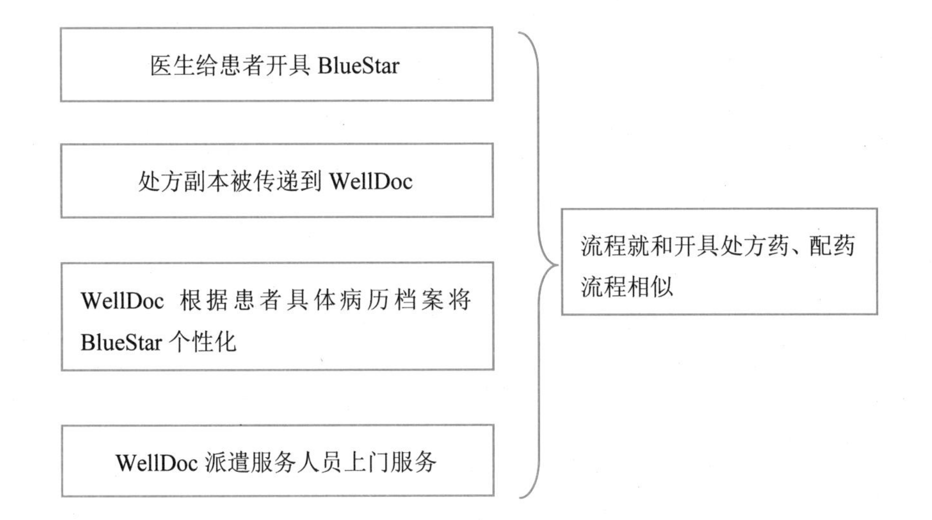

2.2 国内移动医疗

对医疗行业来说，互联网的来临无疑是一个重大的机遇，截至 2015 年，国内移动医疗应用已如雨后春笋般崛起，国内的移动医疗分类和涉及范围如下所示。

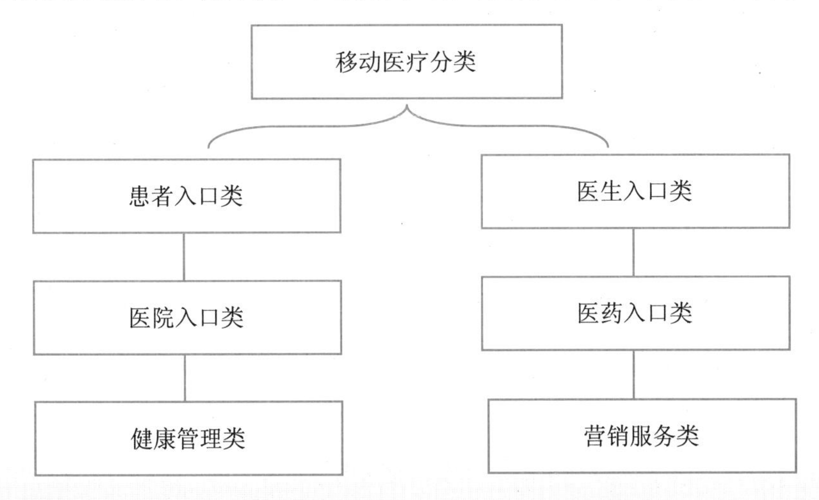

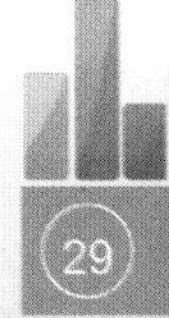

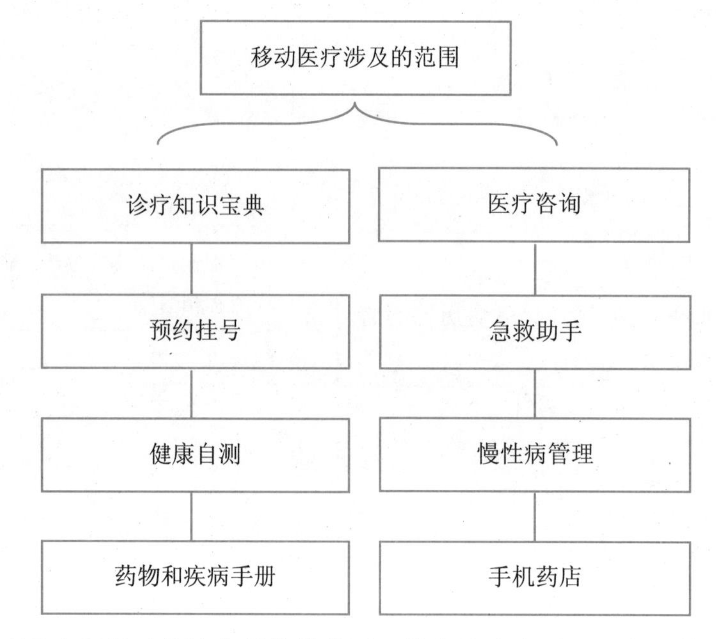

国内移动医疗之所以能够获得蓬勃发展，笔者认为有以下三方面的原因。

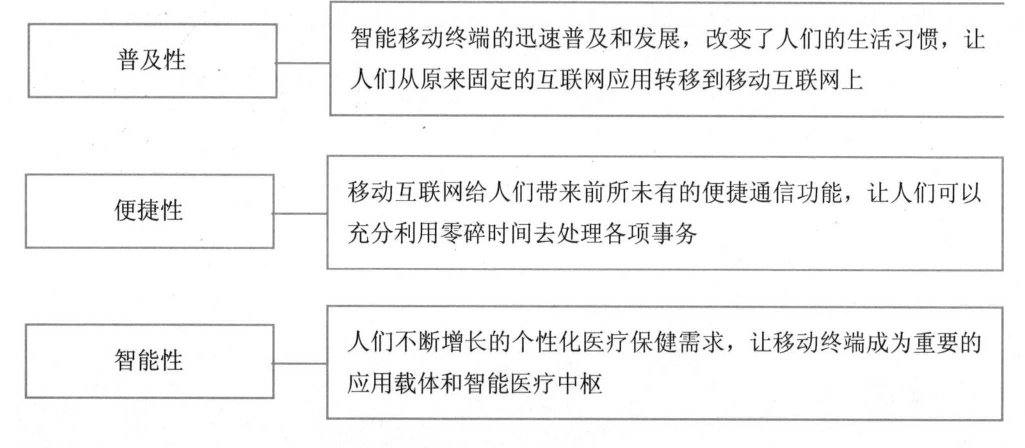

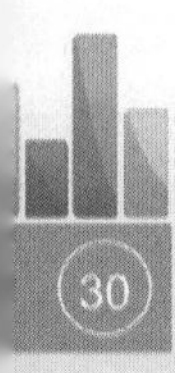

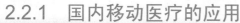

2.2.1 国内移动医疗的应用

与传统的医疗相比，移动医疗具备便携性、方便性、医生资源分配效率提高和疾病预防性提高等特点，医疗与移动的相互碰撞，是为了满足中国人日益增长的医疗需求，同时也有很多投资企业将目光投向了这个庞大的市场，纷纷转入移动医疗布局中。国内移动医疗的应用分为投资类、应用类和销售服务类。

1. 国内移动医疗投资类

2015 年年初截至 2015 年 7 月，互联网医疗已获得 21 亿美元的投资，其中包含 139 场交易，平均每场交易的规模为 1500 万美元。国内移动医疗的投资延续了 2014 年的火热势头，资本方对移动医疗的兴趣更是有增无减，如下所示。

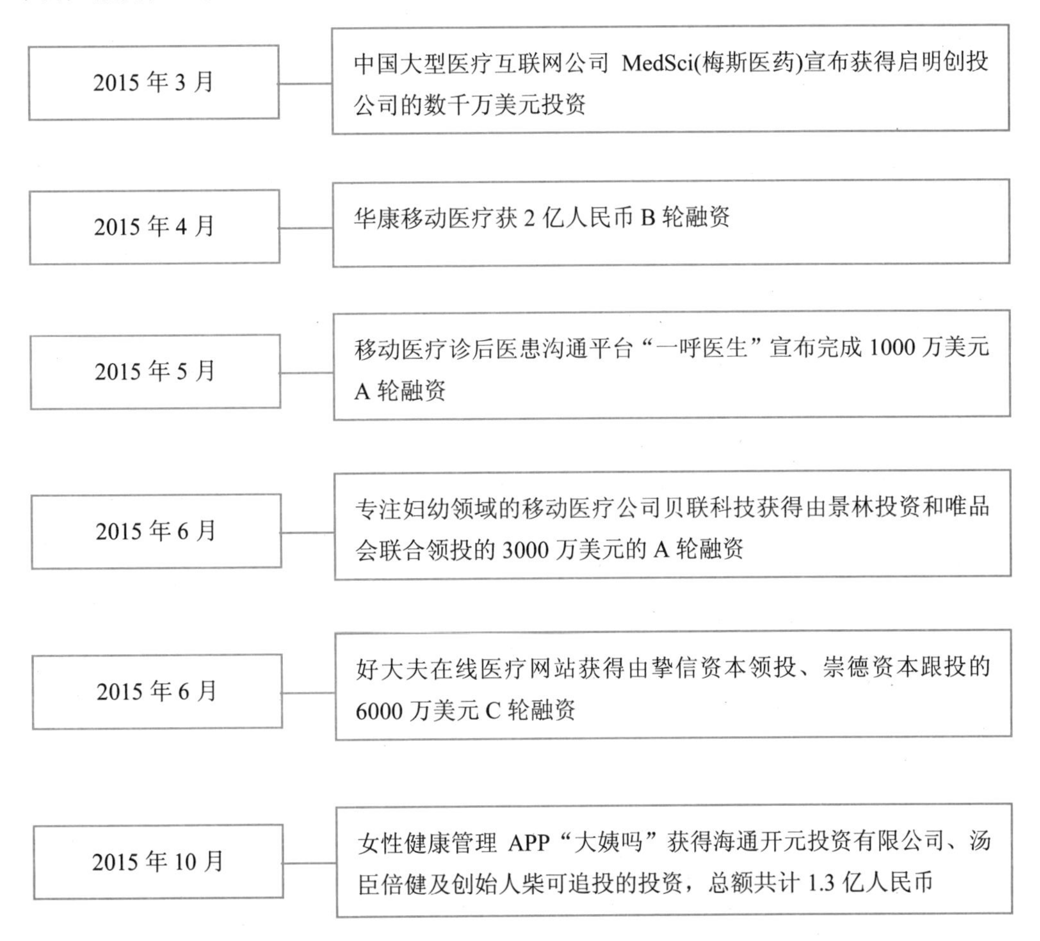
2015 年 3 月
中国大型医疗互联网公司 MedSci(梅斯医药)宣布获得启明创投公司的数千万美元投资
2015 年 4 月
华康移动医疗获 2 亿人民币 B 轮融资
2015 年 5 月
移动医疗诊后医患沟通平台“一呼医生”宣布完成 1000 万美元 A 轮融资
2015 年 6 月
专注妇幼领域的移动医疗公司贝联科技获得由景林投资和唯品会联合领投的 3000 万美元的 A 轮融资
2015 年 6 月
好大夫在线医疗网站获得由挚信资本领投、崇德资本跟投的 6000 万美元 C 轮融资
2015 年 10 月
女性健康管理 APP“大姨吗”获得海通开元投资有限公司、汤臣倍健及创始人柴可追投的投资，总额共计 1.3 亿人民币

2. 国内移动医疗应用类

目前，国内移动医疗应用 APP 的种类繁多，从功能上来看，这些移动医疗应用 APP 可分为如图 2-4 所示的几类。

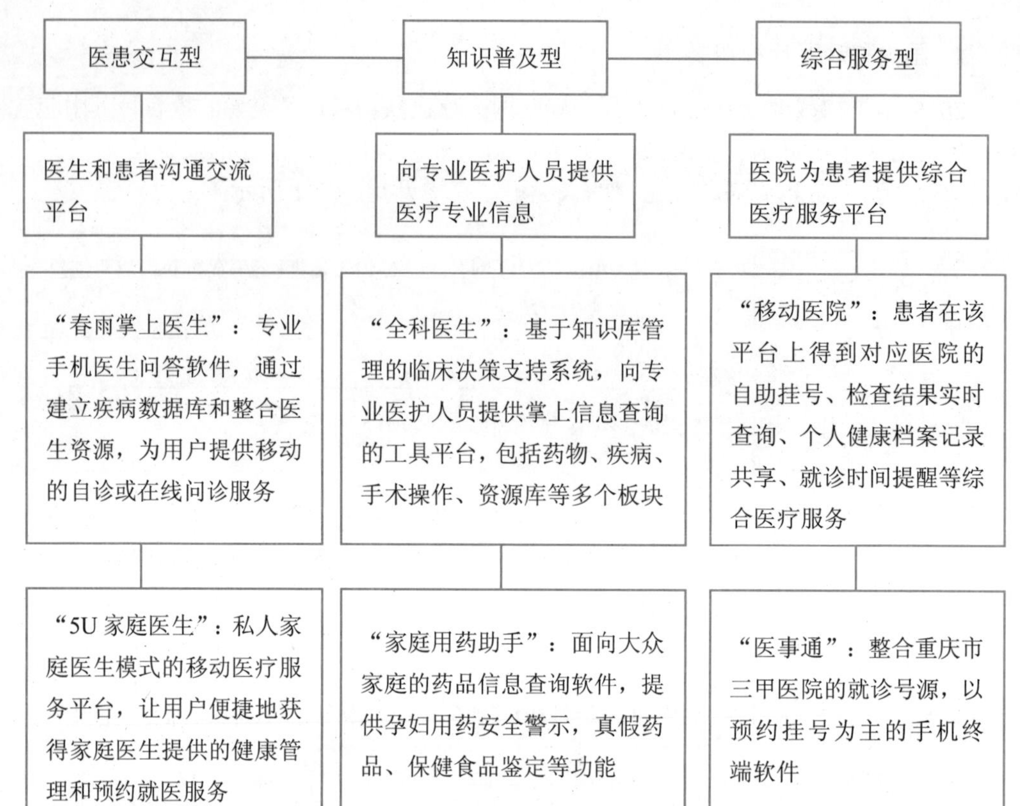

图 2-4　移动医疗应用 APP

3. 国内移动医疗销售服务类

医疗可穿戴设备热潮兴起，心率监控器、可穿戴式健身追踪器、可分析人体成分的体重计等医疗产品，在医疗销售服务行业中，占据越来越重要的地位。

益体康企业生产的全自动上臂式血压计，是一款能够一键快速测量血压的专业血压计，如图 2-5 所示。作为一款医疗可穿戴产品，益体康全自动上臂式血压计拥有大屏幕清晰数据显示功能，内存可记录 60 组数据，还具备家庭日常保健、用药指导、社区健康档案采集及医生随诊等功能。

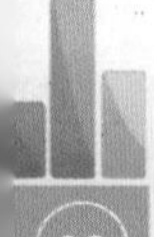

由睿仁医疗研究开发的智能体温计孕律，如图 2-6 所示，2015 年 1 月在全球范围正式销售。这款智能体温计也属可穿戴家用医疗设备，主要功能是整夜记录女性体温变化情况，帮助使用者提取基础体温并协助预测女性排卵日，进而辅助备孕。

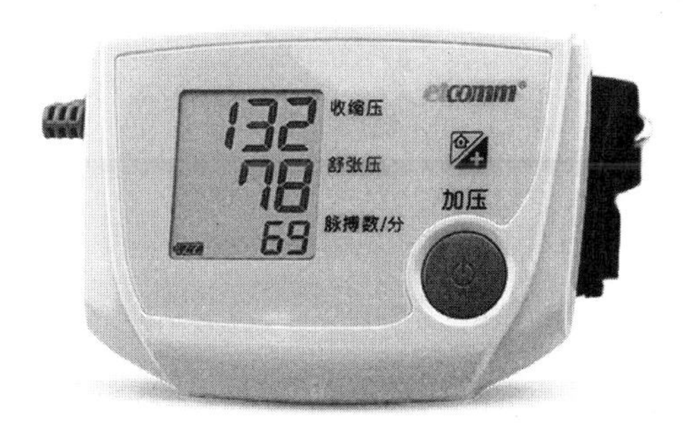

图 2-5 全自动上臂式血压计

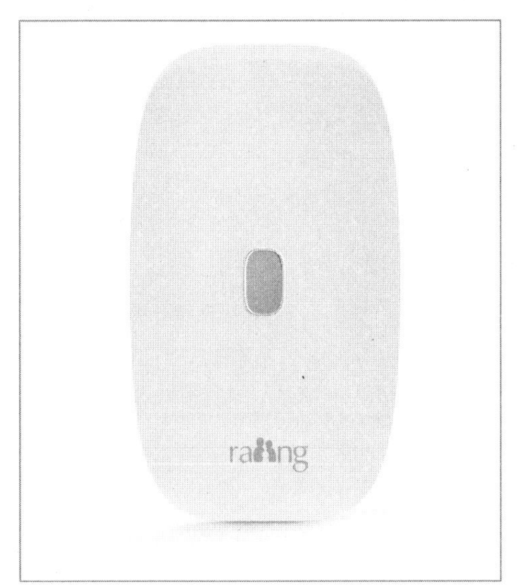
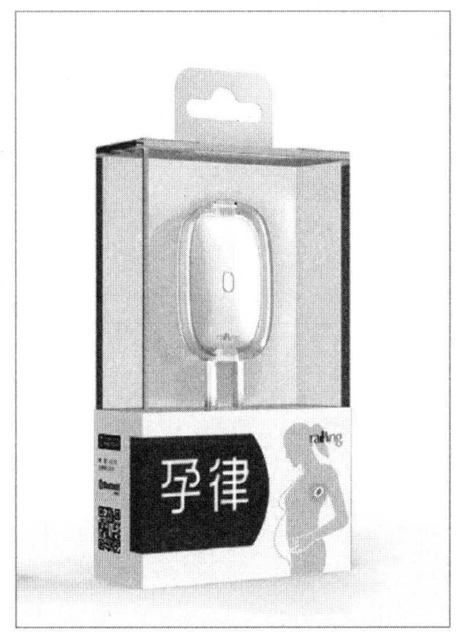

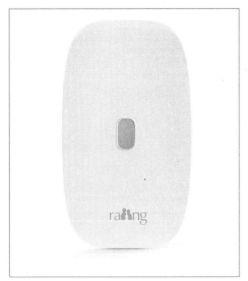

图 2-6 智能体温计孕律

2.2.2 【案例】国内在线医疗的实战分享

互联网已经慢慢渗入各行各业中，近几年，国内医疗行业在互联网潮流下竞争越来越激烈，传统医疗力求跟上“互联网+”的步伐，进行从传统医疗向“互联网+医疗”的跨界转型；互联网企业加速在医疗行业的布局，尤以三大巨头之间的竞争最为激烈；在医疗行业进行初创业的企业也在不断摸索新的道路。

除了各大企业在互联网医疗的布局之外，各个与医疗健康领域相关的研究所也在不断赶超国外先进技术，例如研究开发远程超声诊断技术、机器人辅助治疗技术等，再结合大数据、云计算、移动互联网将医生、患者、医院、药企以及智能设备进行联通，为用户提供更为精准的医疗技术及个性化服务。

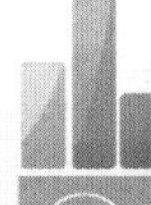

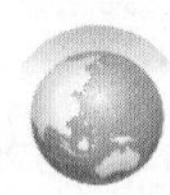

1. 案例一：中国移动医疗第一款 APP

2011 年 3 月，好大夫发布了 APP，从严格意义上来说，这是中国移动医疗的第一款 APP。后经过几个版本的改进，如今好大夫 APP 的功能已经日趋成熟，如图 2-7 所示为好大夫 APP 的推广图。

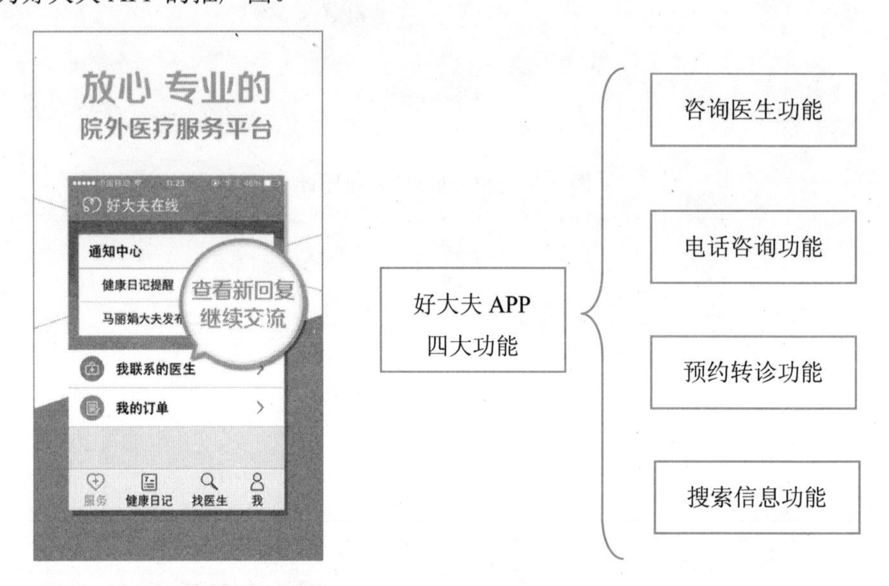

图 2-7　好大夫 APP

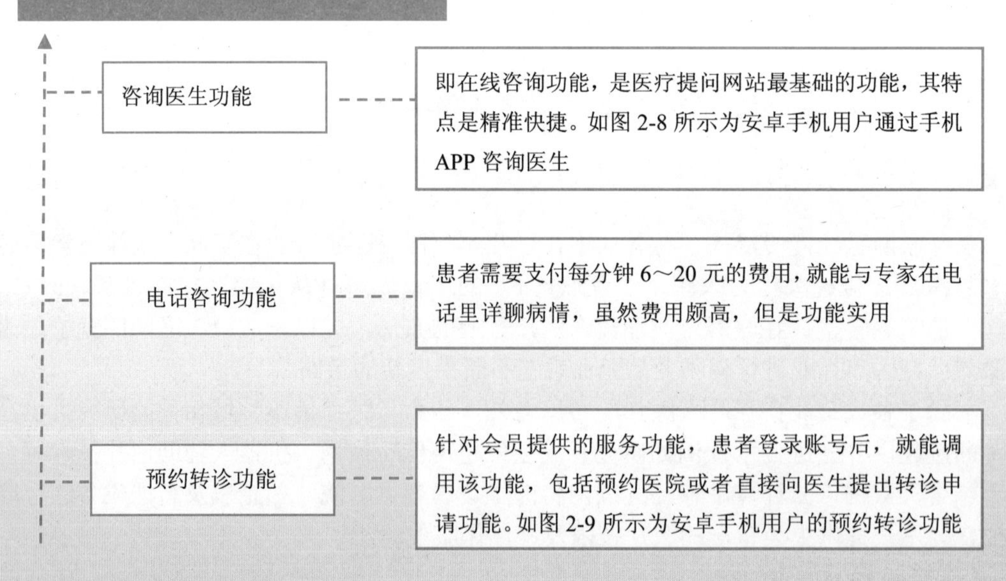

好大夫患者版 APP 四大功能解读
咨询医生功能
即在线咨询功能，是医疗提问网站最基础的功能，其特点是精准快捷。如图 2-8 所示为安卓手机用户通过手机 APP 咨询医生
电话咨询功能
患者需要支付每分钟 6～20 元的费用，就能与专家在电话里详聊病情，虽然费用颇高，但是功能实用
预约转诊功能
针对会员提供的服务功能，患者登录账号后，就能调用该功能，包括预约医院或者直接向医生提出转诊申请功能。如图 2-9 所示为安卓手机用户的预约转诊功能

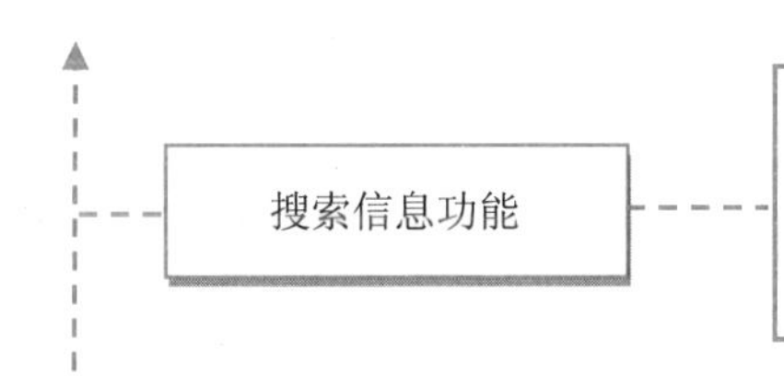

用户可通过好大夫的便捷查找功能，对医院数据及医生信息进行精准查找，一方面能根据自己的病情查找相关信息，一方面能使用LBS快速查找周边的医疗机构

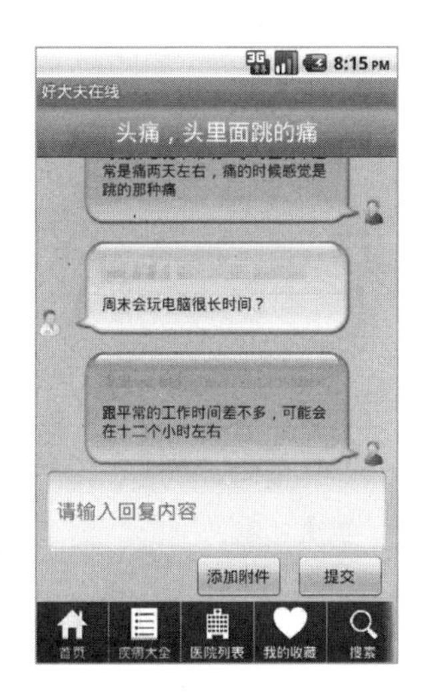

图 2-8　通过手机 APP 咨询医生

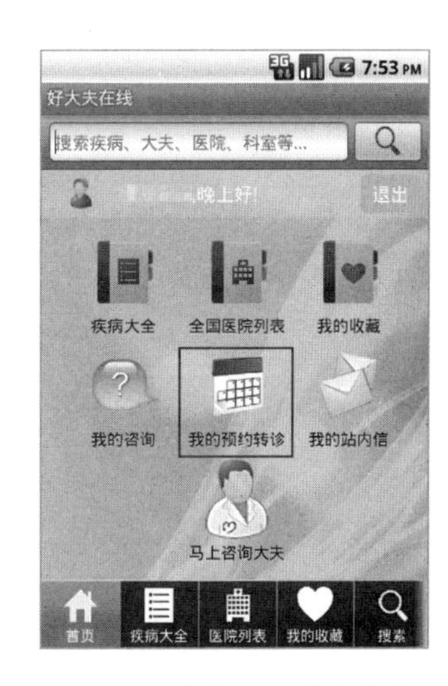

图 2-9　病患预约转诊功能

好大夫 APP 除了患者版之外，还有医生版的移动工作平台，如图 2-10 所示。医生版好大夫也具备四大功能，分别是：医生移动工作平台、轻松管理患者、病历随时可看和医生合作功能。

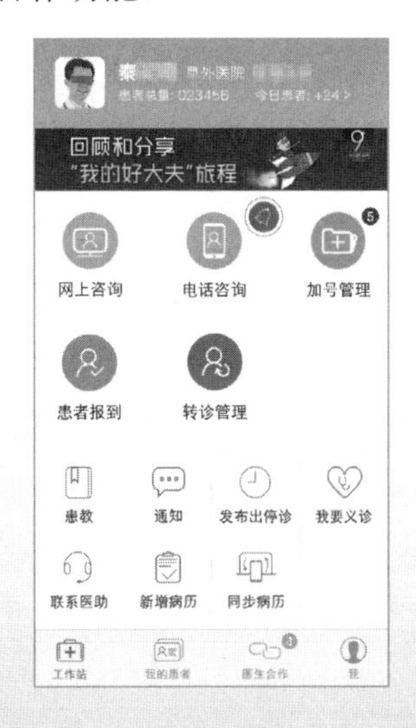

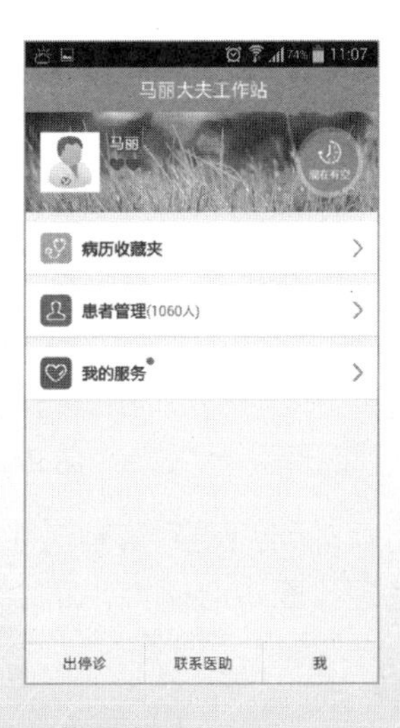

图 2-10　好大夫医生移动工作平台

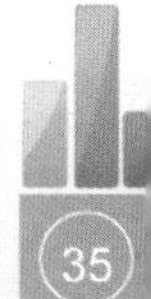

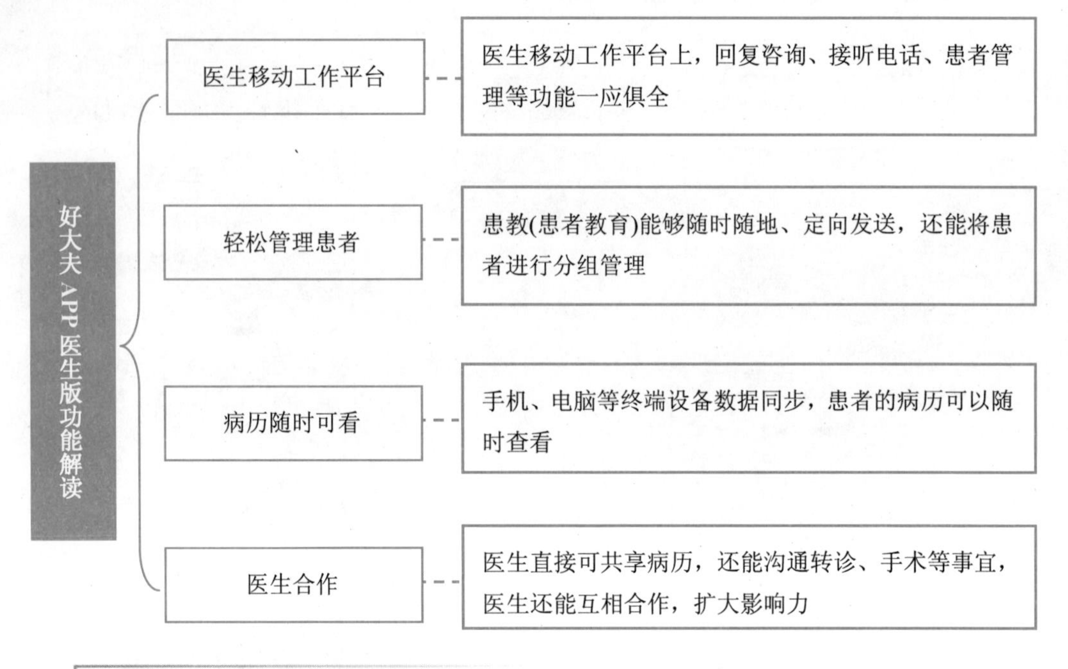

2. 案例二：国内远程病理诊断

在临床上，医生通过病人的病史采集及体检报告初步判断病人病情，然后再辅佐化验检查、B 超、CT 等检查将诊断准确率提高，但一般诊断准确率在 70%左右，而病理诊断的准确率接近 100%。

通常来说，病理诊断的流程如图 2-11 所示。

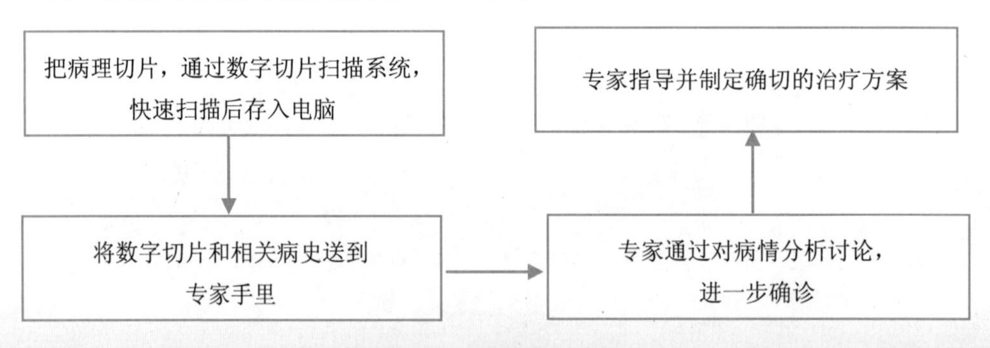

图 2-11　病理诊断的流程

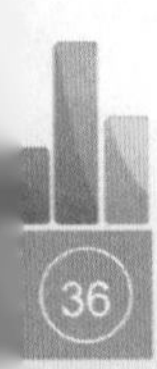

但这种将病理切片送到病理医生手里等待诊断结果的方式仍然有些麻烦，于是上海复旦临床病理诊断中心研究出了“云病理”，其原理和流程如图 2-12 所示。

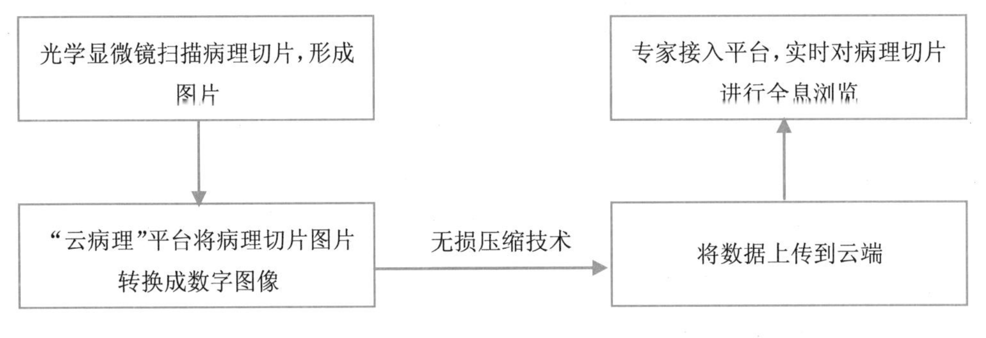

图 2-12 "云病理"的原理和流程

通过"云病理"平台对病理进行诊断的本质其实就是远程病理诊断。互联网、移动互联网的兴起正在慢慢颠覆传统的病理诊断，在上海市嘉定区，"云病理"平台不仅是将病理切片图片转换成数字图像，还通过与区域医疗进行信息化交换，将患者的病史、医学影像资料一同整合，共同融入"云病理"平台中，为医学诊断提供更多的依据。这样做有如下所示的几大优点。

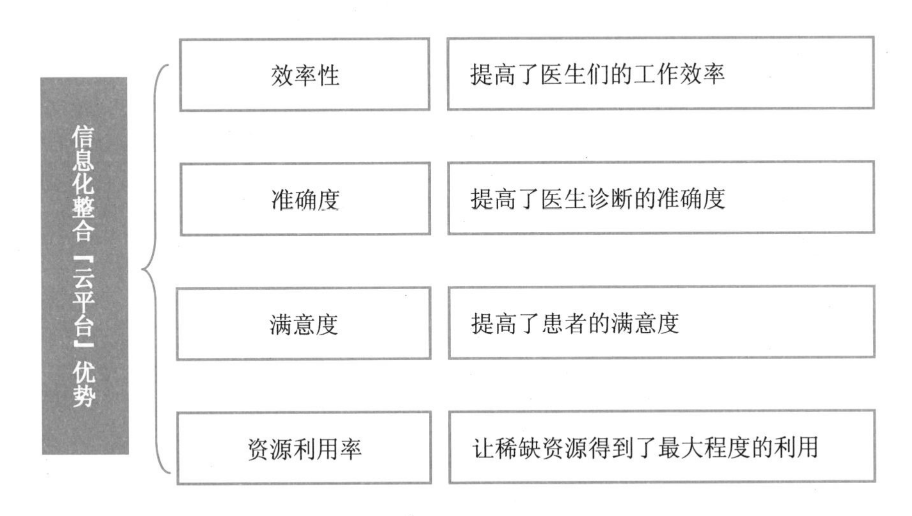
信息化整合「云平台」优势
效率性
提高了医生们的工作效率
准确度
提高了医生诊断的准确度
满意度
提高了患者的满意度
资源利用率
让稀缺资源得到了最大程度的利用

3. 案例三：叮当快药打造 O2O 模式

叮当快药于 2014 年在北京诞生，2015 年 2 月正式上线。叮当快药是一款基于 O2O 的医药健康类 APP，是协助药店提供信息展示的第三方服务平台，其产业链模式如图 2-13 所示。

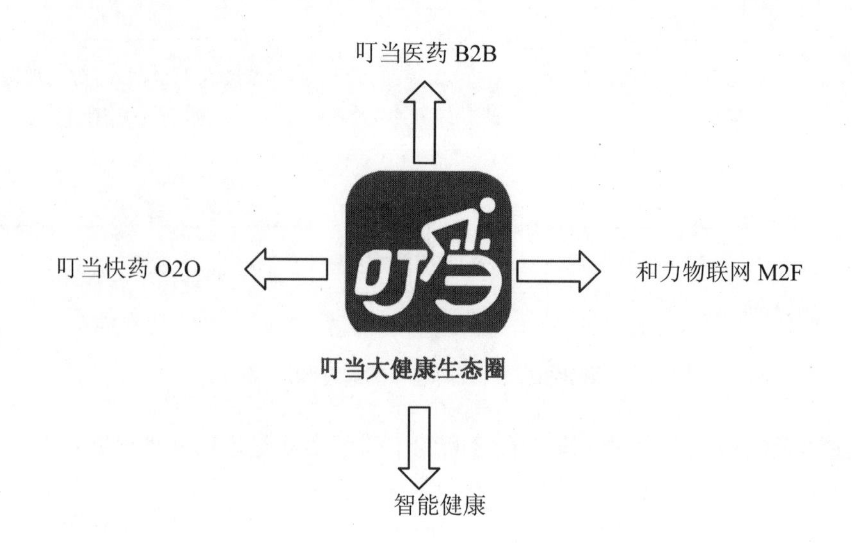

图 2-13　叮当快药产业模式

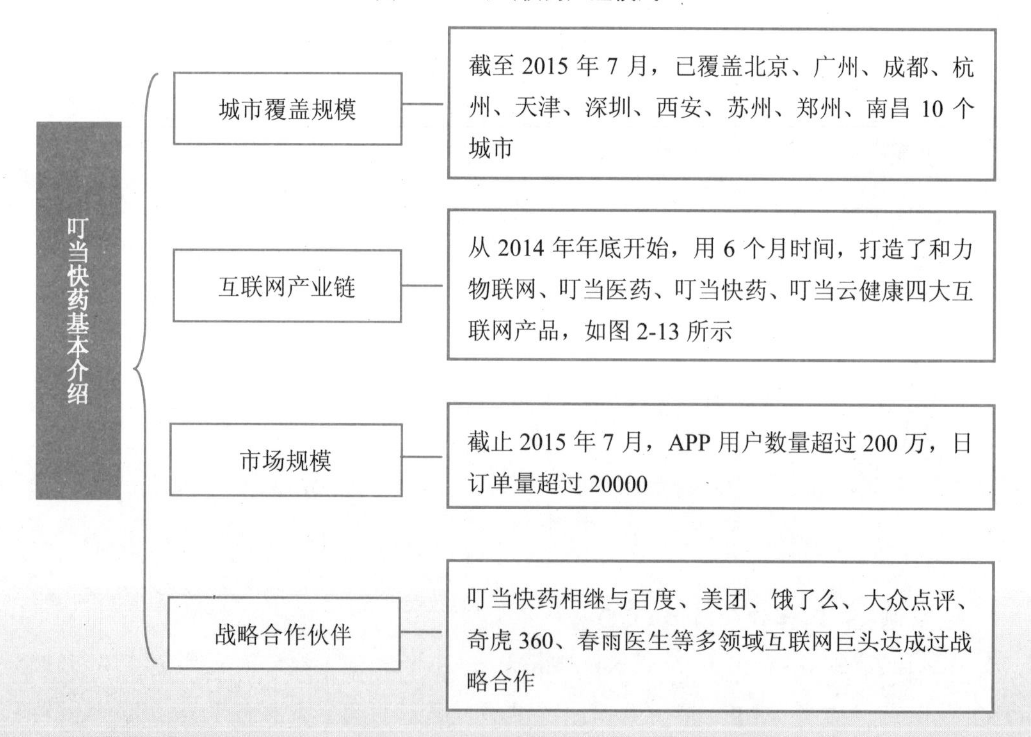

基于传统资源优势展开 O2O 业务是传统医药企业向互联网转型的一大方向，叮当快药依托线下合作药店，推出了“核心区域 28 分钟免费送到家”的线下服务。从消费者角度来看，“28 分钟送药到家”的服务具备以下两点优势：效率性和及时性。

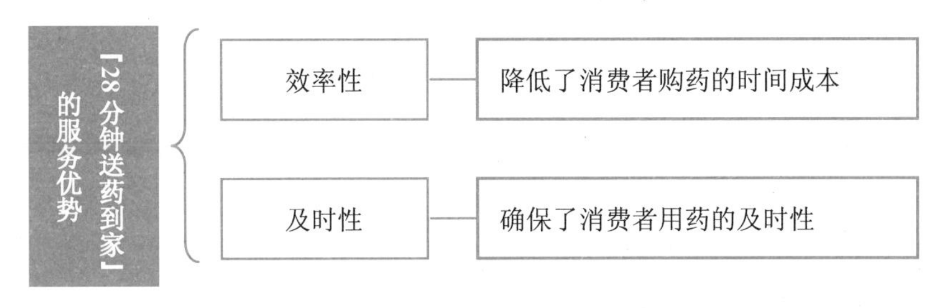

对于线上，叮当快药已经建立起“叮当大健康生态圈”，借此打通产业链上下游，将医药信息展示、医患交流、社区、商城打造成一体，实现人类健康全产业链服务，如图 2-14 所示。

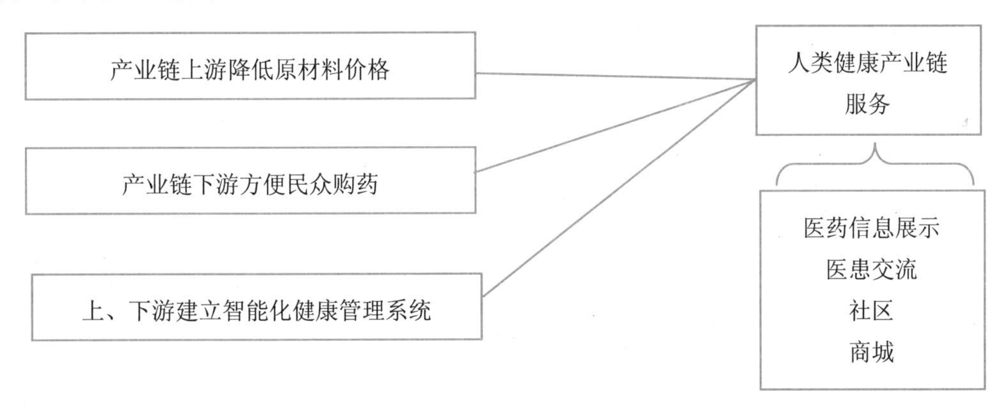

图 2-14　人类健康产业链服务

2.3　智慧医疗成必然趋势

人工智能、传感技术渐渐融入医疗领域中，让医疗服务走向智能化。智慧医疗基于物联网技术，通过健康医疗信息平台，实现患者与医务人员、健康医疗机构、医疗设备之间的互动，逐步达到智能化和信息化。智慧医疗重要的三大技术体系构架如下所示。

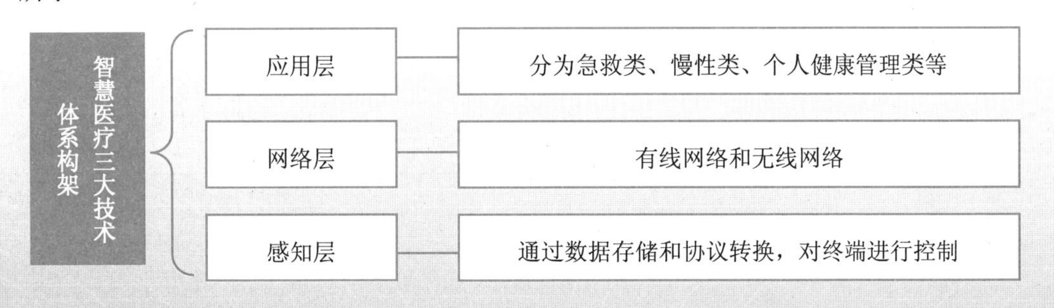

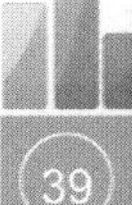

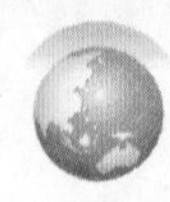

2.3.1 智慧医疗的初步了解

智慧医疗由三部分组成，如图 2-15 所示。

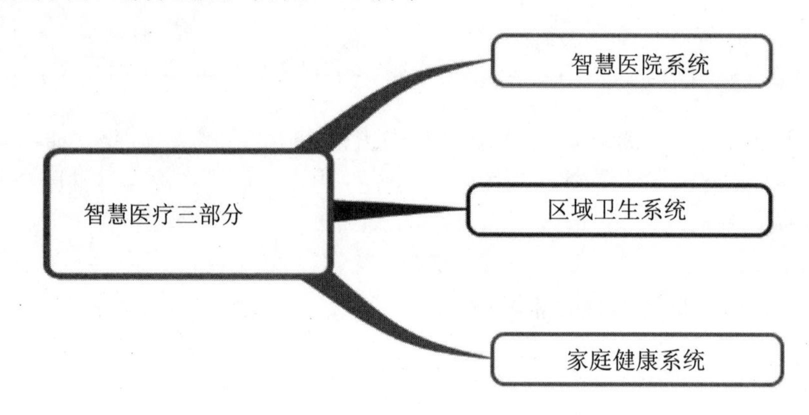

图 2-15 智慧医疗三大系统

1. 智慧医院系统

智慧医院系统包括两部分：数字医院和提升应用。

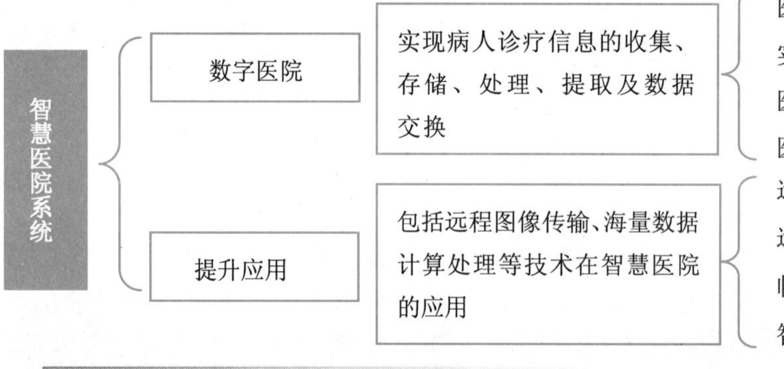

2. 区域卫生系统

区域卫生系统包括两部分：区域卫生平台和公共卫生系统。

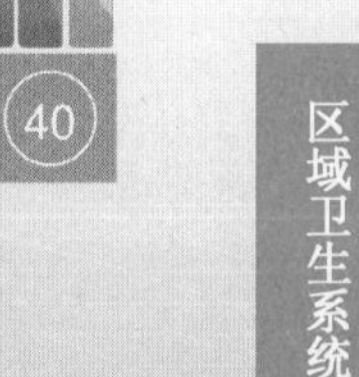

区域卫生系统

区域卫生系统	区域卫生平台	包括社区、医院、医疗机构、卫生监管部门记录的所有信息的区域卫生信息平台
	公共卫生系统	由卫生监督管理系统和疫情发布控制系统组成

3. 家庭健康系统

家庭健康系统包括以下几大系统。

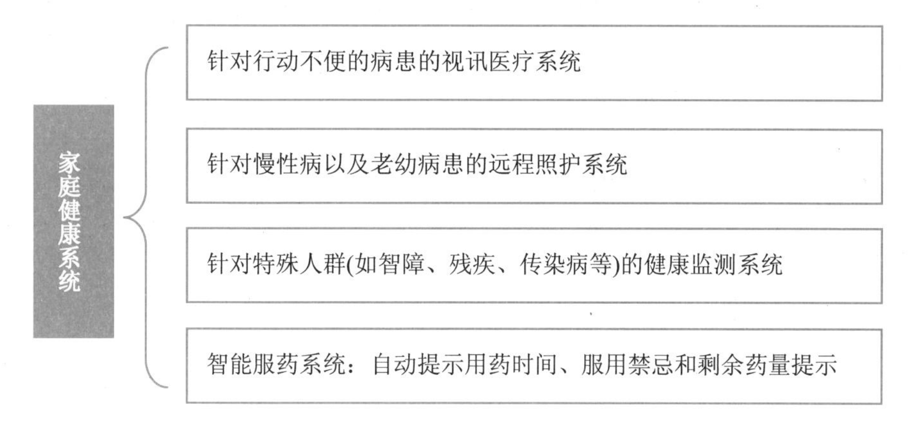

2.3.2 智慧医疗具备的特点

智慧医疗通过互联网及物联网技术将医疗系统内的所有环节都串联在一起，譬如：医务人员能够实时掌握每个病人的病情及最新诊疗报告；医疗研究人员能够结合临床诊疗数据分析相关疾病的病理特征；任何医院都能通过互联网调阅患者的就诊信息及病历；医疗机构管理者能够通过内部信息管理平台了解各部门的信息情况等。无论是患者、医生，还是研究人员、医疗机构管理者、医药机构及保险公司，都能从智慧医疗中获得相应的医疗资源。

具体来说，智慧医疗具备如图2-16所示的六大特点。

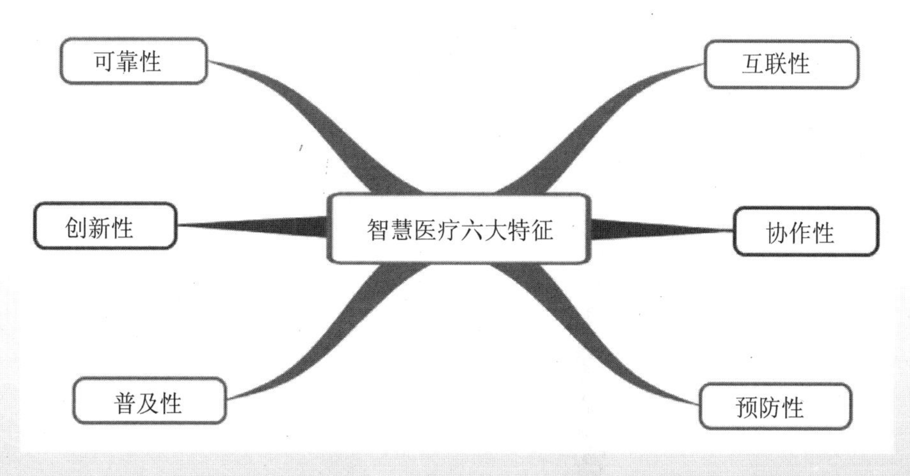

图 2-16 智慧医疗的六大特征

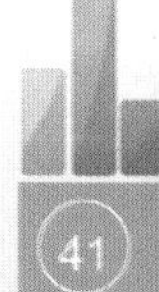

互联性 —— 医生、病人互通互联，医生通过在线系统能够随时查阅病人的诊疗记录、病历、病史等信息

协作性 —— 不同医疗机构之间实现医疗信息共享，可随时进行信息沟通交流

预防性 —— 能够及时发现重大病症，在病症爆发前就进行干预治疗，将之扼杀在摇篮中

普及性 —— 乡镇或偏远地区也能享受到权威专家的诊疗意见，解决医疗资源分布不均的问题

创新性 —— 智慧医疗融入了大量高科技技术，进一步推进临床创新性研究应用

可靠性 —— 智慧医疗建立在大数据基础上，医生能够引用大量科学依据来支持他们的诊断

2.3.3 智慧医疗的人性化闪光点

智慧医疗最大的闪光点体现在三个方面。

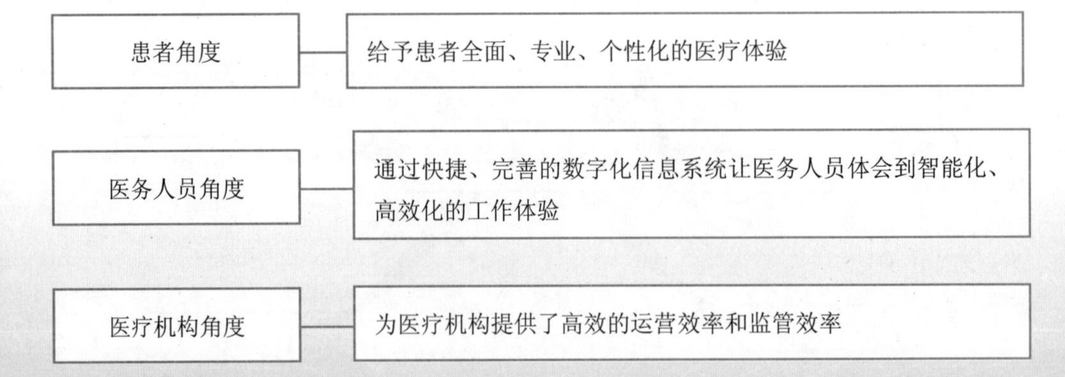
患者角度
给予患者全面、专业、个性化的医疗体验
医务人员角度
通过快捷、完善的数字化信息系统让医务人员体会到智能化、高效化的工作体验
医疗机构角度
为医疗机构提供了高效的运营效率和监管效率

1. 患者角度

智慧医疗能够使大量的医疗监护工作在网上实行，同时各类机构之间能够实现医

疗信息的共享。对于患者而言，智慧医疗给他们带来了个性化、专业全面的医疗体验，通过智慧医疗系统，医患之间可以通过互联网开展远程会诊，患者即使不在同一家医院会诊，医生也能够通过网络自动查阅有关患者相关的诊疗资料，同时医院与医院之间进行联通，不同医院的医生通过沟通交流讨论，为同一位患者提供安全可靠的治疗方案。

2. 医务人员角度

对于医务人员来说，智慧医疗带来的人性化闪光点主要体现在两方面：一是诊疗效率提高，二是减少医疗差错。

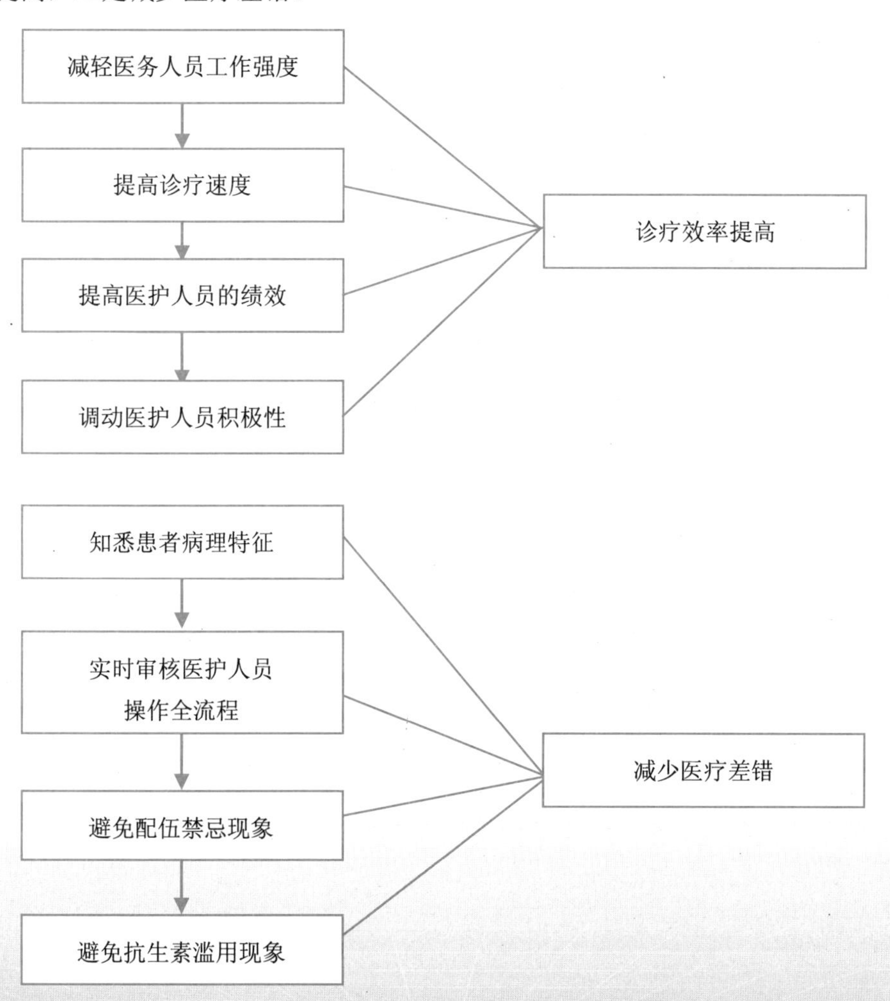

3. 医疗机构角度

智慧医疗让医疗信息平台进行整合及信息共享，这样做能够让医院、医生、患者

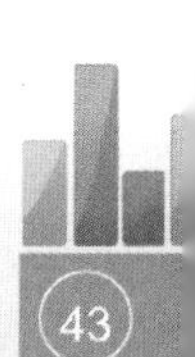

的每一项数据都能在平台上展现，如下所示。

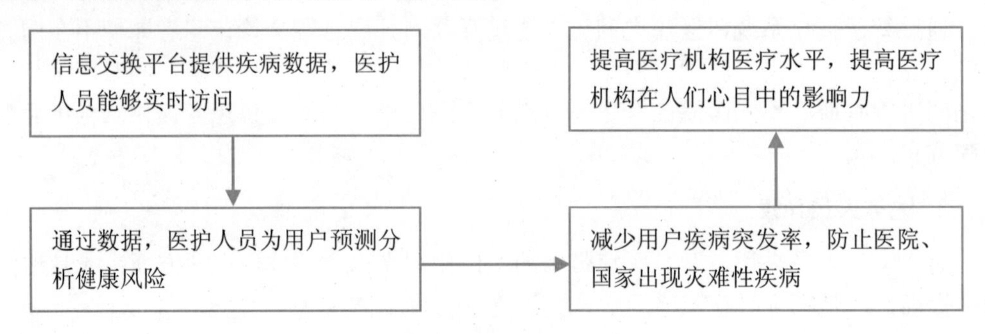

2.3.4 物联网在智慧医疗中的作用

医疗产业链涉及的环节众多，如图 2-17 所示。

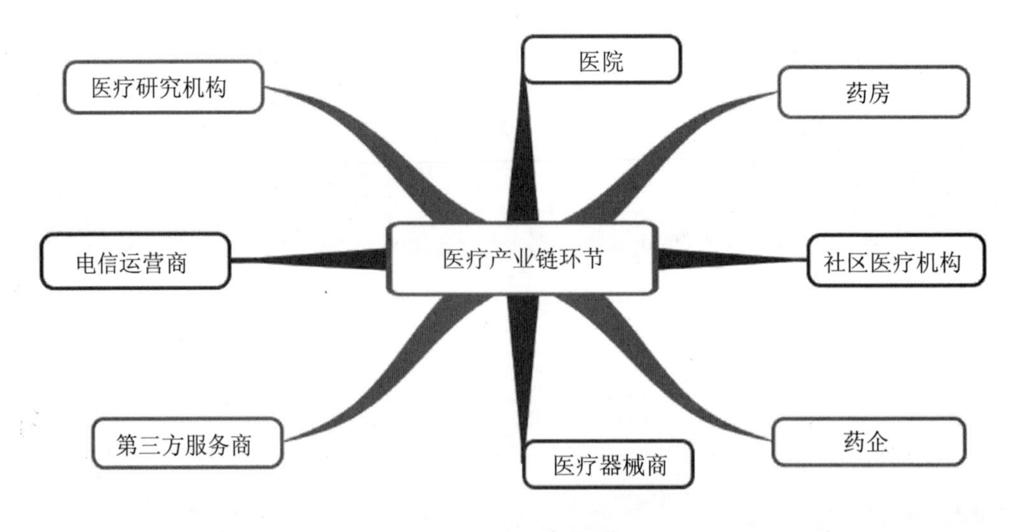

图 2-17 医疗产业链环节

物联网技术在医疗产业链中的应用潜力巨大，它能够打通这些医疗环节，让所有环节互通互联，互相合作，创建全新的医疗生态链。物联网技术在医疗方面应用广泛，如下所示。

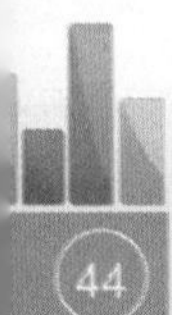

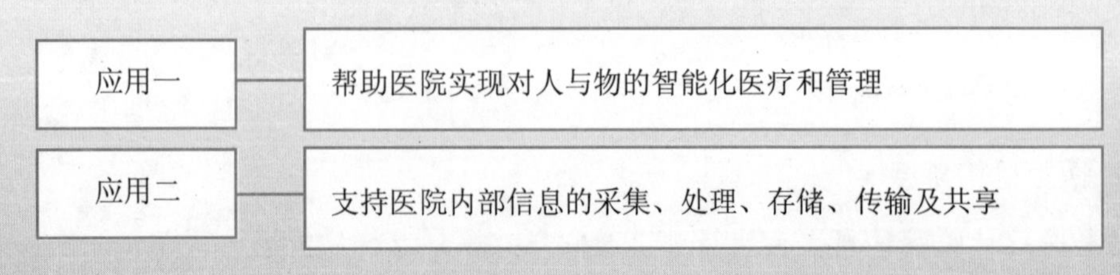

应用三	物资管理和医疗过程可视化、医疗信息数字化、医疗流程科学化、服务沟通人性化
应用四	实现医院医疗器械、患者医药用量的智能化管理

物联网及时构建智慧医疗，能够为医疗领域带来如下所示的四大便利。

物联网为智慧医疗带来的便利
- 医疗监护设备信息化、网络化，大大降低公众医疗的负担
- 实行远程医疗和自助医疗，缓解医疗资源紧缺的压力
- 医疗领域主体之间互通互联，实现医疗信息充分共享
- 医疗服务互通互联，提升我国医疗服务水平

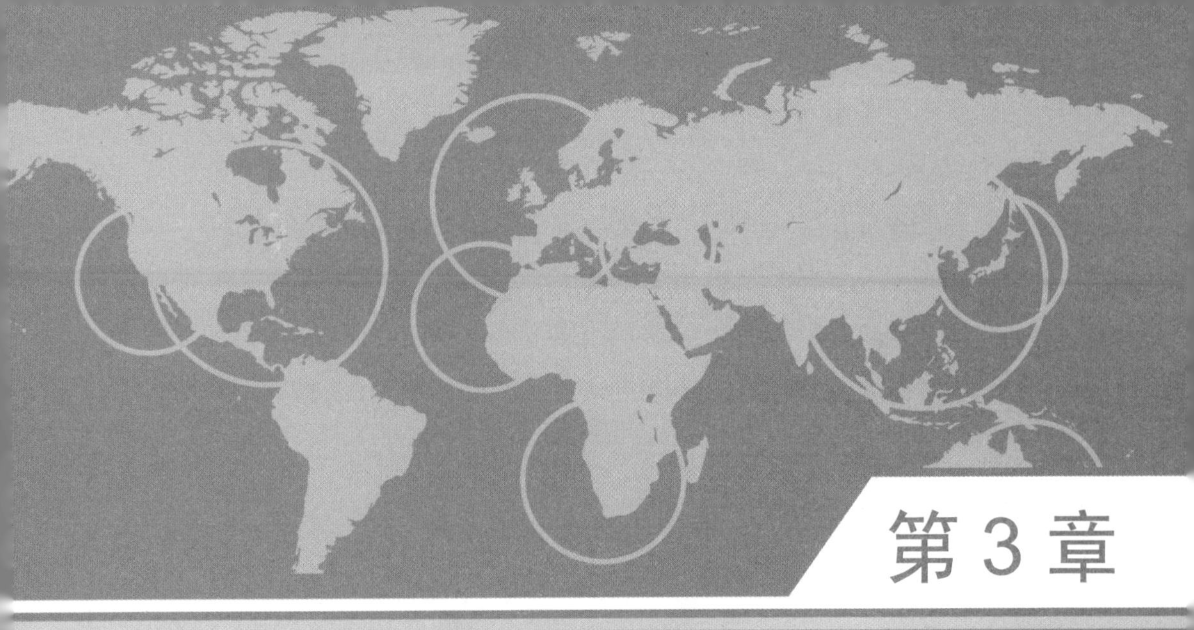

第3章

共赢：在线医疗商业模式

在线医疗是一个极具发展潜力的领域，相信在互联网医疗领域创业或者投资的企业，最关心的问题之一就是在线医疗商业模式，本章主要向读者介绍在线医疗的几大重要的商业模式。

共赢：在线医疗商业模式

- 商业趋势：可穿戴医疗设备成新入口
- 移动医疗 APP 的盈利模式
- 国内互联网医疗的商业模式
- 国外互联网医疗的商业模式
- 未来会从哪些环节挖掘商业价值

3.1 商业趋势：可穿戴医疗设备成新入口

医疗行业已经站在“互联网+”的风口，传统医疗机构在潮流趋势的带动下，逐步实现传统医疗向“互联网+医疗”的转型升级，而随着互联网巨头的强势介入和其他医疗大佬的布局，可以看出，在线医疗已经成为目前发展最具潜力的领域之一。

在互联网医疗如火如荼的阶段，可穿戴设备渐渐成为在线医疗的新入口，可穿戴医疗设备的主要作用如图 3-1 所示。

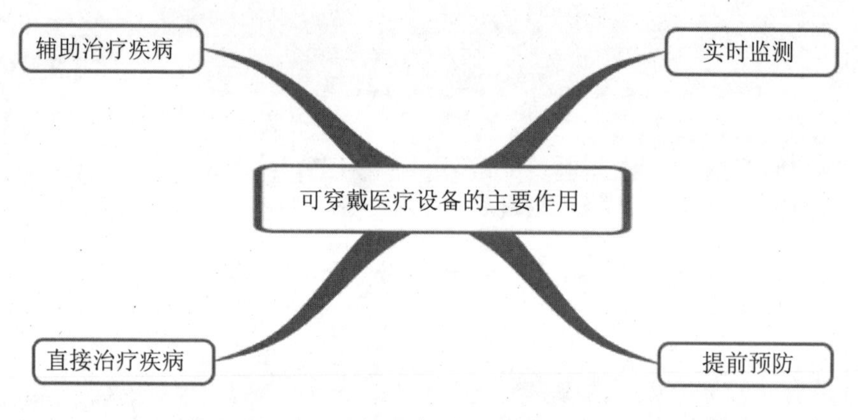

图 3-1 可穿戴医疗设备的主要作用

3.1.1 巨大投资空间成另一“风口”

在英国、美国的一些医疗机构，早就进入了早期的医疗设备试验阶段，IDC 数据显示，2013 年有超过 600 万的医疗包括健身在内的设备出售，到 2018 年这一数字将升到 1 亿。

无论是智能手表、隐形眼镜，还是可穿戴的智能纺织品、可消化的微芯片药物等，都可能改变医疗，因为通过可穿戴设备得知的详细的疾病监测能够使医生更清楚地了解患者的疾病并提供无误的治疗。

可穿戴设备正被应用在不同的慢性疾病管理中，如下所示。

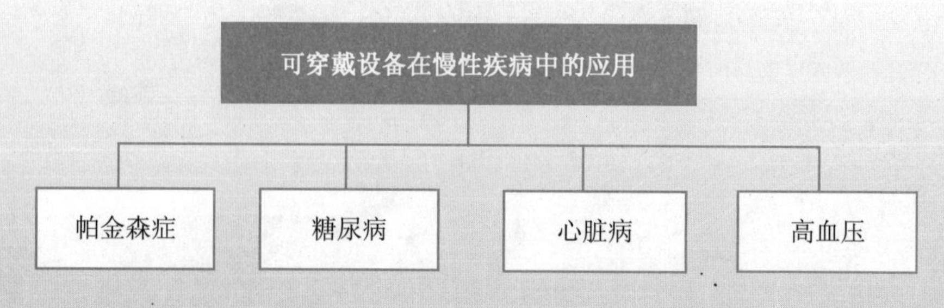

可穿戴科技会是医疗市场上的下一个“大头”，其巨大的投资空间吸引很多商家前仆后继。2013 年 9 月 25 日，三星可穿戴设备 Galaxy Gear 正式登陆中国并在全球进行同步销售，如图 3-2 所示。这次可穿戴设备的产出将意味着可穿戴技术百亿美元的市场空间，即将进入爆发期。

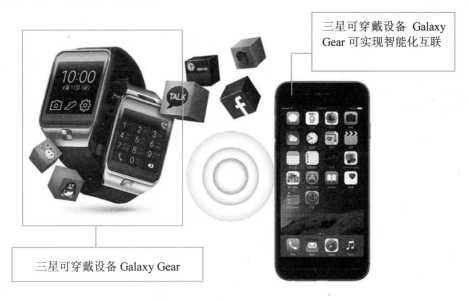

三星可穿戴设备 Galaxy Gear 可实现智能化互联
10:00
TALK

图 3-2 三星可穿戴设备 Galaxy Gear

可穿戴设备给医疗行业带来了一场设备智能化、便携化和可穿戴化的变革，其市场前景和需求规模将越来越广阔。以下是多家研究机构对未来可穿戴设备市场规模的预测。

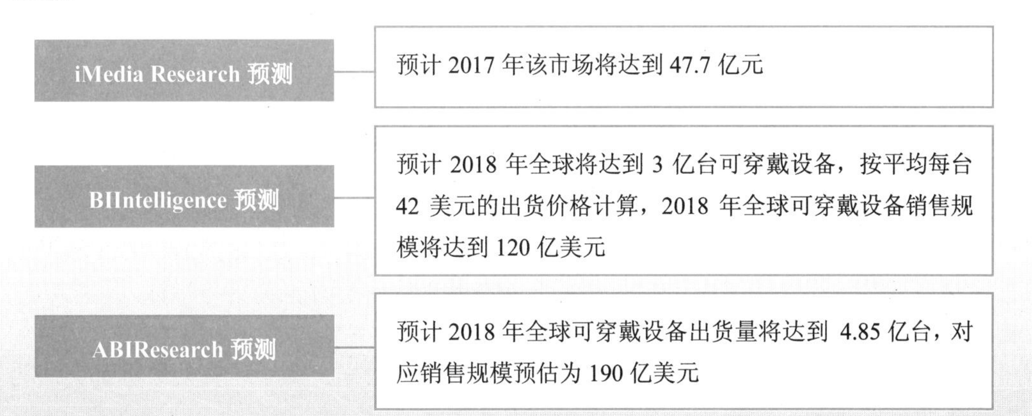

iMedia Research 预测
预计 2017 年该市场将达到 47.7 亿元
BIIntelligence 预测
预计 2018 年全球将达到 3 亿台可穿戴设备，按平均每台 42 美元的出货价格计算，2018 年全球可穿戴设备销售规模将达到 120 亿美元
ABIResearch 预测
预计 2018 年全球可穿戴设备出货量将达到 4.85 亿台，对应销售规模预估为 190 亿美元

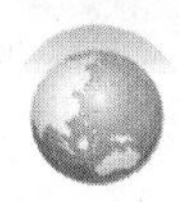

3.1.2 大数据与可穿戴联结

作为新型的高科技产品，医疗可穿戴设备拥有着高精度的数据采集、处理和传送功能，通过可穿戴式传感器的数据收集，可将每个不同的个体数据整合成一个大型数据库，如图 3-3 所示。

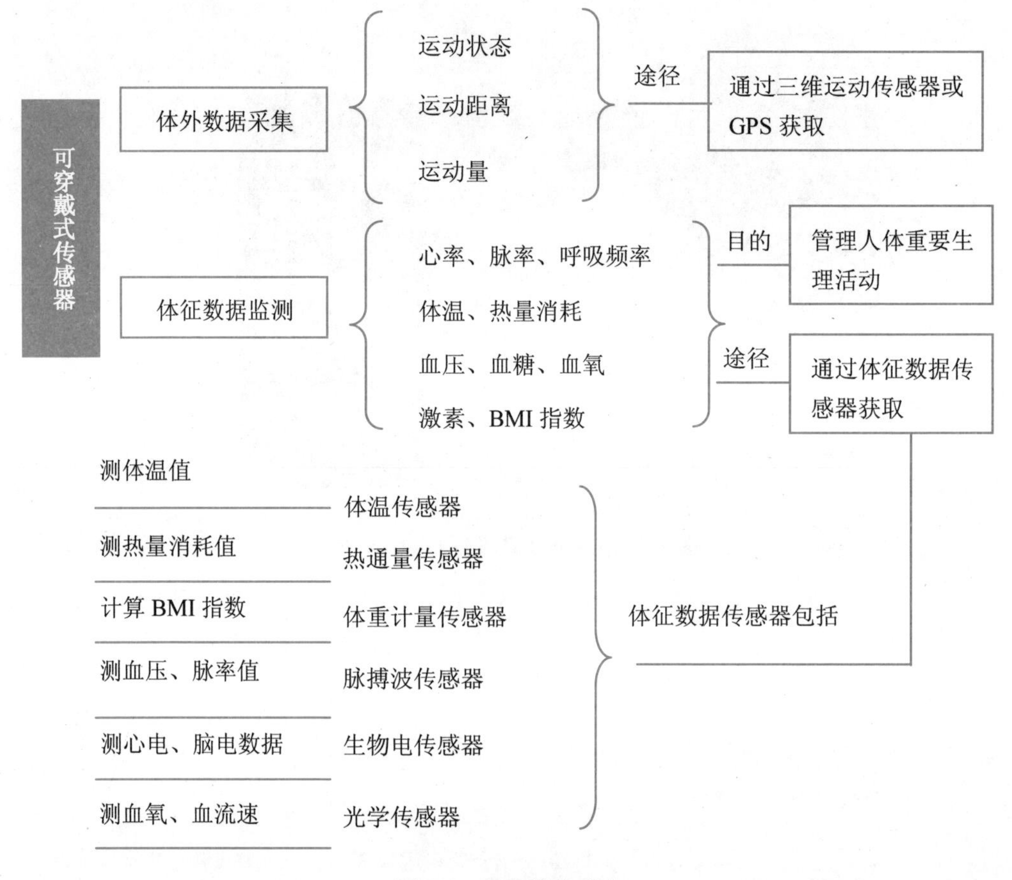

图 3-3 可穿戴传感器

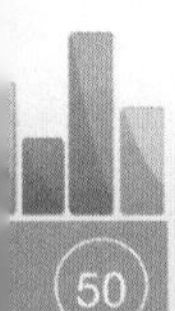

上面讲到，可穿戴设备应用在医疗领域，能够起到实时监测、提前预防、辅助治疗疾病、直接治疗疾病的作用，尤其对于老年人来说，实时监测身体指标，预防治疗慢性病是医疗领域研究的方向。

患者就医过程产生的数据、临床研究和实验室的数据、药企研究的数据都会成为医疗大数据的来源，同样地，智能可穿戴设备带来的健康管理数据，也将会成为大数据来源的重中之重。譬如针对老年人的身体指标监测和慢性病治疗管理，根据联合国统计预测的数据，与 2000 年每 10 个人中有 1 个超过 60 岁相比，到 2050 年时，每 5

个人中就有一个人超过 60 岁。由此可见，慢性病健康管理的需求将不断增加，对可穿戴医疗设备的需求也会不断增加，通过收集每个人的数据，形成大数据库，将会是可穿戴设备应用在医疗领域的最重要一环。

通过可穿戴设备收集的大数据，会有哪些作用？譬如，通过可穿戴设备收集到的大数据，可以挖掘出很多宝贵的信息。

通过可穿戴设备收集的大数据挖掘到的信息

- 不同疗法的疗效
- 不同年龄得某种疾病的概率
- 创新个性化医疗项目
- 对发病机制有更深刻的研究
- 医疗模式在某些方面存在的缺陷

3.1.3 巨头的可穿戴医疗大战

随着互联网时代的到来，高科技、智能化的产品越来越受人们的青睐，尤其是医疗领域的可穿戴设备，基于大数据、物联网、云计算技术，医疗可穿戴设备正在国际上刮起一阵潮流风。

目前，国内外各大巨头都在通过启动项目、招募精英人士、收购企业或者是发布相关的医疗可穿戴设备，在医疗领域积极地布局。

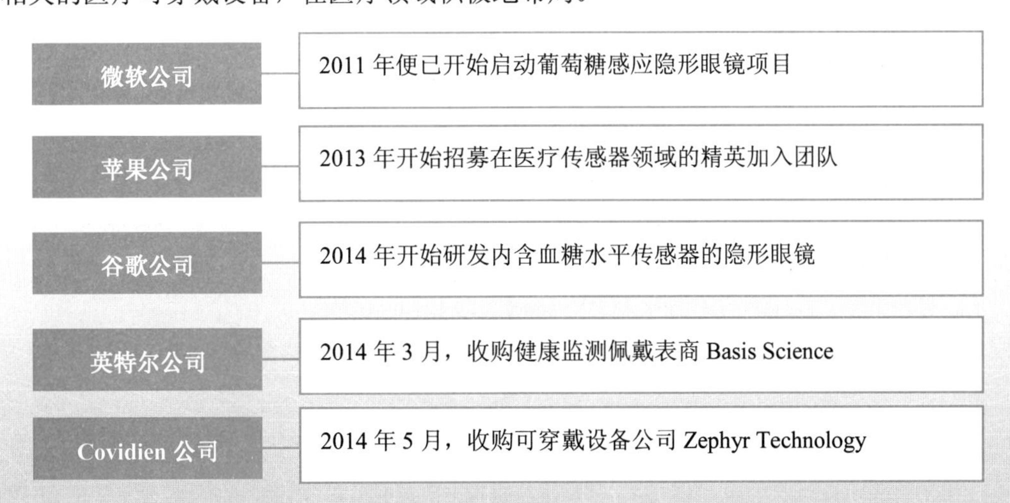
微软公司
2011 年便已开始启动葡萄糖感应隐形眼镜项目
苹果公司
2013 年开始招募在医疗传感器领域的精英加入团队
谷歌公司
2014 年开始研发内含血糖水平传感器的隐形眼镜
英特尔公司
2014 年 3 月，收购健康监测佩戴表商 Basis Science
Covidien 公司
2014 年 5 月，收购可穿戴设备公司 Zephyr Technology

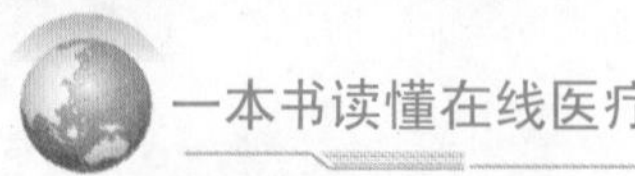

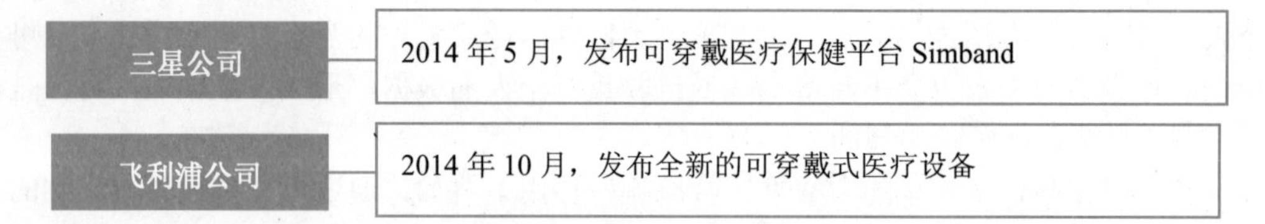

3.2 移动医疗 APP 的盈利模式

自 2012 年移动医疗的概念从国外引进之后，国内移动医疗 APP 就如雨后春笋般地出现，据中国医药物资协会统计，截至 2014 年，我国共有 2000 多款移动医疗 APP 上线。然而在激烈的竞争下，更深刻的问题也接踵而来——移动医疗 APP 如何实现盈利模式？据了解，国外移动医疗 APP 的盈利来源主要包括以下几点。

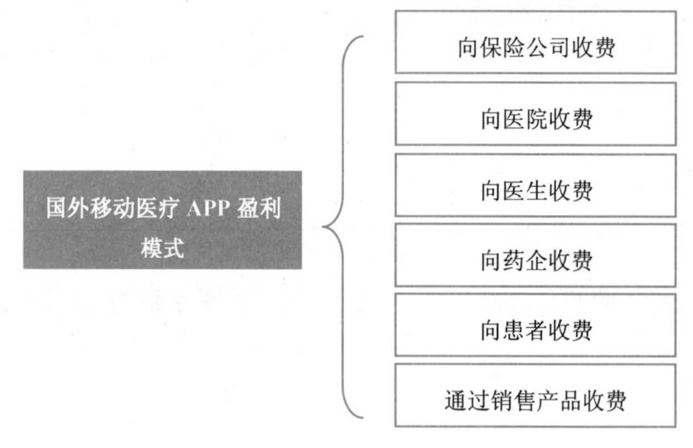

中国移动医疗 APP 盈利模式还不能和美国成熟的商业模式相比，目前国内移动医疗机构主要以如图 3-4 所示的两种方式收费为主。

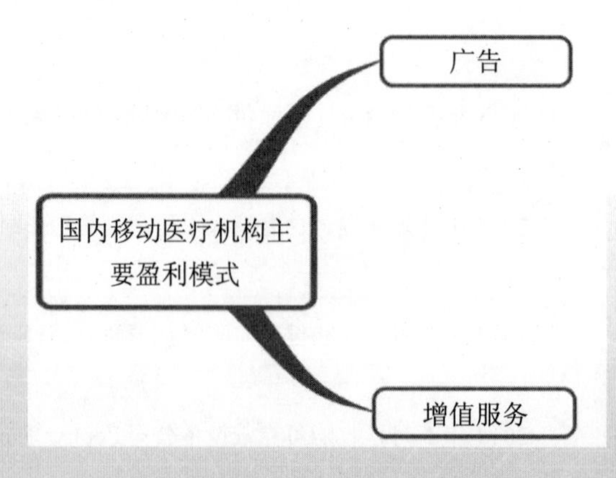

图 3-4 移动医疗机构主要盈利模式

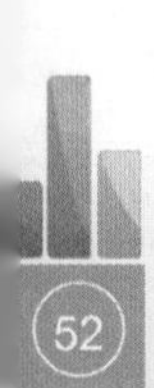

3.2.1 模式 1：广告

不可否认，移动互联网为医疗带来了新的机遇，无数创业者纷纷进驻这一战地，努力打造自己的平台，创造稳定的盈利模式，目前，广告收费是大多移动医疗 APP 收费的方式之一。

例如“掌上药店”的主要营收来源，是帮药企投放广告，做品牌传播。除了广告投放，“掌上药店”还可通过用户关键词检索、用户调查问卷以及用户自测小工具等，帮助药企进行宣传营销。

但是移动医疗 APP 以广告创收并非长久之计，纵观移动 APP 中以广告为支撑的应用就会发现，过多的广告容易给用户体验带来不良影响，因为很多用户不会去点击广告，而且太过频繁的广告会让用户感到厌烦。但是没有广告就没有资金的来源，因此，如何有效地进行广告运营是移动医疗企业需要思考的问题。

3.2.2 模式 2：增值服务

除了以广告为收费方式外，大多数 APP 应用都是通过免费增值模式盈利的，免费增值盈利模式包括了各种 APP 内置购买形式、相关业务拓展等。

国内女性经期应用“大姨吗”的主要盈利模式就是拓展周边业务，转型增值服务盈利模式。据了解，2013 年 9 月，大姨吗已经拓展了包括百度 clouda、小米电视等在内的业务线，同时与大型金融保险公司洽谈业务合作，持续拓展周边的相关业务。“大姨吗”创始人柴可认为健康应用的重点在于以下三点。

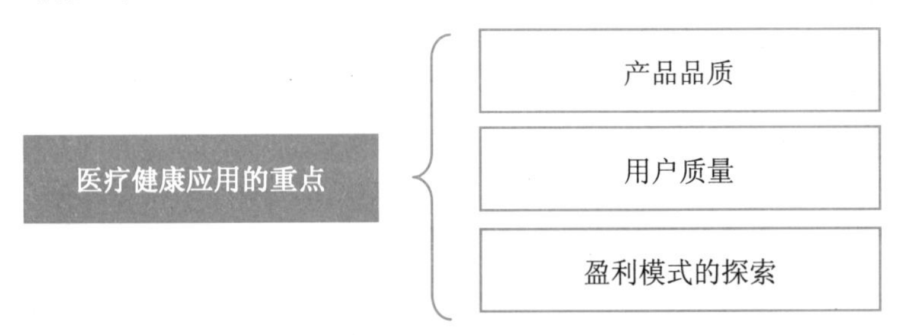

移动医疗 APP 离不开人，当前医疗 APP 创业者的要点是提升产品品质和用户积累，然后才是盈利模式的探索。

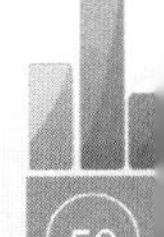

3.3 国内互联网医疗的商业模式

互联网医疗不仅重构健康管理、就医方式、就医体验、购药方式及医患生态五大

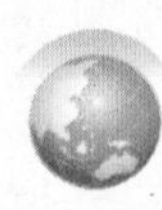

问题，还改变传统的医疗商业模式。目前，最受追捧的四大互联网医疗商业模式如图 3-5 所示。

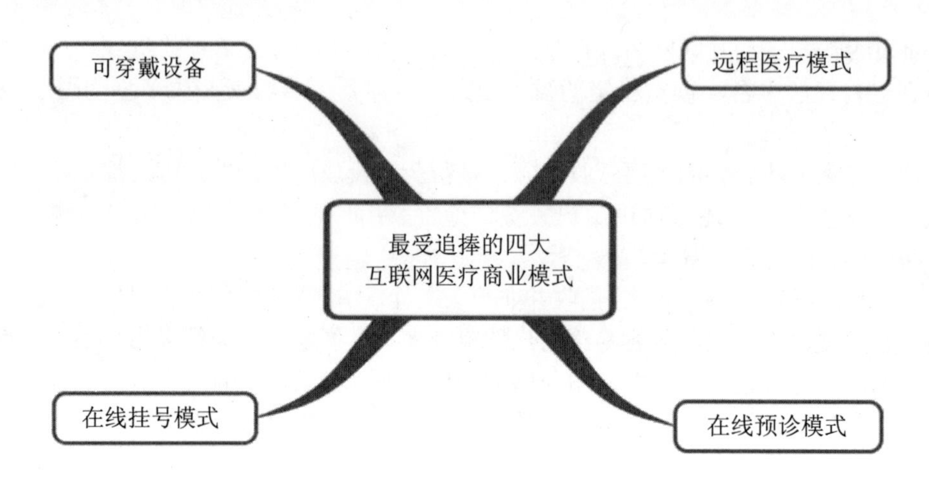

图 3-5　最受追捧四大互联网医疗商业模式

可穿戴设备商业模式在之前已经提及，下面为大家介绍其他三种商业模式。

3.3.1　模式 1：远程医疗方式

远程医疗方式颠覆了传统的医疗模式，为什么这么说？首先，让我们来看看什么叫远程医疗。远程医疗是指通过通信技术、互联网技术等同医疗技术的结合，实现远距离就诊、治疗、护理等一系列医疗活动的医疗服务。从狭义和广义上来说，远程医疗具备以下两大优势。

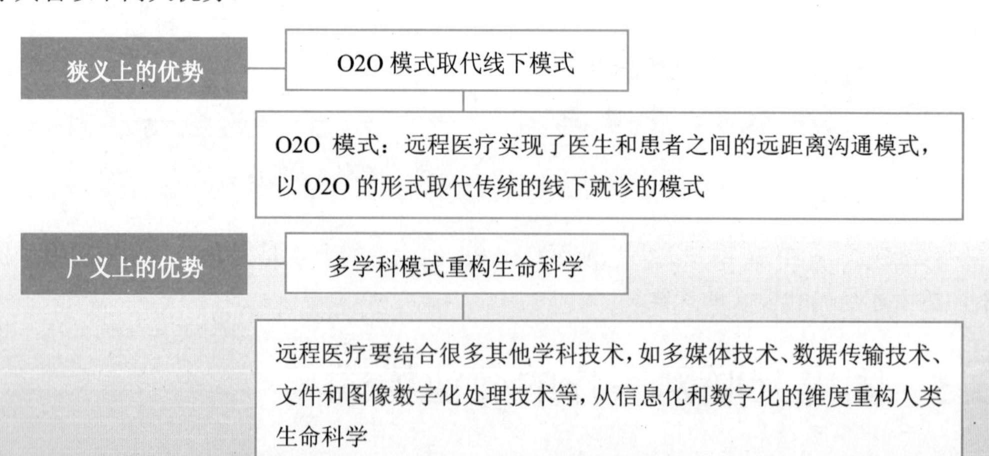

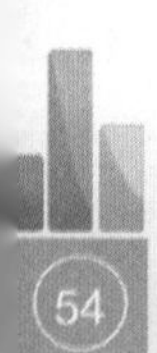

在远程医疗的发展浪潮中，美国、欧洲等国家和地区在这方面都取得了长足的发展，但我国远程医疗模式是近几年才开始运行的，因此还处于起步阶段。中国医药物资协会医疗器械分会秘书长陈红彦于 2012 年开始试水远程医疗，最开始的远程医疗模式是为健身白领提供“云药房”和“云医疗”服务。

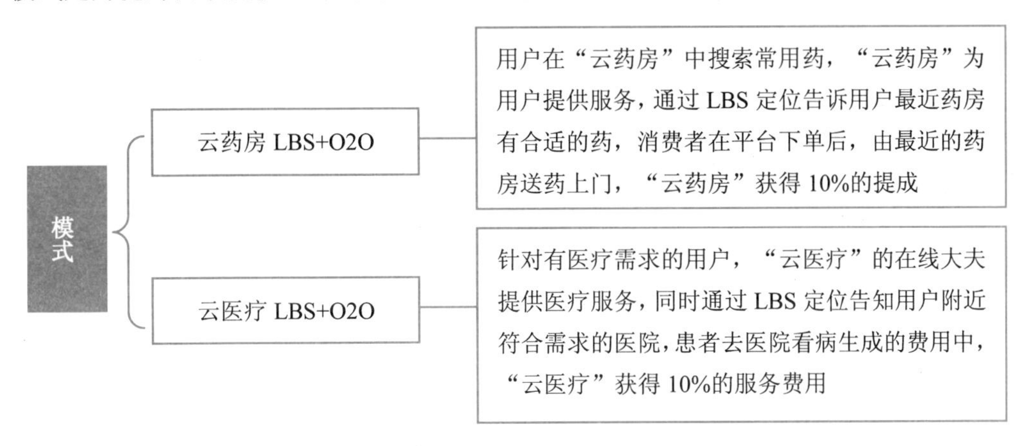

虽然我国目前的远程医疗商业模式还不是特别成熟，但是在这一领域上可发挥的空间却非常丰富，未来在企业对远程医疗商业模式进行探索的过程中，一定会展现出更多的基于远程医疗的商业模式。

3.3.2 模式 2：在线预诊模式

在线预诊模式无论是从模式上来讲还是从效应上来讲，都具备一定的优势。

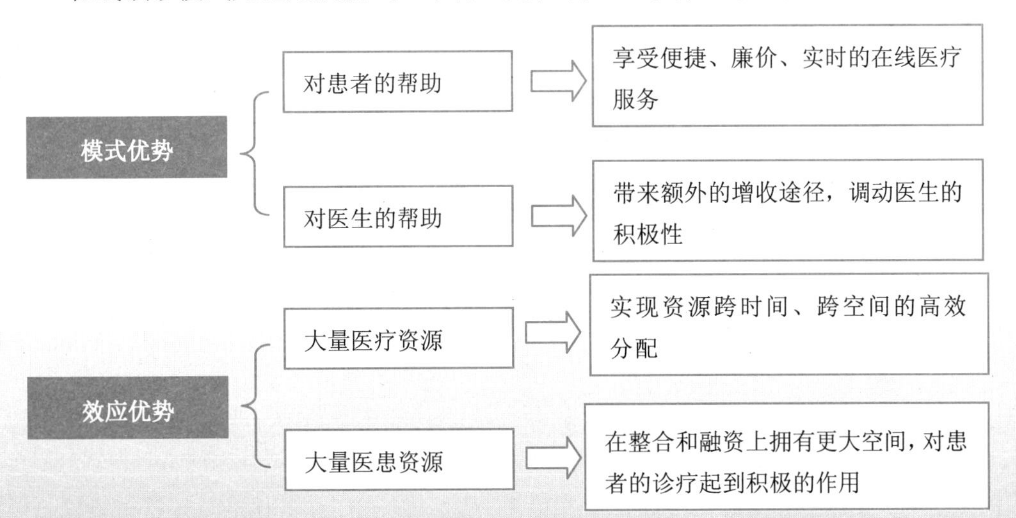

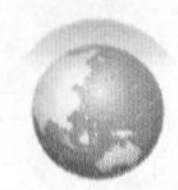

在线预诊可以是通过互联网预诊，也可以通过手机 APP 进行预诊，如图 3-6、图 3-7 所示为手机平台为用户提供的免费在线预诊功能(图 3-6 为平台对免费预诊功能的推广，图 3-7 为患者在线预诊的实例)。

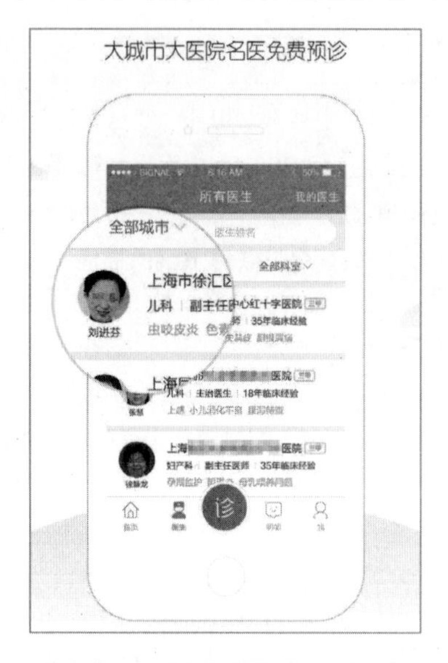

图 3-6　平台免费预诊功能推广

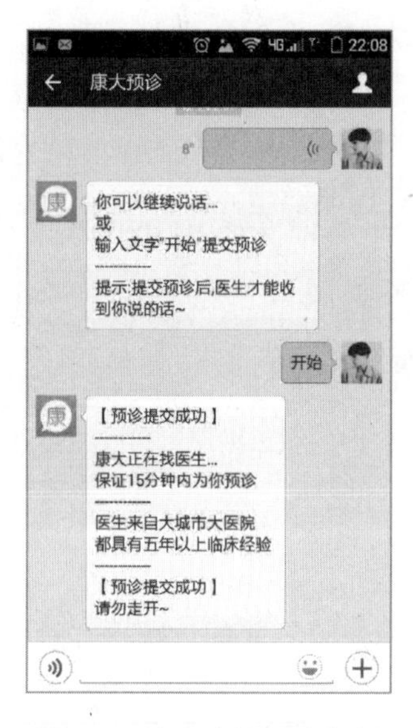

图 3-7　患者在线预诊实例

虽然在线医疗发展如火如荼，但目前对于网上诊断是否能够代替线下问诊的问题，有些医疗机构的医生持否定或观望的态度。因为传统的医生在线下问诊时必须要通过观察病人的病情，同时还要结合以下的几个内容，同时还要结合现代医疗器械进行检查，才能给出合理的病情判断依据。

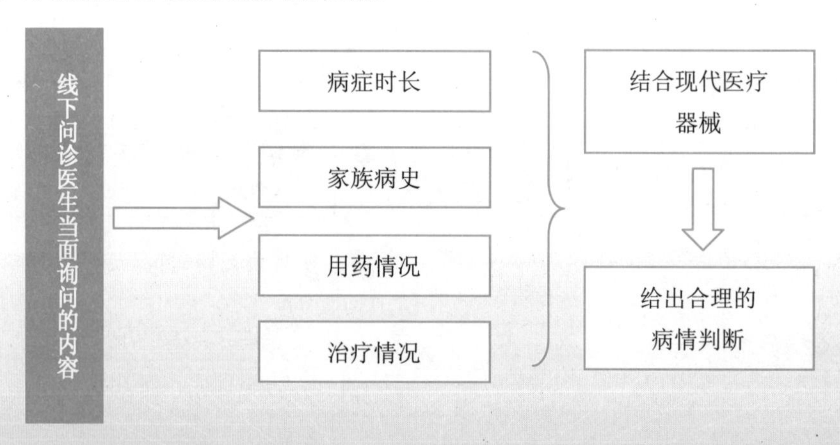

虽然很多医疗机构对在线问诊存在诸多疑虑，但是有的企业已经开始摸索这一新的商业模式，例如春雨天下软件有限公司推出的移动终端上的医疗 APP 应用“春雨

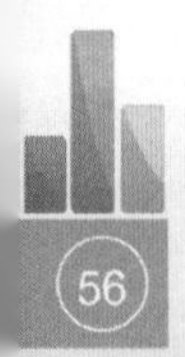

掌上医生”，通过“自查+轻问诊”的模式，得到迅速发展。“春雨掌上医生”的成功是因为满足了以下三点需求。

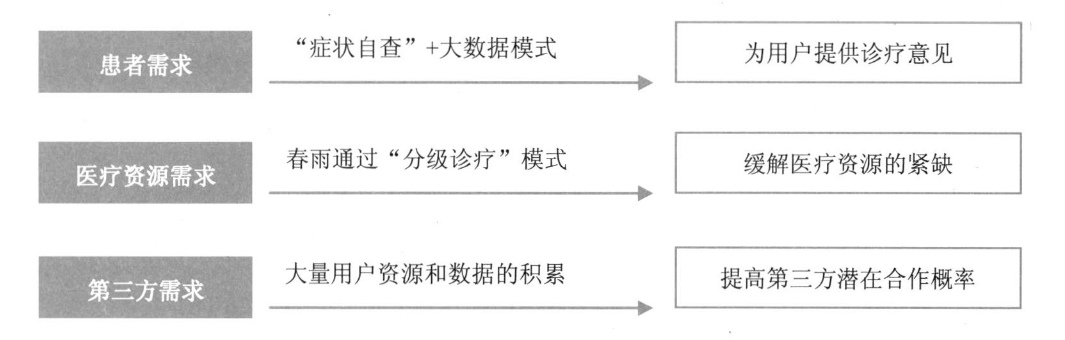

3.3.3 模式3：在线挂号服务

目前有很多互联网医疗平台能够实现网上挂号服务，例如国内优秀的预约挂号及导医、咨询和点评服务平台“就医160”。截至2014年年底，“就医160”网站已接入了一千多家大型三甲医院，每天可预约号源多达十万人次，实现了深圳、广州、东莞、惠州、长沙、上海、海南、北京等五十多座城市的医院的接入。

在“就医160”网站上，用户首次预约挂号须进行在线实名制注册，如图3-8所示，然后利用注册账号登录，进入预约挂号流程。

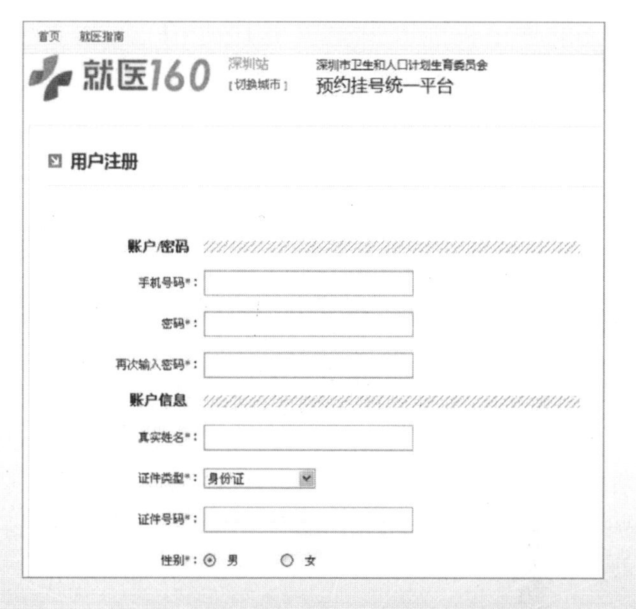

图3-8 在“就医160”网站实名注册

在线挂号流程主要分为以下几步(不同的网站，挂号流程可能会有不同，以下是

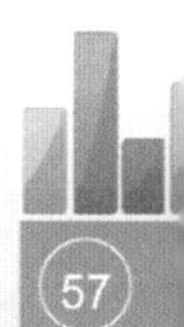

“就医 160”网站的挂号流程图解)。

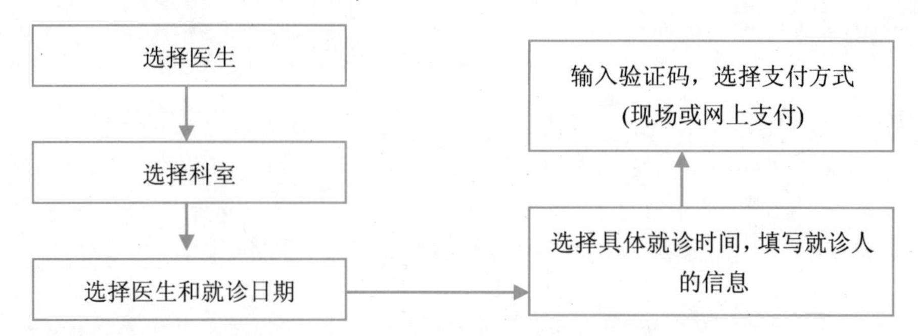

在线挂号平台的盈利渠道十分多样化，可收费对象也多样化，如下所示。

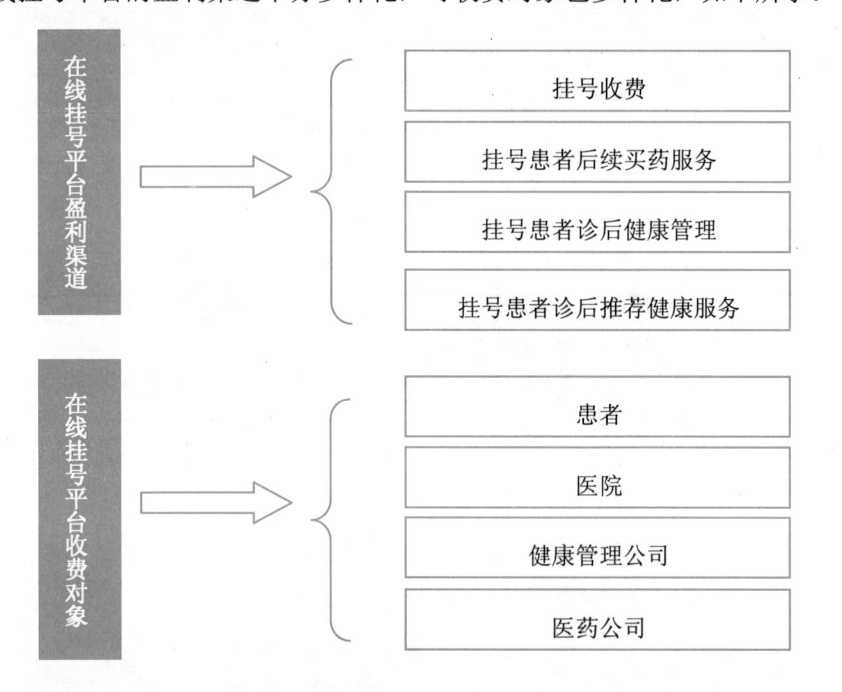

3.4 国外互联网医疗的商业模式

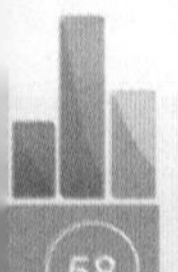

在之前，笔者简单地讲述了国外移动医疗 APP 的盈利来源，其实国外互联网医疗的商业模式和国外移动医疗 APP 的商业模式差不多，本节将通过实例，重点介绍国外互联网医疗的商业模式。

3.4.1 模式 1：为医生和药企服务——Epocrates

作为全球第一家上市的移动医疗公司 Epocrates，拥有美国排行第一的移动药物字典。2010 年，Epocrates 上市的时候，用户覆盖了全美 40%的医生；2012 年，Epocrates 的营收约为 1.2 亿美元，其中 80%来自于药企。由此可见，Epocrates 的主要收费对象为医生和药企。

Epocrates 的移动药物字典为用户提供了非常丰富的处方药和非处方药信息，如下所示。

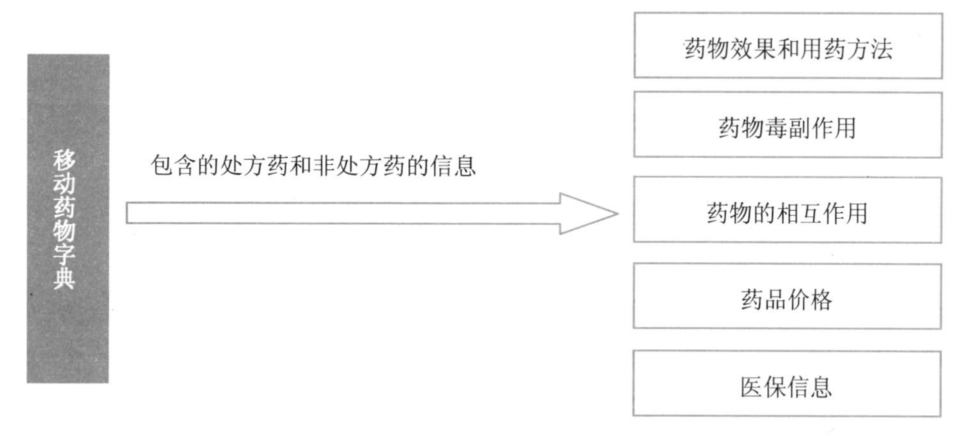

Epocrates 的移动药物字典不仅帮助医疗人员提高了工作效率，还间接地提高了患者的满意度，这款移动药物字典应用软件可在美国大部分手机平台上使用。

3.4.2 模式 2：为保险公司服务——WellDoc

WellDoc 公司创建于 2005 年，是美国一家个人健康管理移动公司，为用户提供手机和云端的糖尿病管理服务，合作对象为保险公司，主打产品模式为“手机+云端的糖尿病管理平台”。该平台在临床研究中已经证明了有效性和经济价值，利用该平台，患者可以对自身健康进行自我管理，如图 3-9 所示。

WellDoc 的旗舰产品 BlueStar 不仅通过了 FDA 审批，还成为了第一个需要医生处方并可被医疗保险报销的移动应用。2014 年，许多美国 500 强的企业已将 Bluestar 纳入他们员工的健康保险范畴，这些 500 强企业认为，这一举措能够帮助企业降低长期的医疗费用支出。

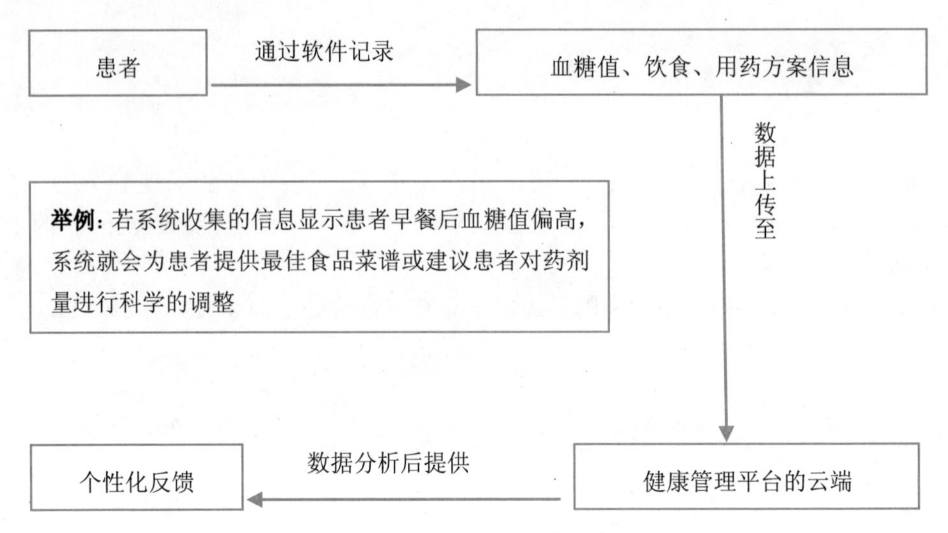

图 3-9　患者利用平台对自身健康进行自我管理

3.4.3　模式 3：为医生提供服务——ZocDoc

ZocDoc 是一款基于地理位置为患者推荐医生的线上预约平台，公司成立于 2007 年，其主要采取的是对患者免费，向医生收费的商业模式，医生每月要缴纳 300 美元的费用，才能将自己的名字列入 ZocDoc 上。

在 ZocDoc 平台创建之前，美国医生严重短缺，因此患者就诊预约等待的时间非常长，根据 2009 年 Merritt Hawkins 的调研结果如下。

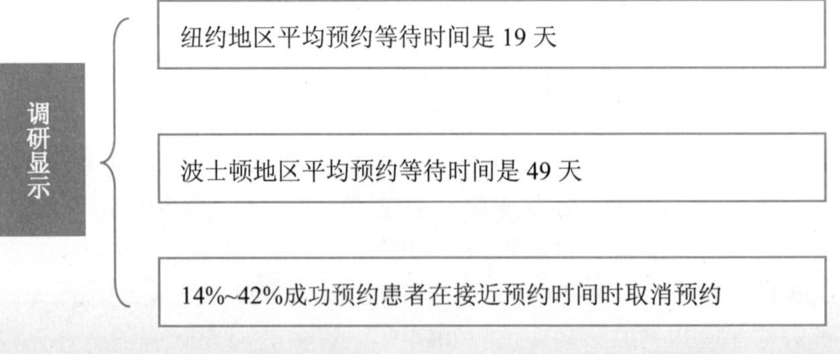

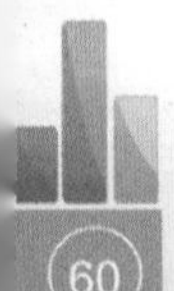

预约患者在接近预约时间取消预约，造成了医疗资源的严重浪费，而且医生资源的短缺，造成患者预约时间过长，这一系列问题在 ZocDoc 出现后得到了缓解。ZocDoc 平台的主要操作原理如下。

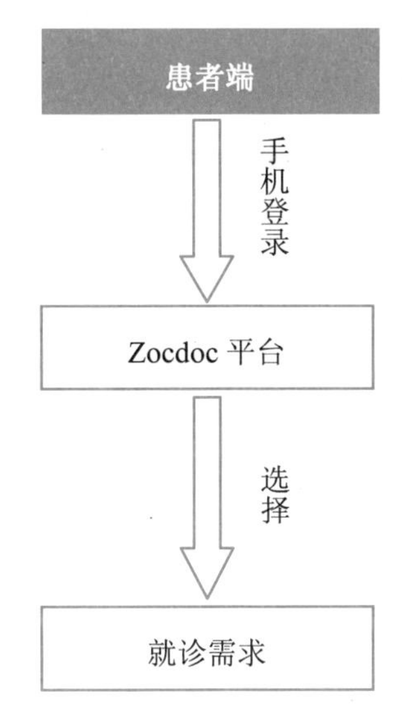

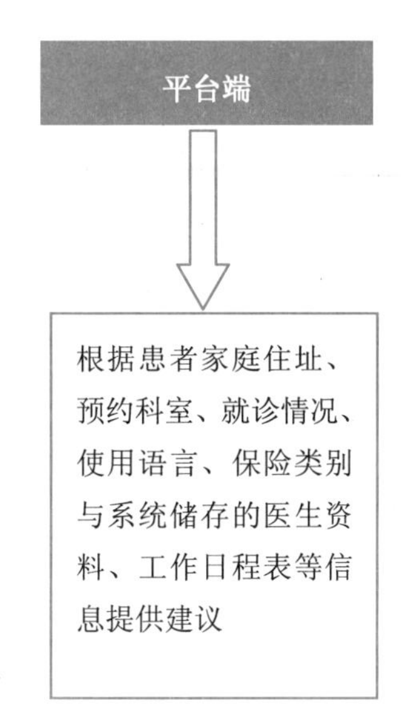

除了平台筛选推荐医生给患者之外，患者也可以通过浏览其他患者对医生的评价自行选择医生，在就诊时间临近前，ZocDoc 会向患者发送通知。2013 年，ZocDoc 的预约量同比增长 200%。ZocDoc 的这种商业模式赢得了许多家风险投资机构的赞同，目前，ZocDoc 引入的投资总额已经接近 1 亿美元。

3.4.4 模式 4：为医生和患者服务——Clinicast

坐落于美国硅谷的 Clinicast，是一家专为癌症患者等危重病人提供个性化服务的数字医疗公司，提供的个性化服务包括以下几点。

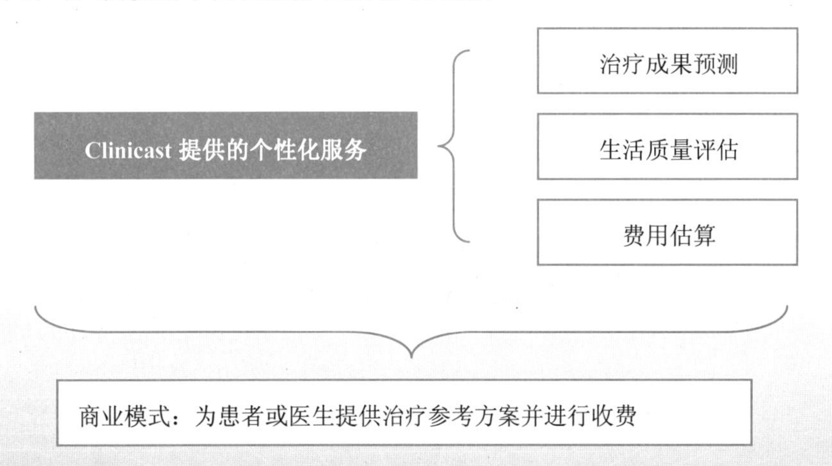

Clinicast 的核心产品主要为 ARTO Oncology 系统，这款系统的主要功效和作用如图 3-10 所示。

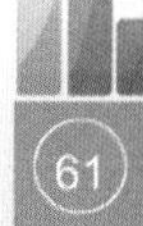

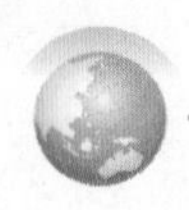

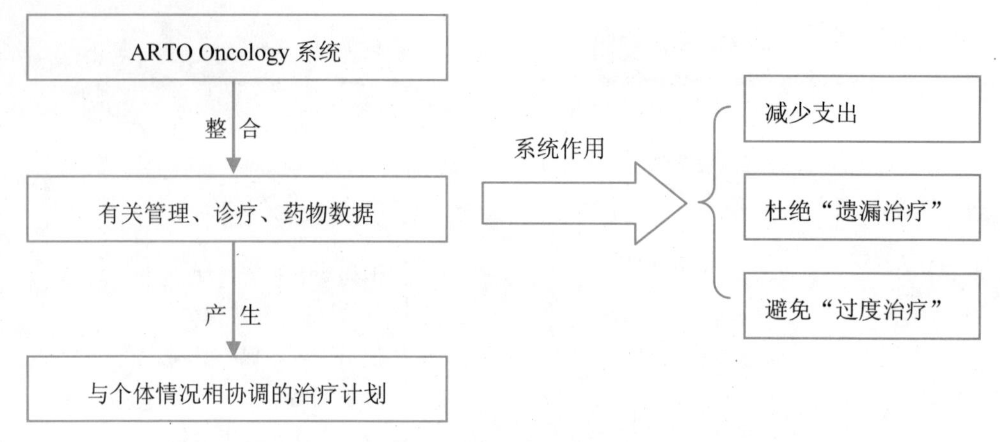

图 3-10　ARIO Oncology 系统的主要功效和作用

目前大多数医疗机构的病患数据局限于本身的积累，但 Clinicast 已经可以从大量医疗机构的数据库中找到多样化的病患数据，然后给病患匹配更具参考性的案例，这在传统医院中是很难做到的。Clinicast 主要是利用健康数据使医生以最优的成本提供最好的治疗，并且帮助患者降低了治疗成本。

3.4.5　模式 5：为研发机构和保险公司服务——CardioNet

CardioNet 既是一家移动心脏监测设备制造商，又是一家心脏监测服务提供商，公司在美国纳斯达克上市，主要产品是移动心脏门诊遥测(Mobile Cardiac Outpatient Telemetry，MCOT)。MCOT 内置传感器，其主要工作原理如图 3-11 所示。

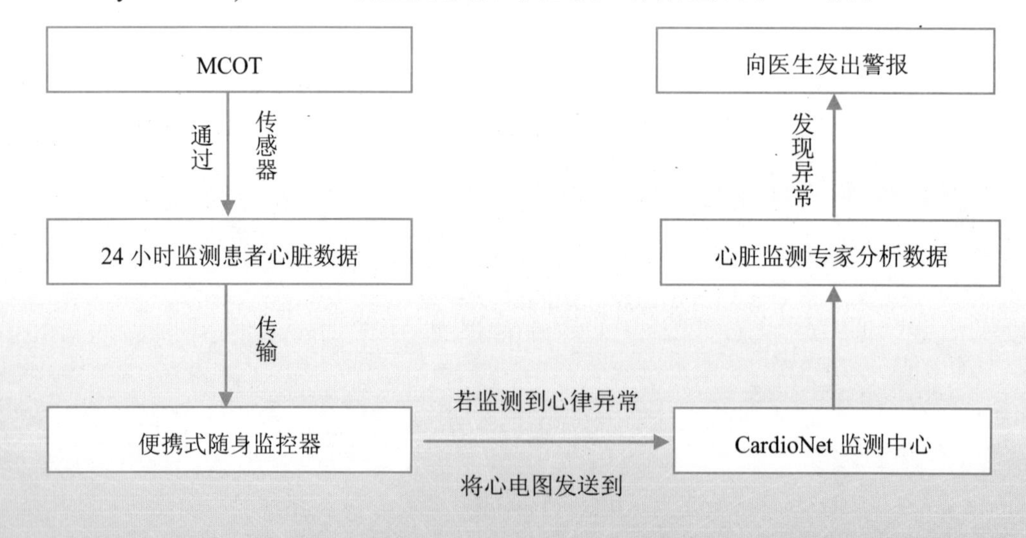

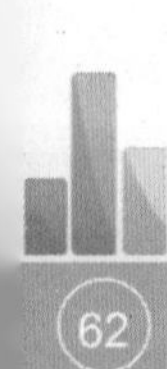

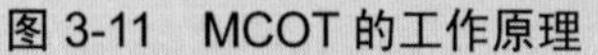
图 3-11　MCOT 的工作原理

CardioNet 的客户主要以科研机构和保险公司为主。2013 年 6 月 10 日，CardioNet 与美国联合健康保险公司签订了三年的协议，CardioNet 将为美国联合健康保险公司的超过 7000 万美元的医保客户提供服务。而 CardioNet 监控中心获得的所有监测数据都可以提供给科研机构。

3.5 未来会从哪些环节挖掘商业价值

随着互联网、移动互联网的到来，越来越多的新的商业模式诞生了，在线医疗在挂号预约、看病诊疗、诊后健康管理、慢性病管理、可穿戴设备、远程医疗、购药方式等多方面都进行了商业模式的探索和创新。就目前来看，国内外的医疗市场环境依然存在着巨大的差距，但是国内一直在不断努力着，相信总有一天会生成更符合我国国情的新型医疗商业模式。那么，未来，在线医疗还可以从哪些环节入手，挖掘出更大的商业模式呢？

3.5.1 环节 1：疾病预防管理

疾病预防这块一直是我国医疗比较薄弱的环节，在前面的章节就提到过，我国目前的医疗模式依然以“重治疗轻预防”为主。目前来看，这块市场存在着很大的空缺，也就意味着未来的市场发展空间巨大。在疾病预防管理这一块，其实可以分出多种区域模块。

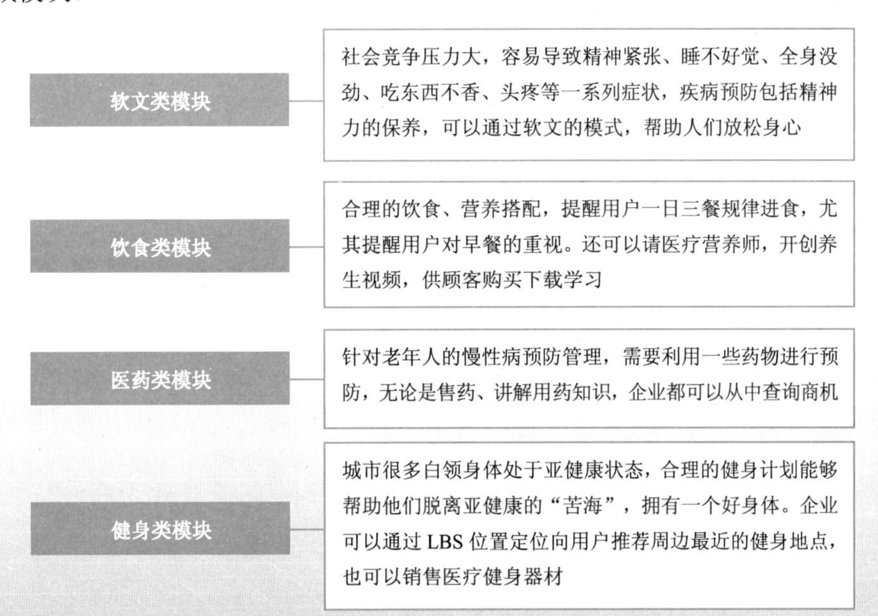

软文类模块
社会竞争压力大，容易导致精神紧张、睡不好觉、全身没劲、吃东西不香、头疼等一系列症状，疾病预防包括精神力的保养，可以通过软文的模式，帮助人们放松身心
饮食类模块
合理的饮食、营养搭配，提醒用户一日三餐规律进食，尤其提醒用户对早餐的重视。还可以请医疗营养师，开创养生视频，供顾客购买下载学习
医药类模块
针对老年人的慢性病预防管理，需要利用一些药物进行预防，无论是售药、讲解用药知识，企业都可以从中查询商机
健身类模块
城市很多白领身体处于亚健康状态，合理的健身计划能够帮助他们脱离亚健康的“苦海”，拥有一个好身体。企业可以通过 LBS 位置定位向用户推荐周边最近的健身地点，也可以销售医疗健身器材

3.5.2 环节 2：就医方式改变

传统的就医方式是人们跑到医院去找医生，排队挂号、排队候诊、排队交费、排队买药或排队检查身体，等在线医疗诞生后，人们的就医方式终于发生了改变，网上预约、网上挂号、网上交费、网上自诊、网上咨询、网上取检验报告单等几乎已经实现，甚至远程医疗、机器人手术等都已经实现，那么未来，在人们的就医方式上，是否还能生出更多的商业模式？比如针对老弱残等行动不便的患者，医生上门服务；或者专业医药机构根据患者在医院看病开的单据，提供送药上门服务；或者根据患者穿戴设备提供的医疗数据，系统自动帮患者预约挂号，并提醒患者接受相关诊疗等。

未来的就医方式一定是实现优质的医疗资源跨时空配置，并有效减少医患之间的信息不对等和医疗配置错误等问题。

3.5.3 环节 3：药品购买管理

未来，互联网医药电商将会给患者带来更为便捷、更为便宜的购药体验，从传统医药环节到新型的在线医药环节，必将经历以下三个环节的改革。

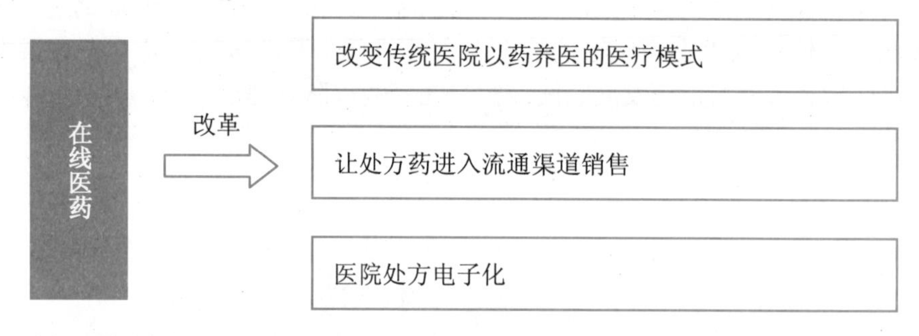

同时药品的销售可以通过大数据的管理和分析为医院的医务人员提供服务依据，所有患者的诊疗史、病史、用药史、诊疗过程都通过大数据统计，商家可以通过不同种类的药品对患者的疗效，为主治医生提供诊断方案的改进依据。

3.5.4 环节 4：医患对接机制

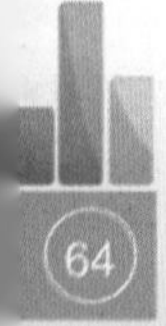

互联网医疗在一定程度上能够优化医患对接机制，通过社交网络、移动医疗平台等，为医患提供无界限、无时限的沟通平台，未来医生能够通过互联网，利用碎片化时间和患者进行沟通，还能为医生增加额外收入，主要影响如下所示。这一环节就是为医生提供更好、更优质的平台，然后向医生收费的商业模式。

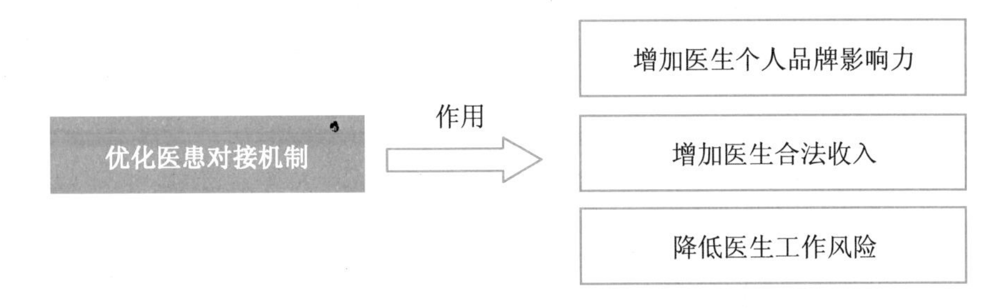

3.5.5 环节5：医疗资源价值

对于医院来说，企业可以摸索的商业模式就是如何充分利用医院的医疗资源，帮助医院的医疗资源实现价值最大化，然后从医院那里收取提成费用。

让医疗资源价值最大化的商业模式包括以下几方面。

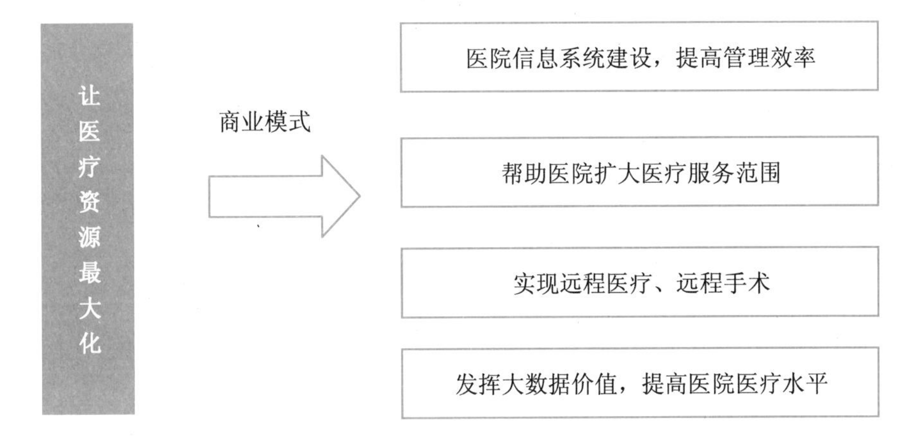

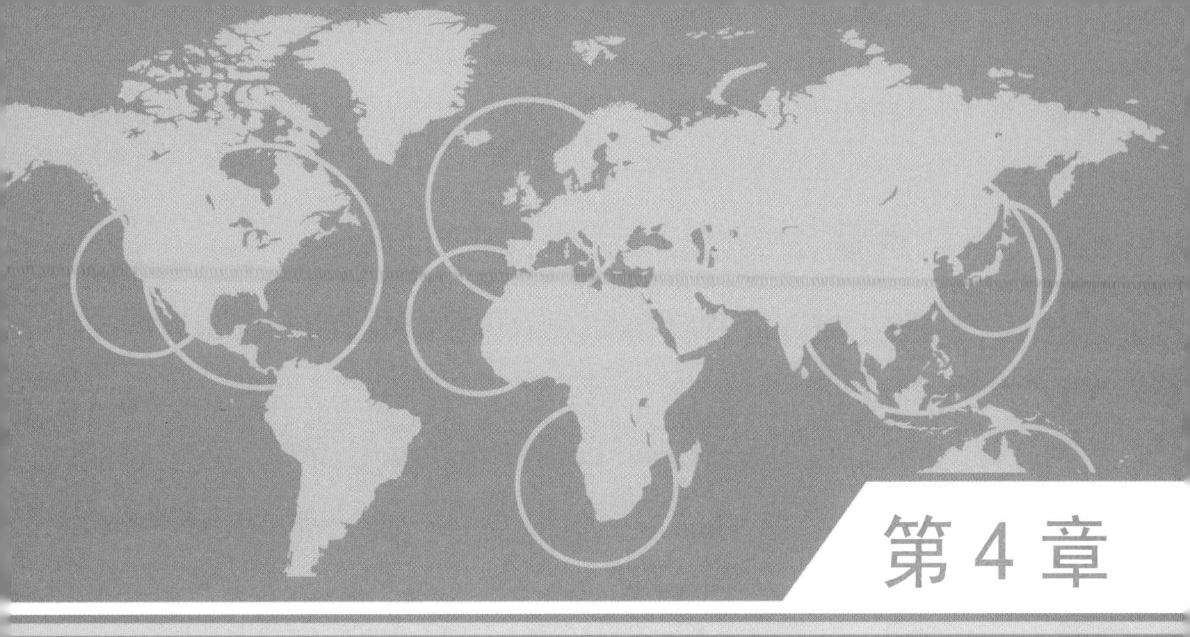

第4章

展望：互联网医疗未来发展

在互联网、大数据、云计算、移动互联网、可穿戴设备等技术高速发展的今天，用“互联网+医疗”模式打破传统的医疗是创新改革的必然手段，而未来，互联网医疗又会有哪些发展呢？本章主要向读者介绍对互联网医疗未来的展望。

展望：互联网医疗未来发展

- 从疾病治疗进入疾病预防时代
- 医疗资源合理分配与完善
- 改善“三长一短”就诊困扰
- 智能化管理操作系统

4.1 从疾病治疗进入疾病预防时代

互联网医疗，代表了医疗行业新的发展方向，尽管我国传统医疗行业相对比较特殊，但这并不能阻挡互联网医疗的浪潮来袭。互联网医疗在医生、医院、患者、医药等环节上发挥了重大作用，不仅对传统医疗进行了重构，还有利于解决中国医疗资源不平衡和人们日益增加的健康医疗需求之间的矛盾，尤其是可穿戴医疗设备的兴起和发展，让人们从疾病治疗时代进入疾病预防时代。

4.1.1 可穿戴设备发挥重要作用

传统医疗中，大部分患者都是明显感觉到自身的不舒服时才会到医院就诊，这样就很容易错过最佳的就诊时间，互联网医疗通过可穿戴智能设备，能够帮助改变这一现状，让现代医疗进入疾病预防为主的互联网医疗时代。

可穿戴设备与大数据、移动互联网相连，通过可穿戴设备内置的传感器来监测人们身体部位的变化指标，一旦出现病症，立马通知患者及时到医院就诊。这样一来，所有与疾病相关的信息都不再被限定在医院里和纸面上，而是可以在互联网上、移动设备内自由流动，使跨国家、跨城市、跨地区之间的移动医疗会诊轻松实现。

例如针对乳腺癌患者，借助可穿戴医疗设备，在女性内衣中植入传感器装置，当传感器装置监测到女性乳房的病变指标时，设备自动报警或将警报信息发送到患者的移动设备上，提醒患者及时去医院进行诊断、调理和治疗，如图 4-1 所示。

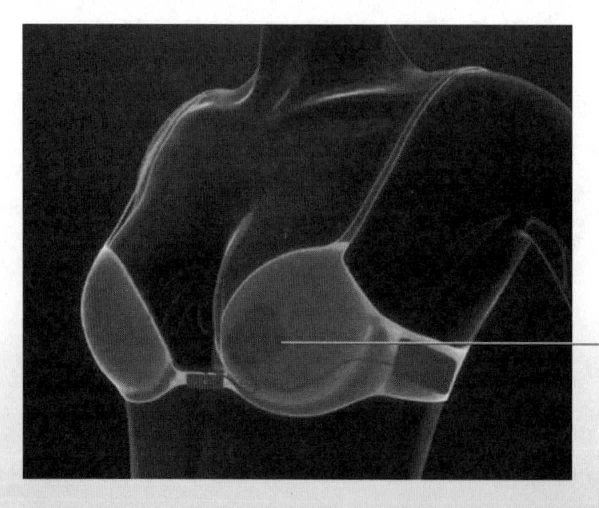
通过传感器来监测女性乳房的变化指标，一旦出现癌变的变化趋势，立马通知患者去医院就诊

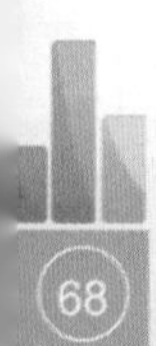

图 4-1 针对乳腺癌的可穿戴医疗设备

再比如针对心绞痛和心律不齐的患者，通常只有在心绞痛病发或心律严重不齐的

情况下，才会被感知到心脏的疾病，平时很难感觉到这些，尤其夜间深度睡眠状态下，人们更是无法感知心脏的情况。

Vital Connect 公司发明了一款名叫 Health Patch 的生物传感器，如图 4-2 所示，人们只要将它贴在胸口，就能用来监测心脏的健康。HealthPatch 的佩戴方式有如下三种。

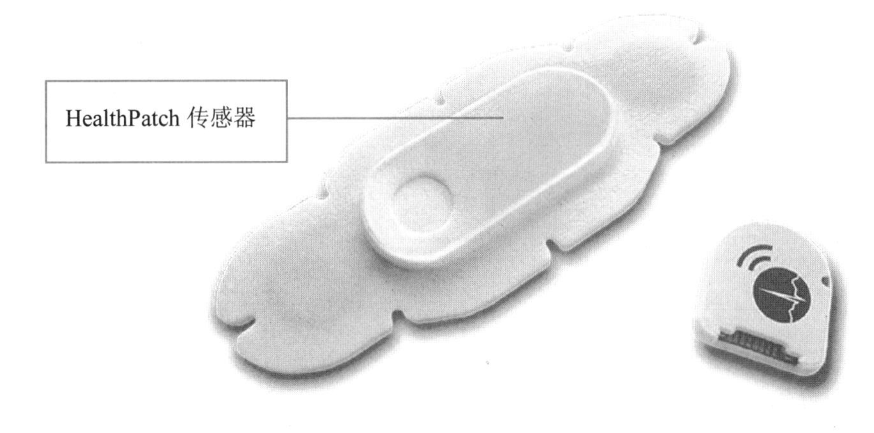

图 4-2　HealthPatch 传感器

Health Patch 的佩戴方式

- 胸部上方 45 度
- 胸部的正中
- 左胸的肋骨处

和 HealthPatch 传感器相对应的应用程序名为 Sweet Beat Life，用户需要花钱购买，这款应用程序与传感器硬件搭配后，可以起到的作用如下。

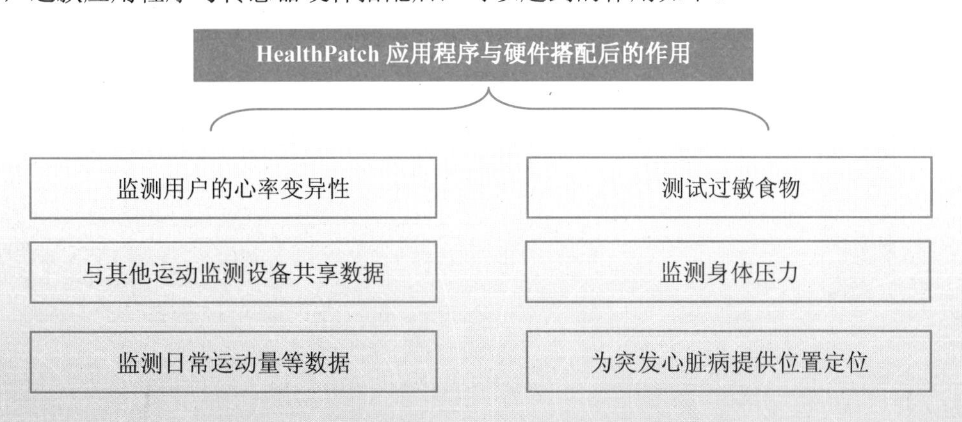

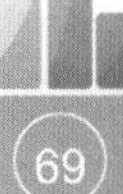

可穿戴设备最大的市场就是医疗健康领域，未来，可穿戴设备将会成为医疗机构、医生、保险公司、医学研究机构采集和搜集患者数据的必备设备，通过可穿戴医疗设备，我国医疗改变的一个很重要的特征就是将现代的疾病治疗模式进入疾病预防时代。未来互联网医疗中，可穿戴设备还能发挥更重要的作用。

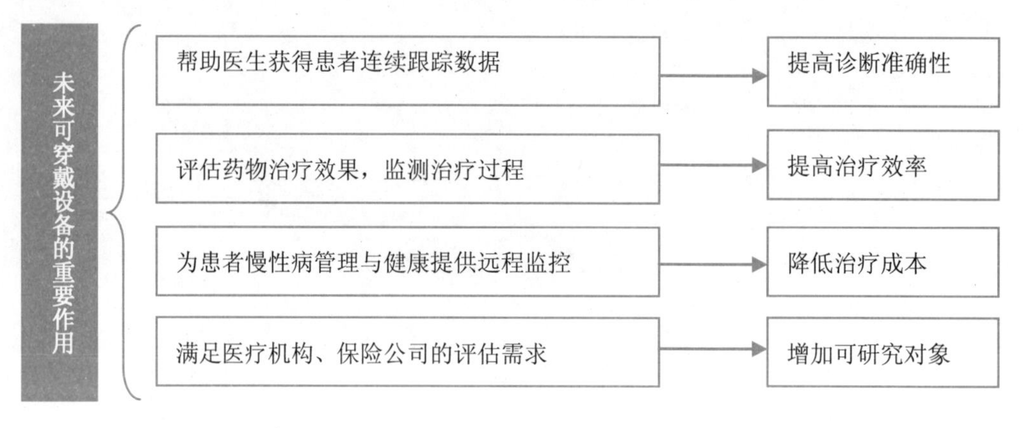

4.1.2 以健康保健与预防为重心

全国政协委员、中国工程院院士吴以岭在全国政协十二届三次会议上说，打造健康中国，应该先从慢性病预防开始，从健康的生活方式和饮食结构开始。

近年来，全球医疗体系都遇到相同的困难，具体如下。

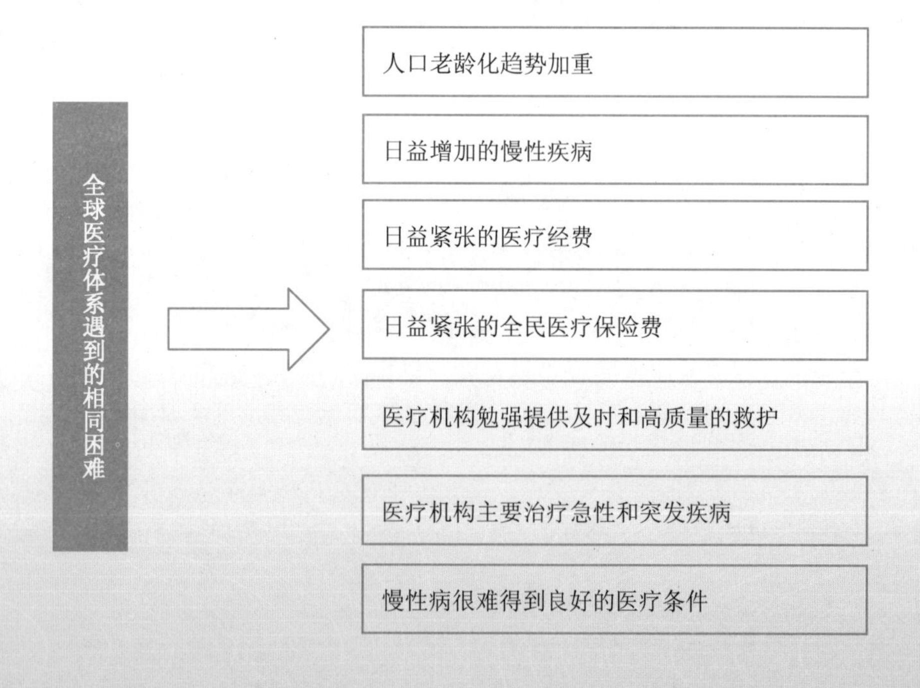

把疾病预防与大健康产业发展相结合，实现医药养生有机结合，是未来互联网医疗的发展趋势。过去的十年中，计算机、互联网络和无线通信等技术被应用到健康医疗领域，极大地促进了医疗保健和远程健康监护技术的发展，同时也提高了人们对于疾病预防的意识。

统计显示，我国心血管危险因素人群数量庞大，具体如下。

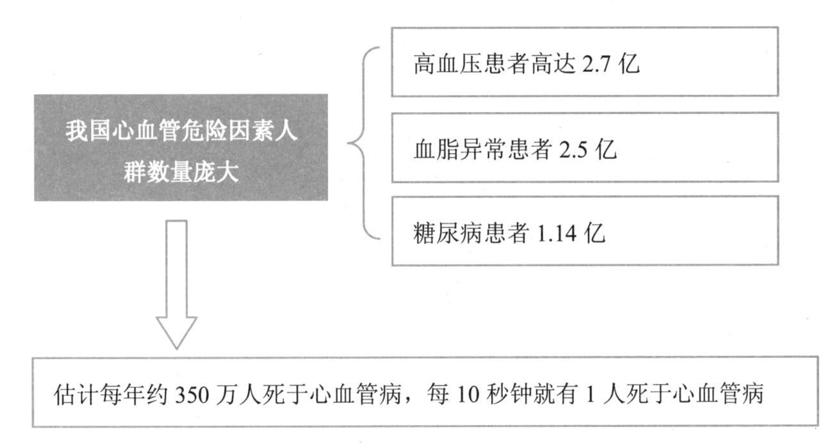

高血压研究室主任孙宁玲教授表示，我国已进入心脑血管疾病的高发率阶段，诸多危险因素均可增加心血管疾病的风险，例如年龄、高血压、糖尿病、吸烟、血脂异常等。最新流行病学的调研显示，我国高血压呈现“一高三低”的特点。

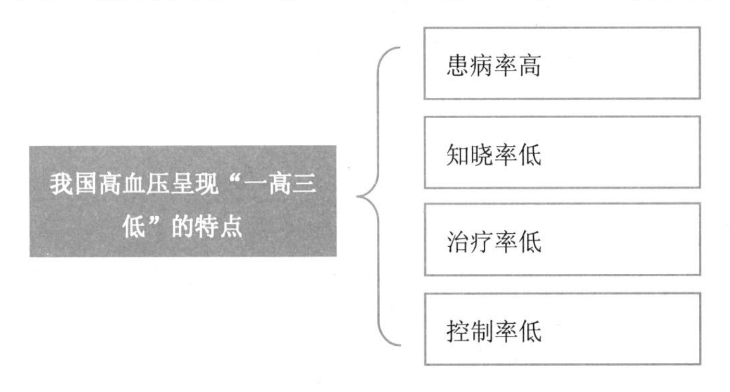

基于该现状，尽早推出并实现“早发现、早预防、早治疗”的预防疾病方案就显得极为重要了，未来，我国医疗不仅要从现代的疾病治疗模式进入疾病预防模式，还要将整个医疗服务的重心从短期的急性病治疗模式转变为慢性病治疗预防和“未病”健康保健模式。

由于慢性病的发病复杂、病程持续时间长、病情重、潜伏期长、治疗费用多、致残致死率高等特点，国家政府对慢性病也非常重视，在出台的《中国慢性病防治工作规划 2012—2015》中强调如下。

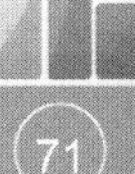

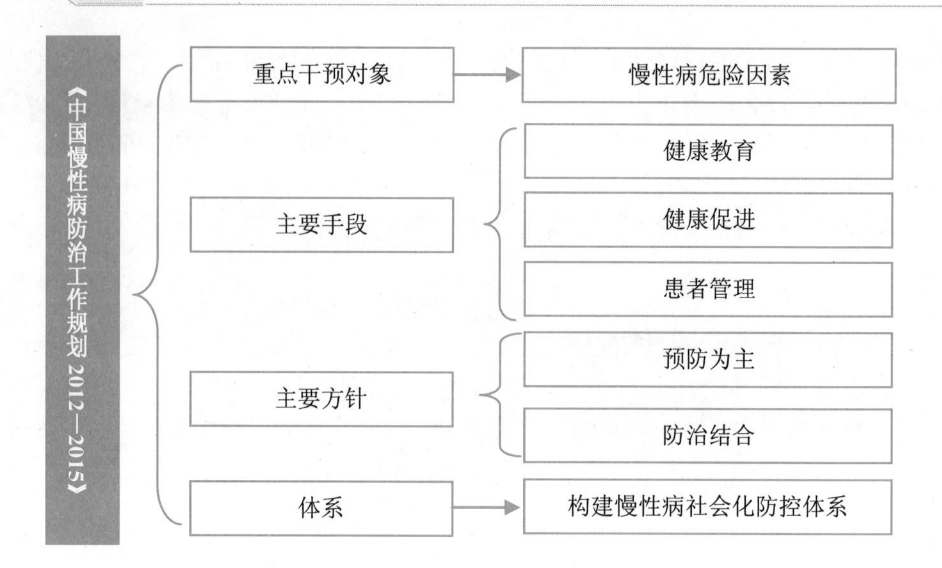

4.2 医疗资源合理分配与完善

我国长期以来的医疗模式和资源利用情况都是如下所示。

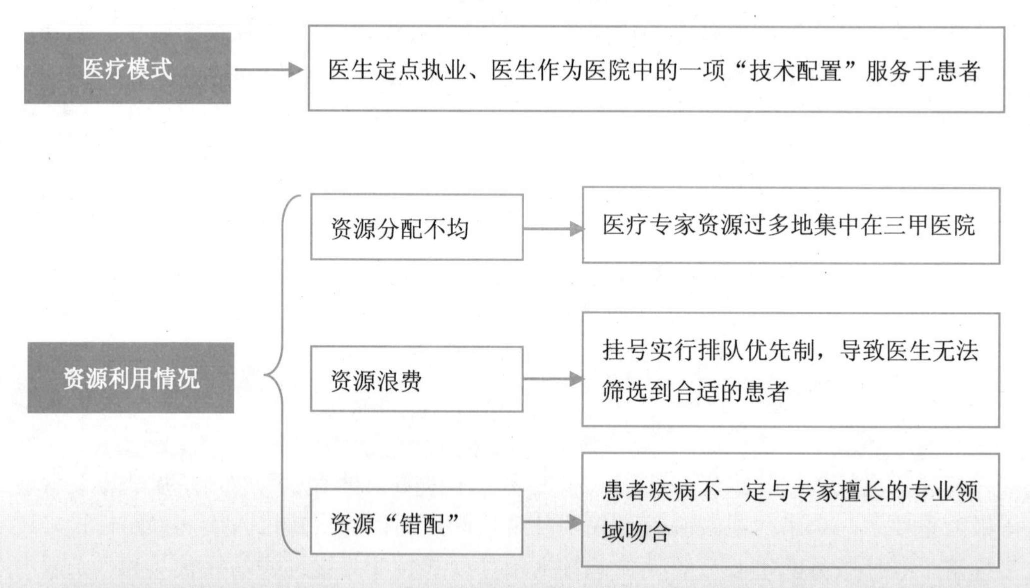

无论是医疗资源分配不均、资源浪费还是资源的“错配”，都给医疗机构带来很大的损失，而且传统医疗的核心是医院并不是医生，正因为如此，才导致患者挂号预约难、医院拥堵、医疗效率低下、医疗服务质量低等问题。然而，互联网的出现，将在很大程度上改变这种格局，未来，互联网将成为一种重新配置医疗资源的强有力工

具，借助互联网，可以实现实体医疗机构虚拟化，并完成以患者为核心的医疗模式，优化医疗资源的配置和使用，从而提升医疗效率。

4.2.1 医疗机器人成为主刀手

中国医疗机器人经过十年来的努力已经在以下几方面得到了广泛的应用。

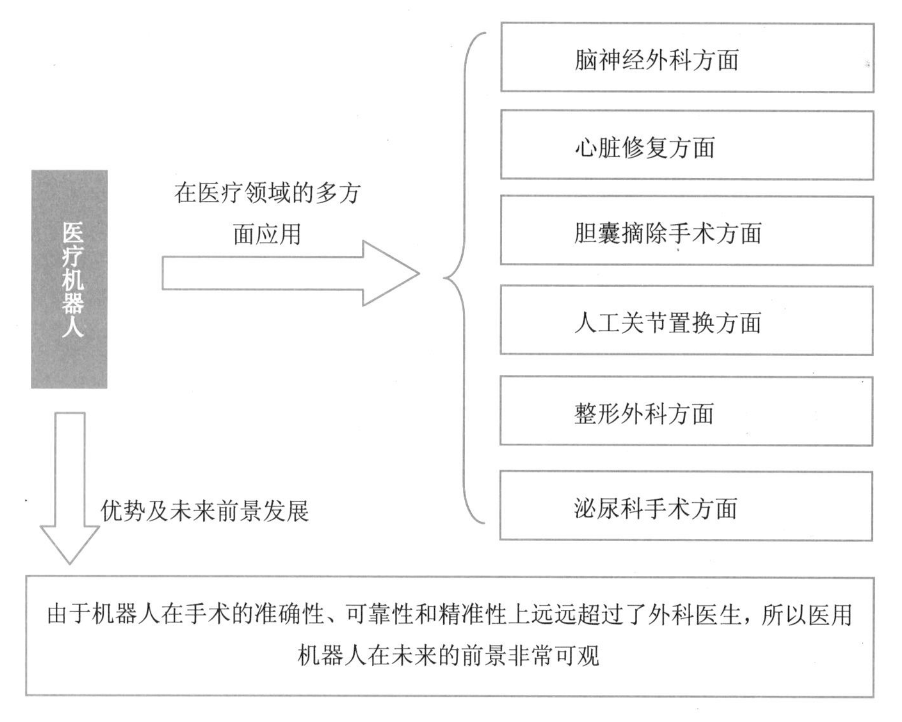

医疗机器人具有重要的研究价值，无论是在军用上，还是在民用上都有着广泛的应用前景。医疗机器人涉猎众多学科技术，具体包括以下这些方面。

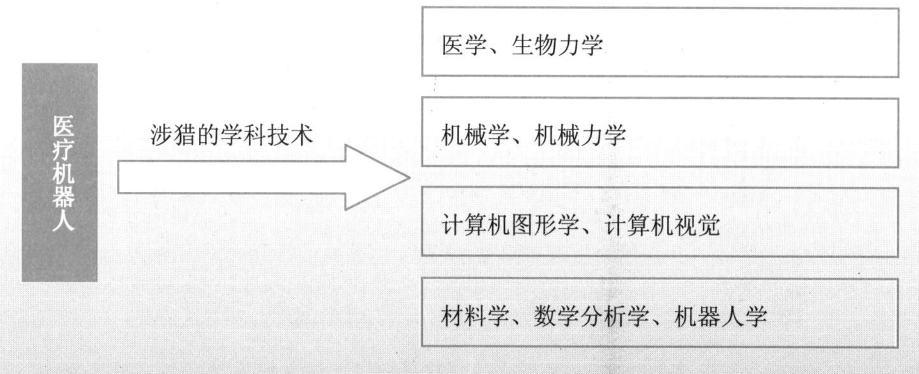

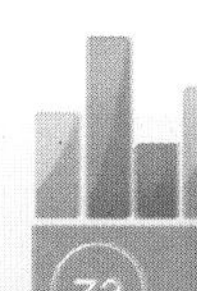

在未来的医疗领域，机器人可能带来一个巨大的商业市场。目前来看，国外已经

有大量的机器人被用于各种物理治疗中，还有一些机器人被用于帮助训练医生进行一系列治疗和手术，包括伤病员的手术、救援、转运和康复等。下面为大家介绍几款实用的医疗机器人。

1. 助理型机器人：Aethon TUG

Aethon TUG 外形像一个“立方体”，如图 4-3 所示。这个“立方体”机器人可以通过系统设定进行各种活动，例如：送餐、送药、整理患者的床单和脏餐盘、收集医院的废物等。

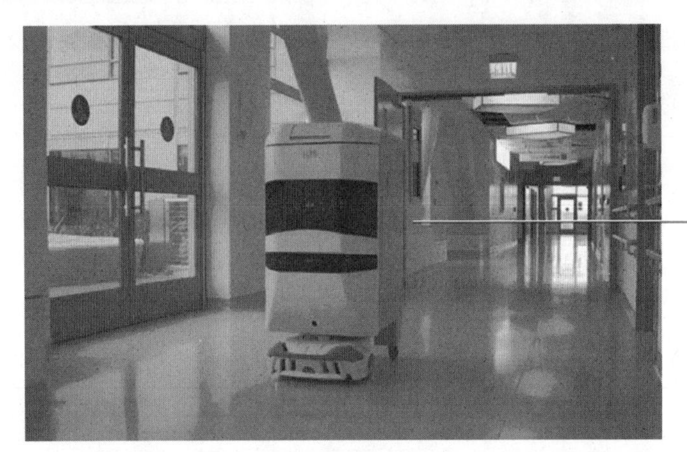

Aethon TUG 的主要功能：
送餐、送药、整理患者的床单和脏餐盘、收集医院的废物等。

图 4-3　机器人 Aethon TUG

2. 远程医疗机器人：RP-VITA

RP-VITA 是一款远程医疗机器人，包括 B 超和电子听诊器等诊断设备均被内嵌在机器人上。如图 4-4 所示为医生通过机器人远程实时监控病人的情况。

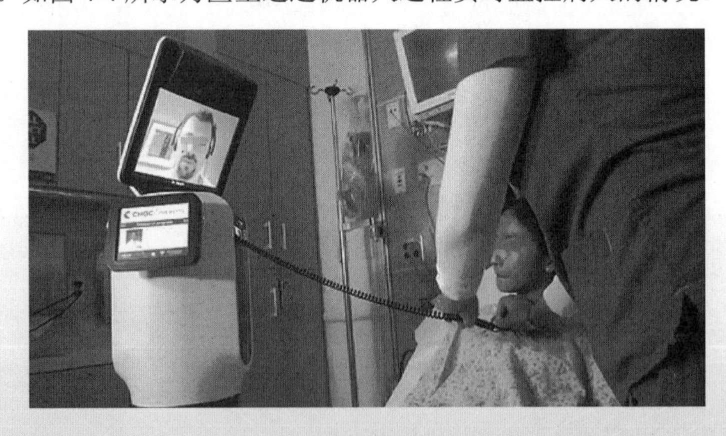

图 4-4　医生通过机器人远程实时监控病人的情况

3. 手术机器人

因为机器人做手术比人更加精准，能够降低手术风险和感染风险，加速病人康复进程，因此机器人也常常被用于手术，如图 4-5 所示。目前，可用于手术的机器人包括 NeuroArm 和 Heartlander 等。

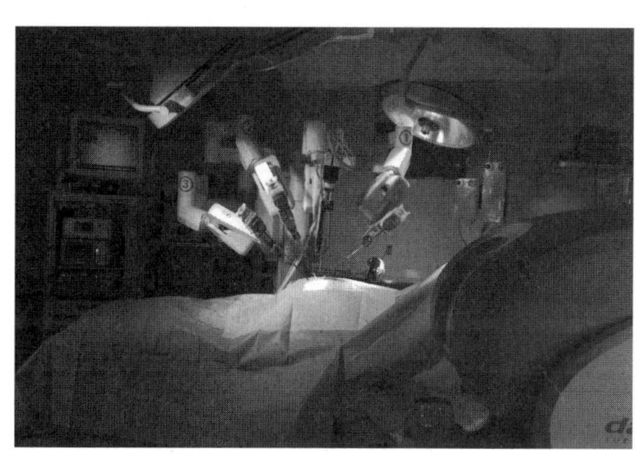

图 4-5 手术机器人

4. 护理机器人：Cody

Cody 是一个护理型机器人，护士能直接接触机器人的身体来控制它，如牵手领着机器人行走，或为患者清洁身体等，如图 4-6 所示。

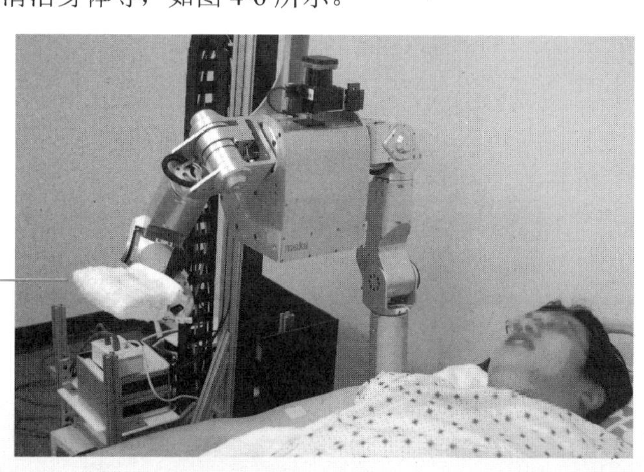

图 4-6 护理型机器人 Cody

4.2.2 碎片化时间治疗提高效率

互联网医疗中，线下医生往往因为太忙，而没有足够的时间为线上的病人服务，

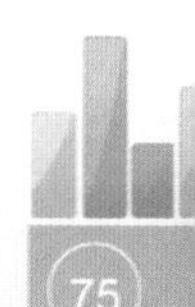

而病人常常花费一天的时间排队候诊取药，完全做不了其他的事，在这种现状下，互联网潮流引进了“碎片化时间”一词。对于医生和患者来说，“碎片化时间”的应用是不同的。

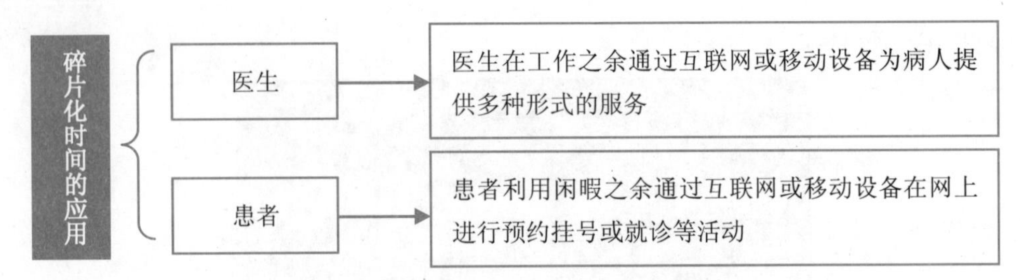

互联网的诞生，让人们掌握了更多的交流沟通的外部渠道，因此任何个体的社交、学习、治疗等时间和精力都可以进行碎片化处理，而进行碎片化处理后的时间是否会降低人的工作效率？答案是否定的，因为互联网、智能化设备、移动设备的出现，人们能够将某项工作在碎片化的时间中完成。例如人们可以坐在浴缸里，处理未完成的邮件内容，或者蹲在厕所里进行传播视频的工作。

在医疗上，医生可以利用工作之外的时间为线上用户提供诊疗服务，用户也可以利用闲暇的时间，进行线上诊疗信息咨询等活动，这样既充分利用了医疗资源，也节省了看病的时间，提升了诊疗的效率。

未来，在智能医疗设备、移动互联网和医疗器械的带动下，能够利用碎片化时间为人们提供医疗服务的方式将越来越多，医生和患者看病诊疗的效率也会越来越高。

4.2.3 建立明码标价的收费标准

互联网给医疗带来了巨大的变化，当前，很多企业开始在网上尝试在线问诊和远程医疗模式。在线问诊与远程医疗模式改变线下受时间、空间限制的诊疗模式，是指医疗人员利用电子邮件、在线问答、即时通信工具、手机短信、语音、视频等互联网手段，远程为部分人群提供病症诊断和健康咨询建议的服务。

借助在线问诊和远程医疗，患者可以随时随地向相关的医生进行咨询，咨询方式可以是短信咨询、语音咨询，也可以是视频咨询。例如，医生通过视频为患者进行诊断之后，给出诊断结果以及治疗方案，患者可以根据医生开出的药方在附近的药房或诊所购买相关药品。

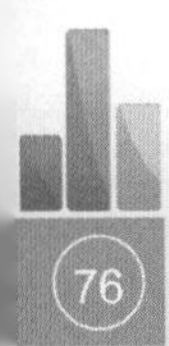

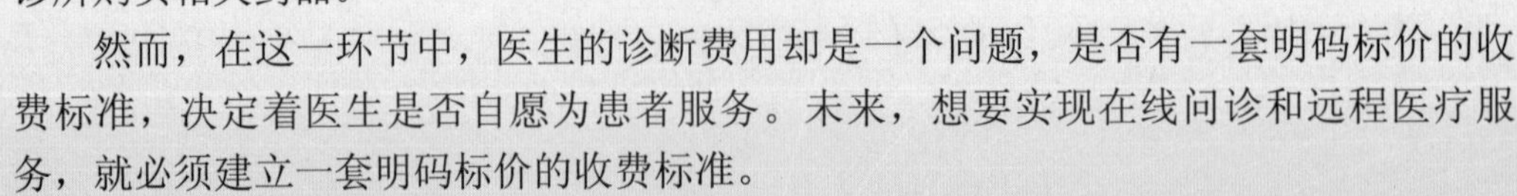
然而，在这一环节中，医生的诊断费用却是一个问题，是否有一套明码标价的收费标准，决定着医生是否自愿为患者服务。未来，想要实现在线问诊和远程医疗服务，就必须建立一套明码标价的收费标准。

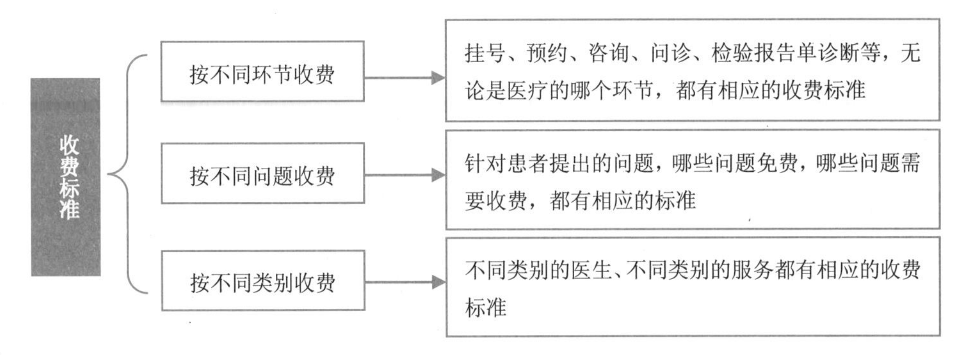

未来，在线医疗作为一种市场化的产物，必将利用市场化的标准和手段来控制。平台对医生的服务作出管理和评价，建立明码标价的收费标准，一方面激发医生在线服务的热情，一方面大大提高了医疗资源的利用率。

4.3 改善“三长一短”就诊困扰

在前面提到，医疗就诊的“三长一短”问题包括挂号时间长、候诊时间长、取药时间长和问诊时间短，医疗就诊“三长”问题说明了患者无效停留的时间长，“一短”则说明了医生对患者有效诊疗的时间短。

“三长一短”的问题一直困扰着医院，而互联网医疗的到来，似乎让这个问题得到了一丝缓解，但依然没能彻底改变目前的这种现状，未来的在线医疗，会通过各种技术手段，将这一问题彻底改善。

4.3.1 缩短挂号排队时间

传统医疗中，很多医院挂号地点只有一处，一般是大厅的一楼，凡是来医院就诊的人都必须通过一楼大厅进行排队挂号，才能进行之后的环节，这样一来，挂号排队时间大大降低了人们看病的效率。针对挂号时间长的问题，很多企业已经开始着手布局，采取的措施也多种多样。

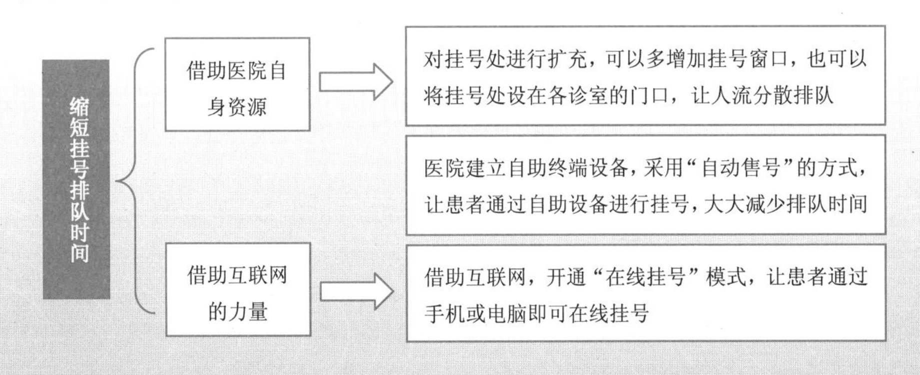

不论是借助医院自身的资源开设挂号窗口，还是借助互联网的力量开设在线挂号服务，都大大减少了患者挂号花费的时间。

4.3.2 缩短看病等待时间

不仅是挂号排队时间长，看病等候时间长也是患者就医的一大瓶颈。等候看病的人流量太多，一方面给看病的医生造成很大的压力，一方面让医院造成严重拥堵现象。未来的医疗，想要缩短患者看病等候的时间，可以利用互联网和大数据、云计算等技术，根据诊断流程给予患者非常精准的时间提醒与反馈，比如还有 3 个号的时候提醒患者一次，还有 1 个号的时候再提醒患者一次，这样患者就完全可以合理安排自己的时间，不必一直在医院里苦苦坐等。

而更为精细化的服务是，若患者不能在定好的时间内赶到，只要将情况反馈给系统，系统就会立即给出调整方案。例如经过征询前后双方的意见后，将后面一位患者的号提前一位，将迟到患者的号调后一位等。

这种个性化的、灵活性的等候就诊模式，一方面有效缓解了患者等候时的时间耗费，另一方面在一定程度上降低了医院人口拥堵的情况。

4.3.3 缩短排队取药时间

在患者排队就医的过程中，取药环节也常常耗费人们很多时间。而未来的在线医疗，将打破传统医疗的以药养医以及排长队取药的局面，在电子处方出现后，患者完全可以离开医院，选择离自己最近的药房、诊所或者医院购买相关的药品。

虽然根据互联网医疗目前的发展趋势，未来的处方，将向着方便快捷、提高效率的方向发展，但目前来说，电子处方依然不可能完全代替传统的纸质处方，原因有以下几点。

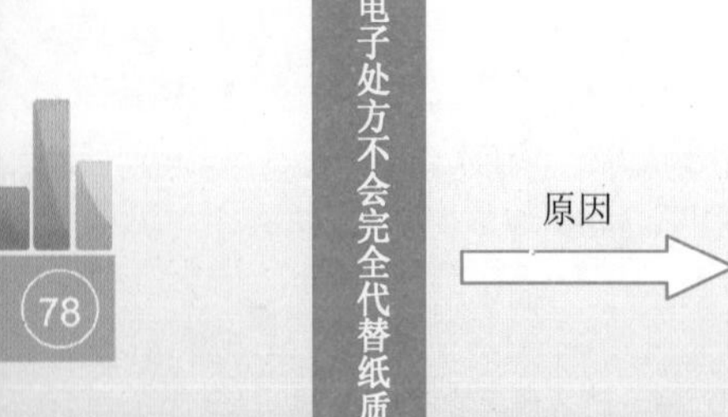

传统纸质处方是医生为患者开具的用于疾病治疗的具有技术性、经济性和法律意义的书面文件，并有处方医师亲笔签名以示负责

电子处方没有明确的法律地位，现行国家法律法规没有明确这种传统的纸质处方可以用现代电子处方来代替

传统纸质处方是药师审核合理用药、调配发药的法律依据

电子处方不利于药师审查合理用药

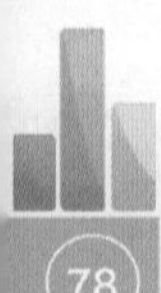

因此，未来的在线医疗要想通过电子处方缩短病人排队取药的时间，就必须合理规范地应用电子处方，可以从以下几个方面将电子处方尽可能地完善。

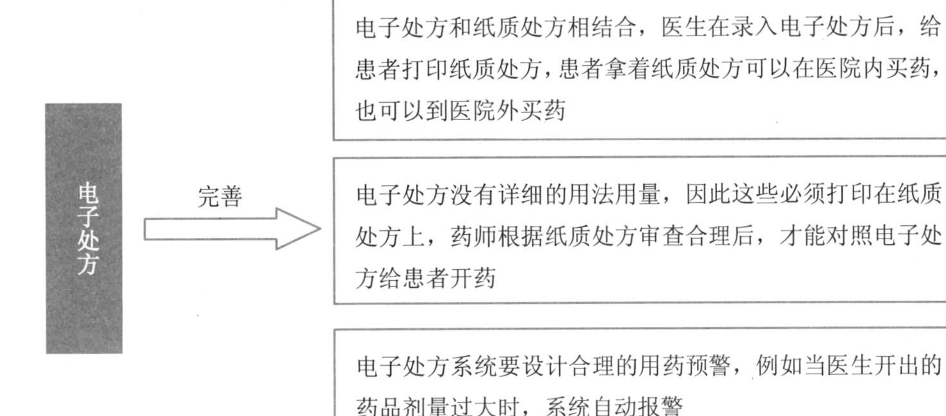

电子处方
完善
电子处方和纸质处方相结合，医生在录入电子处方后，给患者打印纸质处方，患者拿着纸质处方可以在医院内买药，也可以到医院外买药
电子处方没有详细的用法用量，因此这些必须打印在纸质处方上，药师根据纸质处方审查合理后，才能对照电子处方给患者开药
电子处方系统要设计合理的用药预警，例如当医生开出的药品剂量过大时，系统自动报警

4.3.4 延长看病问诊时间

当挂号排队、候诊、取药排队、检查排队的时间缩短之后，患者到医生那里看病问诊的时间自然会有所延长。延长看病问诊时间的目的是为了增加患者就医的满意度，医生在依靠机器检查和化验结果等方式来了解病人病情的时候，也不能忽视一些重要的信息，譬如仔细地询问病人的既往病史、过敏情况、发病时长、临床病症、家族病史等，还可以多关心一下病人的心理感受，在降低医疗差错的情况下，提高患者的满意度，取得患者的信任。

4.4 智能化管理操作系统

高效、高质的智能化管理操作系统具备多重作用。

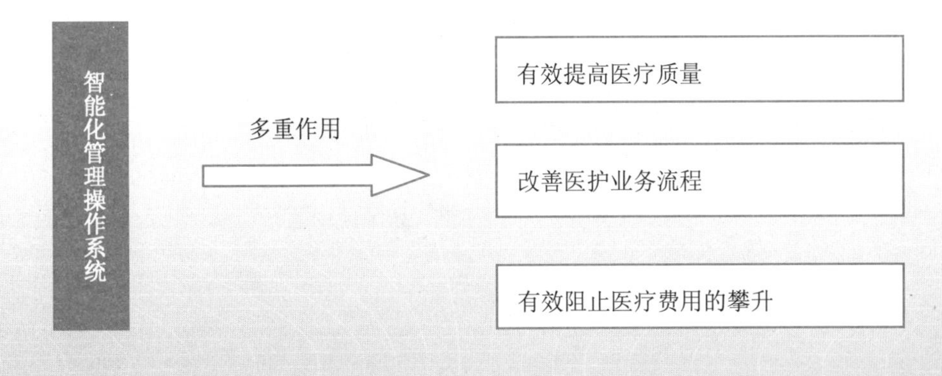

有效提高医疗质量
改善医护业务流程
有效阻止医疗费用的攀升

智能化管理操作系统意味着不论是住院治疗、在家治疗还是社区治疗等，医护人员都要为患者提供服务和帮助，而且还包括治病过程的管理和康复管理等全方位的管理。未来，智能化医疗管理操作系统将从三个方面进行全方位的导入。

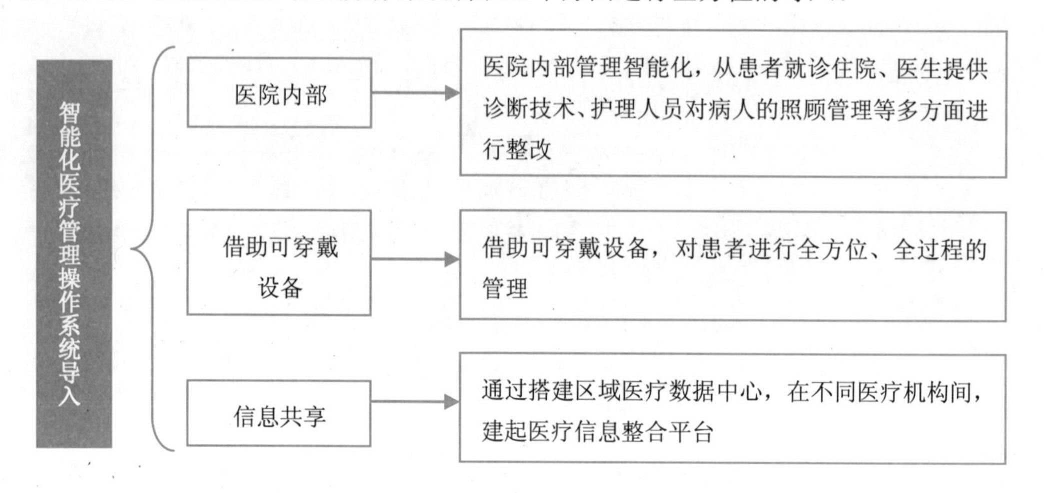

智能化医疗管理操作系统能够实现个人与医院之间、医院与医院之间、医院与卫生主管部门之间的数据融合、信息共享与资源的交换，这样不仅大幅提升了医疗资源的合理化分配，还满足了患者对医疗资源和医疗服务的需求。

4.4.1 多种智能治疗模式

人工智能技术在医疗领域具备很大的潜力，在美国出台的最新医疗法案中，提到了医疗服务者在为客户提供服务时，以提高客户医疗体验为目的的同时还要尽可能降低医疗成本。在传统医疗中，很难满足这两点，但是，发展迅速的人工智能技术将满足这一切。

1. 人工智能识别监测医院内部感染

维也纳医科大学位于美丽的奥地利首都维也纳，是一所优秀的公立大学，同时也是世界上领先的医科大学之一。维也纳医科大学以研究生教育为主，开设的专业包括牙医、应用医学、公共健康、医学信息学、医学、毒理学、临床研究、医学物理、护理管理、医学催眠术、牙科催眠术等。目前，维也纳医科大学的人工智能监视项目已经在维也纳总医院投入使用，其主要工作原理和作用如下所示。

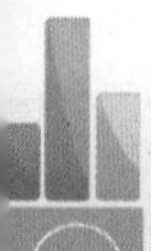

维也纳医科大学的人工智能监视项目	
原理	根据欧洲监控系统标准，开发的一个基于模糊知识系统的人工智能项目
监测机制	该人工智能监测项目由一系列数据流模型评估来完成
作用	医院获得性感染(NIs)是住院患者常见的并发症，该项目用于监测可能造成医院获得性感染(NIs)的细菌的衍生与传播
应用	在临床中主要用于监测 NIs，包括利用医学知识包(MKPs)来确认和监测血液中的各种感染，比如肺炎、尿路感染以及中心静脉导管相关的感染等

如图 4-7 所示为维也纳医科大学的人工智能监视机器人。

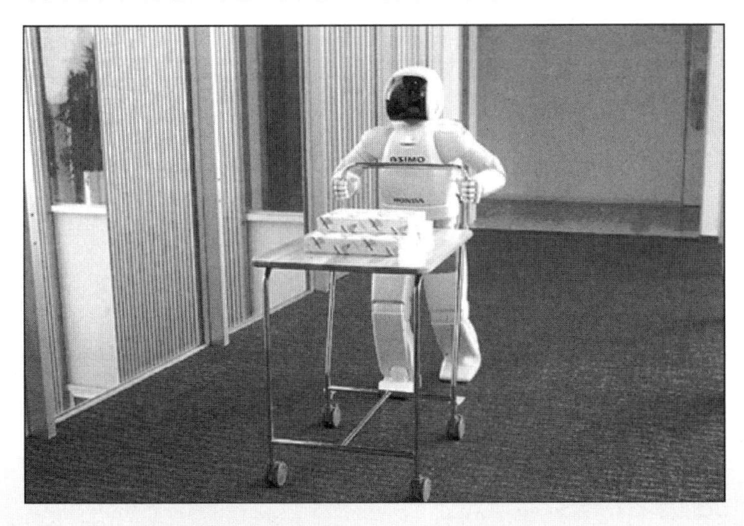

图 4-7　维也纳医科大学的人工智能监视机器人

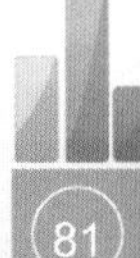

2. 人工智能学习开发个人诊疗方案

很多国外的研究者想通过大数据对疾病建立有针对性的治疗方案，例如卡内基梅隆大学和匹兹堡大学的科学家们就是通过人工智能技术来从海量的数据中提取有用的信息，开发个人诊疗方案，如下所示。

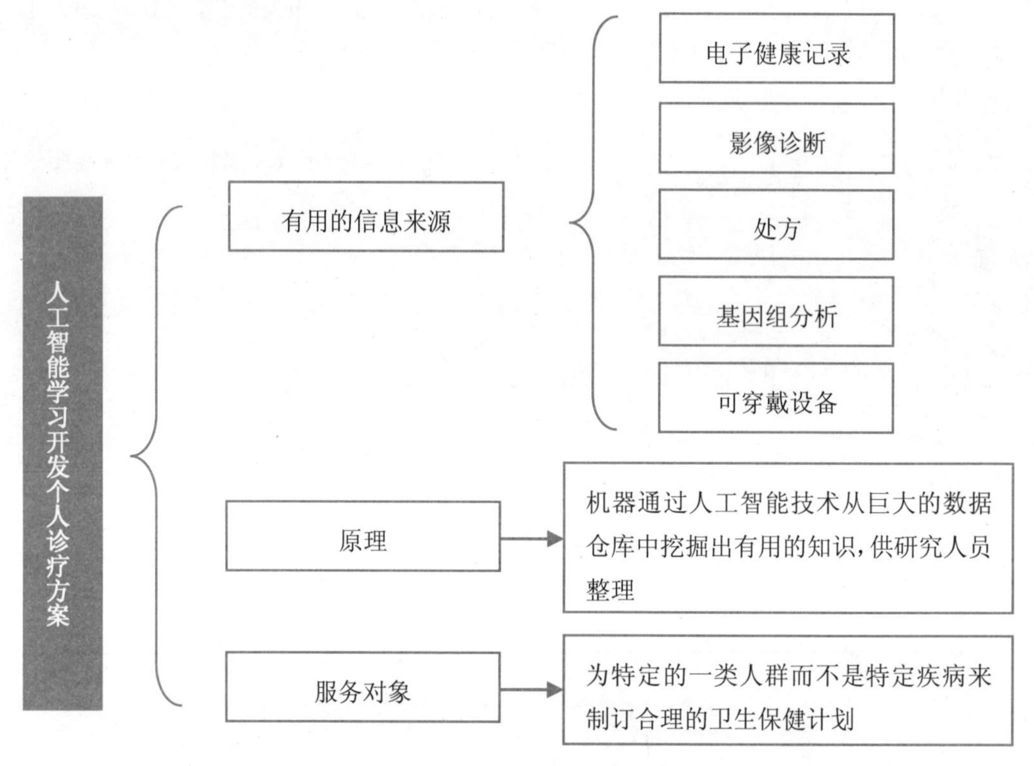

利用人工智能技术设计个人诊疗方案的这个构思，源于个体的差异性，即每个病人都是独一无二的，例如同是乳腺癌患者，但由于生活方式、生活环境的不同，导致每个人都有不同的特质。人工智能的作用就是从诸多医生的经验中提取有效信息，找出特征，或者从具有相似点的病人中提取有效信息，找出特征。人工智能的这种模式分析和特征提取的功能，为医生和科学家发现关键信息奠定了基础。

目前，该研究组正在研究一款智能手机应用程序，这款应用了人工智能技术的APP 会给用户提供建议，例如用户什么时候应该看医生、什么时候应该向医生咨询等。同时，医学中心已经同意在未来的六年里为这个研究组提供每年一千万到两千万的研究经费。

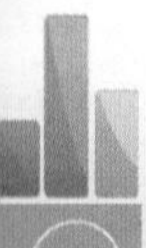

3. 慢病疾病患者的虚拟助理

Alme Health Coach 是一款为患有慢性疾病的病人服务的“虚拟助理”，其主要的工作机制如下所示。

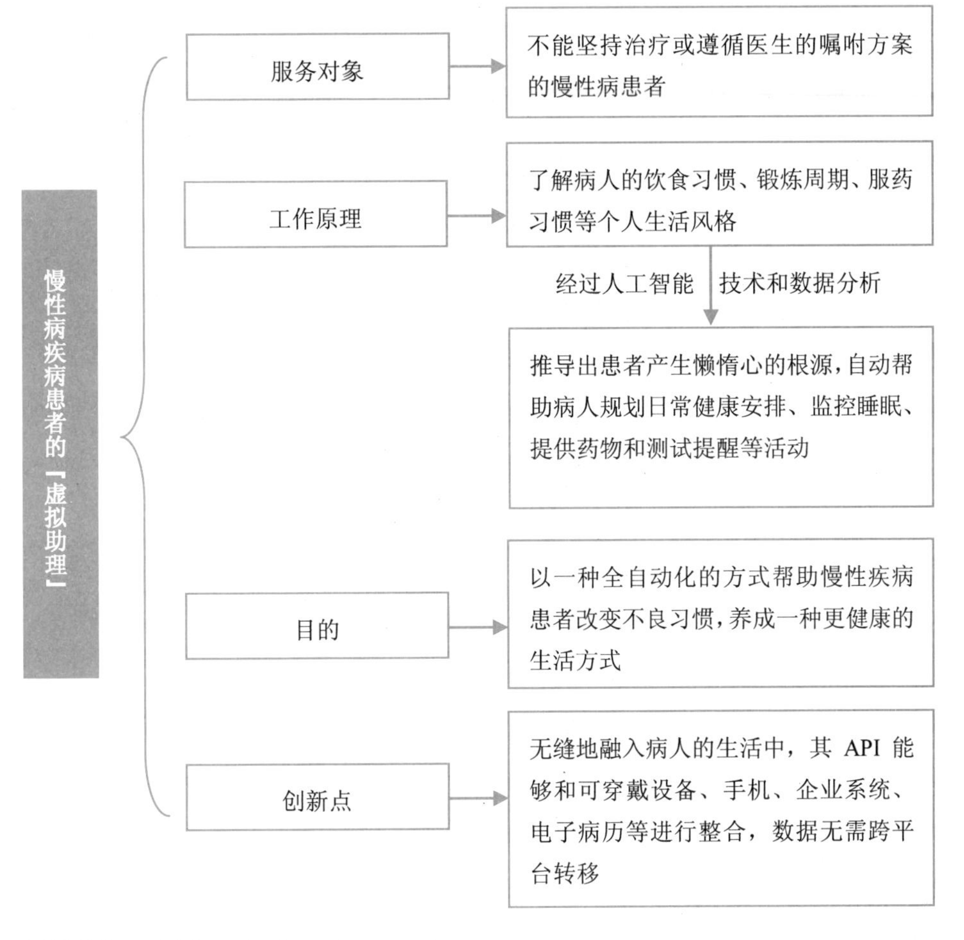

4. 为医生提供便捷电子医疗系统

Modernizing Medicine 是一家能根据客户的具体需求实现特殊定制服务的公司，公司致力于为医院提供便捷的电子医疗系统，如图 4-8 所示。公司服务的对象包括皮肤科、眼科等各个科室，医院通过这个 iPad 应用平台，可以实现电子化办公、诊断等功能。

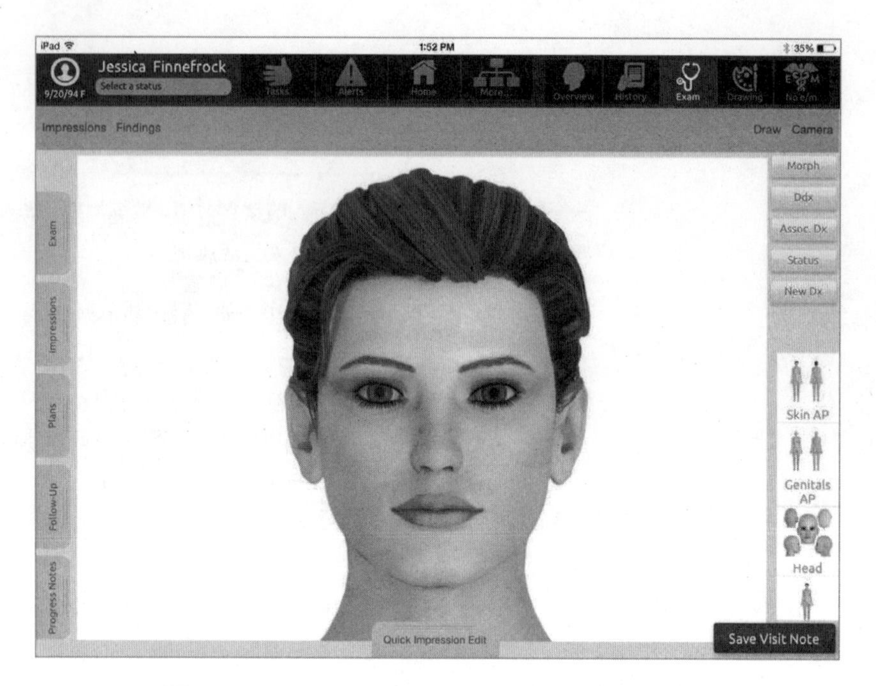

图 4-8 Modernizing Medicine 公司的 iPad 应用平台

4.4.2 医院内部管理智能化

我国医院的信息技术，经历了从单机到多机、从独立到网络化的发展历程，目前正向着智能化的水平迈进。通过智能化的信息技术，很多医院医疗质量得到了提升，医疗服务获得了创新，同时，利用信息化技术，很多分散的医疗资源也得到了整合。但是，想要让医疗进入全面的智能化阶段，医院内部也要进行智能化的管理。

医院内部智能化管理系统的前提和目的如下所示。

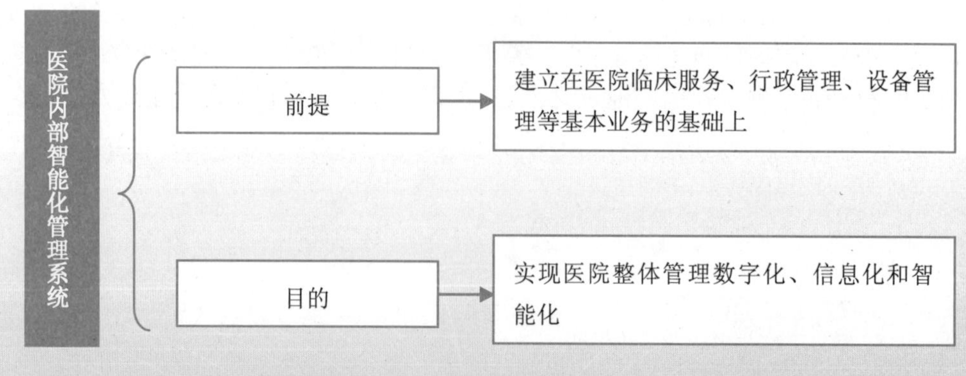

未来，医院内部智能化管理系统会满足所有医院现代化的管理要求，如下所示。

医院内部智能化管理系统要求

- 满足患者的就医信息要求
  - 满足治疗过程信息要求
  - 满足费用信息要求
  - 满足医疗教育信息要求
  - 满足日常公共信息要求
  - 满足生活信息要求
- 满足医护人员的要求
  - 方便对临床信息的收集
  - 方便对病历的查询
  - 方便日常医嘱的发布
  - 方便医疗信息的查询
  - 方便护士的护理工作
- 满足技术人员的要求
  - 满足对信息的收集、保存、检索、传输等管理要求
  - 满足对医院所有建筑、设备、监控、网络通信等硬件系统综合管理的要求

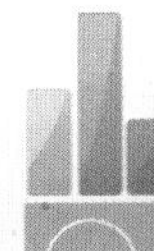

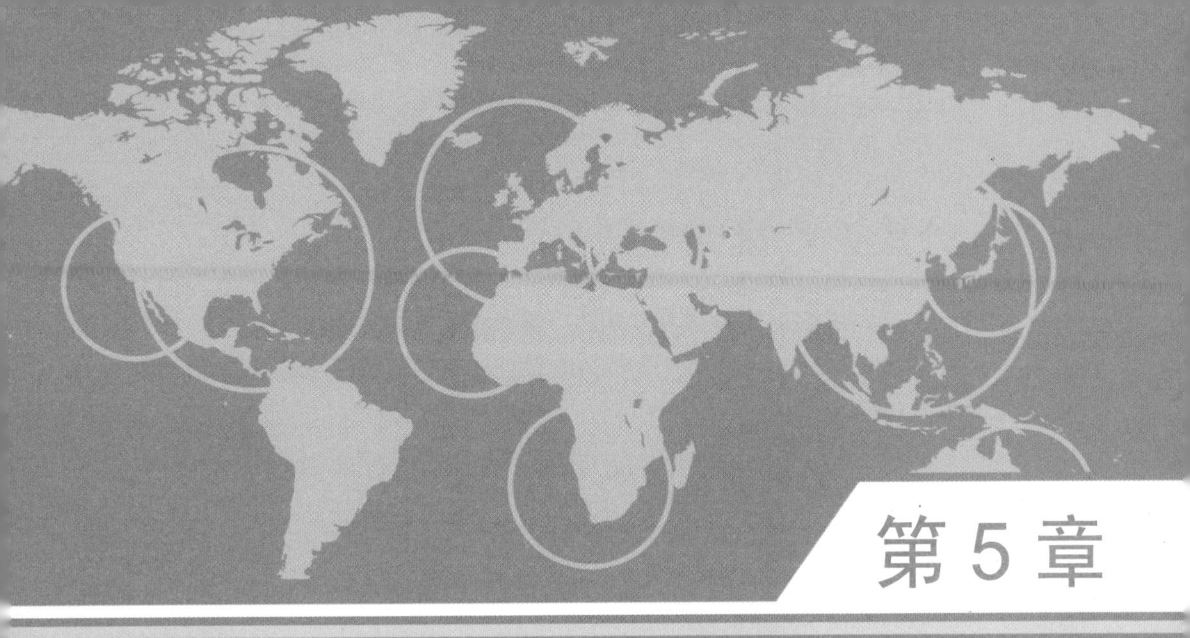

第 5 章

热点：移动医疗带来移动健康

移动医疗不仅颠覆了传统的医疗模式，而且还为创业公司带来了巨大的商机，而且随着互联网技术的深入发展与智能手机的大范围普及，更多的健康模式生成，譬如分级诊疗、通过移动端展开健康医疗活动等。本章主要向读者介绍移动医疗带来的移动健康等内容。

热点：移动医疗带来移动健康

- 分级诊疗模式生成
- 医生社交体制改革
- 患者体验更到位
- 医疗移动端多样化细分

5.1 分级诊疗模式生成

2015年9月国务院下发的《关于推进分级诊疗制度建设的指导意见》中将分级诊疗定为我国医改的重要内容，分级诊疗的建立，标志着我国医改进入了新的阶段，医疗服务模式也开始转型。

5.1.1 分级诊疗模式的四大领悟

在《关于推进分级诊疗制度建设的指导意见》的文件中，从我国医疗资源配置问题、分工合作机制问题、遵循自愿原则问题、调整利益格局问题等四个方面做了深刻的阐述。

1. 我国医疗资源配置问题

在病人看病的问题上，我国医疗出现过三大特征，这三大特征如下所示。

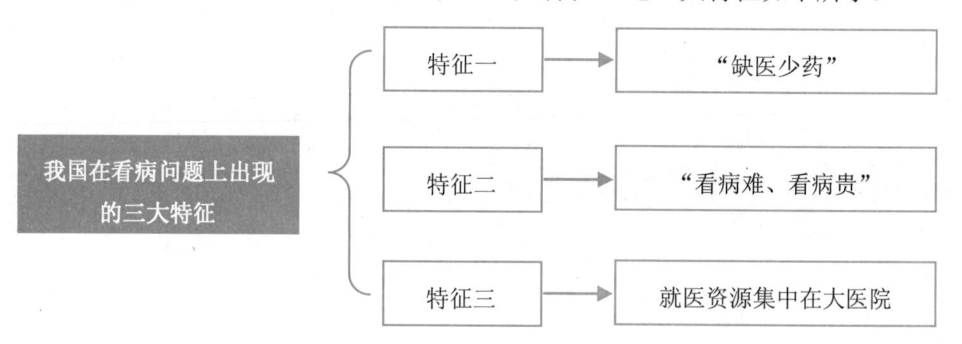

这三大特征又是一层一层递进的，过去，我国医疗整体呈现“缺医少药”的状态；后来医疗慢慢改革，“看病难、看病贵”等问题便被搬上了医疗“大舞台”；再随着医疗的发展，资源分配问题成了大难题，由于优秀的医疗资源都集中在大医院，大医院常常人满为患，让“看病难、看病贵”等问题更加彰显。

想要解决这些问题，从本质上来说，就要对医疗资源进行合理的配置，让医疗资源有规划、有建设性地下沉到各级医院，同时配合分级诊疗体系，将医疗资源发挥其最大的效用。

其实，早在20世纪80年代中期以前，我国就一直在实施分级诊疗制度。那时由于医疗保障机制非常落后，所以分级诊疗制度就已经开始实施，当时规定城镇职工必须在定点医院就诊才能回单位报销医药费。后来，随着群众对医疗的需求不断提高，再加上医疗保险制度和医疗服务体系的改革，城市大医院才终于向所有人开放，因此，原有的分级诊疗制度渐渐瓦解。

到了 2012 年以后，随着大医院患者扎堆、基层医疗机构逐渐衰退等现象越来越严重，国家把重建分级诊疗模式提上议程；2014 年 10 月，国家卫计委宣布分级诊疗制度的相关文件已经在起草，各省将至少设立一个公立医院改革城市，率先试点分级诊疗制度；而 2015 年 9 月份，国务院正式下发《关于推进分级诊疗制度建设的指导意见》的文件。

在文件中，对不同地区、不同等级的医院的工作目标做了详细的解说，这个工作目标既是分级诊疗的工作目标，也是医改工作的重要内容之一。

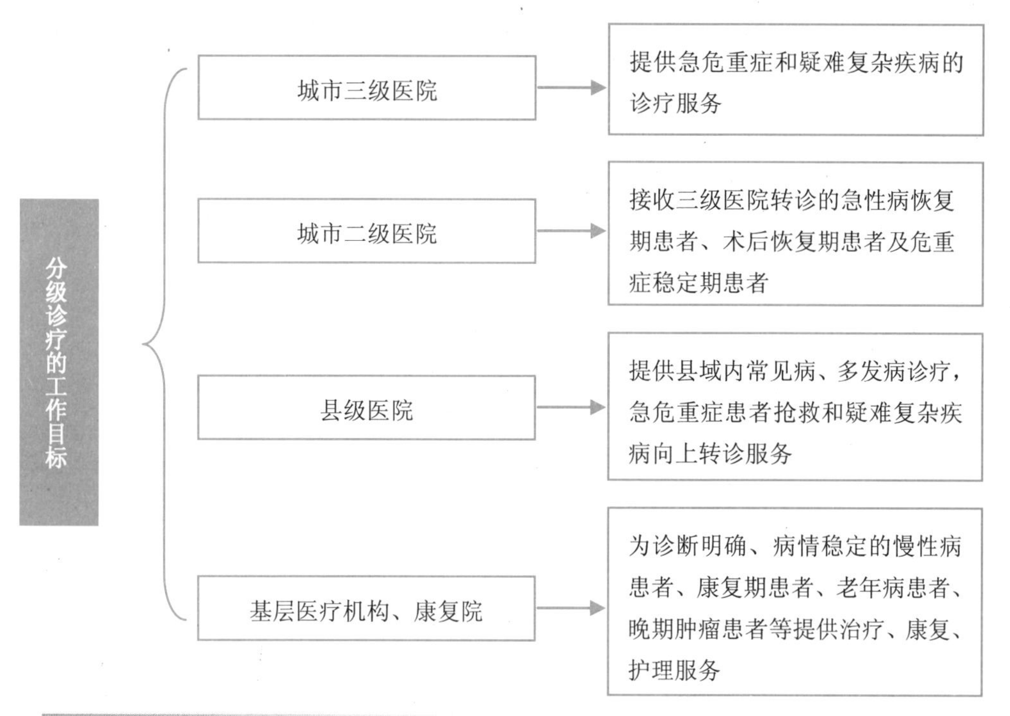

2. 分工合作机制问题

分级诊疗的核心是建立以患者为中心的分工合作机制，让医疗机构为患者提供整合式的、连续性的医疗服务，解决患者看病就医难等问题，同时享受到高质量的医疗服务，增加用户的满意度。

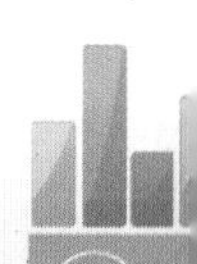

在《关于推进分级诊疗制度建设的指导意见》的文件中，提出了“构建医疗卫生机构分工协作机制”，同时对上下级医院之间提出了严控床位的不合理扩张、减少常见病和多发病的复诊率、分流慢性病患者、缩短平均住院日等要求，同时医疗机构之间要建立起制度化的沟通机制，优化以患者为中心的医疗机构分工合作机制。如果这个分工合作的环节没有打通，那么分级诊疗工作就无法运作下去，而要做到这一点，就要研究制定适应分级诊疗的诊疗标准。

3. 遵循自愿原则问题

在《关于推进分级诊疗制度建设的指导意见》的文件中，还提出了群众自愿的原则，这里的鼓励群众自愿的原则需要从以下三点进行深刻解析。

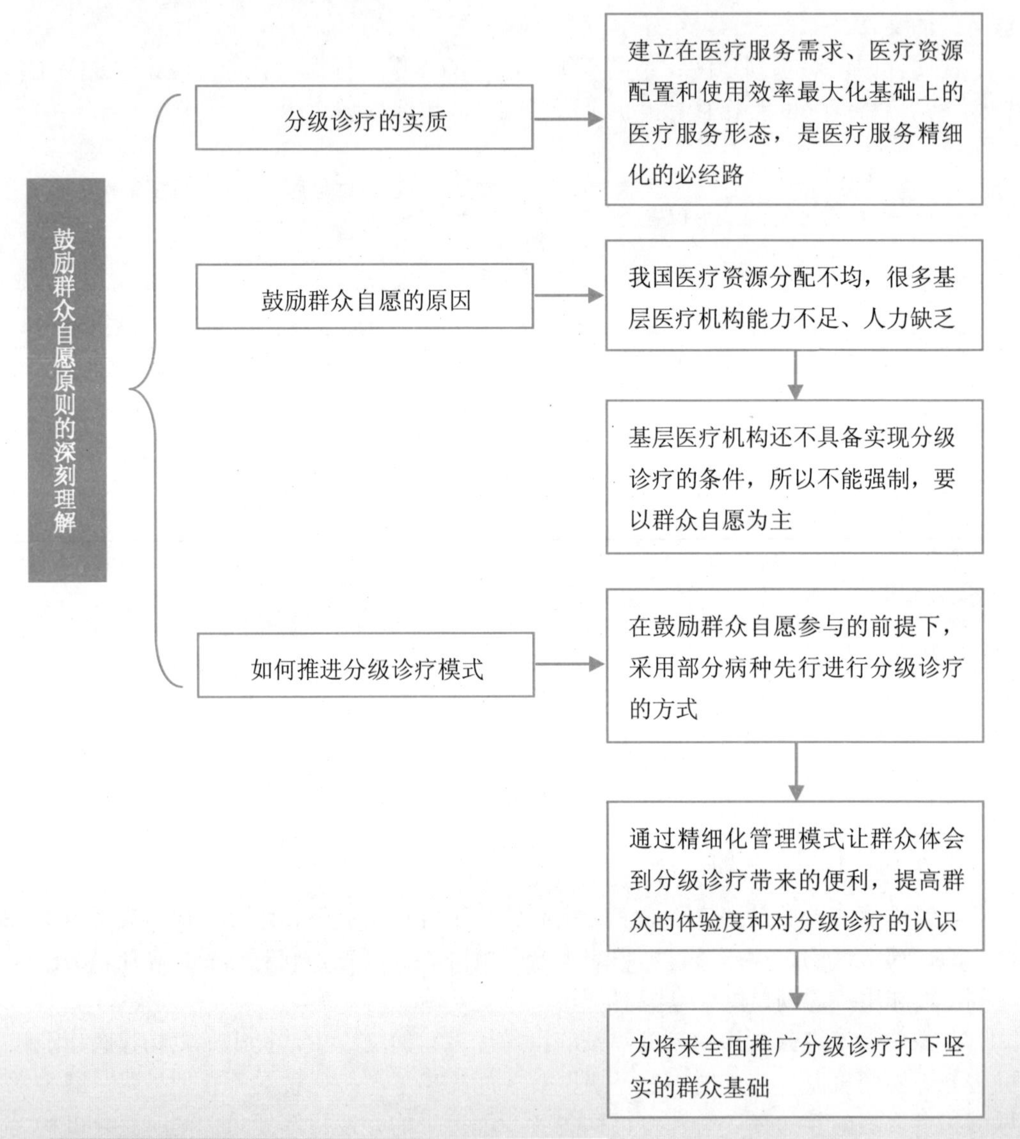

4. 调整利益格局问题

想要深入并持续发展分级诊疗政策，就要把握好机制模式的转变和利益平衡的这个问题，尤其是医疗机构之间的利益再调整问题。因此，在医保支付方式改革方面，文件提出了很多相关的政策，文件中强调，在医疗支付上要建立按病种支付的模式，还提出了多种复合型付费方式，例如按人头付费、按服务单元付费等；除了提出了在医保支付方式上的改革之外，还提出了价格政策方面的改革。这两方面改革的具体细节如下所示。

- 在医保支付和价格政策上的改革
  - 医保支付方式的改革
    - 建立按病种付费方式为主的模式
    - 基层医疗卫生机构慢性病患者按人头打包付费
    - 适当提高基层医疗卫生机构医保支付比例
    - 将符合条件的基层医疗卫生机构和慢性病医疗机构纳入基本医疗保险定点范围
  - 价格政策方面的改革
    - 合理制定和调整医疗服务价格
    - 根据医疗服务比价关系，建立医疗服务价格动态调整机制
    - 财政部门落实财政补助政策
    - 其他有关部门按照职责分工，出台配套政策

5.1.2 国内外四种分级诊疗模式

目前备受关注的分级诊疗模式有四种，分别是美国分级诊疗模式、英国分级诊疗模式、国内分级诊疗模式和互联网分级诊疗模式。

1. 美国分级诊疗模式

美国医疗体系中的分级诊疗主要依赖于家庭医生制度，这种模式在很大程度上缓解了医院就诊的压力，其模式构架如图 5-1 所示。

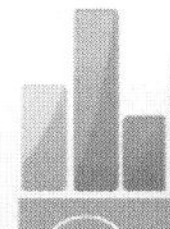

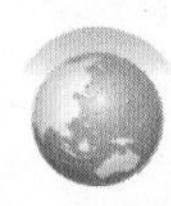

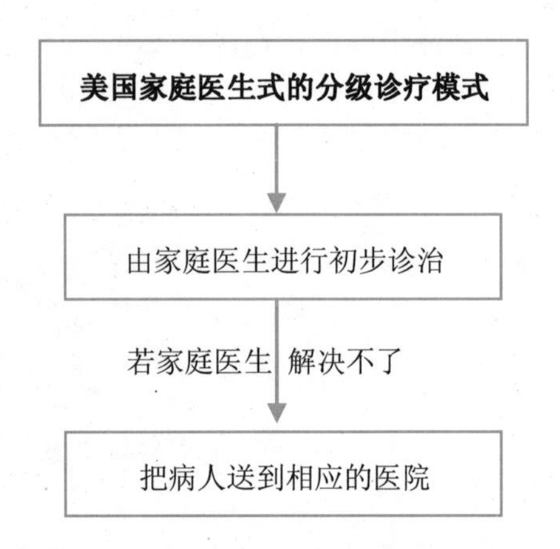

图 5-1　美国家庭医生式的分级诊疗模式

2. 英国分级诊疗模式

在西方国家中，英国是最早实行分级诊疗制度的国家，分级诊疗早已成为英国福利制度中的典型代表。英国的医疗体系大致来说有三级，如下所示。

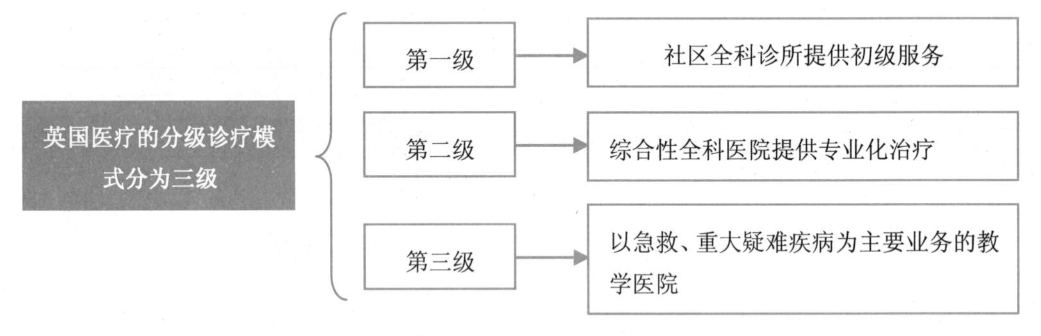

英国分级诊疗能做得如此好，主要在于其优质的基层医疗资源、规范严格的诊疗制度、科学严格的转诊监管机制和完善的第三方机构体制。

3. 国内分级诊疗模式

我国医疗体系庞大又复杂，主导的分级诊疗模式主要是从四个方向来构建，如下所示。

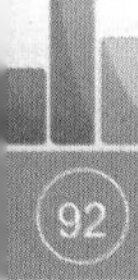

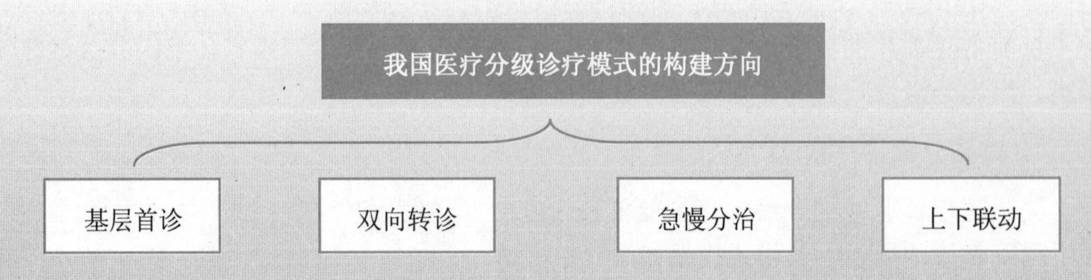

与英国的分级诊疗管理制度相比，我国的分级诊疗目前还存在一些实际困难和操作上的缺陷，如下所示。

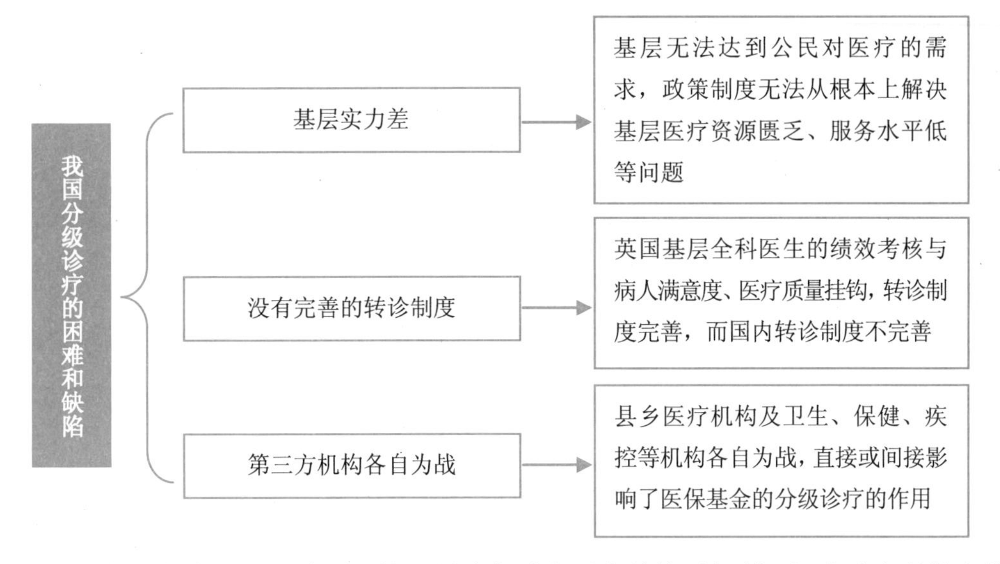

想要在国内实现分级诊疗，就必须改变过去无序的就医机制，逐步建立科学有效的新就医机制，让患者在分级诊疗制度建设中获得实惠。

4. 互联网分级诊疗模式

互联网的兴起，让医疗体系有了新的改革趋势，对于分级诊疗来说，诸多方案也被提了出来。

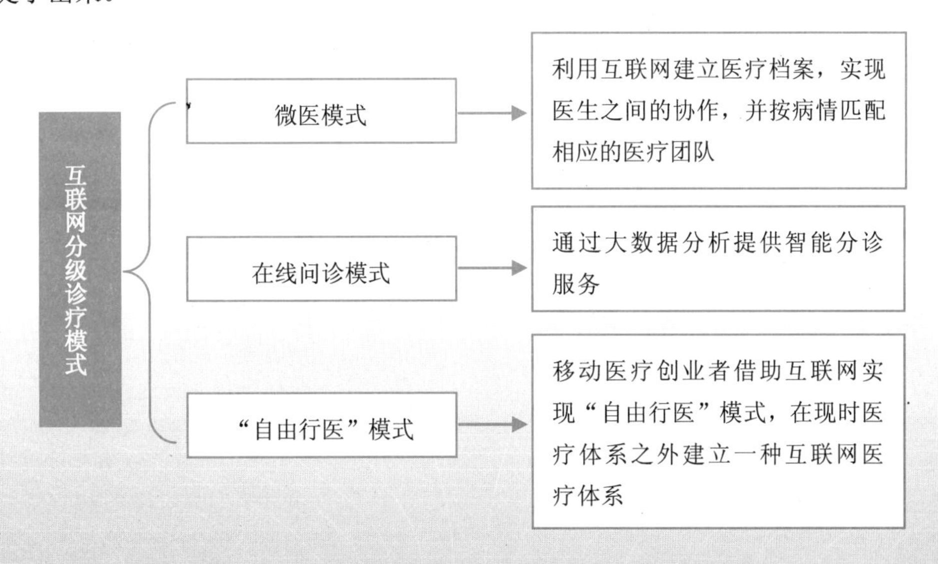

5.1.3 案例：分级诊疗模式的探索

截至 2015 年 11 月，国内已有 16 个省市在进行分级诊疗模式的探索，下面为大家介绍三个典型的分级诊疗模式探索的案例。

1. 上海的闵行模式

2015 年，为了新版分级诊疗模式的顺利推进，上海市选择闵行区作为先行试点地区，构建一个“市、区、社区”三级医疗机构共享的信息共享平台，如图 5-2 所示。

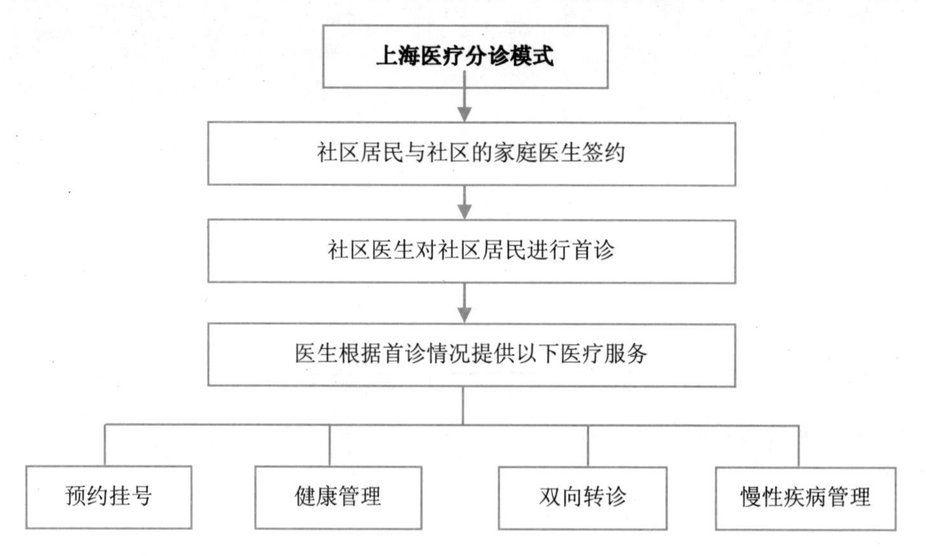

图 5-2 上海医疗分诊模式

目前，上海闵行区的分级诊疗模式已经吸引了人们的关注，成为分级诊疗建设大背景下，最接地气的实践模式之一。

2. 西安模式

截至 2015 年 6 月底，西安市对于进一步提升基层医疗卫生机构的服务水平，作出了如下举措。

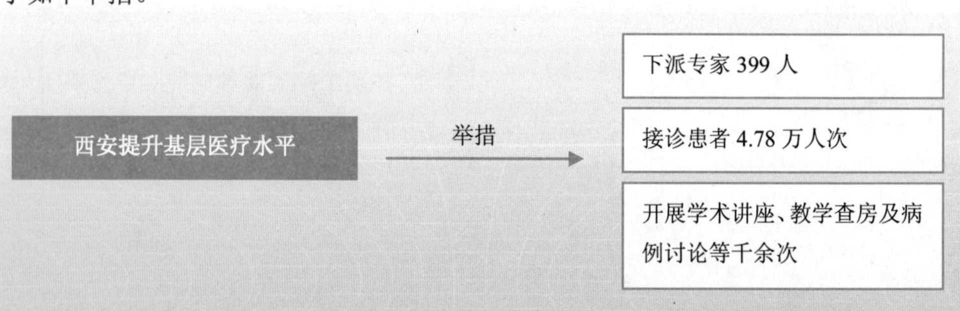

在分级诊疗方面，西安模式的核心是团队医疗，患者在医生处进行首诊后，首诊医生会根据对病人病情的判断，给患者匹配最合适的科室和医生。同时，西安对在社区卫生服务机构就诊的患者实行如下的“五免”政策，从政策上引导群众首选基层医疗机构就诊。

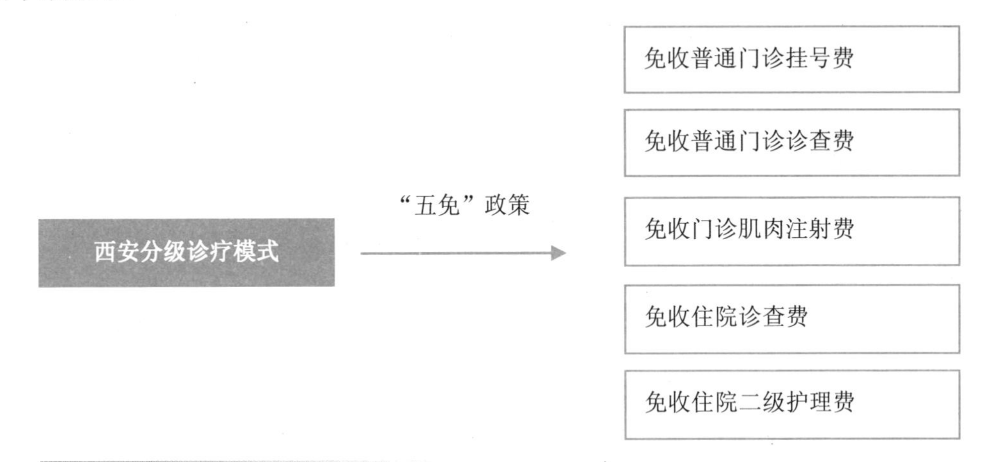

3. 中山全科模式

成立于 1994 年的中山全科医学科，专注于全科医生的培训，在分级诊疗上，全科的模式很清晰：在提高基层全科医生的医疗水平基础上，发展社区首诊、双向分诊和健康管理模式，为社区居民带来便捷的医疗体验。

5.2 医生社交体制改革

作为医疗的核心，医生若没有真正参与到这场移动互联网的浪潮中来，那么医疗就不算真正的改革。互联网思维改变了传统医疗产业，随着一大波移动医疗 APP 的崛起，国内关于在线医疗的话题再次火热起来，例如在线问诊、智能医疗、医生再教育等。

移动互联网的到来改变了医生社交体制，随着移动软件上用户量的增加，医生继续教育、三级分诊、自由执业等话题也纷纷步入了医疗大舞台。

5.2.1 医生再教育

医生是医疗的核心，但医生资源的紧缺却是医疗环节中最大的难题，从地域上来说，小地方的医生资源比大城市更为紧缺。这种现状，根本无法应对如潮般涌来的移动互联网医疗趋势。无论线上还是线下，没有一批优质的医生资源，就没有办法为群众带来更好的医疗体验，最终的发展也不会长久。

而医生的专业性程度也直接影响了医疗质量水平，没有专业化的医疗知识作为依据，医院提供的医疗服务根本就无法满足人们对医疗服务的需求。

医学是一门高度专业性的学科。每年，国际上都会有一大批新的医疗成果出现，不仅仅是医疗专业知识的更新，还有大时代潮流下，互联网思维的移动 APP 的诞生，让医生面对的新知识越来越多，例如在线问诊的操作方法、移动平台各种挂号预约模式、在线支付的接收、远程医疗诊断的操作等，都将慢慢深入医疗领域中。未来，传统医学知识已经不足以支撑人们对医疗服务的需求，正所谓“学无止境”，医生再教育问题也将成为每一所医院要面临的重要的事。

5.2.2 医生社区

互联网的出现颠覆了传统医疗中医生的社交网络，医疗被搬到网上，医生也形成了新的社区模式。

美国最大的医师在线社交网络平台 Doximity 经常被称作“医师们的人际关系网”，2014 年底，该平台在短短三年时间里，会员人数增加到了 40 万，这个数目代表着超过一半的美国医师加入了这个平台。关于 Doximity，具体介绍如下。

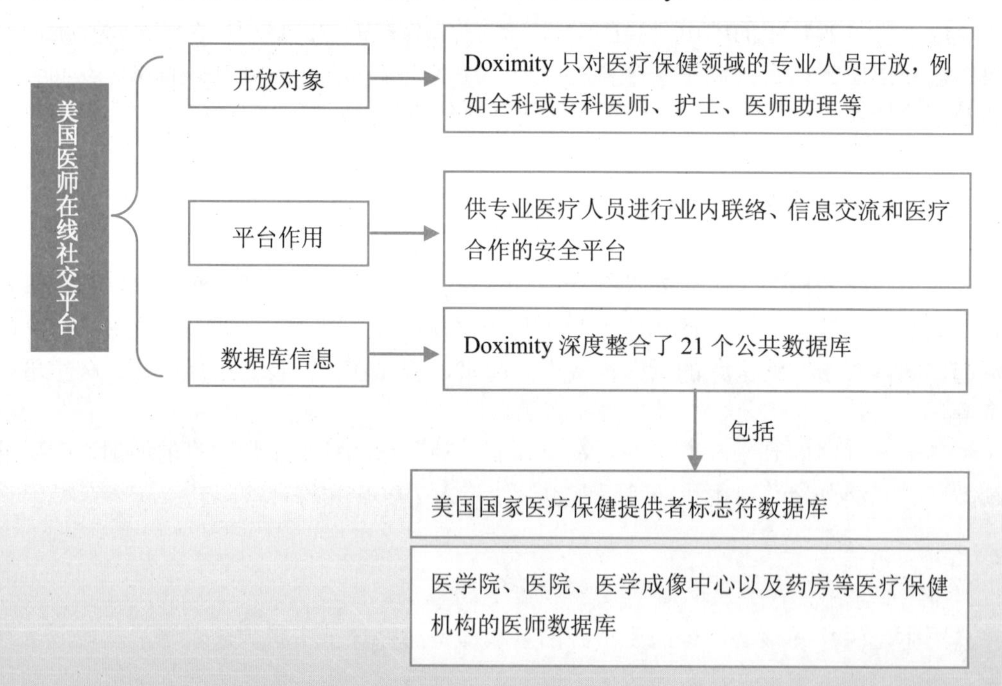

为了确保平台的私密和安全，医师首先要在 Doximity 中输入姓名和执业地区，并回答一些身份验证的问题，然后找到自己的 Doximity 档案。然后再通过三个步骤

的身份认证来完成 Doximity 账户注册，最终获得档案的所有权。在 Doximity 平台上，医师可以完成以下的事项活动，并取得意想不到的收获。

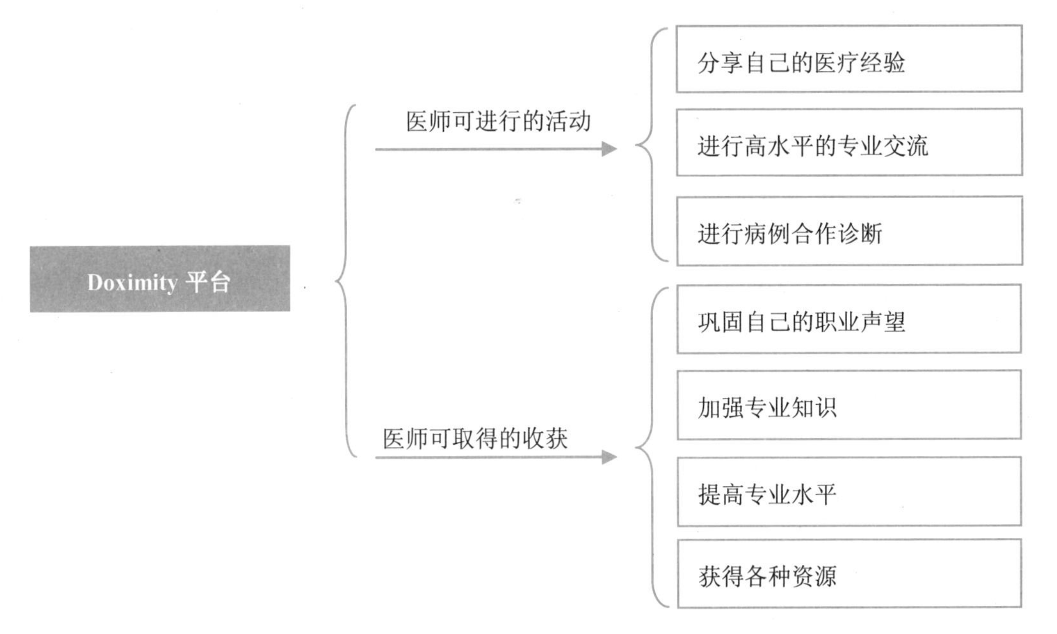

5.3 患者体验更到位

作为医疗环节中的另一个核心，患者对未来医疗的畅想，更为大胆和不可思议，曾在网上流传一个走红的段子：“也许哪天可以像淘宝一样，看病在网上支付，看得好就给五星好评，不好就给差评，并要求退款。”曾经看似那么不可思议的想法，如今随着互联网医疗的出现变成了现实。

互联网思维、移动思维为人们带来了医疗智慧化的改变，在线挂号预约、在线问诊看病、在线支付的模式增强了患者的就医体验，让人们的就医生活更为快捷方便。虽然完全以患者为中心的理想就医模式仍然没有实现，但是，移动智能医疗模式，让人们看到了未来就医的曙光。

5.3.1 移动医疗嵌入看病流程

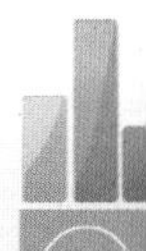

将看病流程嵌入移动医疗已经是很常见的事情，最具代表性的有患者在各类移动医疗 APP 上就医问诊、微信为人们提供便捷的医疗服务、支付宝实现以人为本的医疗服务模式等。

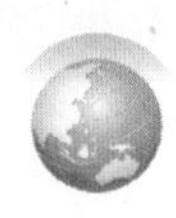

1. 移动医疗 APP 上就医问诊

移动医疗 APP 随着在线医疗概念的不断涌现，目前已经在互联网医疗行业领域发挥了重要的作用，患者通过移动医疗 APP 提出相关的医疗问题，然后让擅长该领域的医生进行回答，患者还能通过移动医疗 APP 进行挂号预约，直接缩短了在医院排队挂号的时间。为了提高医患之间的就医体验，移动医疗 APP 开发商还开发了各种功能，譬如视频问诊、以软文形式发布的医疗常识、患者给医生评分机制等。

2. 微信提供便捷的医疗服务

微信智慧医疗解决方案于 2014 年上线，截至 2015 年年初，全国支持微信挂号的医院已经超过了 1200 家，支持微信全流程就诊的医院有近 100 家。在未来，微信智慧医疗方案还会在扩大覆盖、打通平台和医药 O2O 方面努力。

对微信智慧医疗解决方案的介绍具体如下。

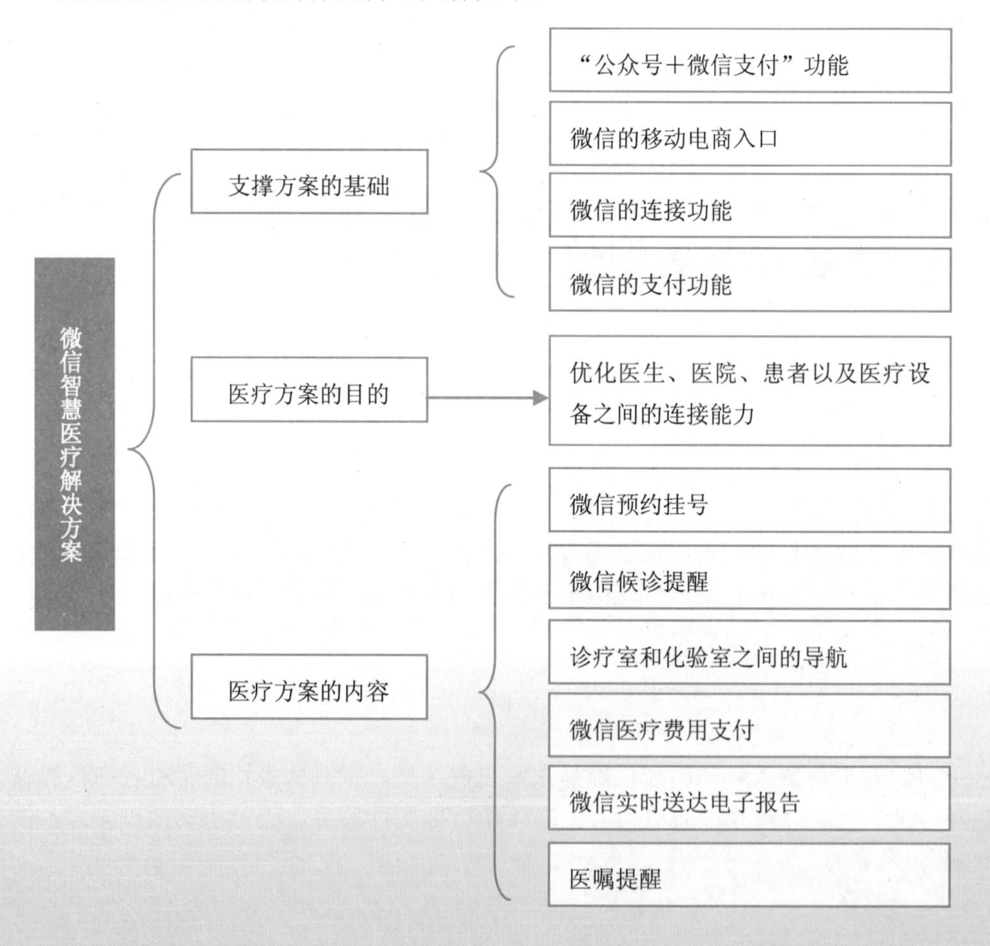

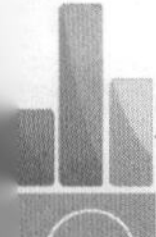

3. 支付宝实现以人为本的医疗服务模式

2014 年，支付宝拟定了一个“未来医院”的计划，该计划打造一个移动就医平台，在该平台上，用户可以实现挂号、缴费、候诊、取报告单、医患互动等一系列活动。该计划希望在移动互联网大时代下，实现以人为本的医疗服务模式。

5.3.2 患者社区

互联网医疗时代来临，让患者可以通过这一平台交流很多东西。一家成立仅 6 年的以色列数据挖掘公司 Treato，为患者提供了网络社区平台，通过患者论坛的对话获得有关药物副作用和处方模式的信息。患者在平台上，可以进行各种交流，包括病情、用药情况、药物费用情况、咨询医疗服务等。

患者社区除了为患者提供交流咨询的平台之外，还能为医疗机构提供大量医疗数据。互联网是一个全方位的信息攒取工具，通过网络平台，医生助理可以将患者的各种繁杂的信息通过整理或过滤后，提供给医生，然后医生就能根据收集的信息，给予患者相应的诊断意见。

有些网络社区，还给患者提供了“服务反馈”功能，据了解，美国大约有 50 家在线网站具备“服务反馈”的功能。通过服务反馈，患者可以对医生的诊疗进行评价和评级，方便其他用户对医生进行筛选。

而患者社区可以从以下方面拓展自身的商业模式。

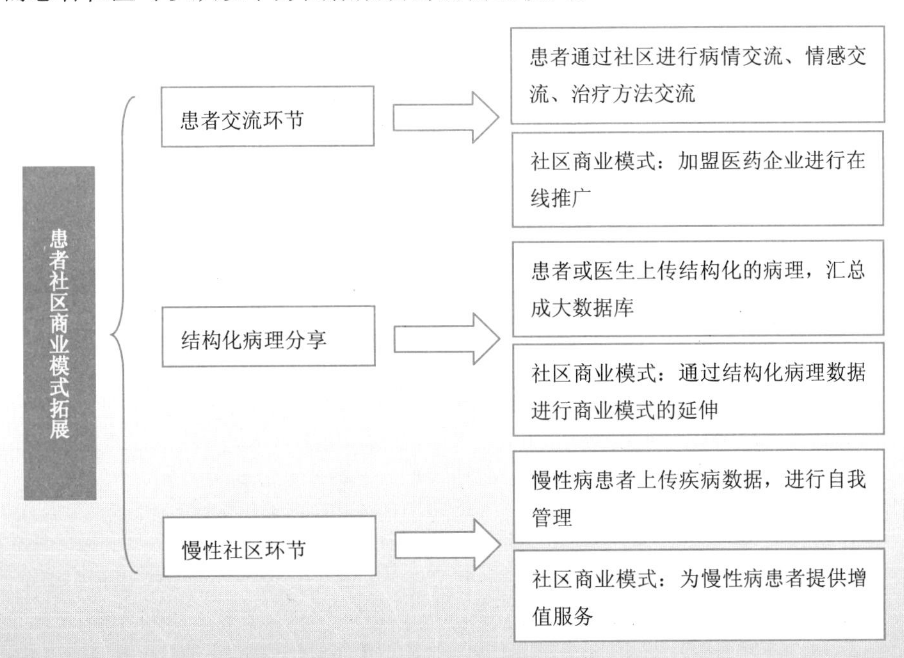

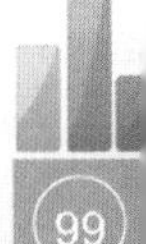

5.4 医疗移动端多样化细分

所谓医疗移动端，是指基于安卓、苹果等移动终端操作系统的医疗类 APP 应用。目前，医疗移动端的细分模式主要有七类。

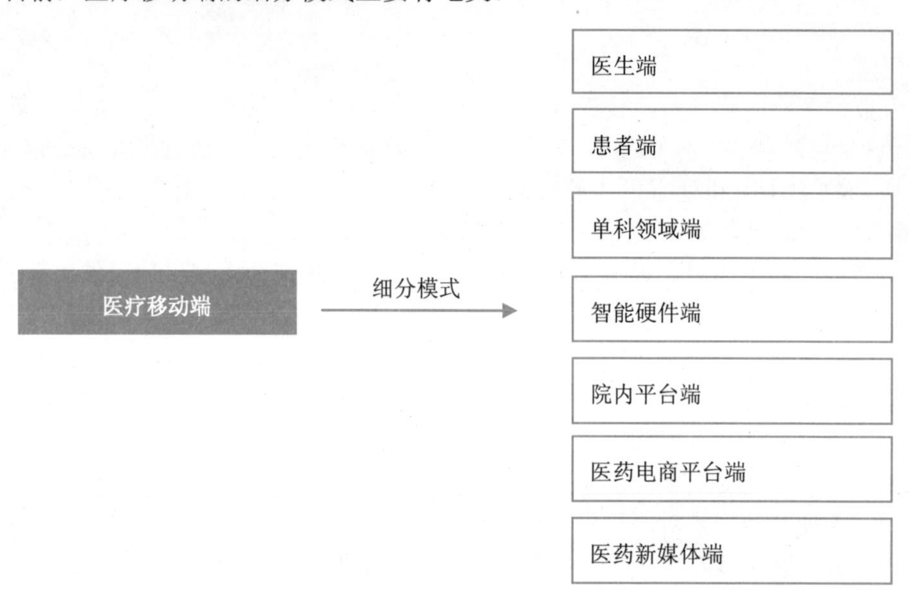

5.4.1 医生端

移动医疗 APP 的医生端让医生可以管理、联系自己诊疗过的患者，既降低会诊成本，也能提高医疗沟通效率。移动医疗 APP 的医生端的主要模块和功能如下所示。

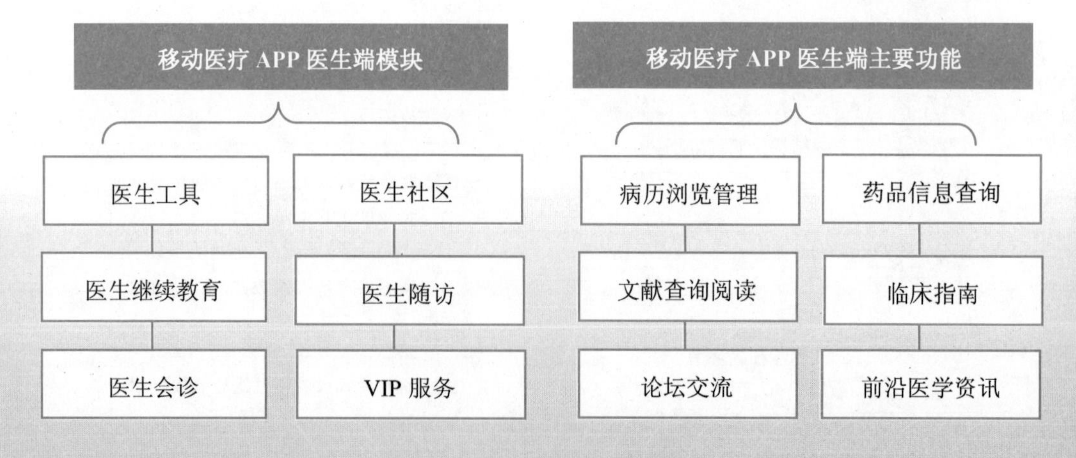

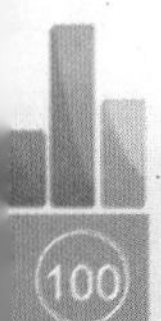

在线网站“就医 120”的移动医疗 APP 医生端共有三大模块，如图 5-3 所示。

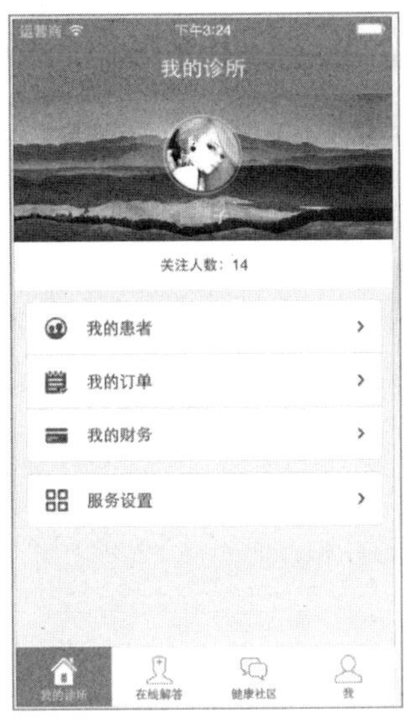

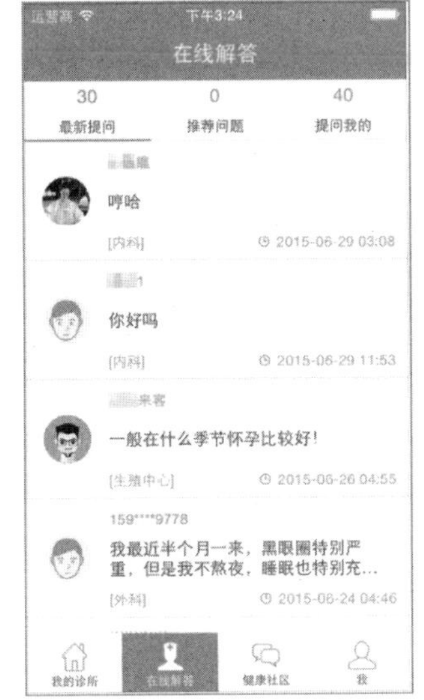

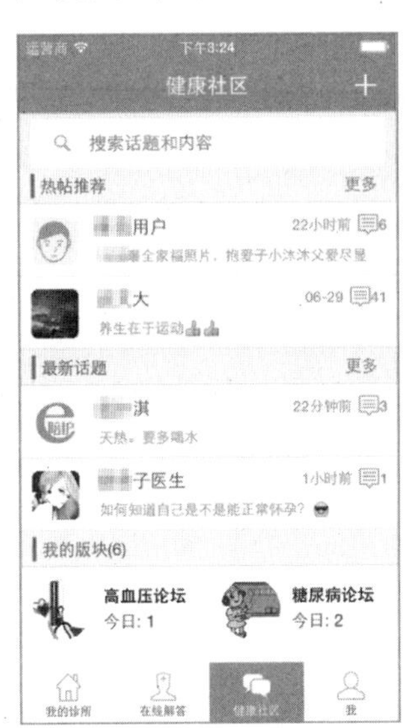

图 5-3 “就医 120” 移动医疗 APP 医生端的三大模块

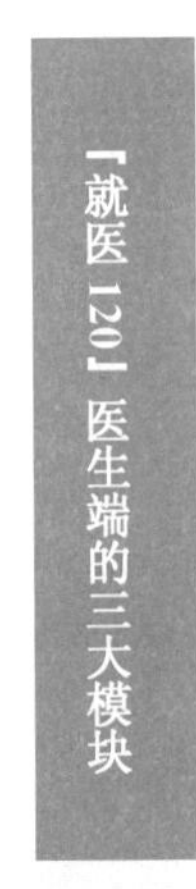

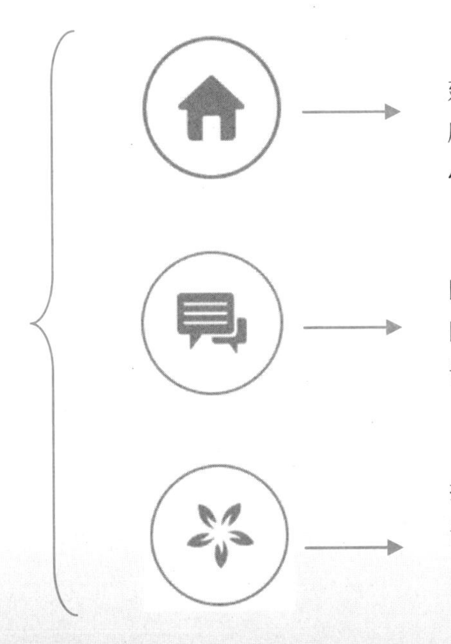

我的诊所

建立专属临床+科研资料的数据库，便捷查看患者订单，提供贴心服务

在线解答

医生与患者互动交流平台，帮助医生及时得到患者的反馈，积累诊疗经验

健康社区

提供热帖推荐、最新话题、板块论坛等内容，帮助医生沉淀个人品牌

5.4.2 患者端

移动医疗 APP 患者端是一类为患者服务的移动平台端，在移动医疗 APP 患者端上，患者可以得到以下的服务。

移动医疗 APP 患者端 → 为患者提供的服务

- 在线挂号预约
- 在线自诊或预诊
- 医患便捷沟通
- 签约私人医生
- 患者互助交流
- 医疗知识查询
- 在线购药

不同的移动医疗 APP 会根据自身资源打造不同的服务功能，如图 5-4 所示为“泌外宝”的患者端。

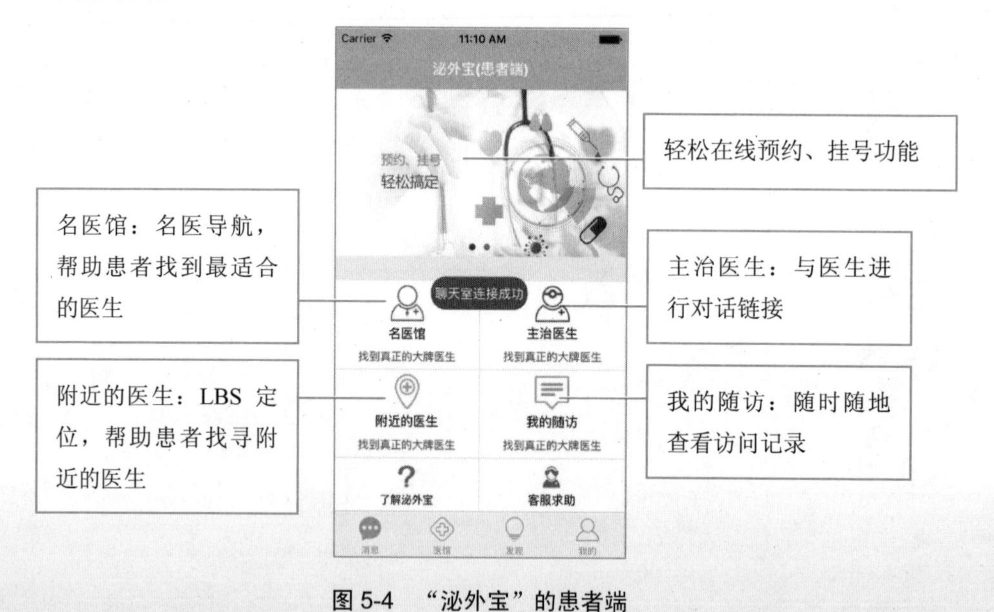

图 5-4 “泌外宝”的患者端

5.4.3 单科领域端

移动医疗 APP 细分之单科领域是指该移动端根据疾病的特征，借助移动互联网，只为某类疾病或某个单科领域的患者提供服务，主要以慢性病管理为主。常见的单科领域包括牙科、心血管疾病、糖尿病、呼吸疾病、皮肤疾病等。如图 5-5 所示为只关注母婴健康的“妈咪掌中宝”的官方介绍版本。

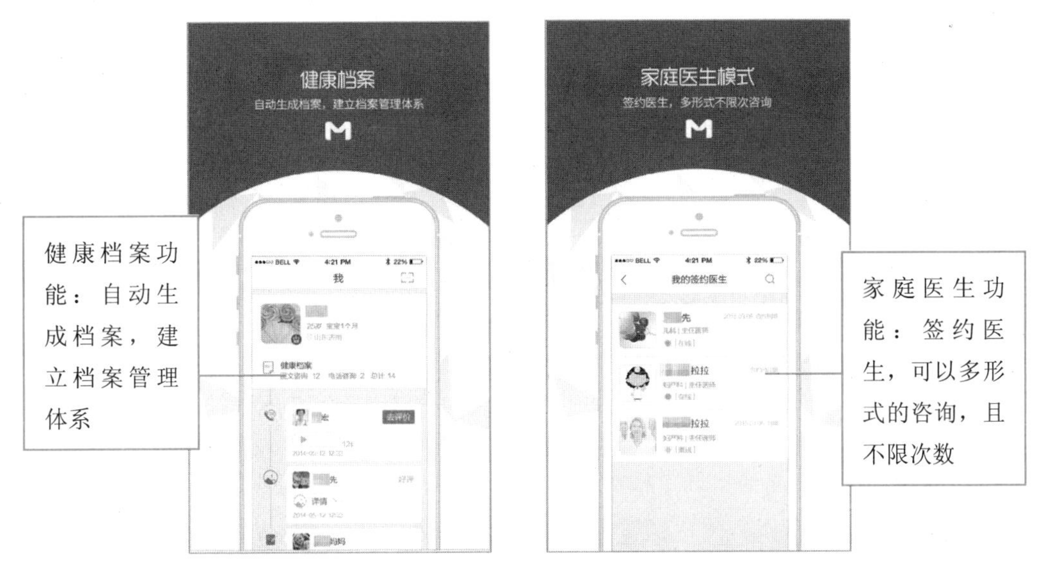
健康档案
自动生成档案，建立档案管理体系
家庭医生模式
签约医生，多形式不限次咨询
健康档案功能：自动生成档案，建立档案管理体系
家庭医生功能：签约医生，可以多形式的咨询，且不限次数
我的签约医生

图 5-5　“妈咪掌中宝”的官方介绍

5.4.4　智能硬件端

移动智能硬件端是指用户通过购买专用的硬件，测量生理信息后，将数据自动记录储存的移动应用 APP 端。例如智能手环、智能手表，可以将用户的心率变化、睡眠情况等数据记录在手机移动端上。还有的移动端与医生进行连接，一旦病人的数据出现异常，立刻提醒患者去医院就医或者通知患者的主治医生。此外，还有一些移动监护仪和远程胎儿监护设备，也能够通过 APP 将信息及时发送给患者和家人。

5.4.5　院内平台端

院内平台端通常有下面三类开发形式。

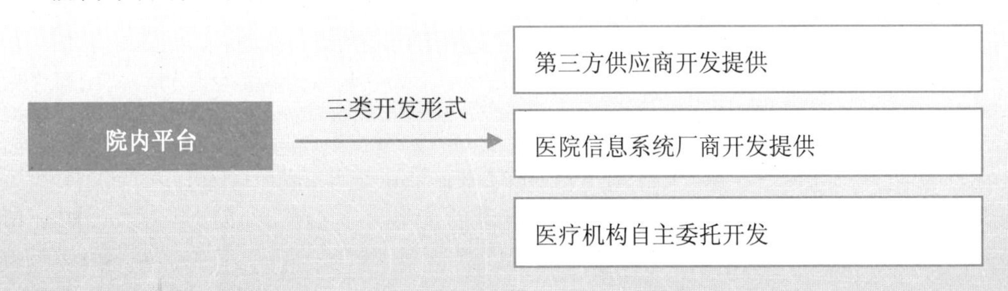

院内平台端正在慢慢出现与微信、支付宝等火爆应用相结合的趋势，和移动医疗APP患者端一样，具备挂号、预约、查看医院内的信息、查看化验单等功能。

5.4.6 医药电商平台端

医药电商平台端提供的服务主要包括以下几点。

医药电商平台端 —提供的服务→

- 完善的药品信息服务
- 药品使用说明书服务
- 患者病症查询服务
- 基于地理位置的药品购买服务

如图5-6所示为“药快好”移动端的首页界面、药品信息界面和咨询界面。

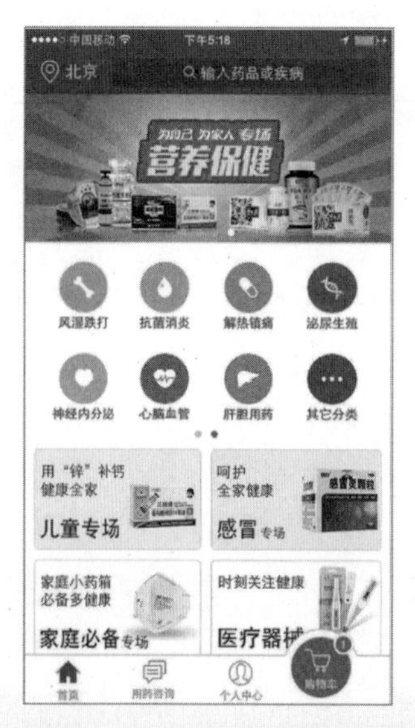

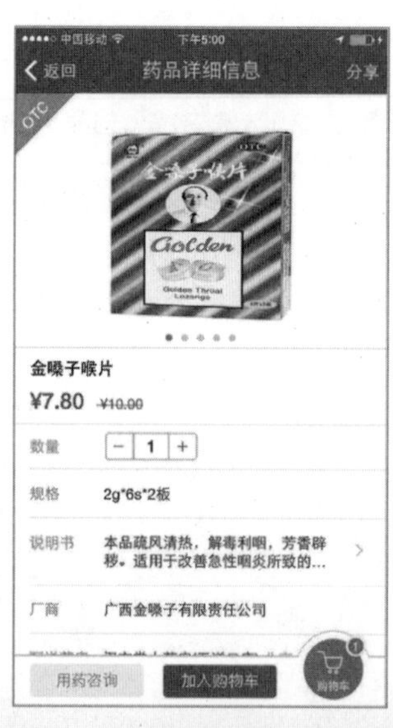

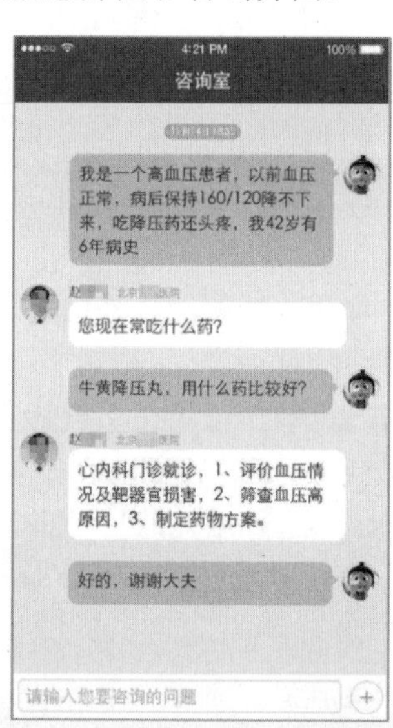

图5-6 “药快好”手机移动端界面

5.4.7 医疗新媒体端

移动医疗 APP 中，除了针对医疗机构和企业的服务之外，还有医疗媒体端领域，在这个领域，移动应用通过采用移动互联网的微博、微信等通用平台，为用户传递有关的医疗信息，主要达到以下作用。

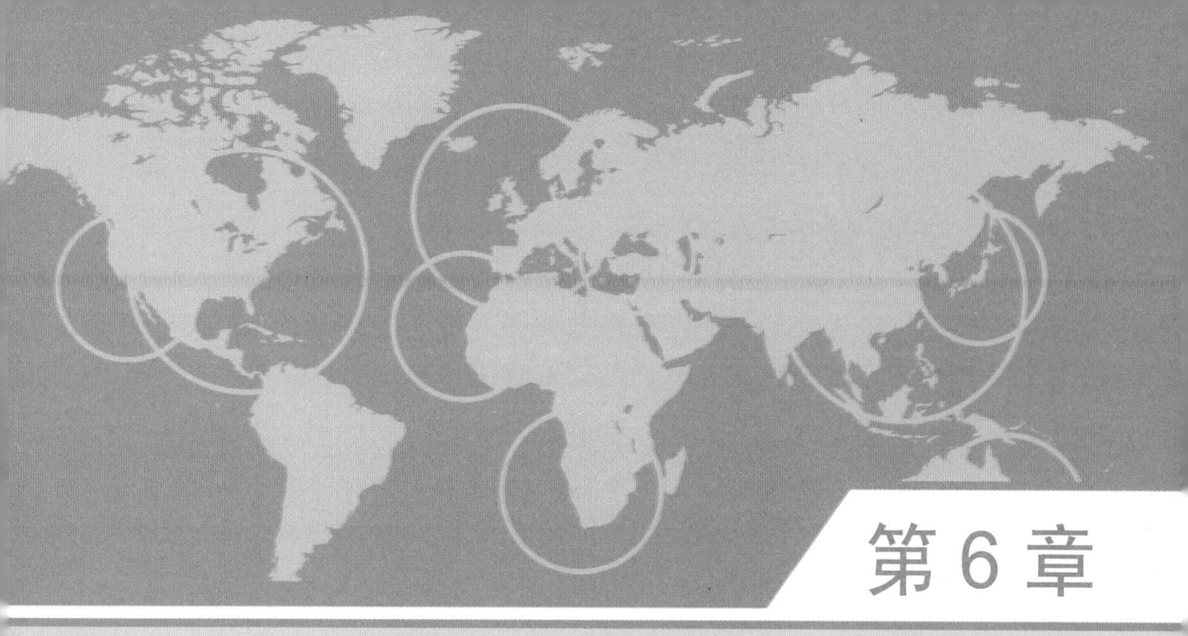

第6章

智能：移动医疗硬件产品

近年来随着各类基于移动互联网平台开发的移动产品被开发，可穿戴设备开始慢慢地走进人们的生活，而这一细分领域也将成为未来移动医疗市场上的黑马。本章主要向读者介绍关于移动医疗硬件产品的相关知识。

智能：移动医疗硬件产品

- 可穿戴医疗设备
- 可穿戴医疗设备的实际应用
- 健康管理之智能手表、手环
- 其他可穿戴设备

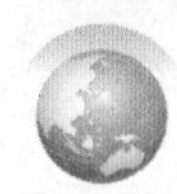

6.1 可穿戴医疗设备

移动互联网、大数据、云计算等新技术正在颠覆人们对医疗的认知，与此同时，可穿戴设备市场也逐渐被打开，国内大量优秀的企业全面进军可穿戴医疗领域，可见可穿戴医疗设备在医疗领域中的潜力巨大。

可穿戴设备就像一个可移动的智能计算机，它打破了传统的人机交互模式，以其信息化、智能化、易携带等优势走入了人们的生活中。在医疗领域中，可穿戴设备为医生、医院、诊所、研究部门、保险公司提供采集而来的医疗数据。可穿戴设备遍布人们的日常生活，如图 6-1 所示。

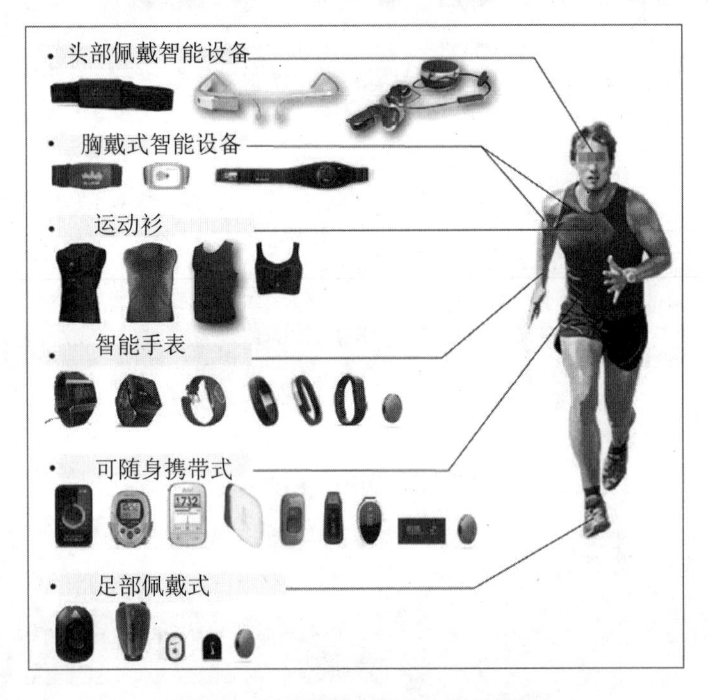

图 6-1　可穿戴设备改变人们的生活

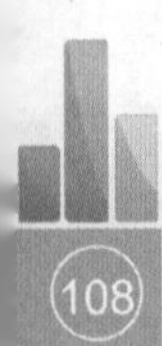

6.1.1 可穿戴设备的作用与功能

目前，覆盖面最广的可穿戴设备是人们所熟知的手表、手环类物件，然而，随着在线医疗的发展和兴起，可穿戴医疗设备也开始慢慢走入人们的生活中，通过可穿戴医疗设备，用户可以了解自身的健康状况。例如用户通过可穿戴设备和手机应用程序的联合跟踪了解自身日常活动中的热量情况；或者根据一系列数据了解自身心率、体温等健康情况。

可穿戴健康设备具备哪些作用和功能？具体包括以下几点。

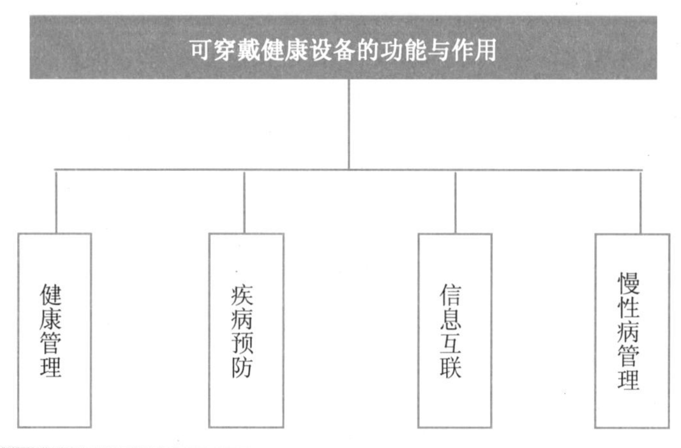

1. 健康管理

目前，市面上很多手表、手环都具备健康数据管理的功能，这些运动类的智能设备主要是针对那些缺乏运动、久坐不起的上班族们设计的，对于这类人群来说，如果每天有一个智能产品帮助计算以下所示的数据，那么也会激发他们的健康心态。同时，健康管理类的智能设备还能帮助人们制定规律的生活作息表，保证人们的睡眠质量，提醒他们多多锻炼。

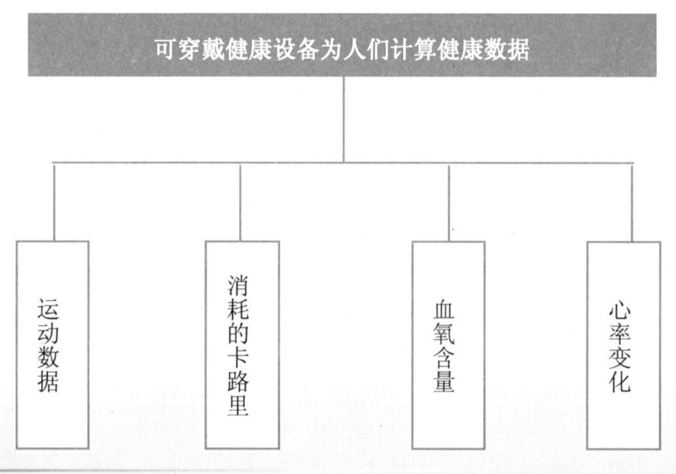

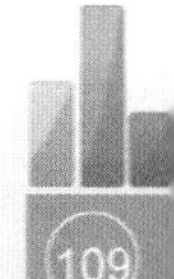

2. 疾病预防

可穿戴设备之所以越来越受欢迎，很大的原因在于它能够帮助患者在疾病初期发现病症，如图 6-2 所示。

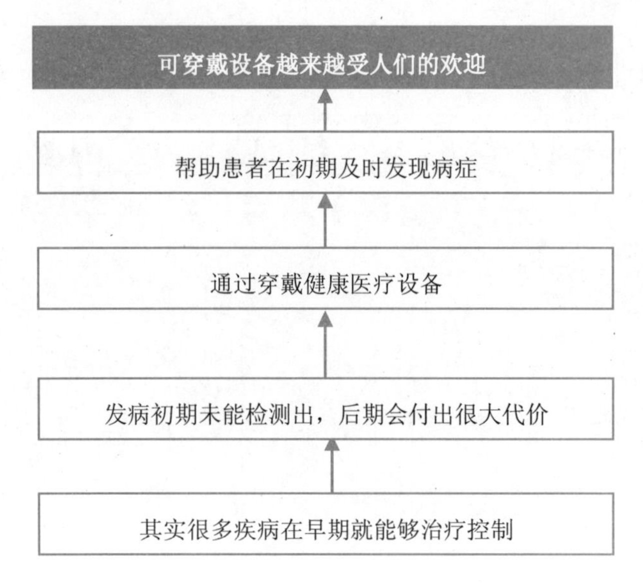

图 6-2　可穿戴设备受欢迎的原因

3. 信息互联

众所周知，医疗信息量是非常庞大且复杂的，在互联网、云计算、大数据等技术发展起来之前，传统医疗想要找到一个集成数据的方法，几乎是不可能的，因为成本太高，难度系数太大。而现在，通过医疗可穿戴设备这类高科技产品，可以实现对高精度数据的采集，并产生如图 6-3 所示的影响和作用。

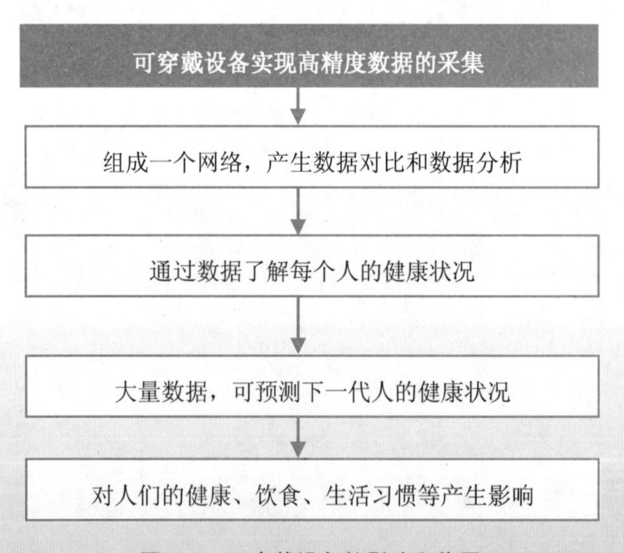

图 6-3　可穿戴设备的影响和作用

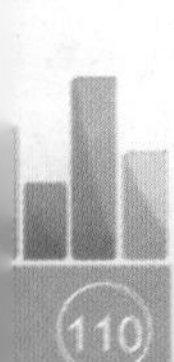

4. 慢性病管理

慢性病管理一直受到国家和人们的重视，对于在可穿戴设备领域布局的企业家来说，慢性病管理市场具备非常大的潜力，如图 6-4 所示。

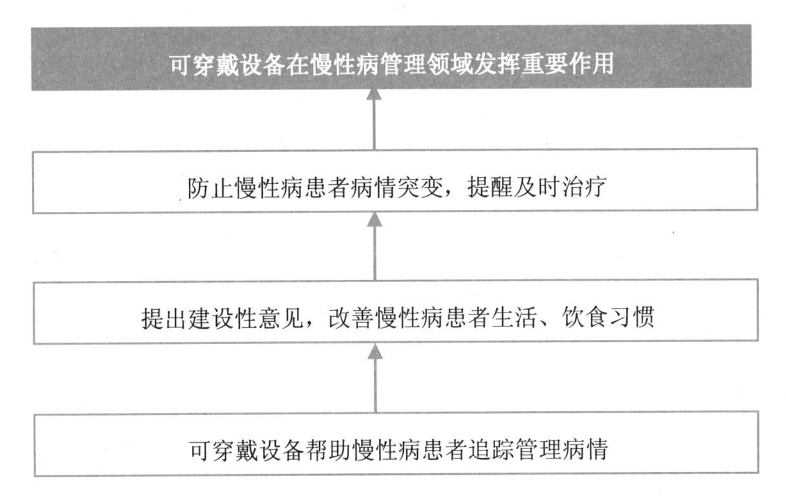

图 6-4 可穿戴设备在慢性病管理领域发挥重要作用

例如，对于糖尿病患者来说，患者通过可穿戴设备，可以合理地控制饮食并时常进行血糖监控；对于复发率较高的疾病来说，患者需要及时监测身体指标的变化以避免病情突变。

6.1.2 可穿戴设备的产品分类

可穿戴设备是典型的嵌入式系统，它具备可移动化、智能化、操作简易化等特点。可穿戴设备的主要关键技术包括以下几点。

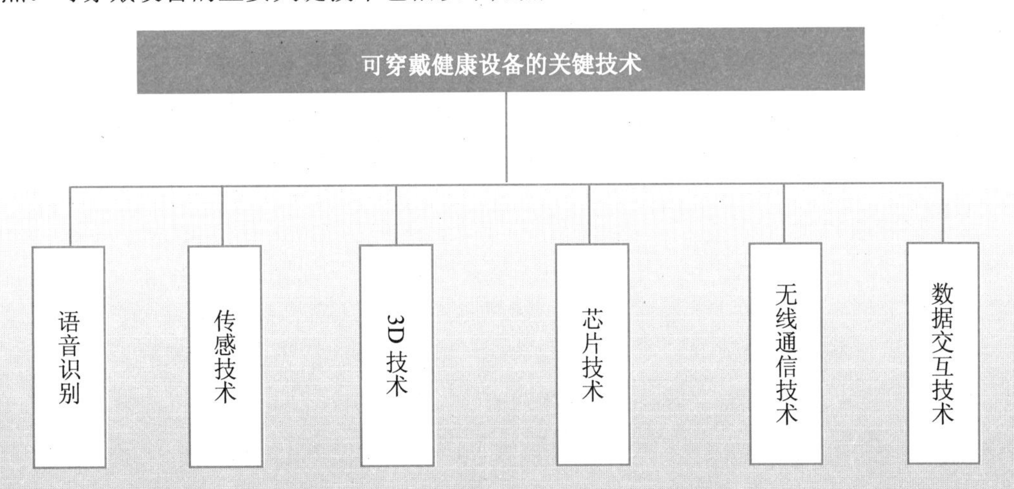

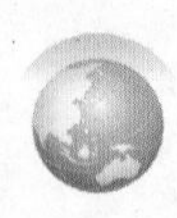

如今，可穿戴设备已经不仅仅是给大众青年带来了健康管理，更是给中老年人带来了福音。目前，市面上的可穿戴健康产品包括以下三大类，在每一大类后笔者还列出了几个产品。

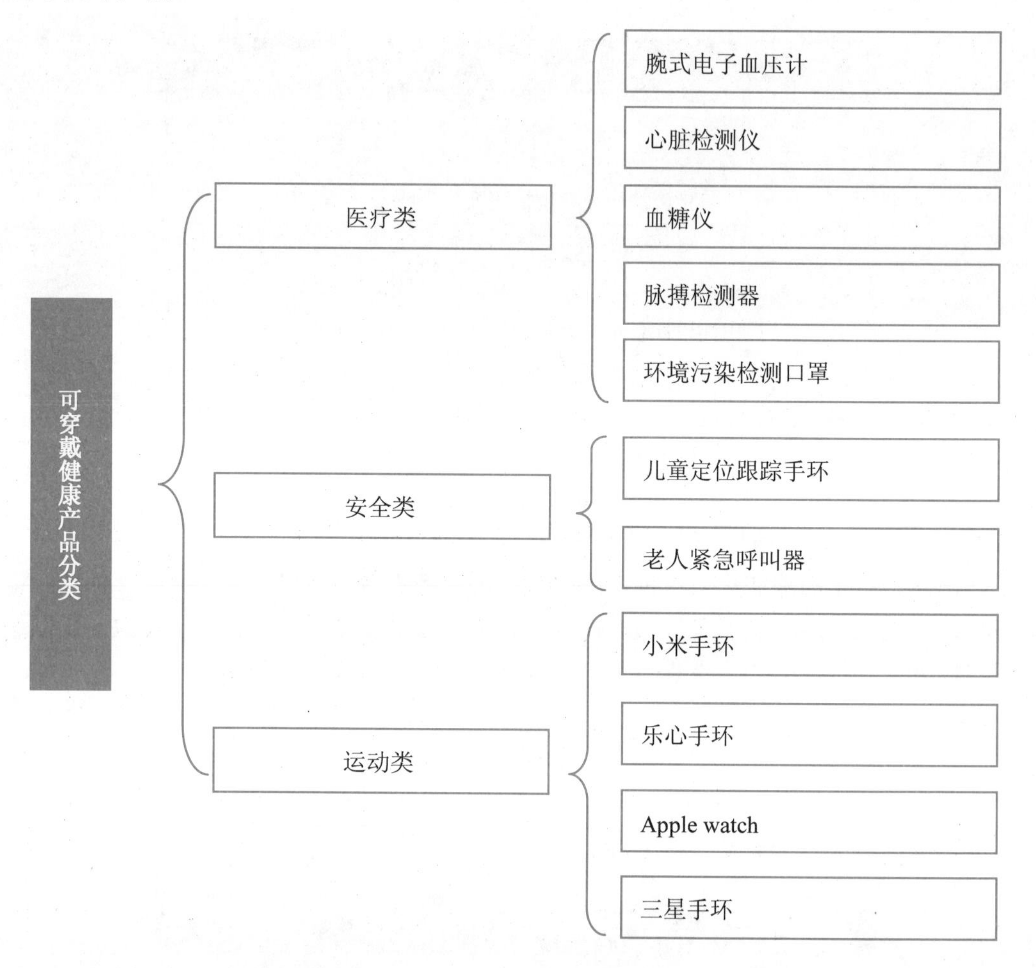

6.2 可穿戴医疗设备的实际应用

可穿戴医疗设备目前已经开始逐渐被应用于临床实践，例如 Scanadu Scout，如图 6-5 所示。这是一款手持传感器，用户只要把这个设备放在前额 10 秒左右，就能追踪身体数据，包括体温、心率、血氧、呼吸速率和血压等。

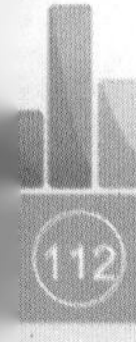

据说该设备测量的数据精准度达到 99%，测量出来的数据会自动发送到用户的智能手机应用上。如图 6-6 所示为 Scanadu Scout 的手机应用界面。

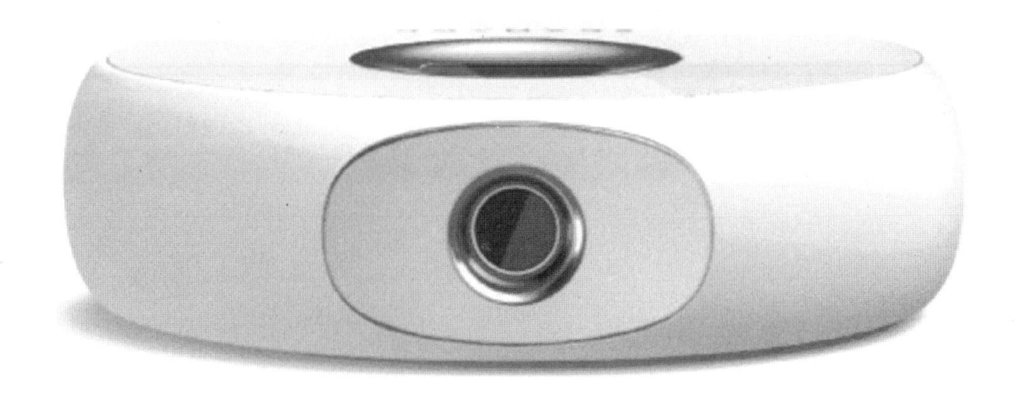

图 6-5　手持传感器 Scanadu Scout

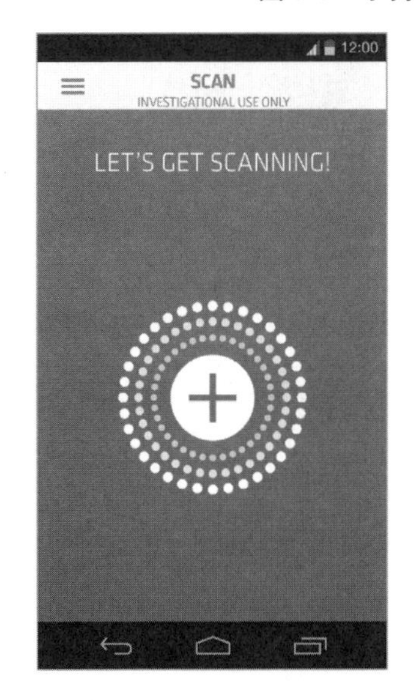

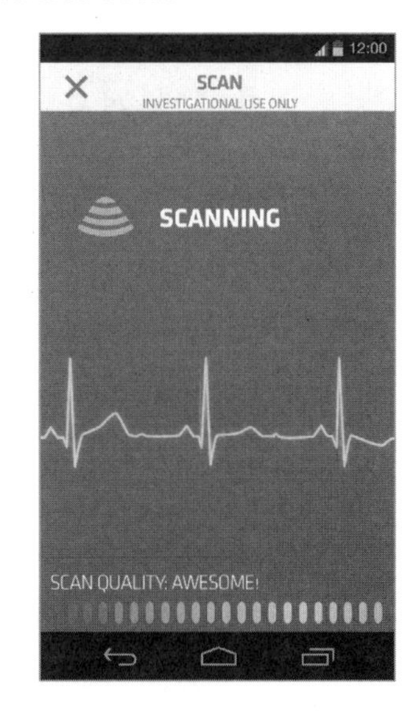

图 6-6　Scanadu Scout 的手机应用界面

下面，为大家介绍可穿戴设备在健康领域的一些具体应用。

6.2.1　有关哮喘病的设备

哮喘和慢性阻塞性肺病，容易引起气道肿胀而导致患者难以呼吸。基于这种现状，成立于 2010 年的数字医护创业企业 Asthmapolis，希望借助传感器等技术设备，为哮喘病人提供个性化的医护服务。Asthmapolis 的工作原理如图 6-7 所示，如图 6-8 所示为患者正在使用 Asthmapolis 的情形。

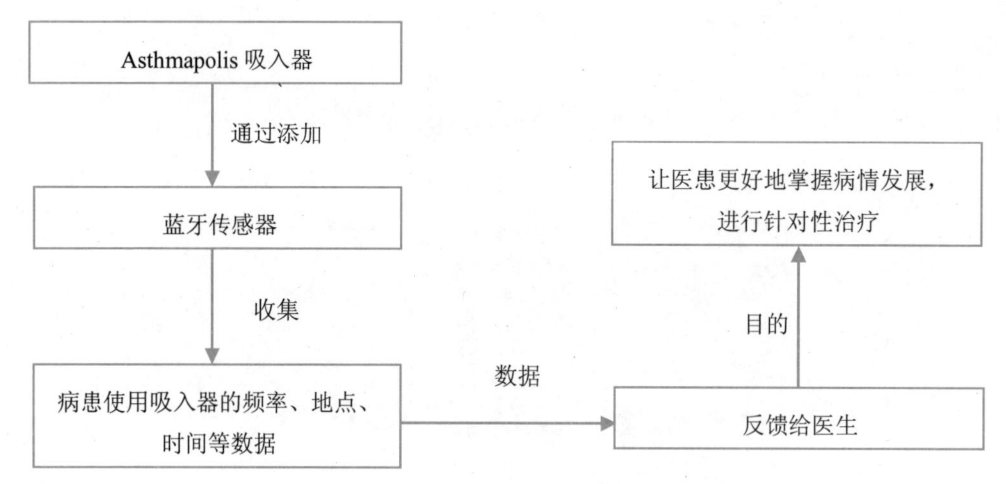

图 6-7　Asthmapolis 的工作原理

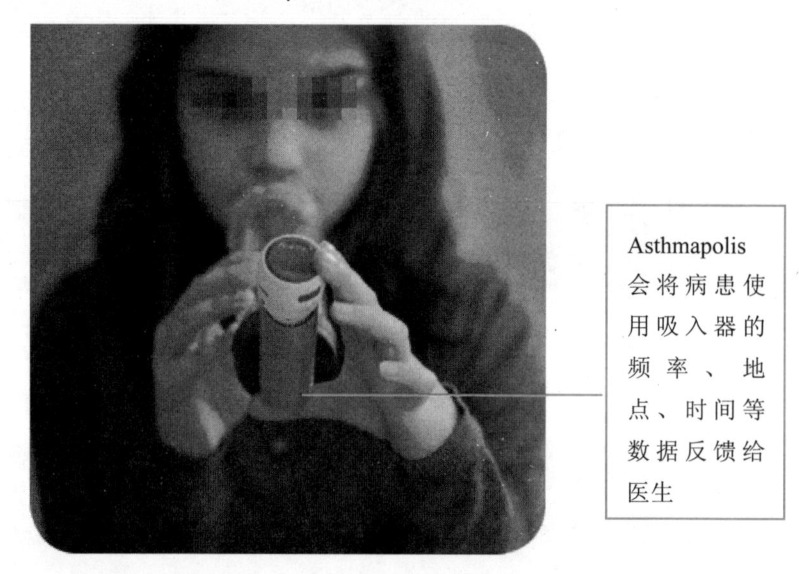

图 6-8　患者使用 Asthmapolis 的情形

6.2.2　检测心率失常设备

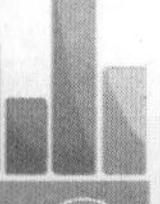

Zio Patch 是一种类似于创可贴的小型传感器，2009 年，Zio Patch 经过美国食品药品监督管理局认证。如图 6-9 所示为 Zio Patch 的外形及作用。

过去，Holter 一直作为移动心率监测的标杆存在，直到 Zio Patch 出现后，情况似乎发生了改变，斯克利普斯应用科学研究所比对了 146 位同时适合 Zio Patch 与 Holter 监测的病人的心电图仪数据，结果发现，Holter 识别出了 61 位心律失常患者，而 Zio

Patch 总计识别出了 96 位。在分析两台仪器的数据后，有内科医生后作出了结论：Holter 准确率只有 64%，而 Zio Patch 准确率达到了 90%。

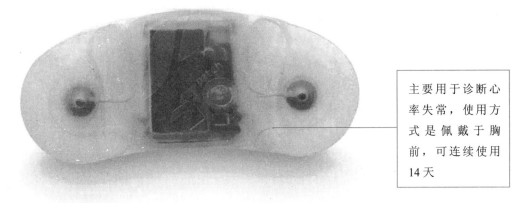

主要用于诊断心率失常，使用方式是佩戴于胸前，可连续使用14天

图 6-9 Zio Patch

6.2.3 检测是否洗手设备

Swipesense 是一款个人便携式洗手液分配器，主要供医务人员随身佩戴。如图 6-10 所示为 Swipesense 的外形特征和主要特征。

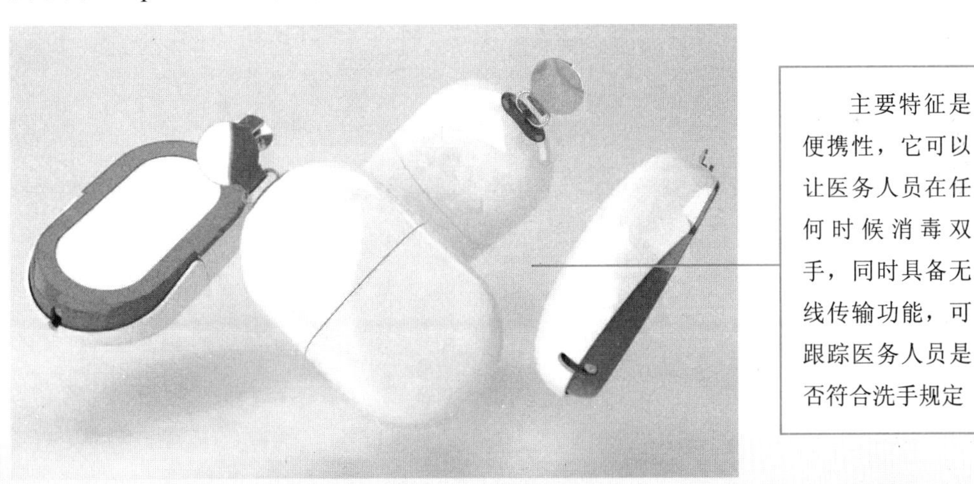

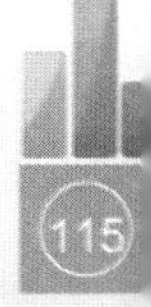

主要特征是便携性，它可以让医务人员在任何时候消毒双手，同时具备无线传输功能，可跟踪医务人员是否符合洗手规定

图 6-10 Swipesense

6.2.4 血压监测设备

无线血压监测仪(Wireless Blood Pressure Monitor)是 Withings 公司推出的一款可穿

戴医疗设备，如图 6-11 所示为这款产品的外形和功能。

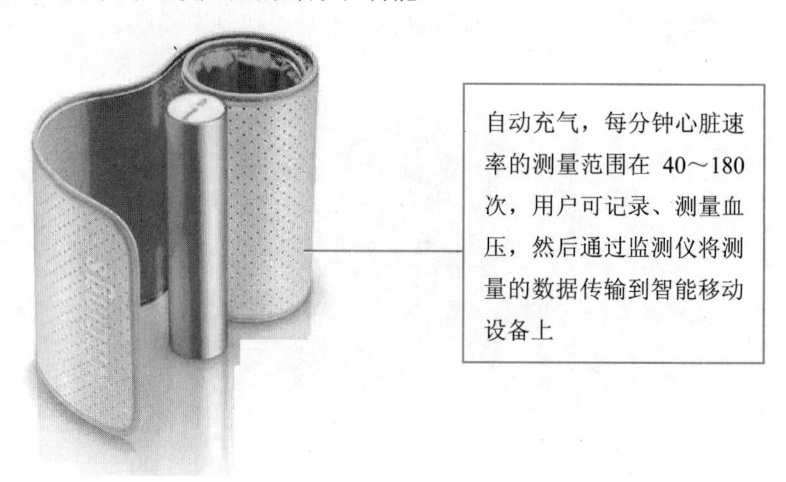
自动充气，每分钟心脏速率的测量范围在 40～180 次，用户可记录、测量血压，然后通过监测仪将测量的数据传输到智能移动设备上

图 6-11　无线血压监测仪

6.2.5　关于睡眠监控设备

PhysIQ 是一个生理信息分析平台，其原理和很多可穿戴设备一样，都是通过多种传感器来获取个人的生命体征。PhysIQ 主要用于睡眠监控，因此它记录和分析的数据主要包括以下几点，这些数据会在平台上绘制成个人的生理信息变量图。

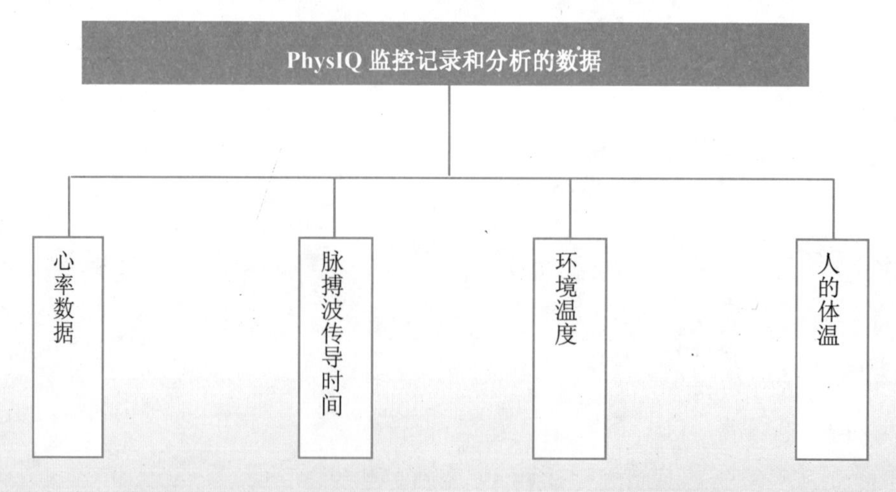
PhysIQ 监控记录和分析的数据
心率数据
脉搏波传导时间
环境温度
人的体温

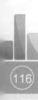

6.2.6　监控服药情况的药丸

这款智能药丸的系统名叫 Proteus Digital Health，它是通过 Helius 技术，将一颗微小的芯片嵌入到药丸中，同时搭配一片感应器贴片，如图 6-12 所示。其主要作用

是监控使用者的服药情况，具体工作原理如图 6-13 所示。

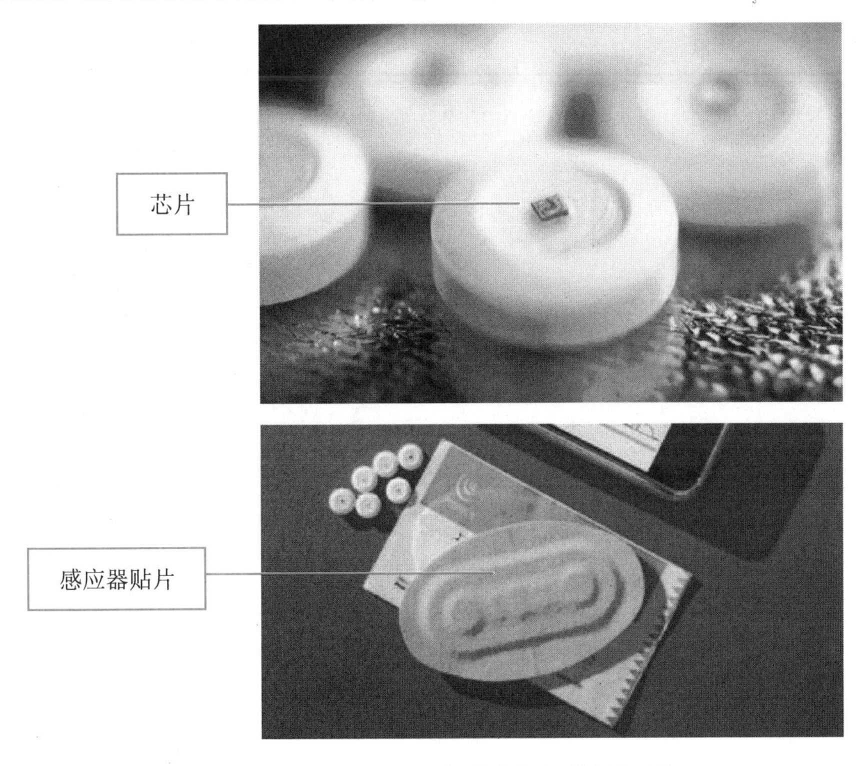

图 6-12　智能药丸和感应器贴片

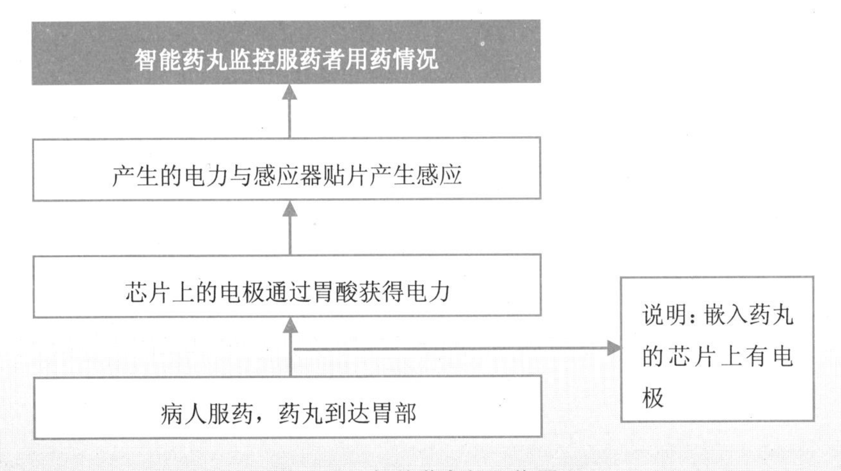

图 6-13　智能药丸的工作原理

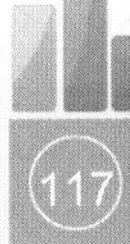

6.2.7 无针头的血糖检测设备

无针头的血糖检测设备又被称为非侵入式血糖检测设备，传统的血糖检测系统设备需要将仪器插入到皮肤中，而 Echo Therapeutics 公司设计的这款 Symphony CGM system 系统设备无须将设备插入到皮肤中。

Symphony CGM system 系统，由以下三个模块组成，每个模块的名称和作用如图 6-14 所示。

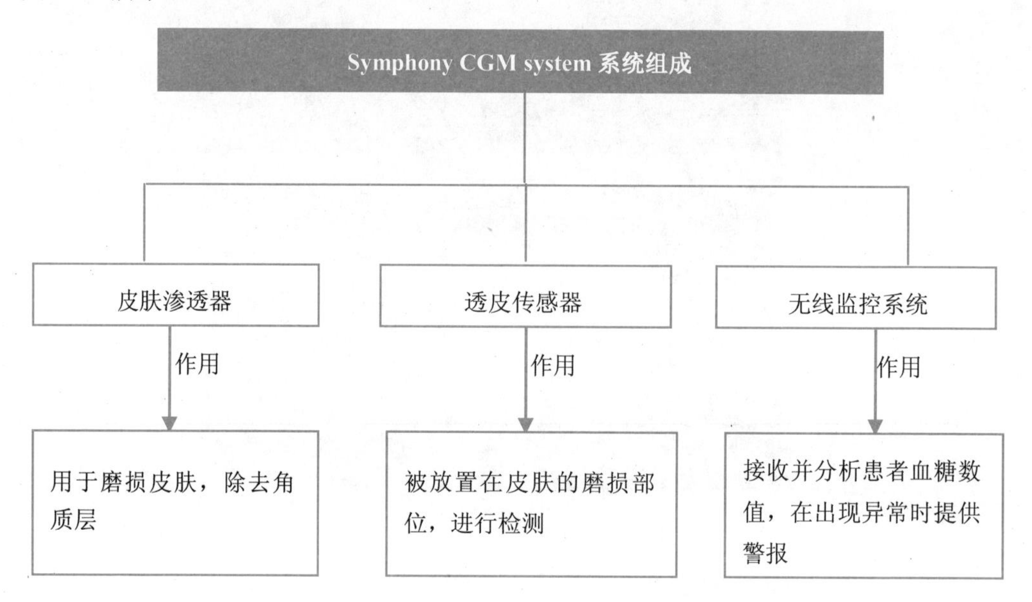

图 6-14　Symphony CGM system 系统组成及作用

6.3 健康管理之智能手表、手环

以智能手表、智能手环为代表的可穿戴设备市场正在慢慢崛起，在健康医疗领域，智能手表和智能手环主要用于监测人体体温、运动情况、心率情况和睡眠质量等，因为智能手表、手环比较受年轻人的喜爱，因此很多厂商纷纷从智能手表、手环这两方面布局医疗大数据。

6.3.1 智能手环之 Dido

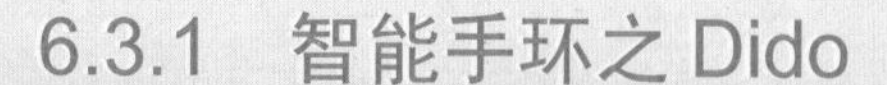

Dido 智能手环，如图 6-15 所示，具备监测心率的功能，其主要原理是通过传感器，对皮肤下的血流动情况作出准确的分析。同时这款心率监测智能手环还有运动计步、测算距离和卡路里计算等功能。

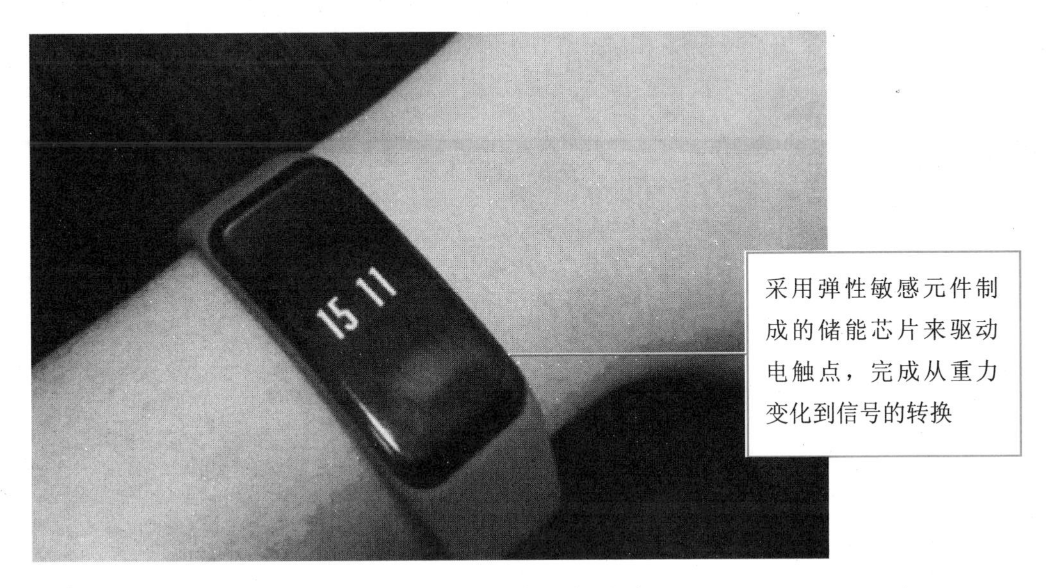

15 11
采用弹性敏感元件制成的储能芯片来驱动电触点，完成从重力变化到信号的转换

图 6-15 Dido 智能手环

6.3.2 智能手环之三星 Gear Fit

三星智能手环 Gear Fit 是一款为运动爱好者打造的智能佩戴手环设备，如图 6-16 所示为三星 Gear Fit 智能手环的外形，如图 6-17 所示为三星 Gear Fit 智能手环的功能。

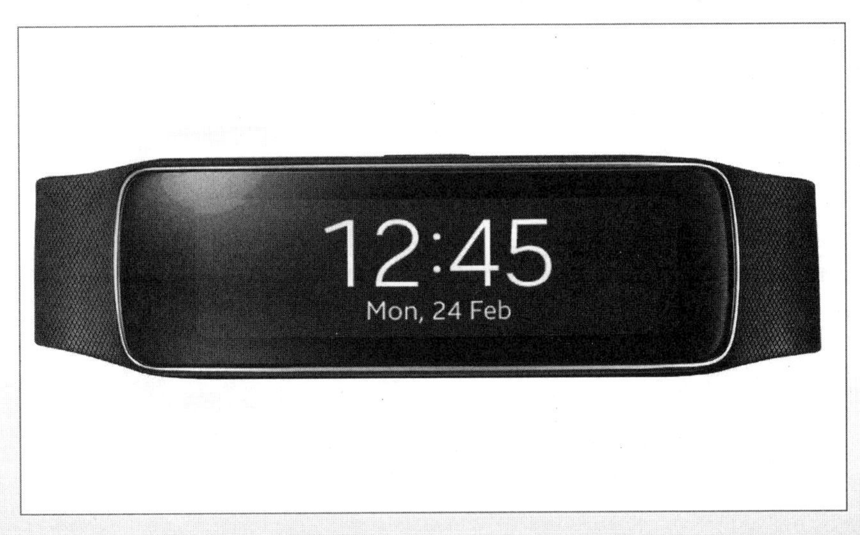

图 6-16 三星智能手环 Gear Fit 的外观

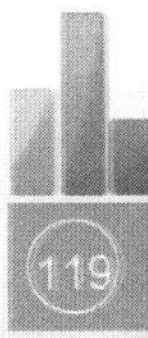

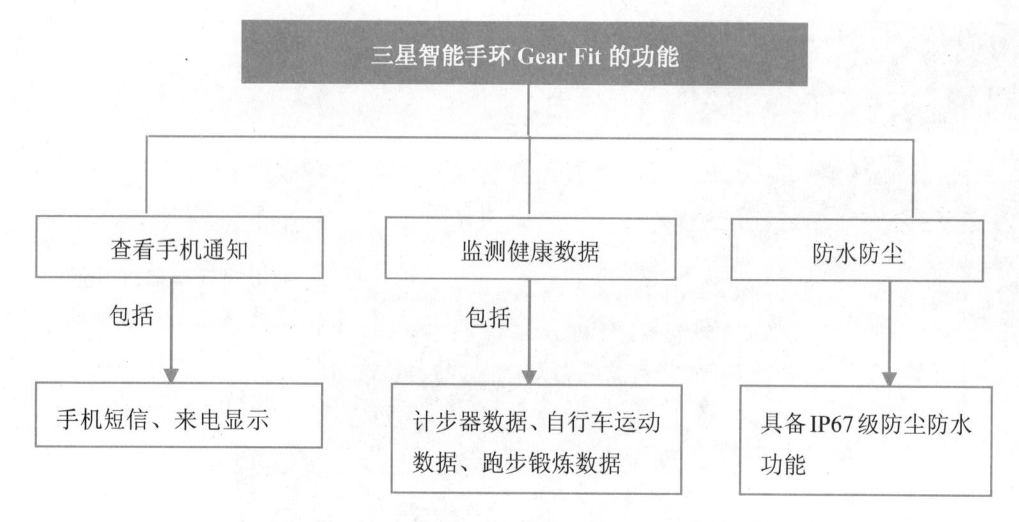

图 6-17　三星智能手环 Gear Fit 的功能

6.3.3　智能手环之乐心 BonBon

乐心 BonBon 运动手环是一款外形复古的智能手环，如图 6-18 所示为乐心 BonBon 的外形，如图 6-19 所示为乐心 BonBon 的主要功能。

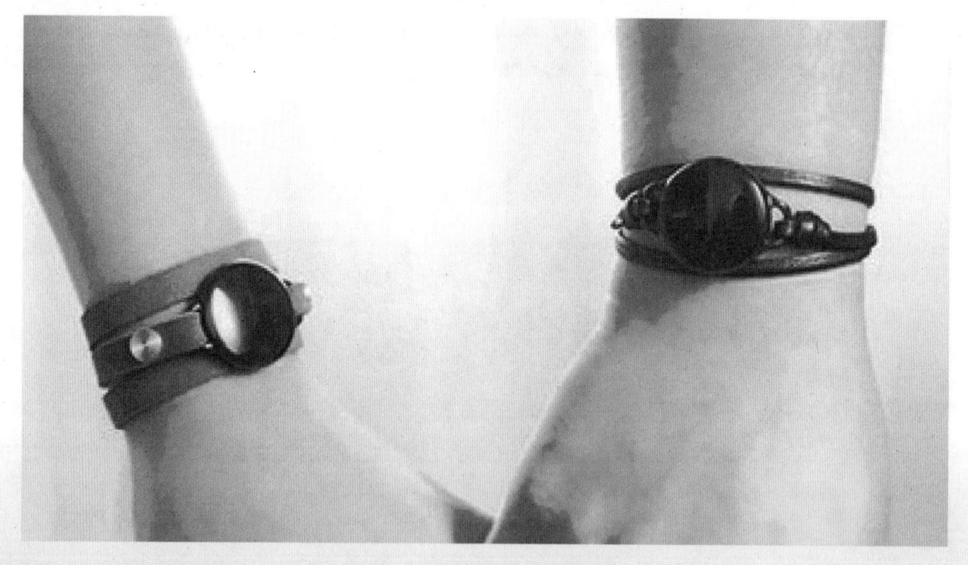

图 6-18　乐心 BonBon 智能手环

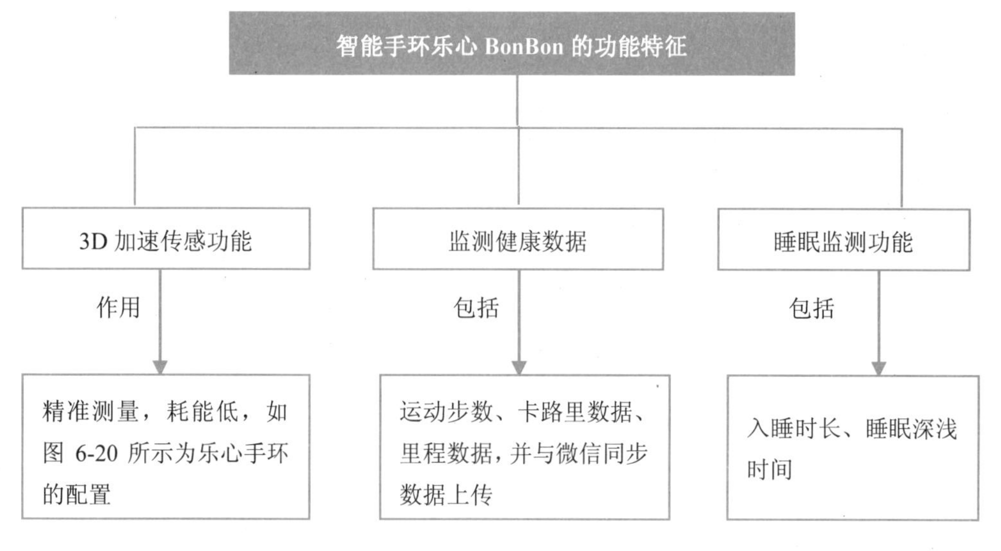

图 6-19　乐心 BonBon 的主要功能

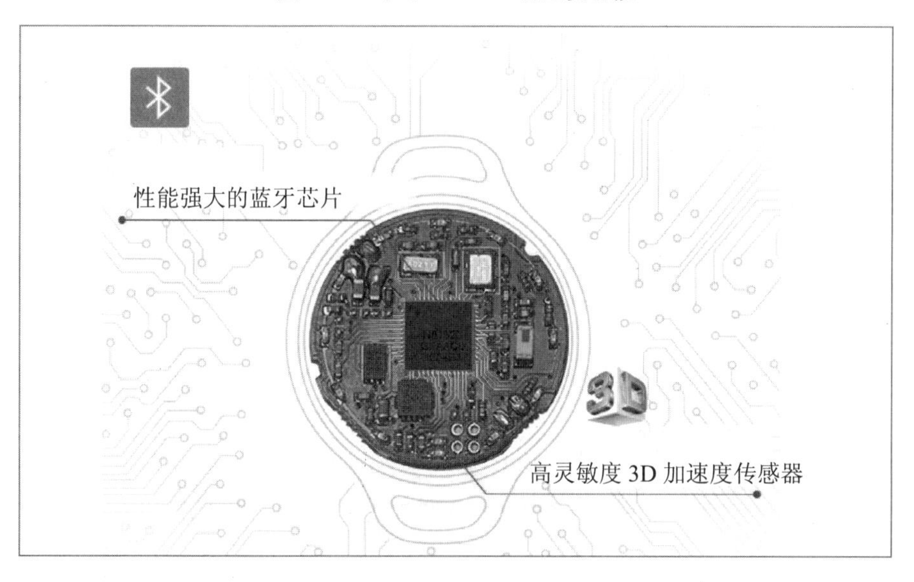

图 6-20　乐心手环的芯片配置和加速传感器配置

6.3.4　智能手环之 Shine2

2015 年 10 月，新一代运动和睡眠监测器 Shine2 正式发布，如图 6-21 所示为 Shine2 的外形特征。相比第一代 Shine，Shine2 新增了很多新功能，如图 6-22 所示。

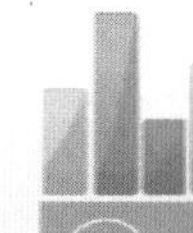

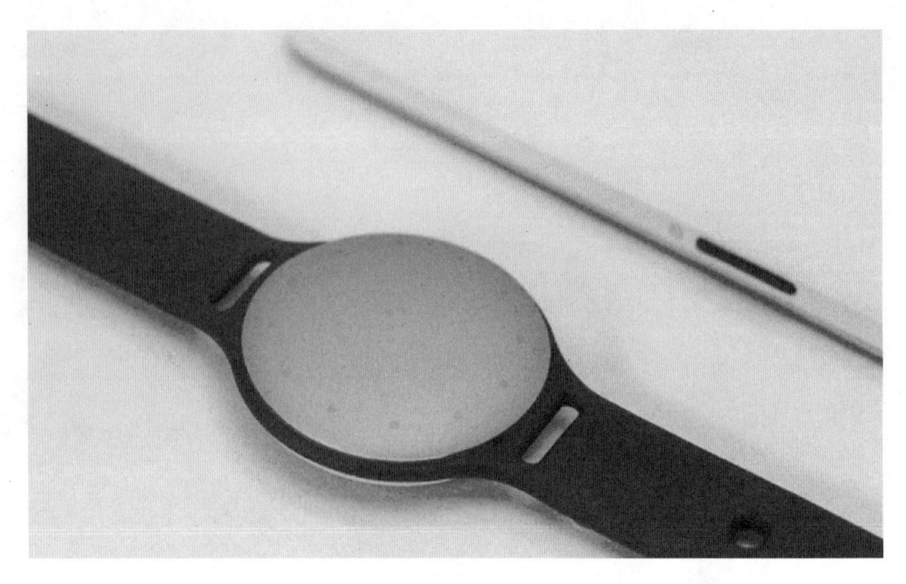

图 6-21　Shine2

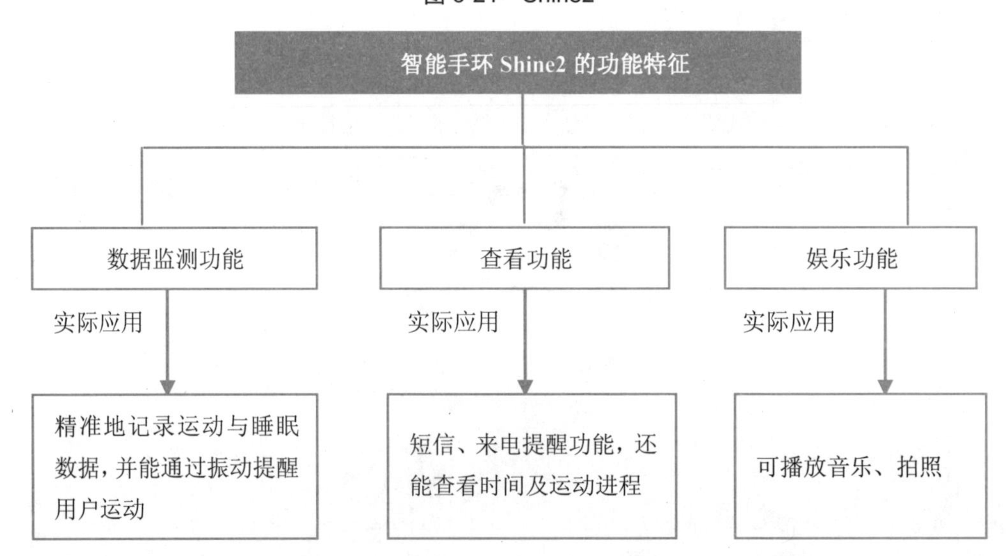

图 6-22　智能手环 Shine2 的功能特征

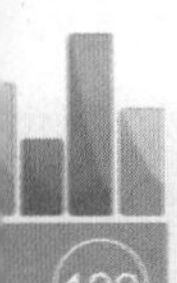

6.3.5　智能手表 Moto 360

Moto 360 是一款外形简单时尚的智能手表，它采用传统的金属圆盘设计，打破了自三星 Gear 系列智能手表以来的四边形设计的格局。如图 6-23 所示为 Moto 360 智能手表的外形，如图 6-24 所示为 Moto 360 智能手表的主要功能特征。

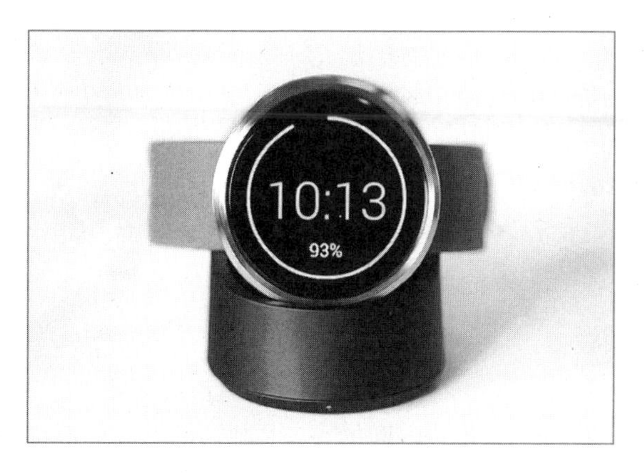

图 6-23 Moto 360 智能手表的外形

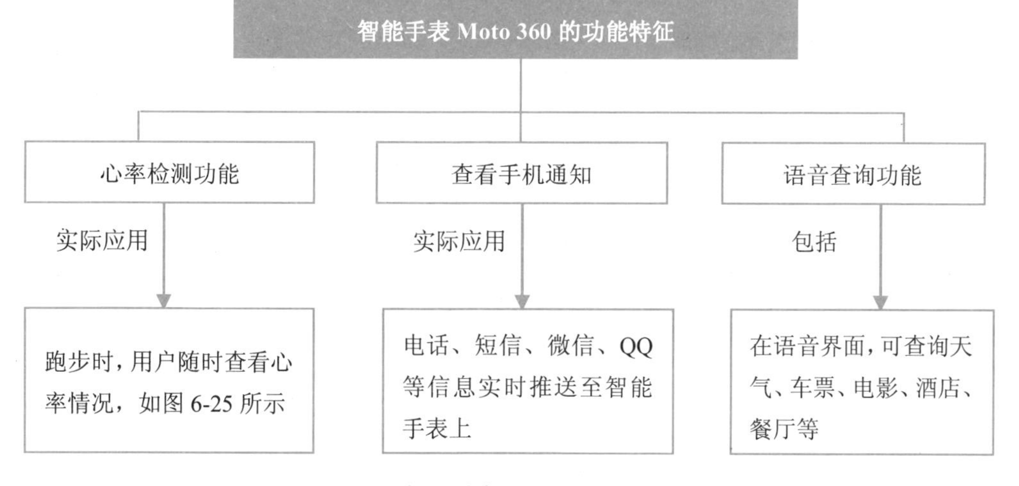

图 6-24 智能手表 Moto 360 的功能特征

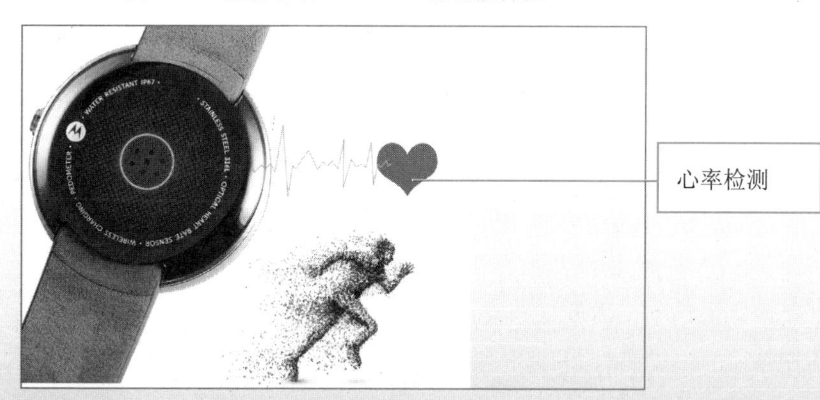

图 6-25 心率检测功能

6.4 其他可穿戴设备

随着互联网技术的发展，语音识别、人体芯片、3D 显示、传感追踪等技术也逐渐得到了延伸和发展，可穿戴设备的种类也因此变得丰富起来，下面为大家介绍几款其他的可穿戴智能设备。

6.4.1 数码设备之谷歌眼镜

无疑，谷歌眼镜是一款非常受欢迎的可穿戴设备，如图 6-26 所示为谷歌眼镜的外形特征。谷歌眼镜就如同一个平台，通过这个平台入口，用户可以查询信息、发送信息、拍摄照片等。谷歌眼镜的具体功能如图 6-27 所示。

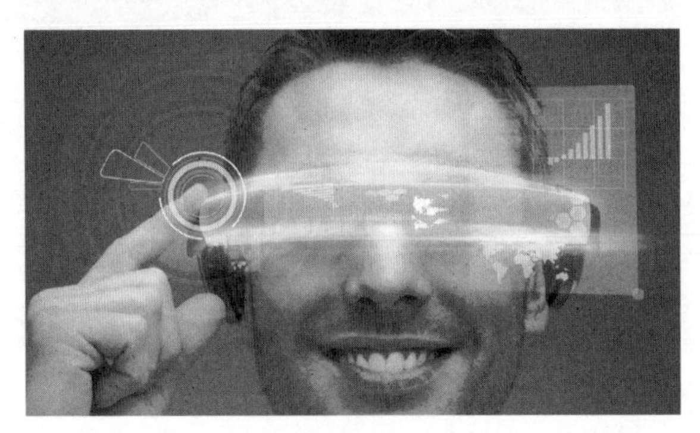

图 6-26　谷歌眼镜

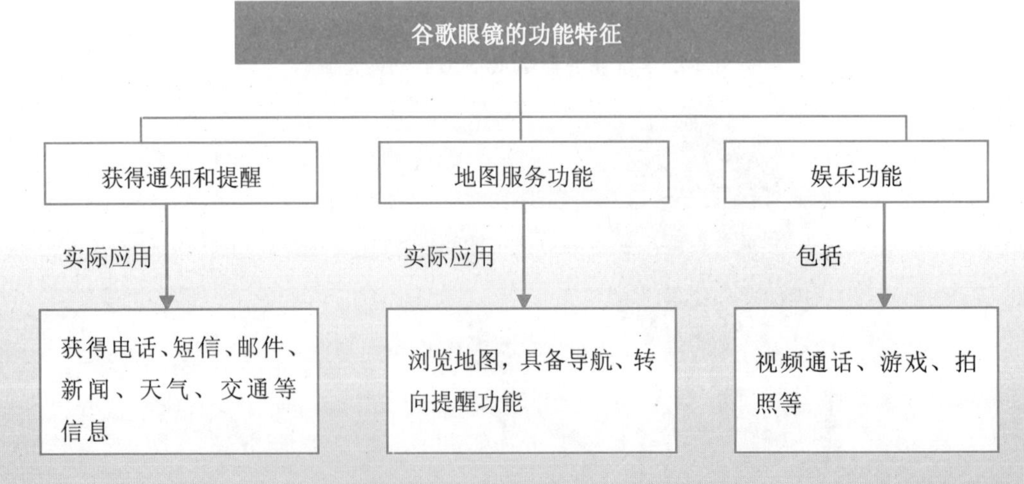

图 6-27　谷歌眼镜的功能特征

6.4.2 智能设备之 Silmee Bar type

2014 年，东芝公司发售了一款新产品——Silmee Bar type，这款可穿戴式传感器，通过凝胶垫附着于病人胸前的位置，如图 6-28 所示。Silmee Bar type 的主要功能特征如图 6-29 所示。

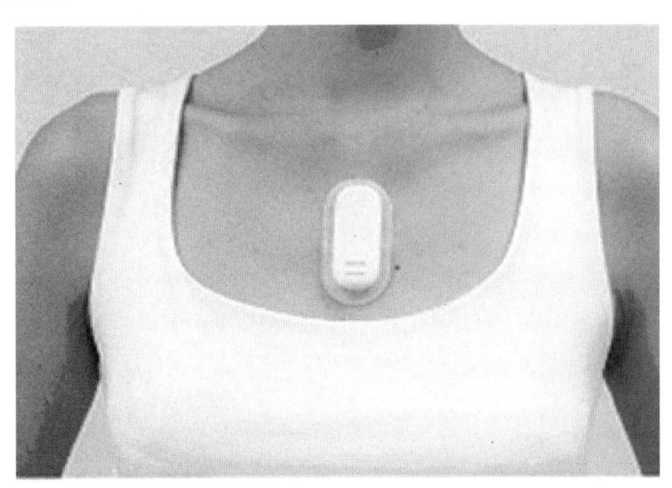

图 6-28　Silmee Bar type

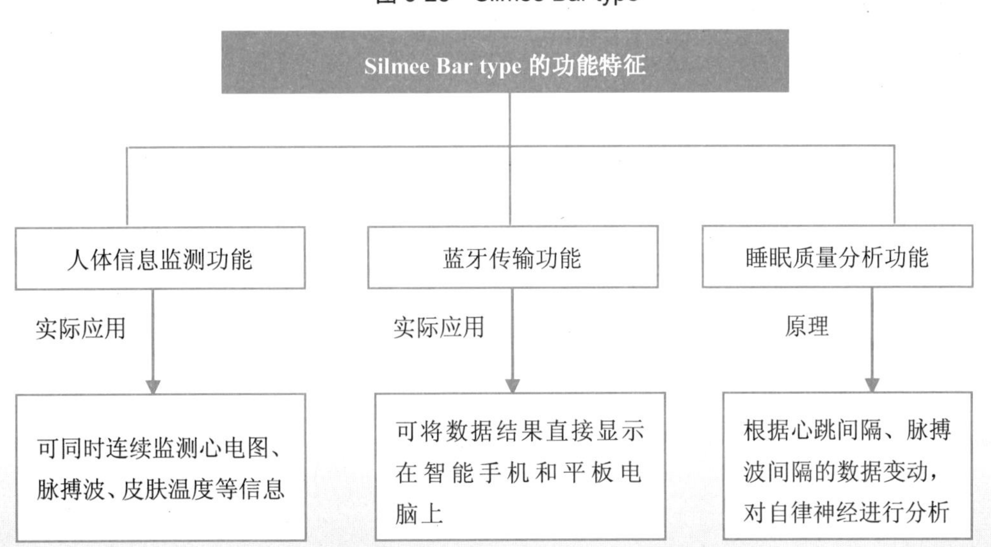

图 6-29　Silmee Bar type 的功能特征

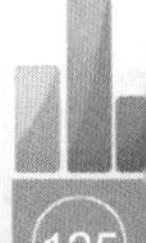

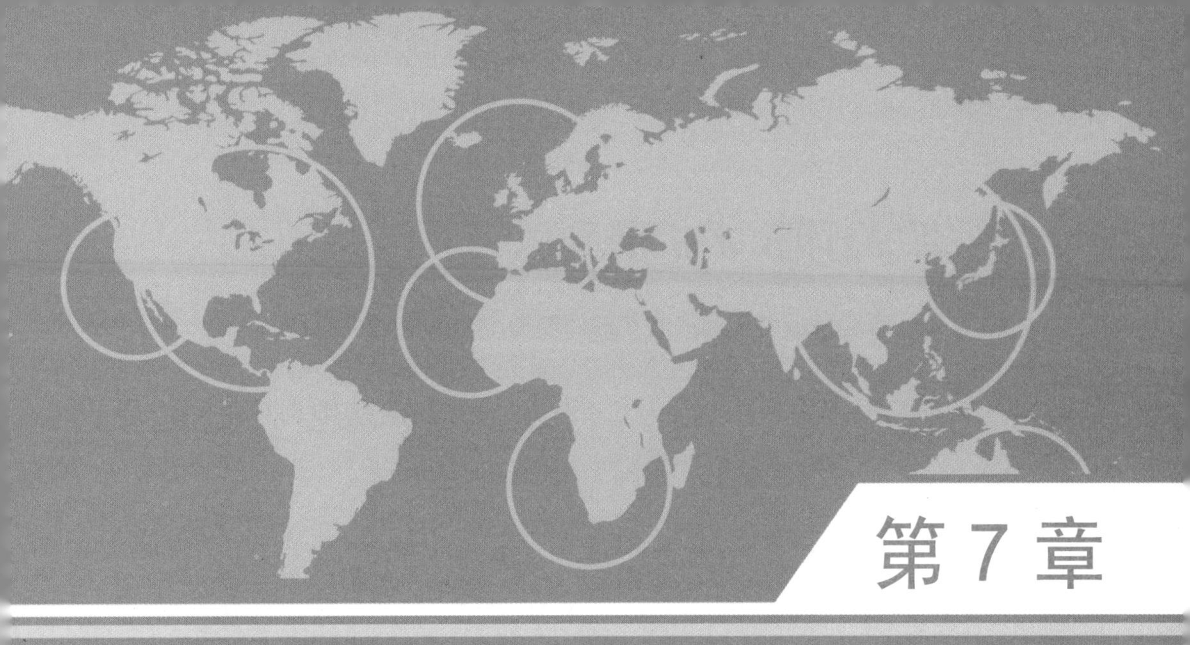

第7章

3D 打印：推动医疗革命

3D 打印也称为“增材制造”，它是一种新兴的快速成型的技术。从前，3D 打印技术被广泛应用在航空航天、汽车、消费电子、工业、建筑等领域，现在，3D 打印技术开始被用于医疗领域。本章主要向读者介绍 3D 打印技术在医疗领域的应用。

3D 打印：推动医疗革命

- 3D 打印技术扩展到医疗领域
- 3D 医疗打印技术的实际应用

7.1 3D 打印技术扩展到医疗领域

3D 打印技术通常被用于制造业零部件的模型当中，随着 3D 打印技术应用领域的不断扩展，这项技术在医疗领域中也开始被应用起来，3D 打印心脏、3D 打印肝脏、3D 打印骨骼、3D 打印牙齿、3D 打印血管等，越来越多的 3D 打印制造被用于医疗行业。

7.1.1 新医疗革命技术

利用 3D 打印机，可以作出工艺品、手机壳、汽车零部件、机器零部件、建筑模型甚至真实的小型建筑。3D 打印并非利用塑料做成，而是利用生物构造去打印真正的活体组织，如图 7-1 所示为 3D 打印机。

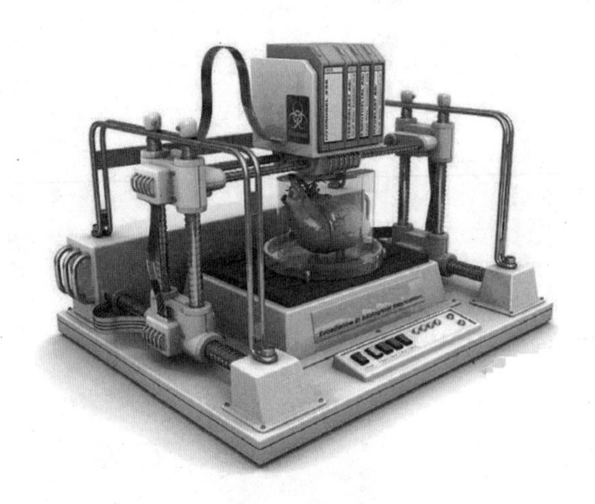

图 7-1 3D 打印机

如今，3D 打印技术也开始造福于医疗领域，科学家们一直在研究如何利用 3D 打印技术，制造出能够移植到人体的组织和部位，这项新的技术将会给医疗领域带来意想不到的未来和希望。

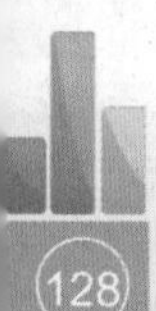

7.1.2 3D 器官走进人们的生活

有数据显示，我国每年 150 万器官衰竭患者中，仅有一万余人能得到器官移植，在美国，平均每天有 18 个人因为等不到合适器官移植而死亡，这样的情况，在全球各地都可能发生。随着 3D 打印技术的崛起，人们对人体器官的打印开始有所期待，

3D 技术打印人体器官是根据人的个体特征进行精确配型，让打印出的器官在人体中能够更稳定。目前 3D 技术在人体器官中的应用包括以下几点。

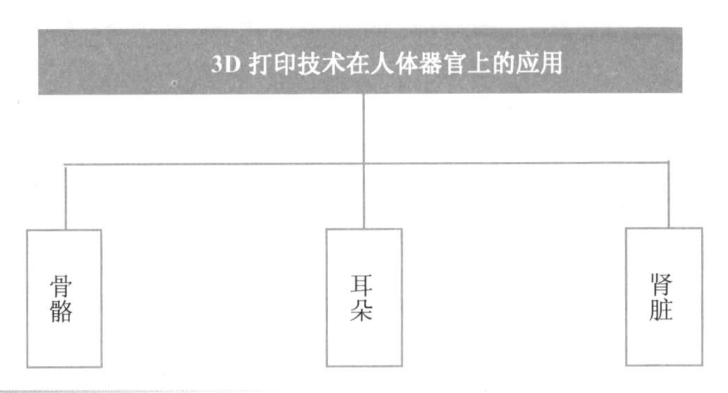

1. 3D 技术之打印骨骼

在 3D 打印骨骼中，有如图 7-2 所示的一个案例。

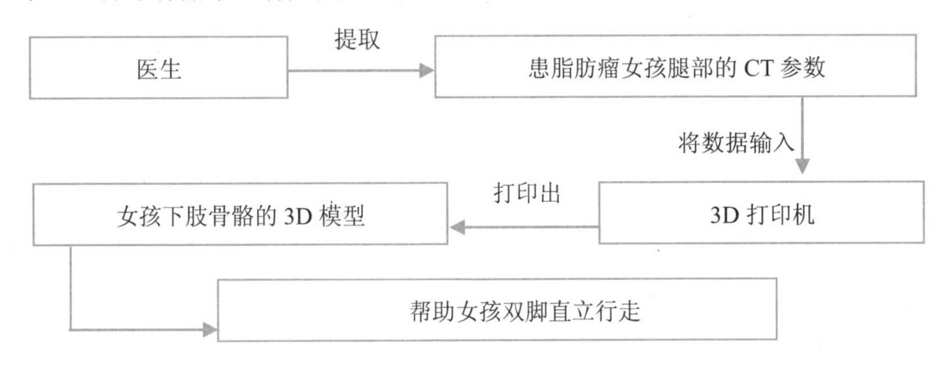

图 7-2 3D 技术之打印骨骼案例

这个案例告诉我们，3D 打印已经能够应用于骨骼的制造中，如图 7-3 所示为 3D 打印出的骨骼。

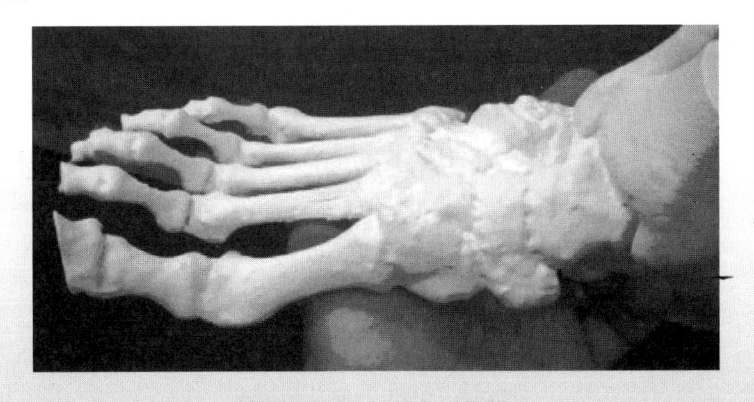

图 7-3 3D 打印出的骨骼

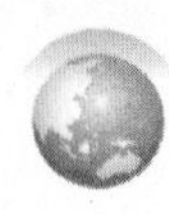

3D 打印骨骼的原理流程如图 7-4 所示。

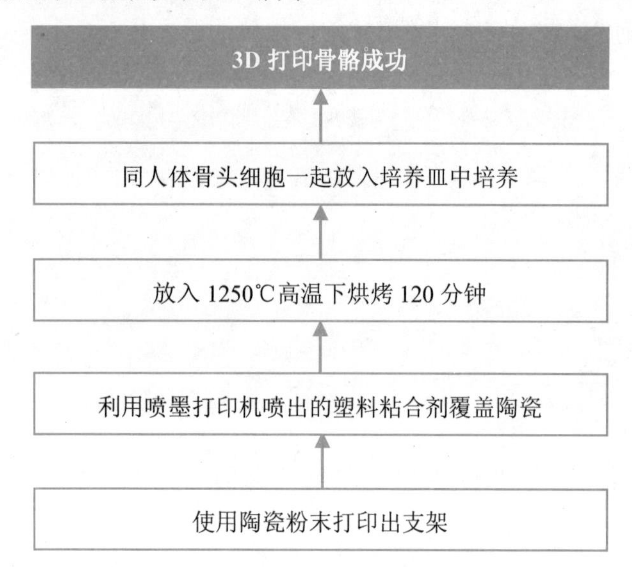

图 7-4　3D 打印骨骼的原理流程

2. 3D 技术之打印耳朵

对于耳朵畸形的患者，传统外科手术通常使用类似泡沫的材料制造假耳，然后植入皮下。随着 3D 技术在医疗领域兴起后，医疗界人士终于找到了新的解决方案，即利用 3D 打印技术打印出活体耳朵，其打印流程如图 7-5 所示。

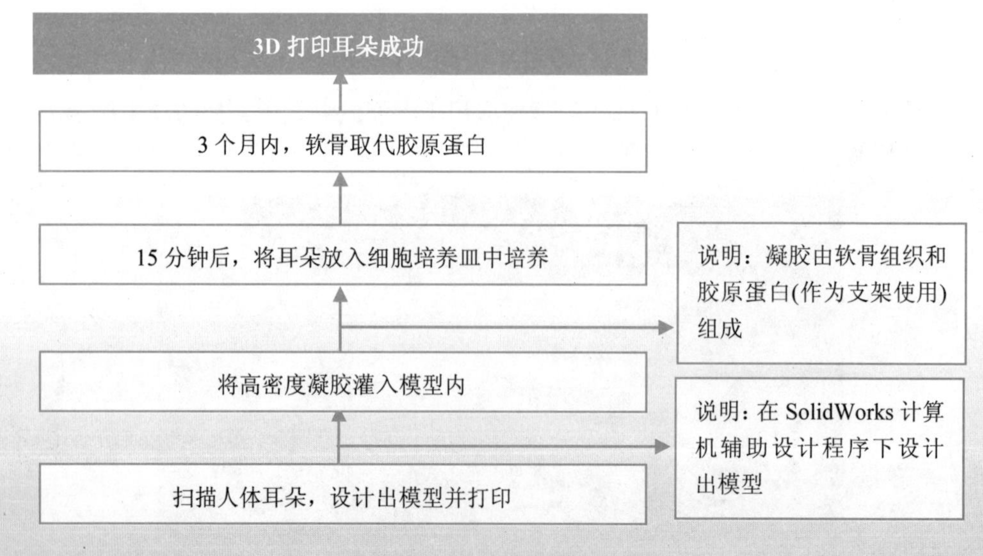

图 7-5　3D 打印耳朵的流程

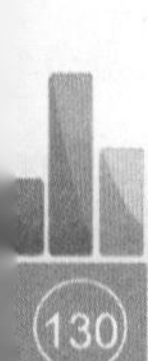

3. 3D 技术之打印肾脏

2015 年，3D 打印技术公司 Organovo 打印了世界上第一个 3D 生物打印全细胞肾组织，对于肾脏病患者来说，这是一个好消息。3D 打印肾脏的流程如图 7-6 所示。

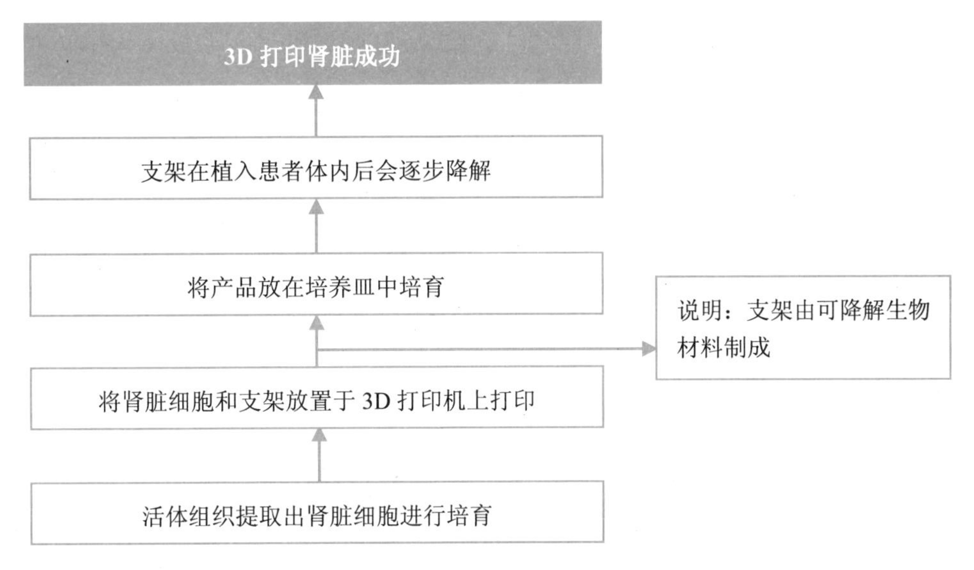

图 7-6　3D 打印肾脏流程

7.1.3　医用药物打印

用 3D 打印技术打印医用药物，无论对医生还是患者来说，都有很大帮助，如下所示。

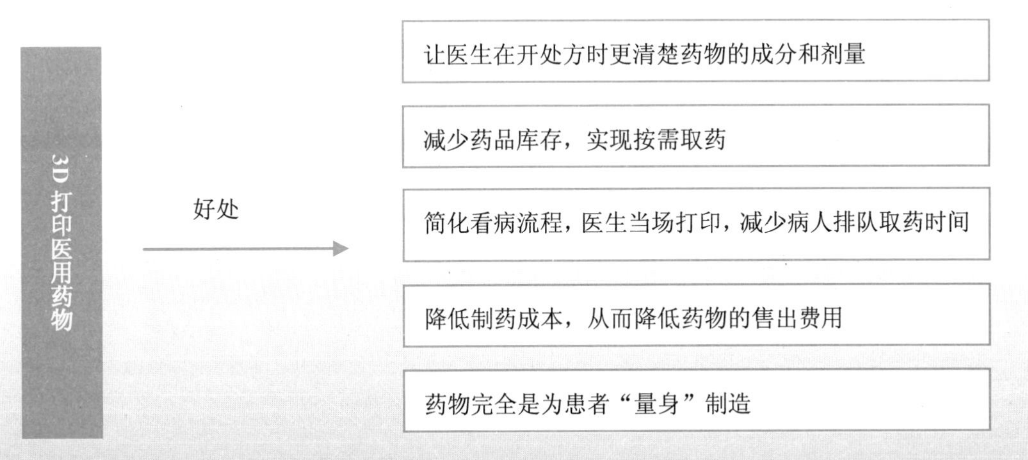

目前 3D 打印医用药物的技术还不是特别成熟，如果未来，3D 打印药物技术成熟

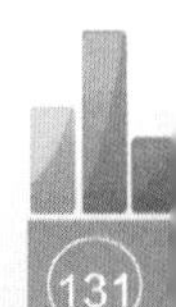

了，那么个性化医疗服务将会更上一个台阶。利用 3D 打印药物这一先进技术，我们不难想象出以下的几个场景。

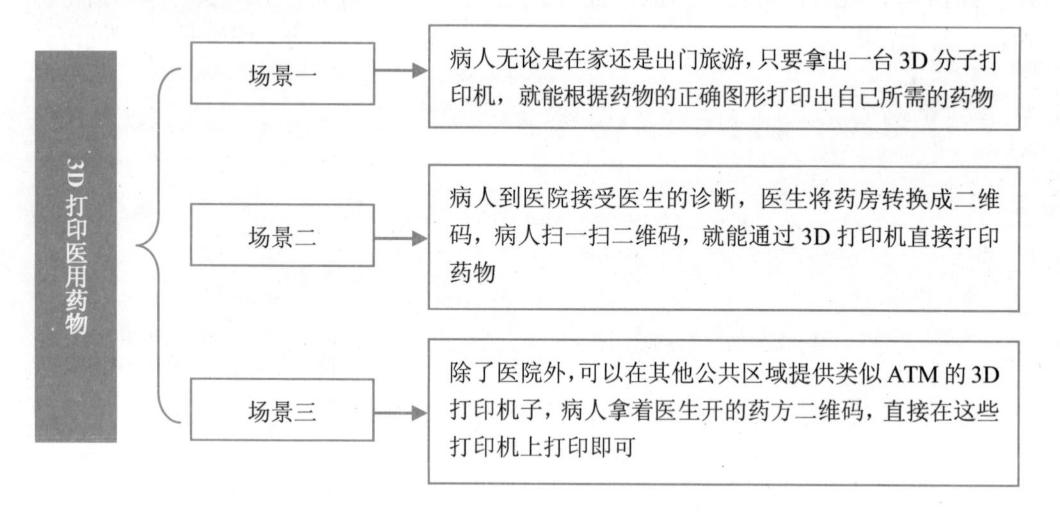

7.2 3D 医疗打印技术的实际应用

生物 3D 打印是一种新技术，关于生物 3D 打印技术的介绍如图 7-7 所示。

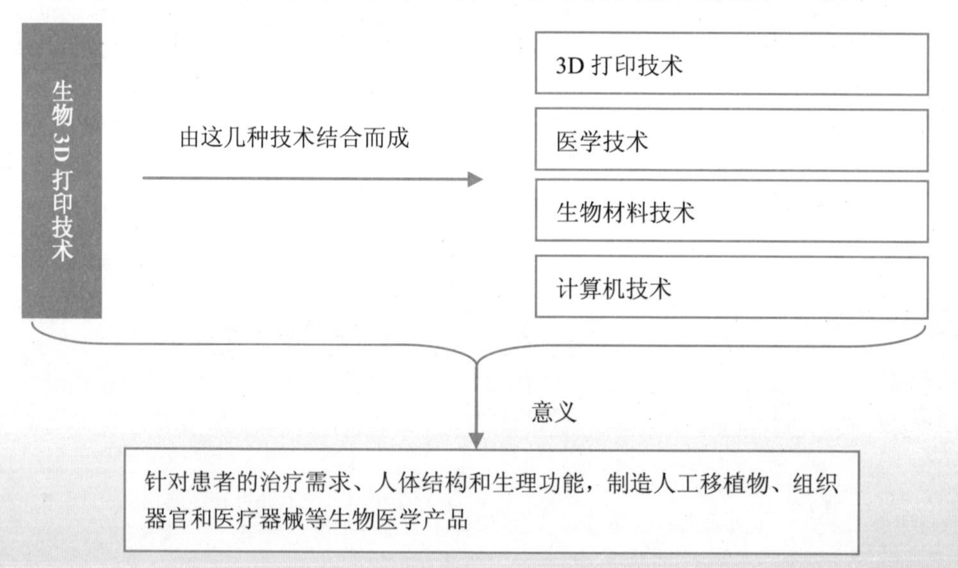

图 7-7 生物 3D 打印技术的介绍

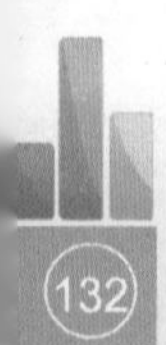

3D 医疗打印技术在全球各地已经有了非常多的成功案例，这些成功案例显示了 3D 医疗打印技术的未来前景广阔，本节将为大家介绍一些相关案例。

7.2.1 骨科临床应用：降低风险

2015 年年初，武汉大学人民医院的一名骨科主任与一家公司合作研究 3D 打印技术在骨科临床领域的应用，如图 7-8 所示为 3D 打印技术用于足踝手术的情况。

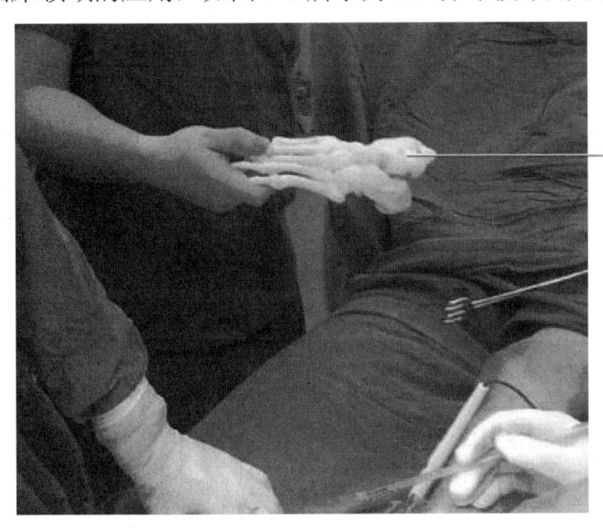

图 7-8 3D 打印技术用于足踝手术

据介绍，因为足踝关节部位比较复杂，而传统影像报告还不能将其复杂的关节、切口部位完整显示出来，因此医生只能依赖经验来截骨，这就让手术风险增加。

而利用 3D 打印技术之后，从外形上来看，打印出的骨头和患者的骨头可以实现完全相同的效果。目前来看，3D 打印技术可以为以下这些创伤提供精准性的帮助。

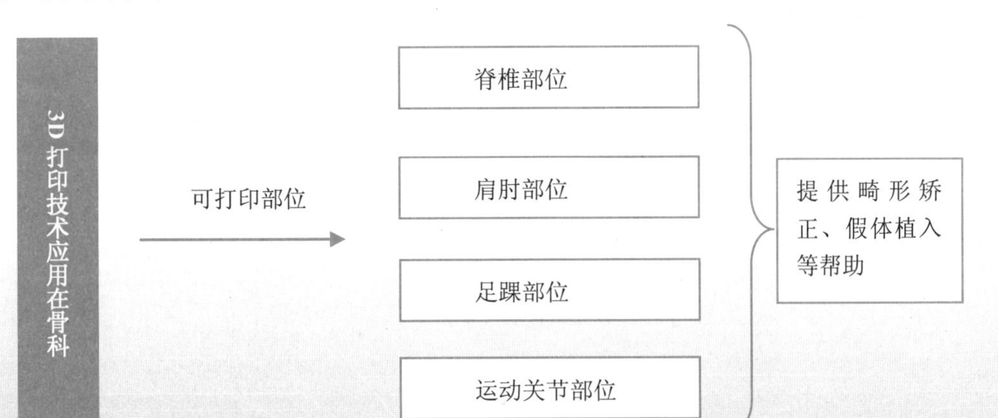

7.2.2 肝脏临床应用：微器官模型

2013 年 4 月，美国公司 Organovo 用 3D 打印机打印出了肝脏器官。这是一款微型肝脏器官，与 2D 培养细胞相比，两者的区别如图 7-9 所示。

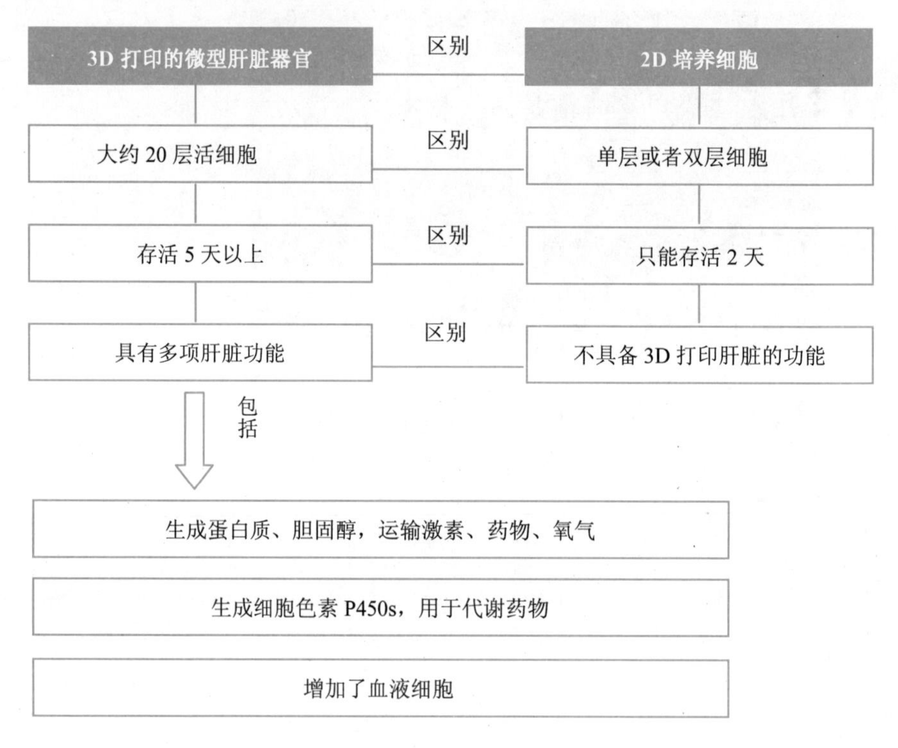

图 7-9　3D 打印的微型肝脏器官和 2D 培养出的细胞之间的区别

肝脏能够产生蛋白质，而有些家族遗传病又与缺乏蛋白质密切相关，因此 Organovo 公司对于打印微型肝脏器官的研究在医疗界就具备了非常重要的意义。2013 年 11 月，Organovo 公司又用 3D 打印机打印出了肝脏组织，这次，这个功能正常的肝脏组织存活了长达 40 天之久，打破了 4 月份创造的纪录。而且，微型肝脏器官的意义还在于与其他细胞层的结合，如下所示。

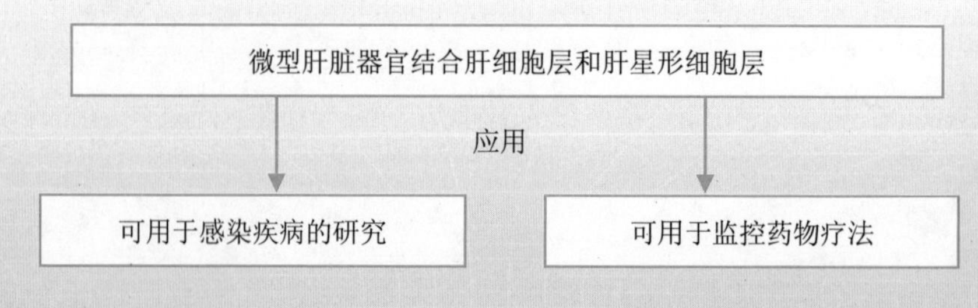

7.2.3 3D 假肢：帮助残疾人摆脱困境

2014 年，根据一项数据统计，美国约有 200 万人使用 3D 技术打印假肢，随着 3D 打印技术的日益成熟，越来越多的残疾人士从中受益。

研究人员 Tariq Rahman 博士和设计师 Whitney Sample 利用 3D 打印技术，为患有先天性多发性关节挛缩症(AMC)的两岁小女孩，开发了一个缩小版的机械手臂，如图 7-10 所示。

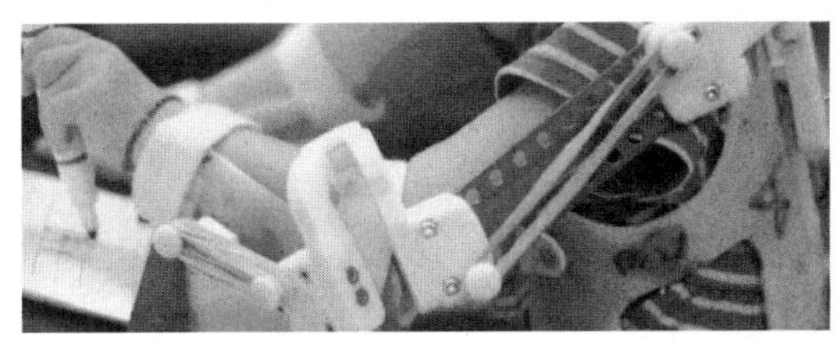

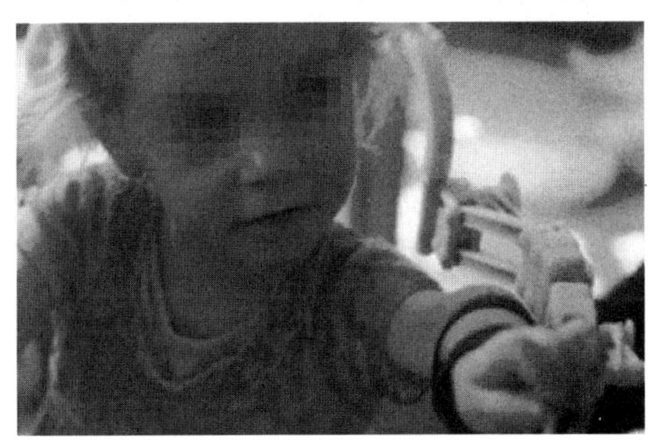

图 7-10　缩小版机械手臂和 Emma

这名小女孩名叫 Emma，因患有 AMC 而不能正常运动，因为 AMC 阻碍了她的肌肉和关节生长并使肌肉和关节变得僵硬。为此，Emma 已经历了多次手术和矫正治疗。在 Tariq Rahman 博士和 Whitney Sample 设计师的帮助下，Emma 接受了这款根据她的体型制造的机械手臂。

这个机械手臂没有采用金属，而是采用塑料制成，这款塑料制成的机械手臂没有金属重，而且材质坚固，既能让 Emma 自由活动，还可以支撑起 Emma 的日常使用。3D 打印技术彻底改变了 Emma 的生活，她能像正常孩子一样玩玩具、吃饭，还能和妈妈拥抱。

多伦多大学的 Ginger Coons 是一名博士生，他和 Matt Ratto 副教授在研究为不同体重的用户开发 3D 假肢，2013 年 7 月，Coons 和 Ratto 就开始着手研究这个项目。

在研究过程中他们发现，3D 打印假肢不能简单地将设计、软件和使用说明摆出来就可以了，因为不同患者，他们的身形、体重均不同，想要研究出自动适配所有用户的方案，还需要一定的时间。

到了 2014 年，经过反复测试后，Coons 和 Ratto 设计出了一套 3D 打印小腿流程，这套打印流程及特点如图 7-11 所示。

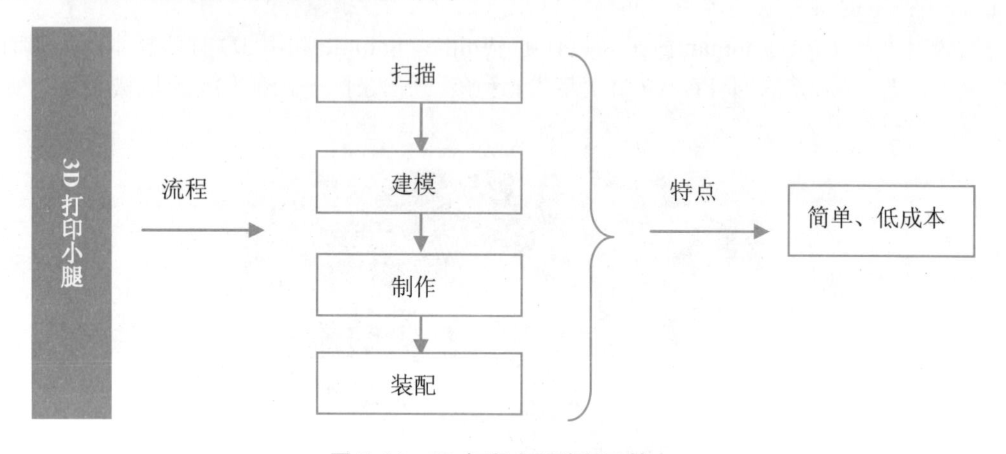

图 7-11　3D 打印小腿流程及特点

7.2.4　胚胎模型：父母的纪念

对于父母来说，最激动人心的时刻就是第一次面对小宝宝的影像时。如果利用 3D 打印技术与超声波扫描技术相结合，将宝宝胚胎时的模型打印出来，作为准父母的纪念品，那一定会让很多新婚父母爱不释手。实际上，这种设想已经在现实生活中应用了起来。

日本一家公司 Fasotec 与当地一家妇科医院合作，提供 3D 打印胎儿模型的服务，准妈妈只需通过核磁共振扫描，然后就能运用 3D 打印设备，结合扫描出来的数据，将婴儿的胚胎模型打印出来，再用透明树脂将模型包裹，如图 7-12 所示。

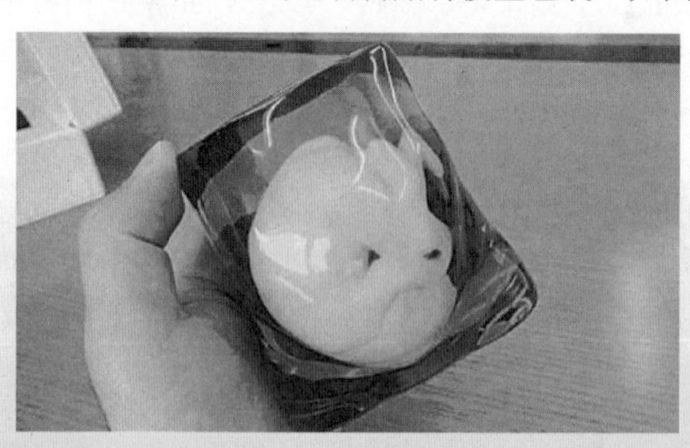

图 7-12　3D 打印婴儿模型

这项服务被称为“雕刻天使”服务，Fasotec 收取的服务费用约为 10 万日元。类似的服务或许在不久的未来会成为主流。巴西的设计师 Dos Santos 结合 3D 打印技术与超声波扫描技术，打印出了 1∶1 的胚胎模型，这项服务收取费用的标准如下所示。

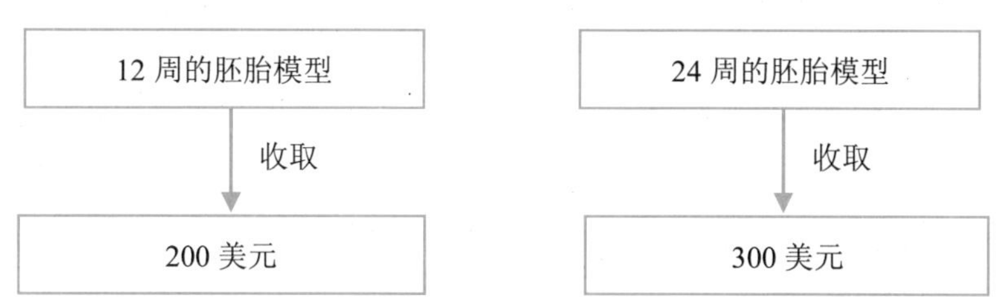

7.2.5 人造耳朵：帮助耳畸形患者

据悉，美国科学家使用 3D 打印机技术制造出一种人造耳朵，关于这种人造耳朵的介绍如下所示。

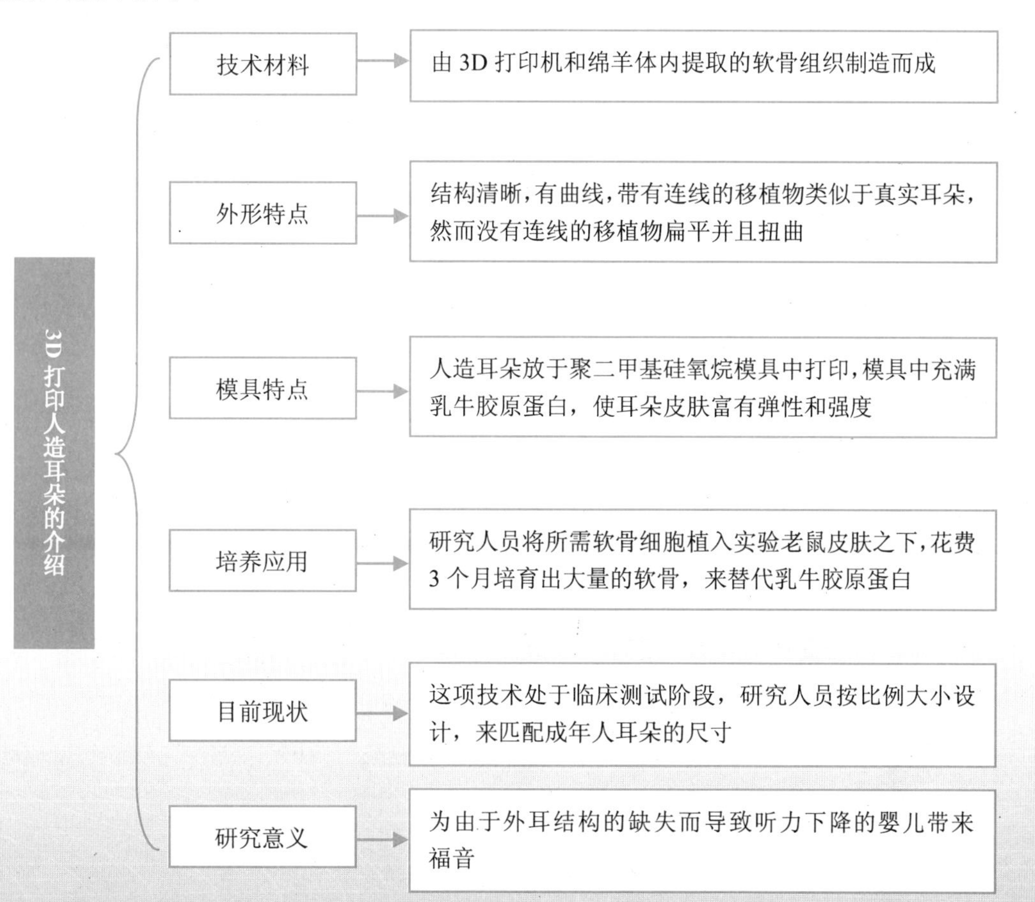

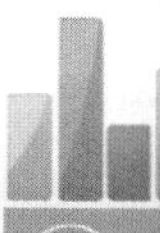

2013 年，美国普林斯顿大学的研究人员利用 3D 打印技术制造出一个仿生耳，如图 7-13 所示。

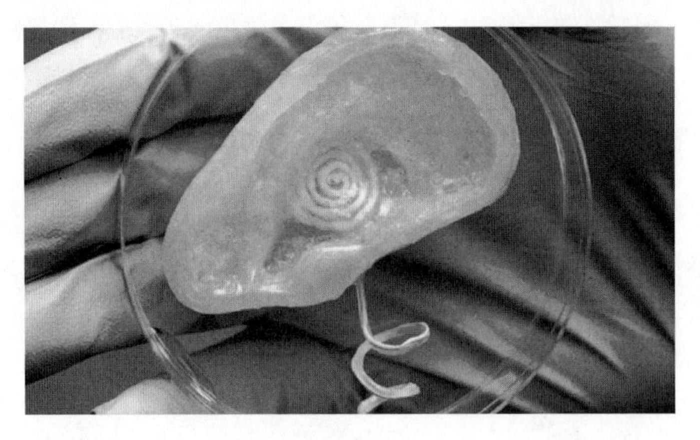

图 7-13　美国普林斯顿大学的研究人员打印出的仿生耳

仿生耳具备以下两大特点。

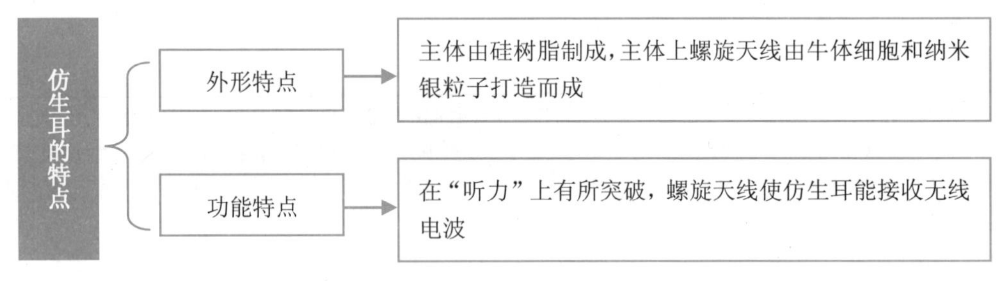

仿生耳的制造流程如图 7-14 所示。

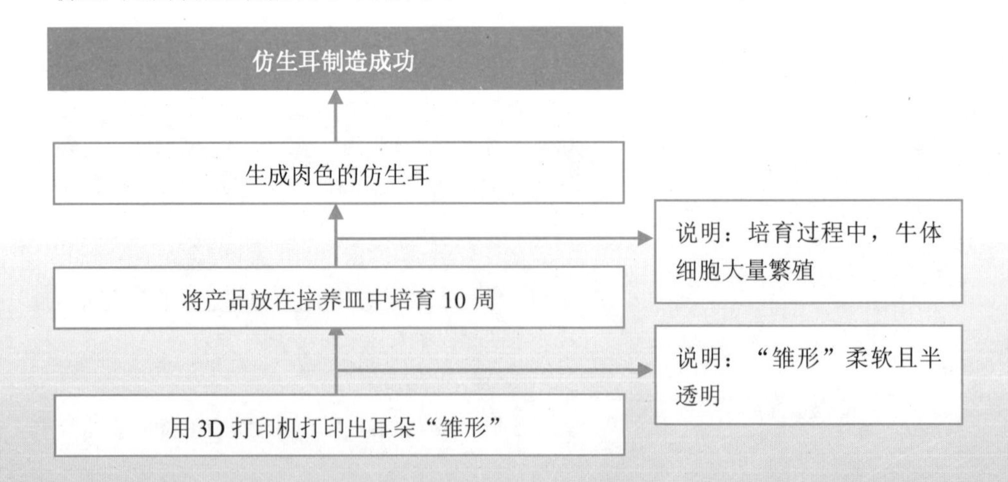

图 7-14　仿生耳制造流程

7.2.6 心脏打印：帮助练习复杂手术

2013年，美国华盛顿市国家儿童医疗中心专家Laura Olivieri使用3D打印机制造出第一个心脏模型，如图7-15所示。这款3D打印心脏模型是由塑料制造而成。Laura Olivieri花费了25万美元购买3D打印机来打印心脏模型，心脏模型的数据来源于一位并发症患者的心脏。

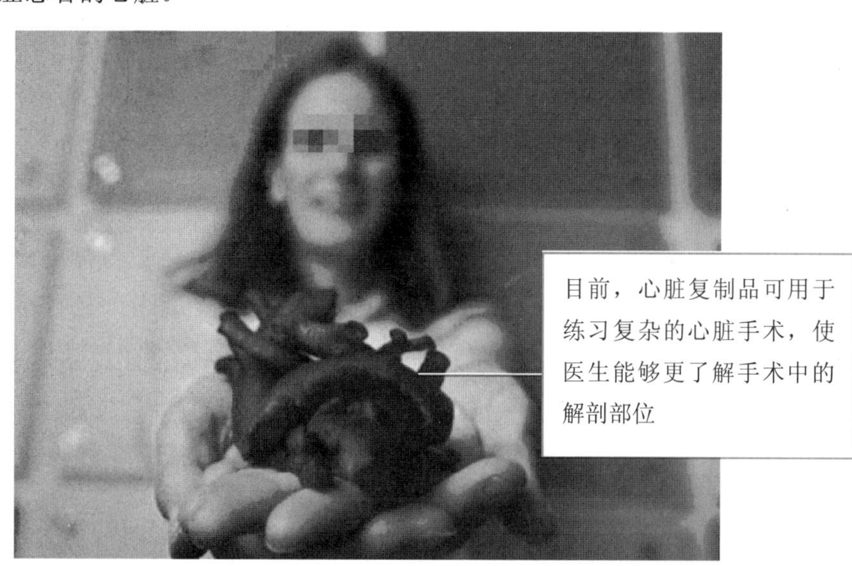
目前，心脏复制品可用于练习复杂的心脏手术，使医生能够更了解手术中的解剖部位

图7-15 3D打印机制造出第一个心脏模型

3D心脏模型的数据来源包含两方面，如下所示。

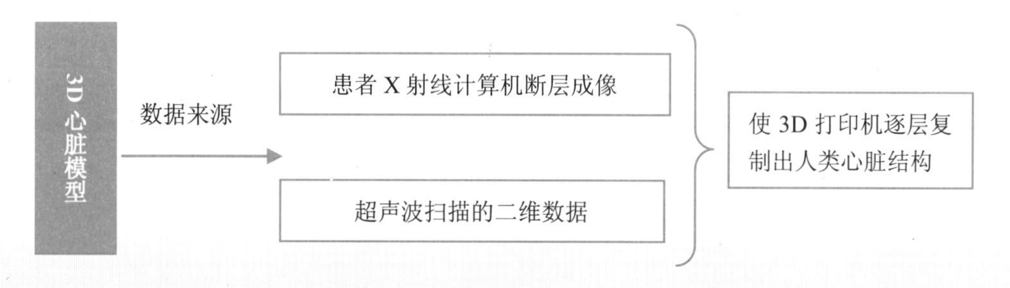

7.2.7 皮肤打印：个性化发展

在传统医疗中，皮肤受到创伤的患者即使经过治疗，也不能得到像正常人一样的皮肤，但是在3D打印技术兴起之后，人们想到可以利用制造人体皮肤的3D打印机来解决这个问题。

2013 年，荷兰莱顿大学的四名学生提出了 Skin Print(皮肤打印)的概念，该 Skin Print 的原理如图 7-16 所示。

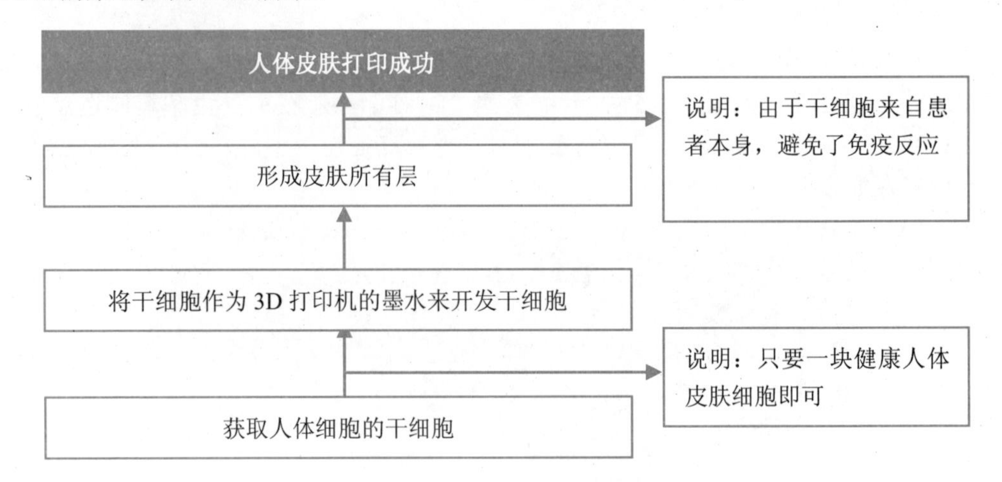

图 7-16　Skin Print 的原理

2013 年，英国利物浦大学的研究人员也在研究 3D 打印皮肤技术，如图 7-17 所示。

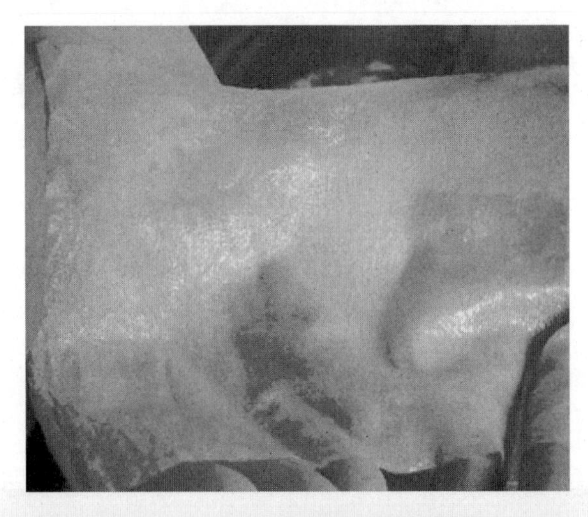

图 7-17　3D 打印技术打印的皮肤

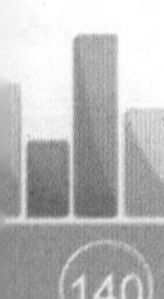

由于每个人的皮肤上的雀斑、褶皱和静脉纹理都是独一无二的，因此该研究具有很大的挑战性。但该项目的负责人 Sophie Wuerger 却对此抱有很大的憧憬，她和她的团队希望研究出一套可以为病人个性化打造 3D 皮肤的系统，为此，Sophie Wuerger 和她的团队研发的方向和愿景如下所示：

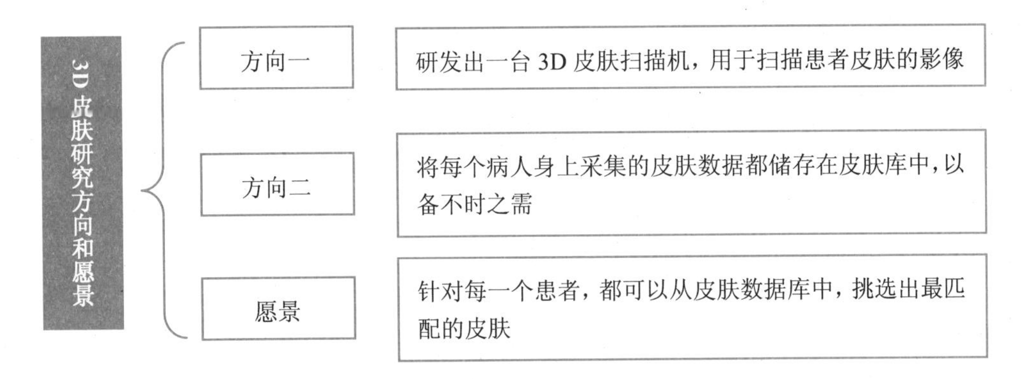

7.2.8 3D义眼：以假乱真的技术

2013年，英国设计公司Fripp与一所大学合作，研制出了3D义眼打印法，如图7-18所示为3D打印的义眼。

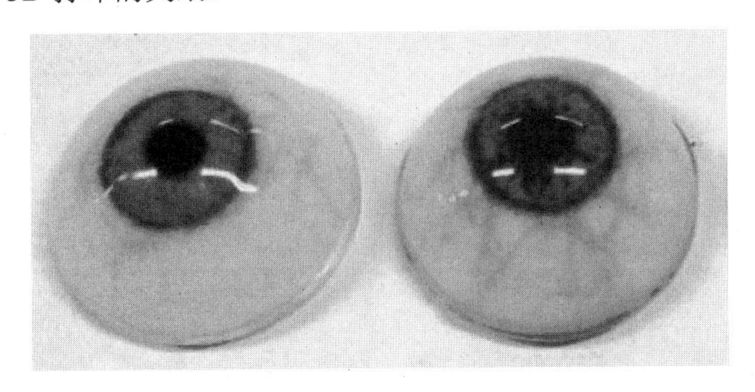

图7-18 3D打印的义眼

普通义眼和3D打印义眼之间有以下几点区别。

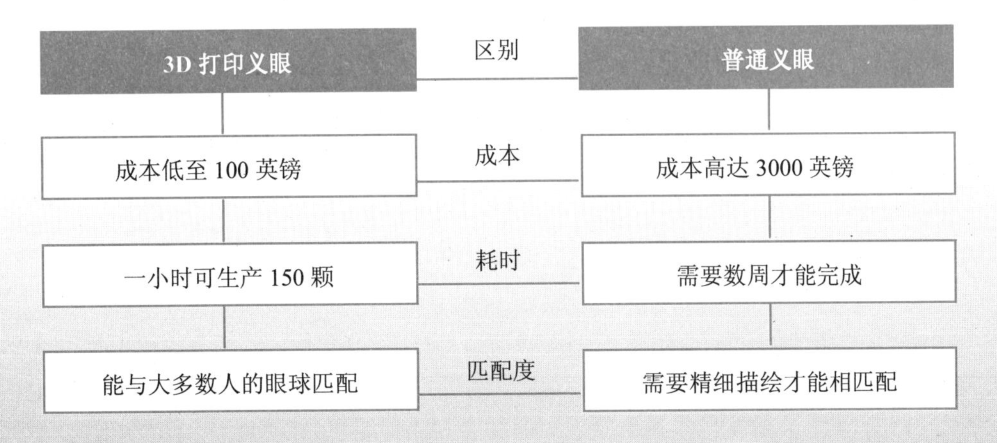

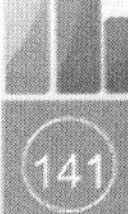

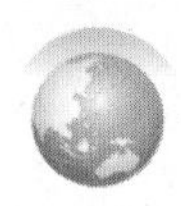

研究院将患者正常眼球的图像采集下来之后，就能在 3D 打印机上进行打印。3D 打印义眼的方法不仅省时还省力，而且成本还低，在未来，这项技术将代替普通义眼方法成为主流趋势。

7.2.9 头盖骨打印：史无前例的创新

3D 打印技术在头盖骨领域也创下了很好的业绩，牛津性能材料公司在 2013 年 2 月 18 日获得了美国食品和药品管理局的使用批准，将 3D 打印头盖骨技术应用到外科植入手术中，用 3D 头盖骨来替代损坏的头骨。如图 7-19 所示为 3D 打印头盖骨。

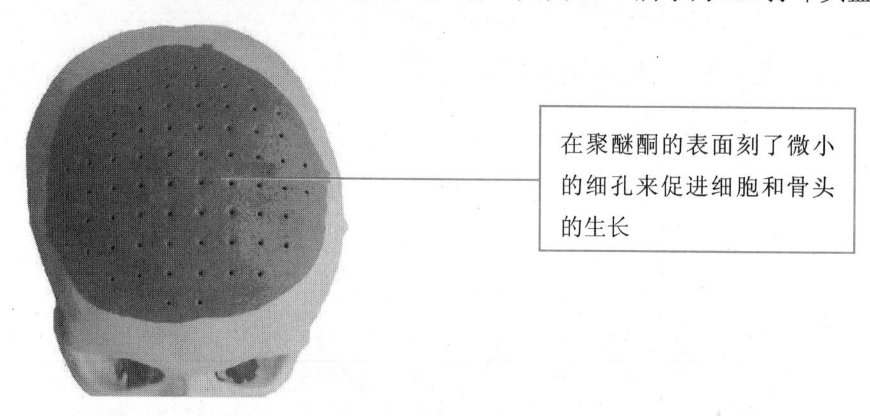

在聚醚酮的表面刻了微小的细孔来促进细胞和骨头的生长

图 7-19 3D 打印的头盖骨

2014 年 3 月 27 日，荷兰出现首例 3D 打印头盖骨移植手术，患者因颅骨异常增厚造成视力减退、头痛和面部表情丧失，在这种情况下，医生利用 3D 打印技术，按照患者颅骨的大小来制作移植物。这种方法具备如下所示的两大优势。

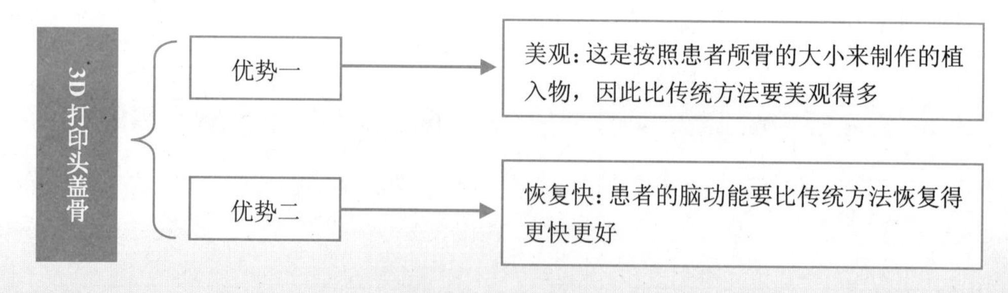

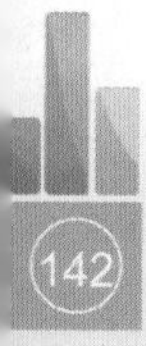

恢复快：患者的脑功能要比传统方法恢复得更快更好

7.2.10 下颌骨打印：为病人带来舒适

2012 年，荷兰创造了全球首例金属下颌骨 3D 打印手术，因为一名 83 岁的高龄老人患有慢性骨关节感染，在不适宜接受下颌骨重建手术的情况下，医生尝试为她植入利用 3D 打印技术制成的金属下颌骨。有关金属下颌骨的 3D 打印技术的介绍如下。

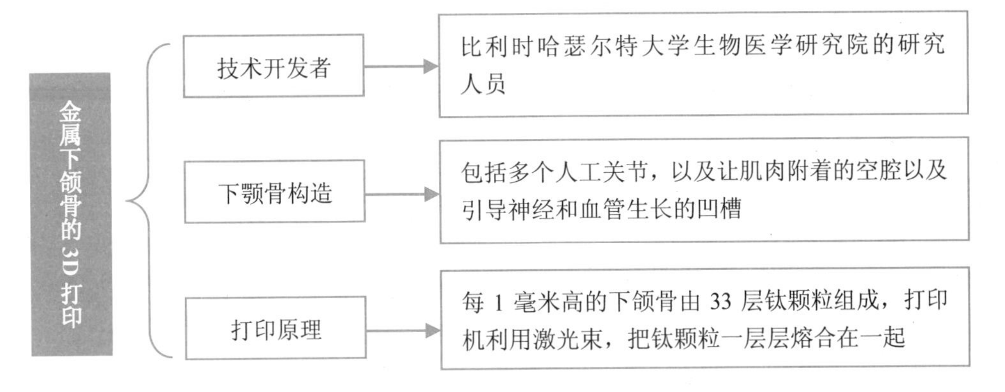

3D打印下颌骨的优势如下所示。

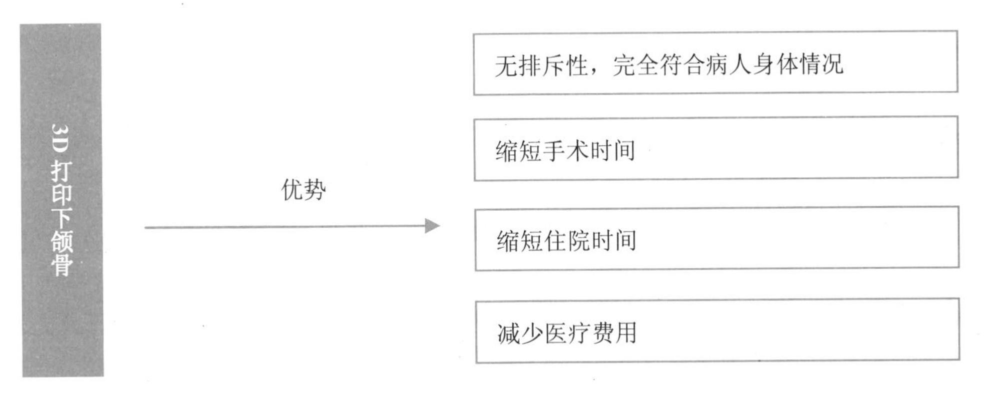

在国内，首例采用钛合金3D打印技术打印下颌骨的修复手术也获得了成功，该手术是为一位31岁的患者量身定做的。如图7-20所示为医院为患者打印的符合她个人特征的下颌骨。

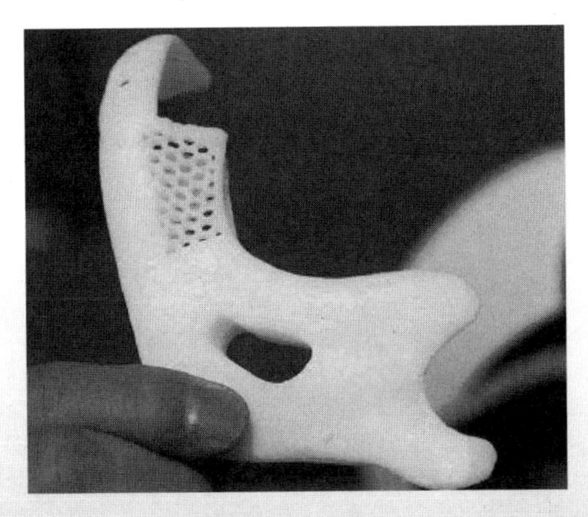

图7-20　医院为患者打印的下颌骨

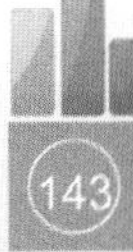

植入利用3D技术打印的下颌骨手术的流程如图7-21所示。

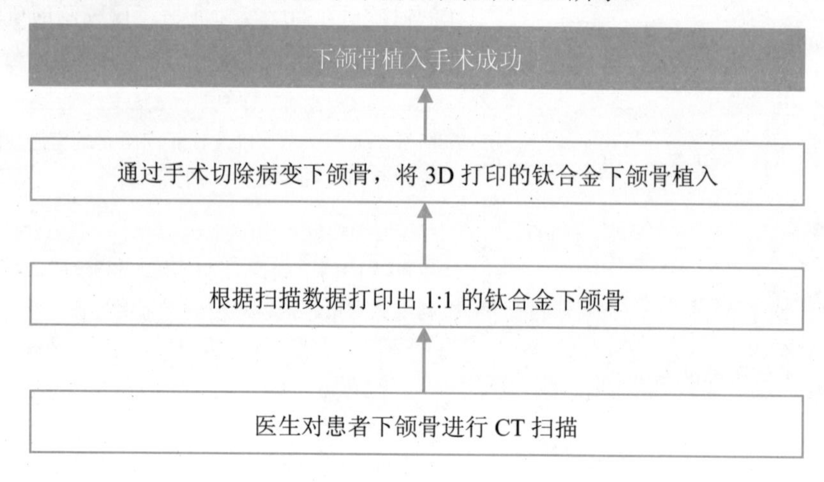

图 7-21　植入 3D 技术打印下颌骨手术的流程

7.2.11　3D 种牙：实现私人化定制

3D 技术在口腔领域也发挥着重要作用，3D 打印种牙、补牙技术在一些医院已经开始实施。与传统种植牙技术相比，3D 打印种牙具有如下所示的几个优点。

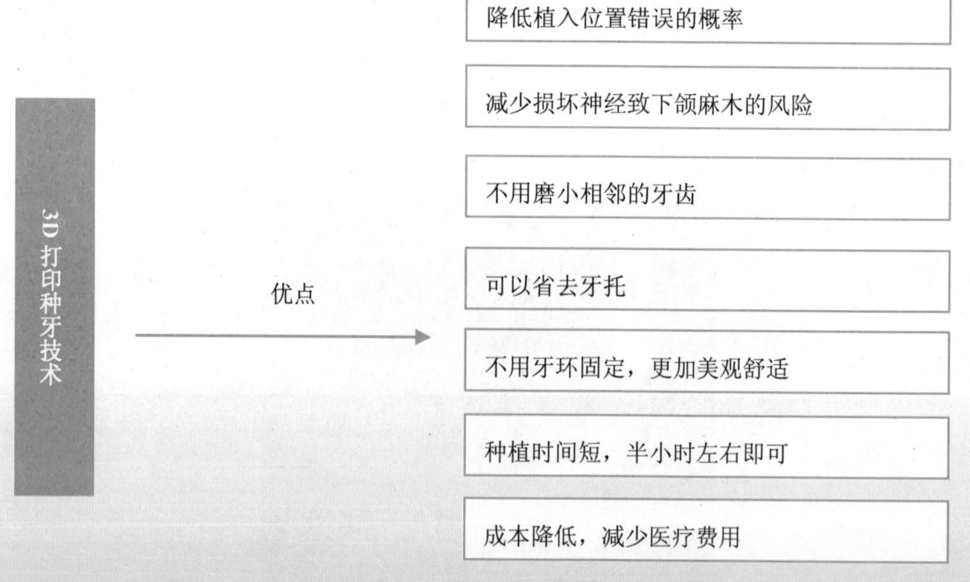

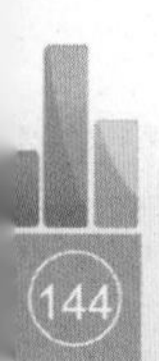

利用 3D 打印技术实现种植牙齿手术的流程如图 7-22 所示。

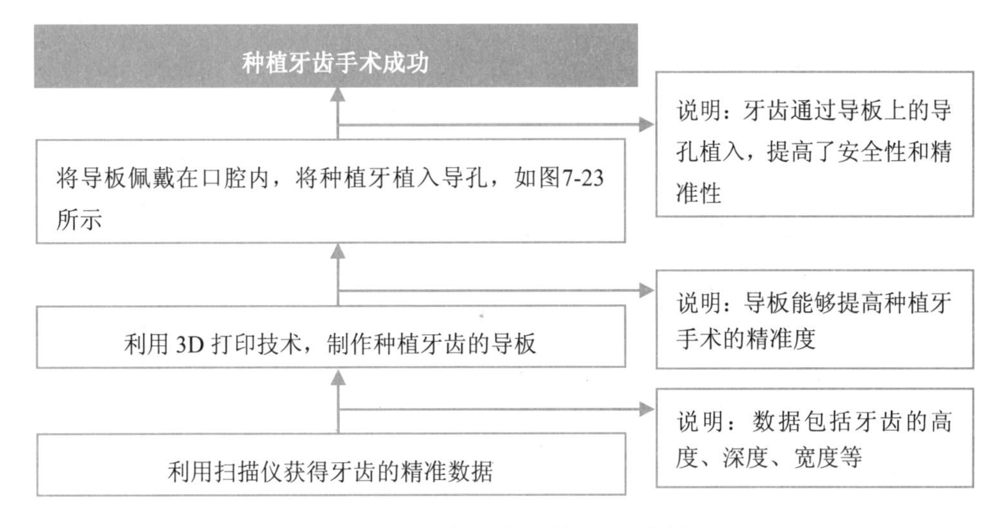

图7-22　利用3D打印技术种植牙齿手术的流程

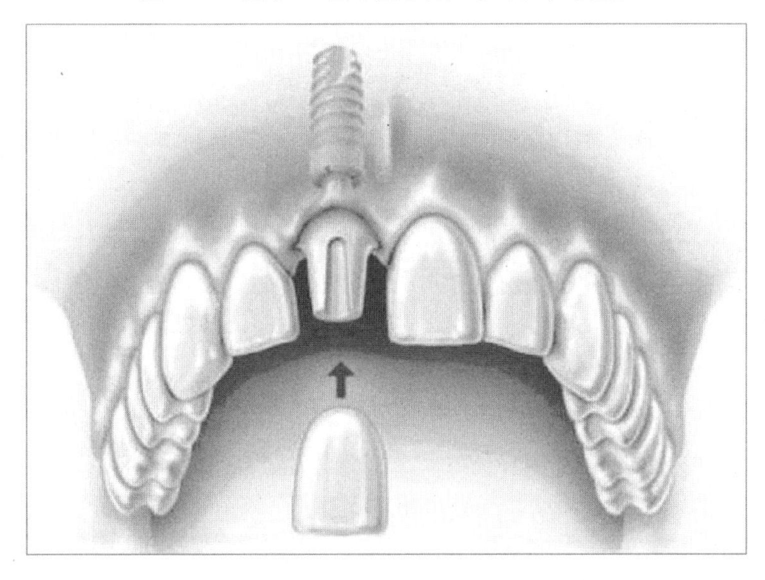

图7-23　种植牙齿模型

7.2.12　假体打印：人工膝关节

在传统医疗中，植入膝关节骨受损或病变的假体，往往是厂家生产的固定型号，由于个人差异化，需要对患者的骨骼进行切割来匹配假体，这样必然增加手术的风险和困难。

而随着3D打印技术的到来，很多医生利用该技术为患者量身定做更换膝关节的假体。2013年，山东大学第二医院公布了我国首例3D打印膝关节治疗骨缺损的病

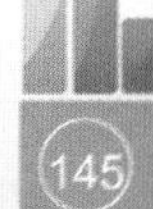

例，手术的流程和结果如图 7-24 所示。

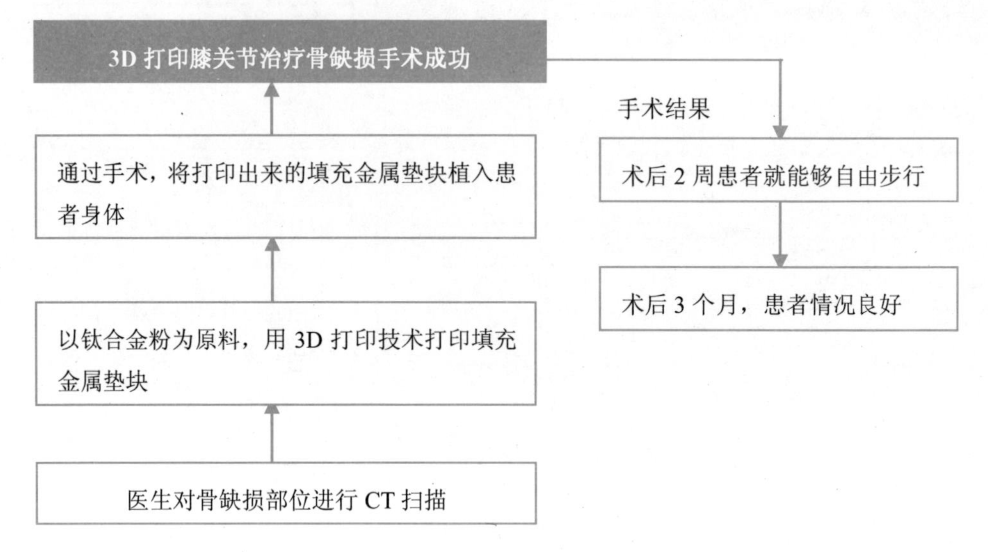

图 7-24　手术的流程和结果

与传统膝关节置换手术相比，3D 打印膝关节治疗骨缺损手术的优点如下所示。

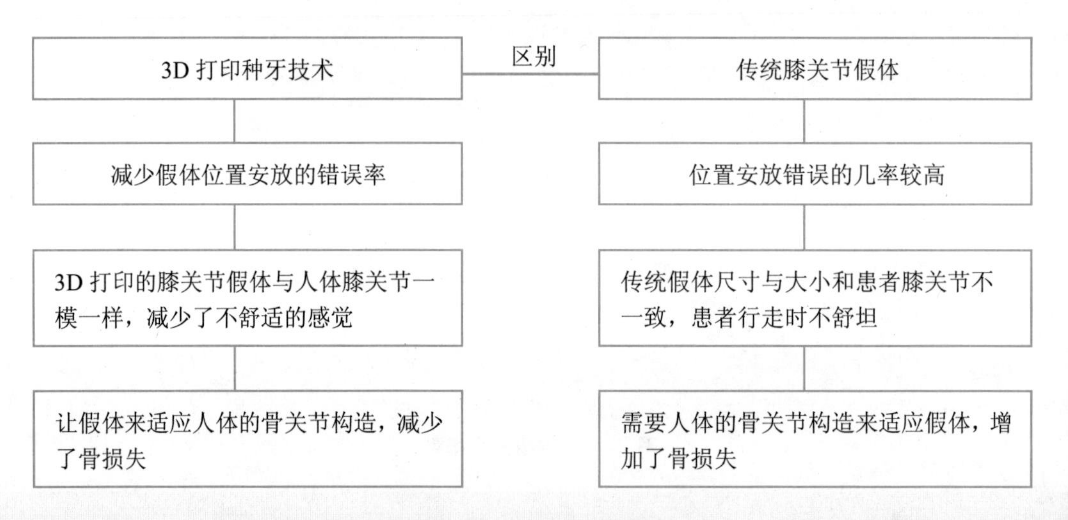

7.2.13　盆骨打印：降低手术风险

2015 年 7 月，韩国一所医疗院利用 3D 打印机制作了一个人造盆骨，这个人造盆骨被成功地移植到一名患者身上。如图 7-25 所示为人造盆骨。

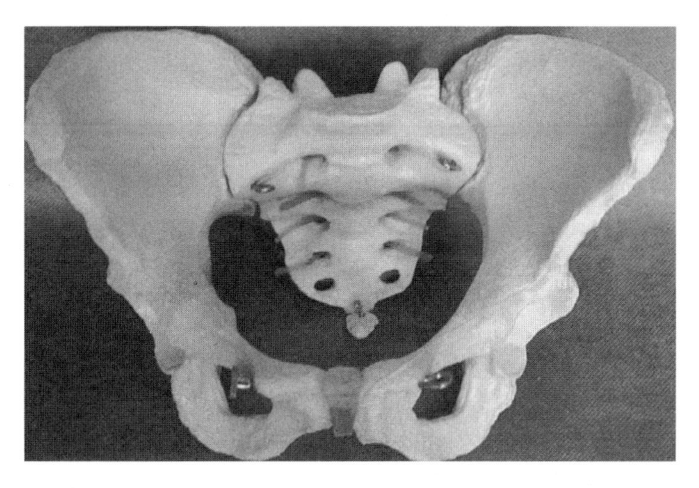

图 7-25 3D 打印制作的人造盆骨

在传统的盆骨移植手术中，医生只能根据 X 光片来判断病人的盆骨形状，而且传统的盆骨植入物是根据一定规格批量生产的，因此在手术中，医生只能依靠经验为患者选择盆骨，并且要不停地对患者盆骨部位进行切除手术，以适应盆骨植入物。

但是 3D 打印盆骨技术出现后，医生可以为患者提供个性化定制的植入物。传统盆骨移植手术和 3D 打印盆骨移植手术的区别如下所示。

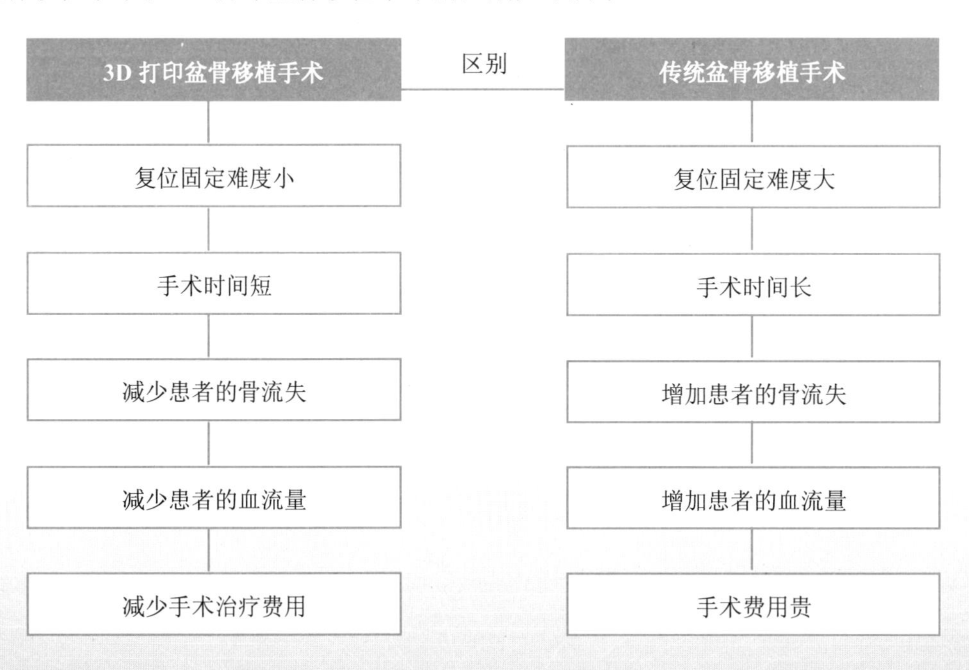
3D 打印盆骨移植手术
区别
传统盆骨移植手术
复位固定难度小
复位固定难度大
手术时间短
手术时间长
减少患者的骨流失
增加患者的骨流失
减少患者的血流量
增加患者的血流量
减少手术治疗费用
手术费用贵

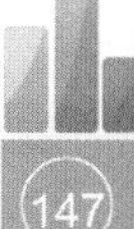

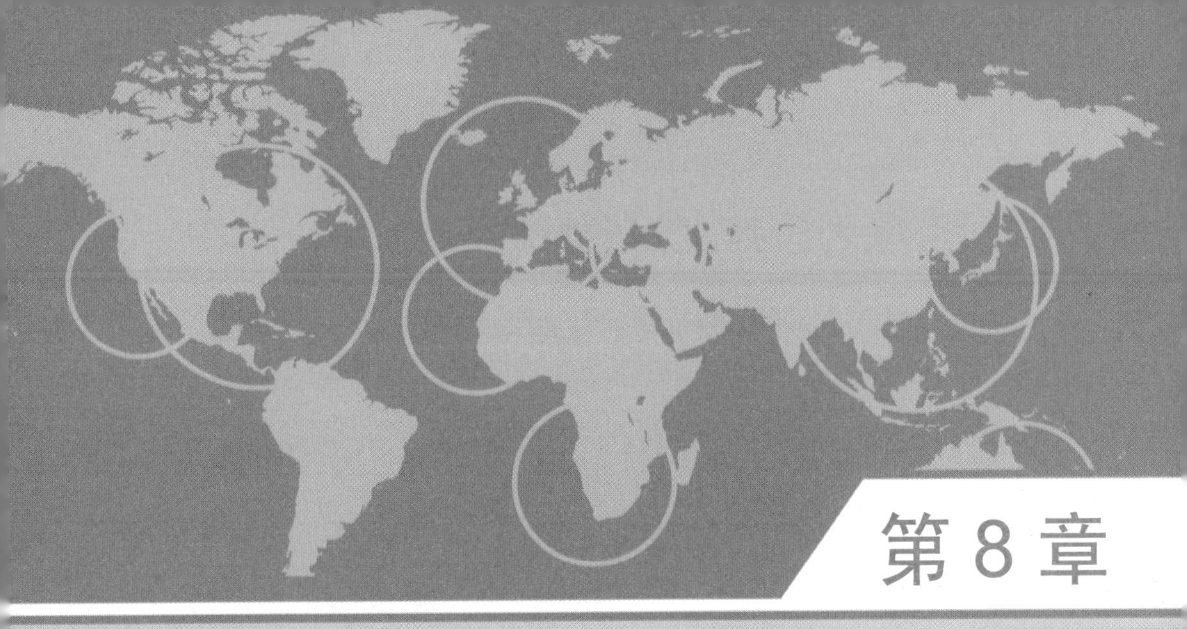

第 8 章

养生：互联网医疗的保健与养老

随着经济的发展和文明的进步，人们在迈向小康和富裕道路的进程中，养老保健意识也在渐渐增强，如何减少亚健康、如何控制慢性病的发展、如何提高人们的生活质量，成为全社会共同关注的话题。本章主要向读者介绍关于互联网医疗的保健与养老的相关知识。

养生：互联网医疗的保健与养老

- 互联网医疗之保健概述
- 互联网打造养老浪潮

8.1 互联网医疗之保健概述

随着人们物质生活水平的提高，人们的保健修身的意识也在不断提高，从以下资料可以看出，保健产业正在迅速发展。

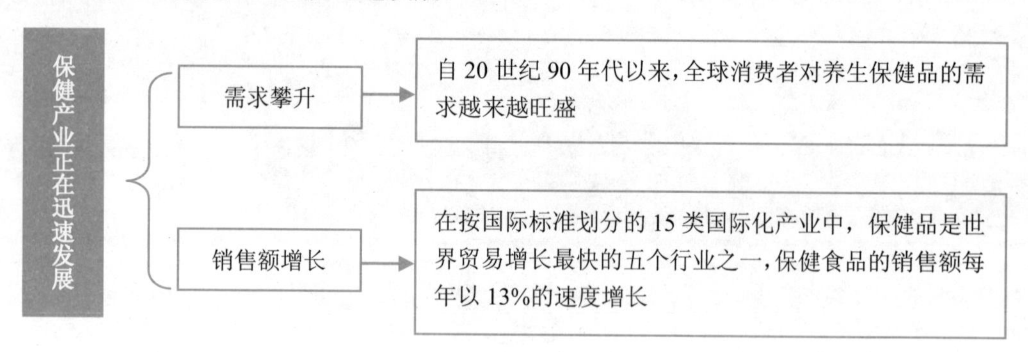

保健产业正在迅速发展
需求攀升
自20世纪90年代以来，全球消费者对养生保健品的需求越来越旺盛
销售额增长
在按国际标准划分的15类国际化产业中，保健品是世界贸易增长最快的五个行业之一，保健食品的销售额每年以13%的速度增长

而我国群众的健康状况又是如何呢？2014年，《中国人健康大数据》出台，其中一些相关数据显示，我国群众的健康状况不容乐观，以下列出了部分数据情况。

我国健康大数据

- 糖尿病患者达到9240万人，平均每30秒就有一个人罹患糖尿病
- 中国22%的中年人死于心脑血管疾病，70%的人有过劳死的危险
- 慢性病患病率已达20%，死亡数已占总死亡数的83%
- 我国主流城市的白领亚健康比例高达76%，处于过劳状态的白领接近60%
- 白领阶层中工作时间超过8小时的高达90%，10个小时以上的占62.3%，超过12小时的占20%，平均每周运动时间约2.61小时
- 中青年女性易得妇科、心脑血管疾病，中青年男性面临猝死、过劳和癌症等问题
- 白领亚健康比例高达76%

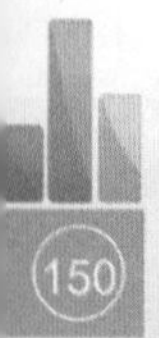

还有的报告中显示：如果中国知识分子不注意调整自身的亚健康状态，未来这些

人中的 2/3 都将死于心脑血管疾病。

在中国青少年健康大数据中，有关青少年健康的数据显示如下。

我国青少年健康大数据

- 80%的学生早餐营养质量较差
- 青春期贫血的发病率达 38%
- 全国肥胖儿中脂肪肝发生率为 40%～50%
- 中国 2.7 亿在校学生蛋白摄入量仅为标准的 65%，铁、钙、锌严重不足，维生素 A 的摄入量仅为标准的 15%
- 小学生近视率 32.5%，初中生 59.4%，高中生 77.3%，大学生 80%
- 沿海城市高中毕业生视力低下率 85%

在中国老年人健康大数据中，有关老年人健康的数据显示如下。

我国老年人健康大数据

- 骨质疏松症已跃居常见病、多发病的第七位
- 60 岁以上的人群患病率为 56%
- 60 岁以上的女性发病率为 60%～70%
- 60 岁以上患病人群中，骨折率接近 30%
- 全世界痴呆病人已达 2400 多万，平均每 7 秒增加一个
- 中国老年痴呆患者约占全世界病例总数的 1/4
- 中国老年痴呆患者平均每年增加 30 万的新发病例

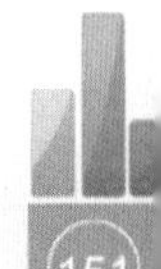

8.1.1 互联网+医疗之保健平台

科技产业在不断发展，健康产业也在不断前进，互联网的到来，让人们的生活节奏越来越快，保健意识却越来越强，尤其移动互联网的到来，让健康无处不在。

“互联网+”时代，国家相继出台了各类政策，互联网+养生保健行业的转型升级也进一步加快。在“互联网+”的推动下，逐步实现了以下各类服务。

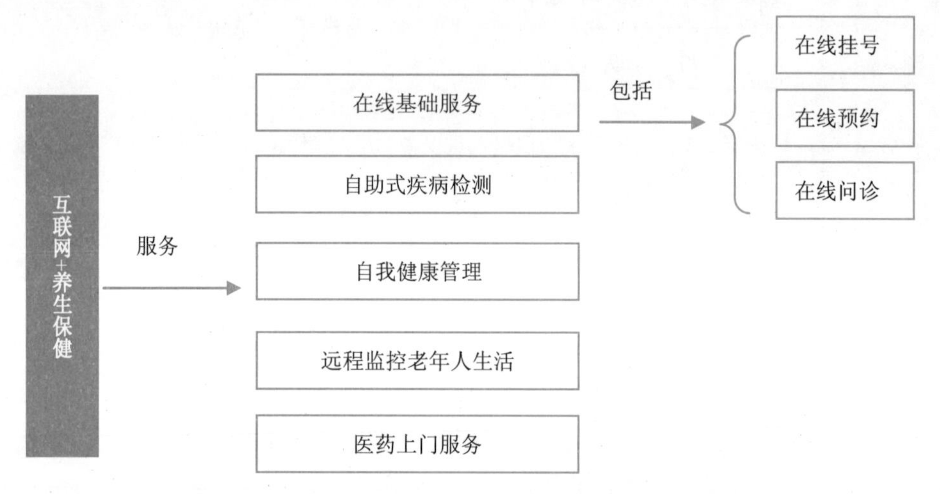

同时，各类互联网+医疗项目也如雨后春笋般拔地而起，然而，目前的互联网+医疗项目的优点和缺陷如图 8-1 所示。

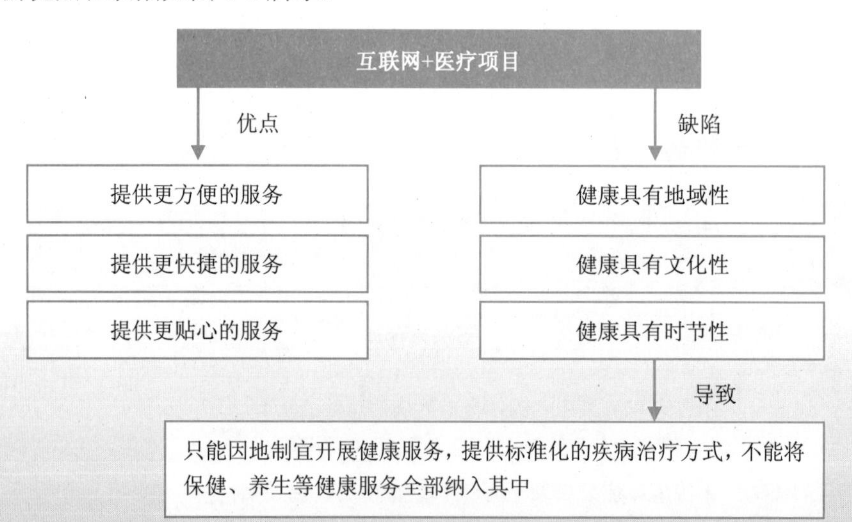

图 8-1　互联网+医疗项目的优点和缺陷

近几年来，我国互联网医疗领域中的保健养生业，随着人们健康意识的提高，也不断地在进步和发展。2015 年，广州一家公司出资打造的移动客户端“养生保健平台”成功上线，这是一款以养生保健为核心的移动医疗平台。有关该平台的运营推广相关的介绍如图 8-2 所示。

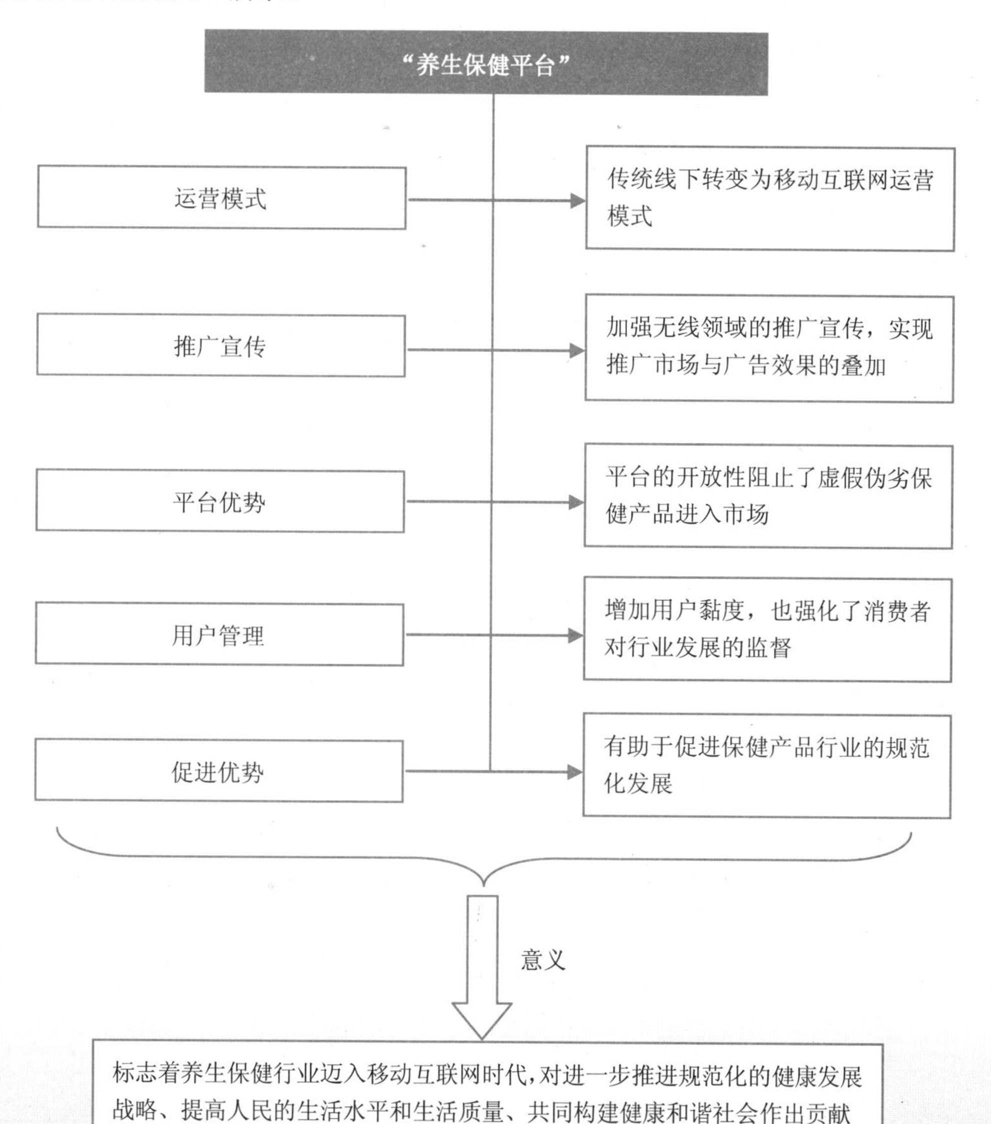

图 8-2 “养生保健平台”介绍

“养生保健平台”具有多个功能模块以及丰富的专业内容，如图 8-3 所示。

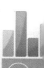

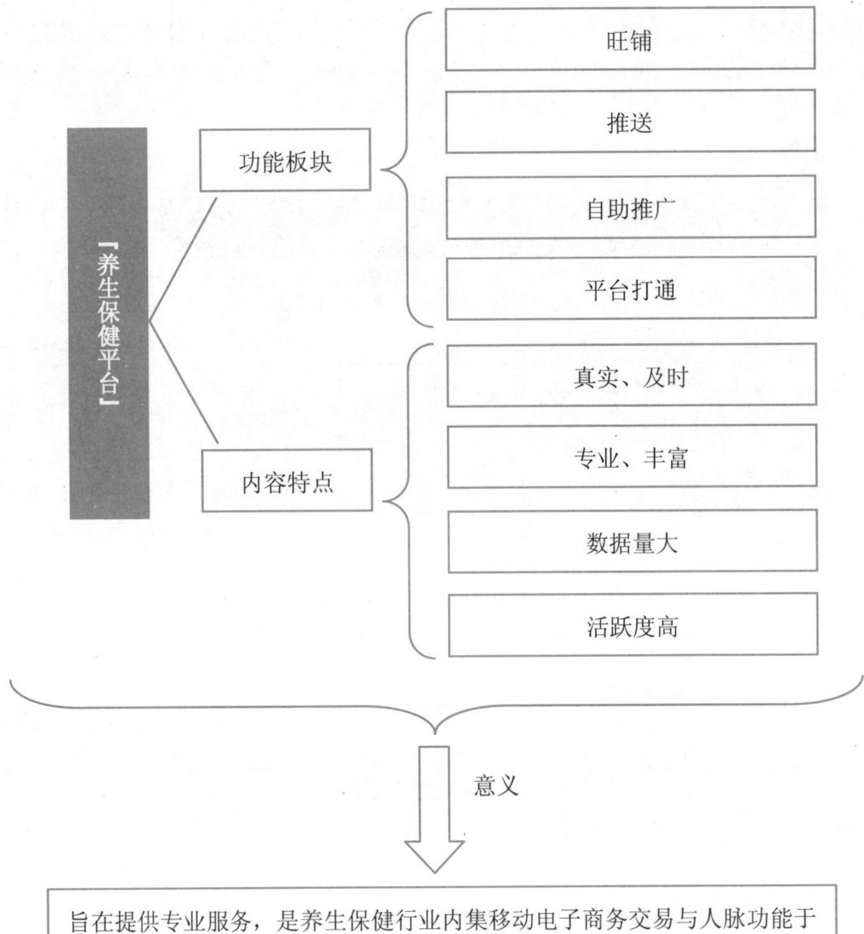

图 8-3 “养生保健平台”功能模块和内容特点

“预防为主”是我国医疗工作的重要内容之一，近几年，我国很多地区都在大力发展社区卫生服务。社区卫生服务的内容主要包括以下几点。

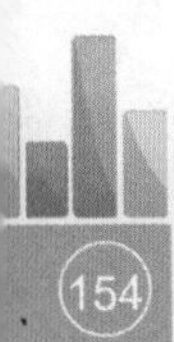

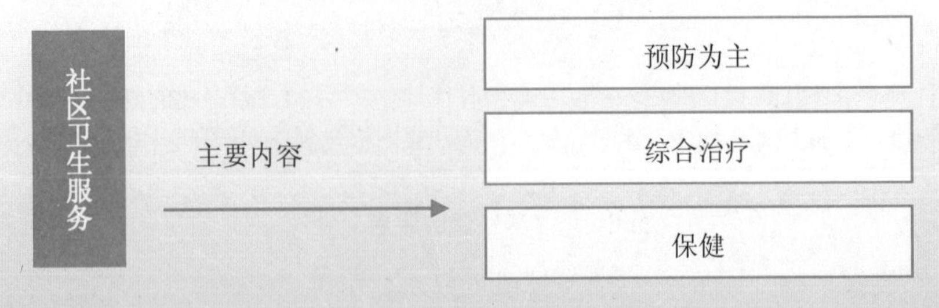

未来，随着互联网、在线医疗、移动互联网的发展，保健行业在医疗领域会拥有

更广阔的发展空间。

8.1.2 互联网医疗之婴幼儿保健

在一份关于父母对婴幼儿保健知识的了解情况和保健知识需求的学术调查报告中，通过对99名婴幼儿家长的调查，获得了以下数据。

父母对婴幼儿保健知识了解及需求的调查

- 新生儿家长的儿童保健知识知晓率约为47%
- 对小儿生长发育是否正常知识的需求率约为70%
- 对小儿常见疾病的预防知识的需求率约为69%
- 对儿童营养与喂养知识的需求率约为60%
- 对早期教育方法知识的需求率约为60%
- 对小儿家庭护理知识的需求率约为50%
- 对婴幼儿智能发育规律知识的需求率约为48%
- 对小儿意外伤害的预防知识的需求率约为36%

而在另一份调查报告中，针对100名家长进行了调查，调查结果如下。

父母对新生儿保健知识认知及需求的调查

- 对新生儿发育正常、疾病预防等保健知识的需求较高
- 对6个月内新生儿最佳喂养方式、人工喂养等知识知晓率较高
- 对辅食首选食物等新生儿保健知识知晓率较低

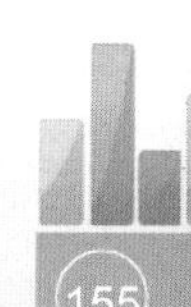

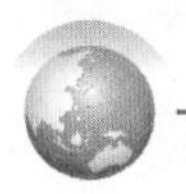

从这两份调查中可以看出，很多家长对小儿生长发育、疾病预防、营养、家庭护理等知识有较高的需求，广泛开展多种多样的小儿健康教育，帮助家长提高小儿保健的知识水平，是小儿保健领域重要的发展方向。

而婴幼儿健康教育的方法分为以下几种。

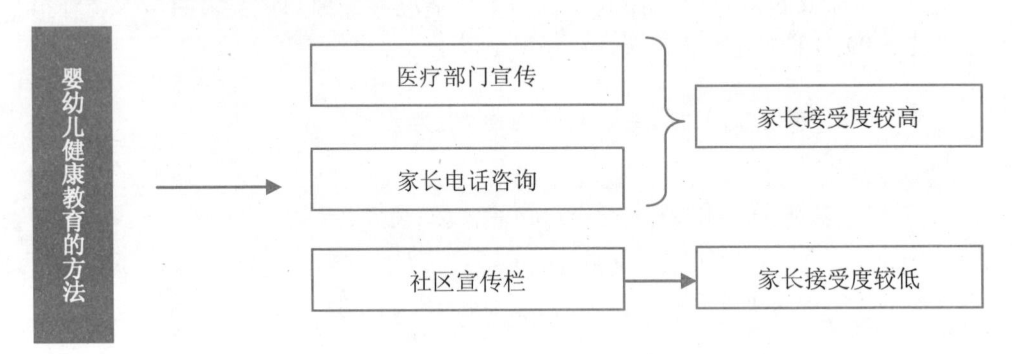

婴幼儿的保健发育与家长对婴幼儿保健知识以及护理水平有关，因此推进婴幼儿保健工作的方法如图 8-4 所示。

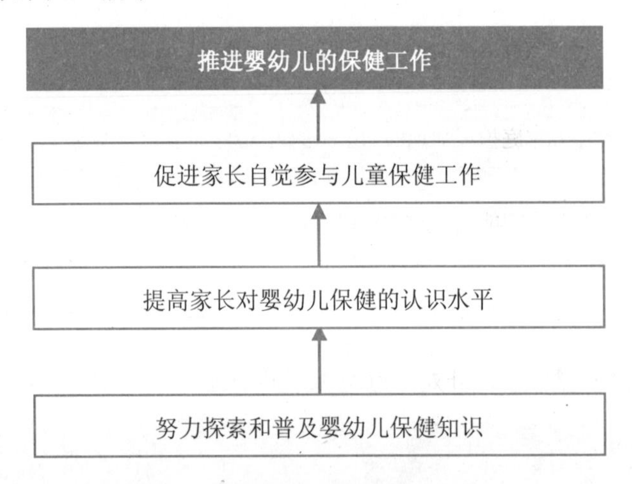

图 8-4　推进婴幼儿保健工作的方法

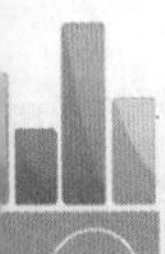

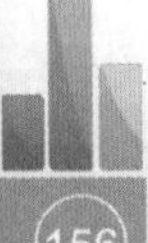

8.1.3　儿童保健之可穿戴设备

目前，可穿戴设备已经不仅仅是被应用在年轻人以及中老年人健康医疗领域中，同时也被应用在儿童健康保健医疗领域中。

针对儿童市场，最热门的可穿戴设备就是安全追踪产品以及教育类产品，例如具备定位、安全预警和通话连接功能的 360 儿童卫士智能手表，如图 8-5 所示；儿童防走丢智能童鞋 budiu 1.0，如图 8-6 所示；具有位置定位、语音对讲、体感游戏、语音报时等功能的儿童智能手表糖猫等，如图 8-7 所示。目前，保障儿童外出安全的智能设备已经达到数百款。

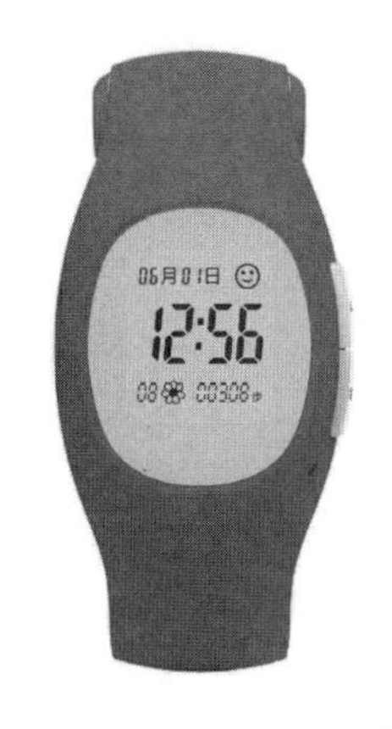

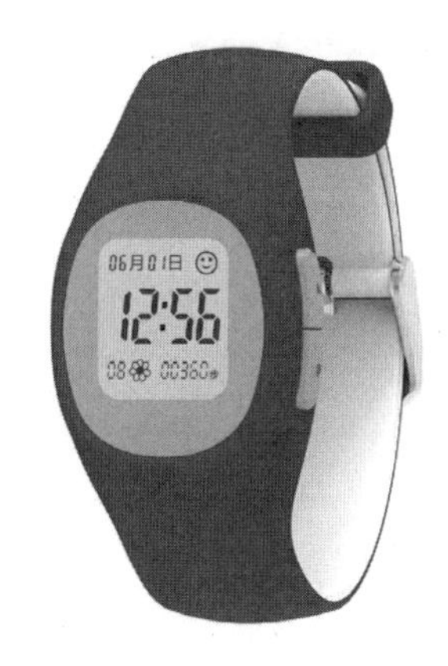

图 8-5　360 儿童卫士智能手表

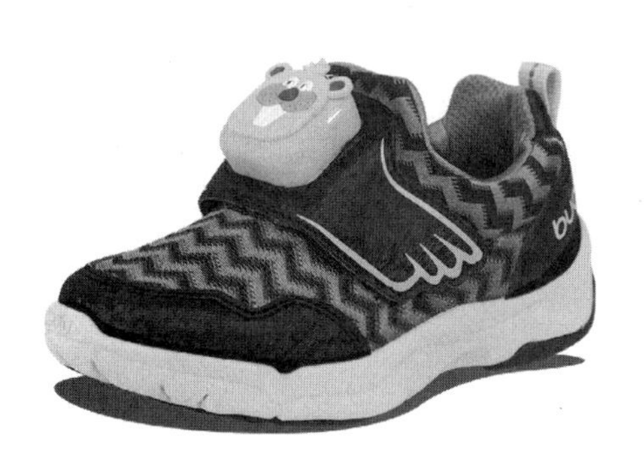
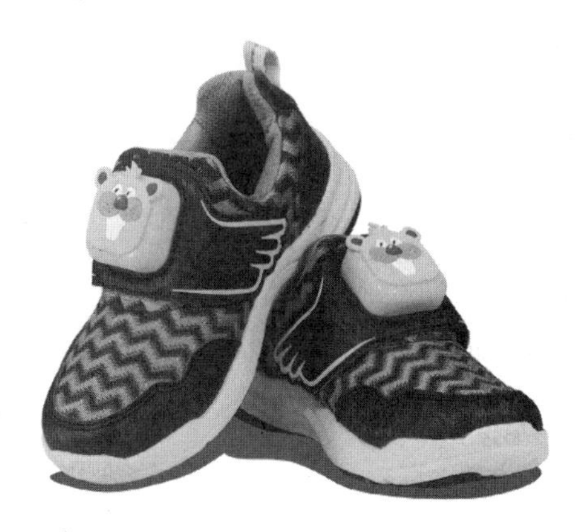

图 8-6　儿童防走丢智能童鞋 budiu 1.0

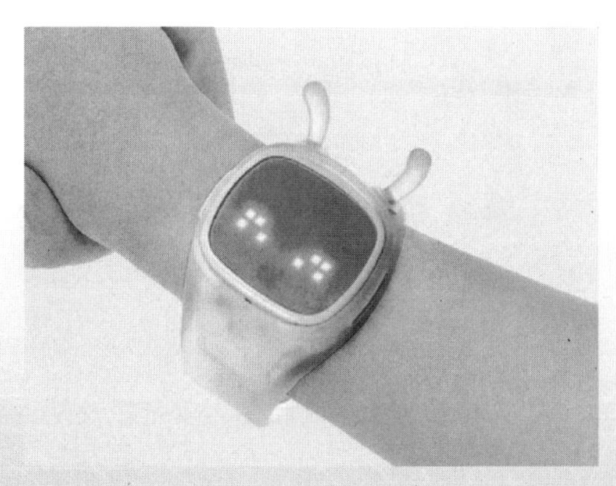
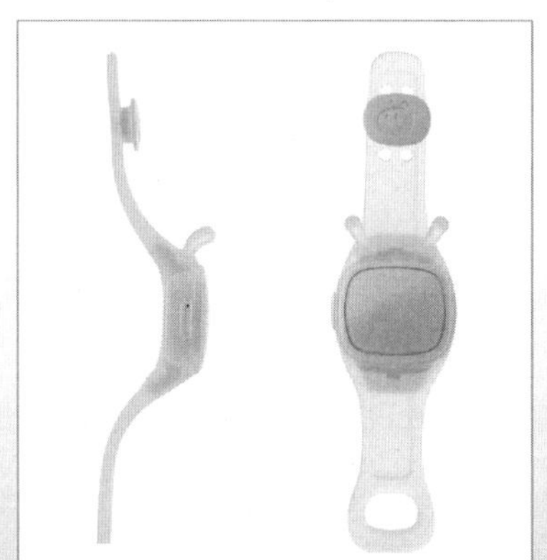

图 8-7　儿童智能手表糖猫

除了保障儿童外出安全的可穿戴智能产品之外，关注儿童健康保健的可穿戴智能产品也非常多，下面为大家介绍几款关注儿童健康保健的可穿戴智能产品。

1. 婴儿活动监测器——MonBaby

MonBaby 是一款全面的婴儿监测器，如图 8-8 所示为 MonBaby 的外形特征。

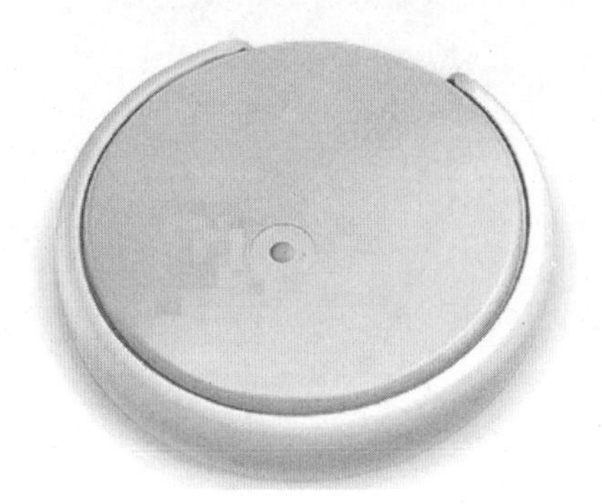
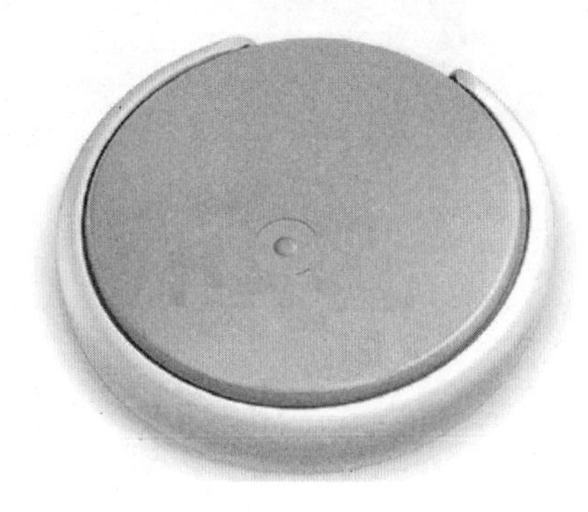

图 8-8　MonBaby 的外形

家长可以将 MonBaby 作为一个智能纽扣，扣在宝宝衣服上，如图 8-9 所示。MonBaby 的主要功能包括以下几点。

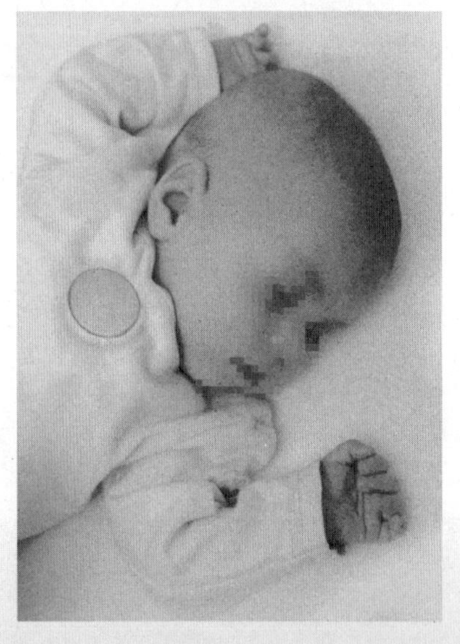

MonBaby 的主要功能
- 检测宝宝活动量
- 检测宝宝呼吸情况
- 检测宝宝的睡眠姿势

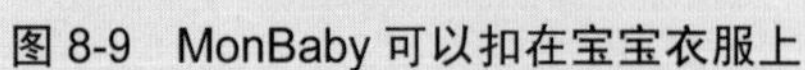

图 8-9　MonBaby 可以扣在宝宝衣服上

通过 MonBaby，家长可以了解到宝宝什么时候醒了，睡眠是否安定以及是否离开了婴儿床等。

2. 宝宝奶瓶——Baby Glgl

Baby Glgl 是一款智能奶瓶，如图 8-10 所示。

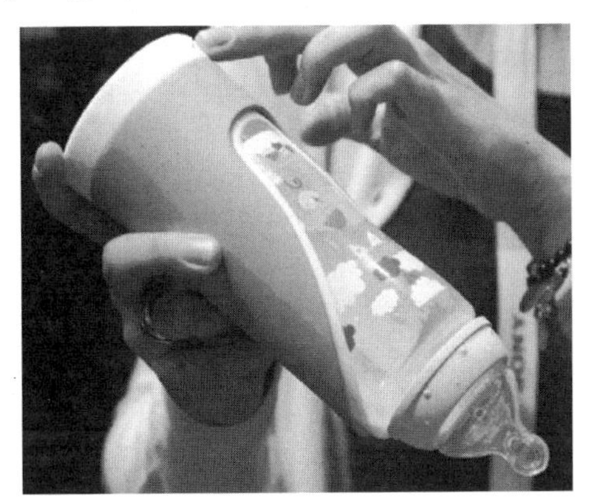
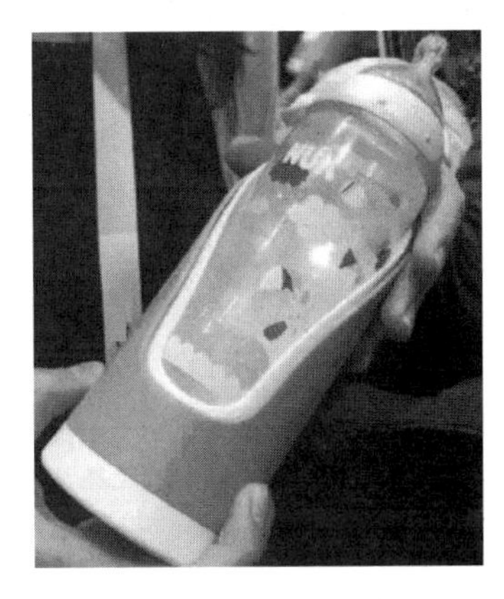

图 8-10 Baby Glgl

它的主要功能是让新生儿妈妈，在给宝宝喂奶的时候，了解到宝宝的喝奶量，同时 Baby Glgl 上还配置了“测斜仪”，通过点亮指引箭头就能帮助新生儿妈妈找到最佳喂奶角度，以预防宝宝吞下气泡导致胀气。

3. 儿童体温测试器——TempTraq

TempTraq 是一款体温测试贴片，它贴在小孩臂下，24 小时测试小孩的体温，然后通过蓝牙把数据传送到家长的手机上。如图 8-11 所示为 TempTraq 手机软件。

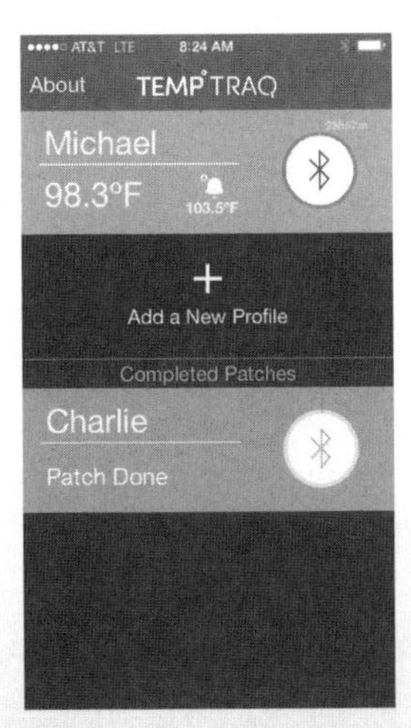

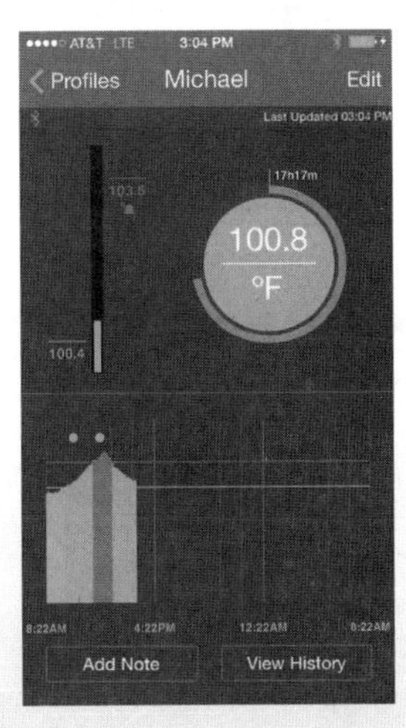

图 8-11 TempTraq 手机 APP 软件

除了记录宝宝的体温情况之外，TempTraq 还具备如图 8-12 所示的功能。

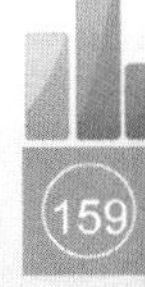

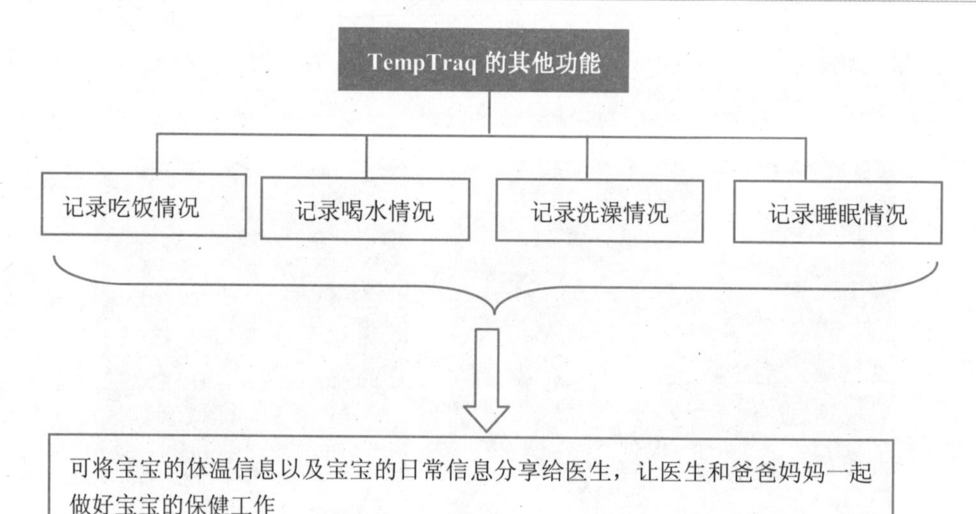

图 8-12　TempTraq 的其他功能

4. 儿童智能运动衫——Hexoskin Junior

Hexoskin Junior 是一款智能运动衫，如图 8-13 所示。

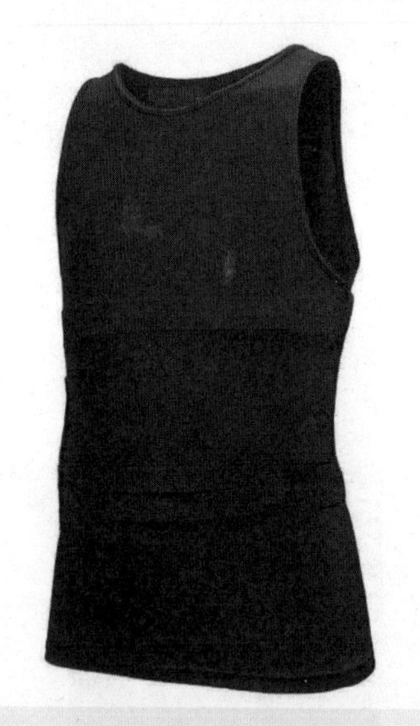
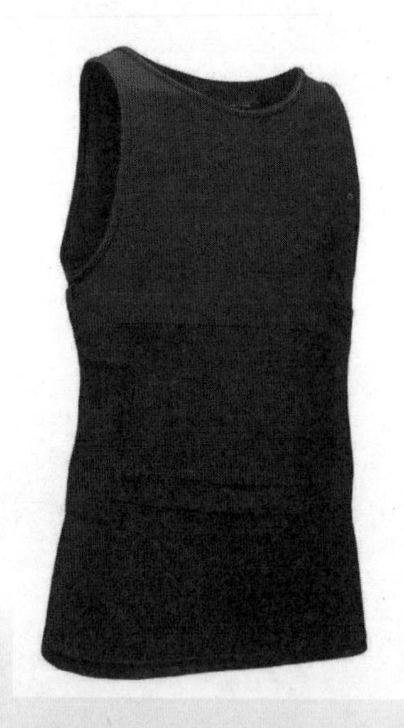

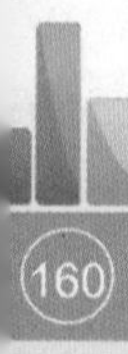

图 8-13　Hexoskin Junior 运动衫

Hexoskin Junior 运动衫配置多个传感器，能够通过蓝牙将小孩的身体数据发送到手机，其检测的数据包括以下几点。

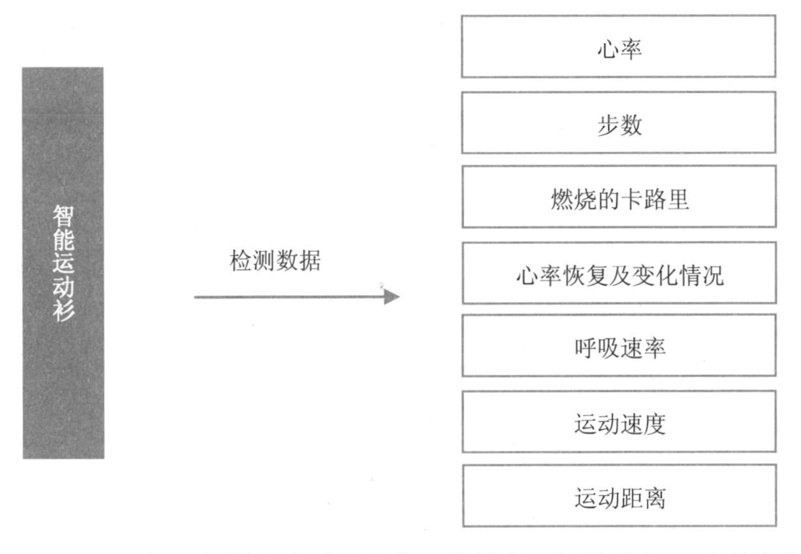

Hexoskin Junior 运动衫根据传感器收集到的数据，还能进行一系列其他的辅助功能，如下所示。

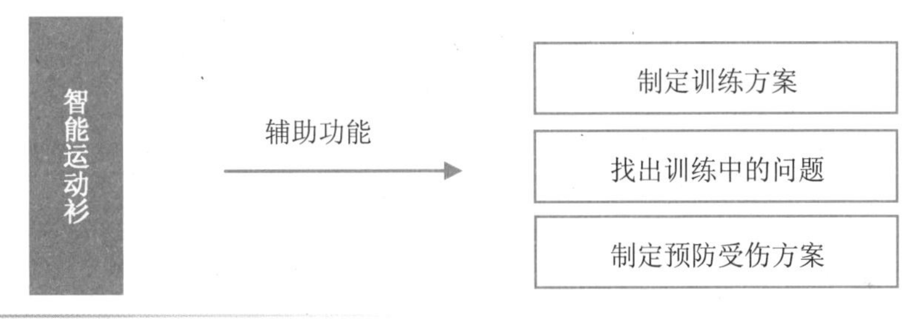

5. 婴儿健康状况检测设备——Sproutling

Sproutling 是一款专为 0～1 岁的小婴儿设计的智能脚环，如图 8-14 所示。

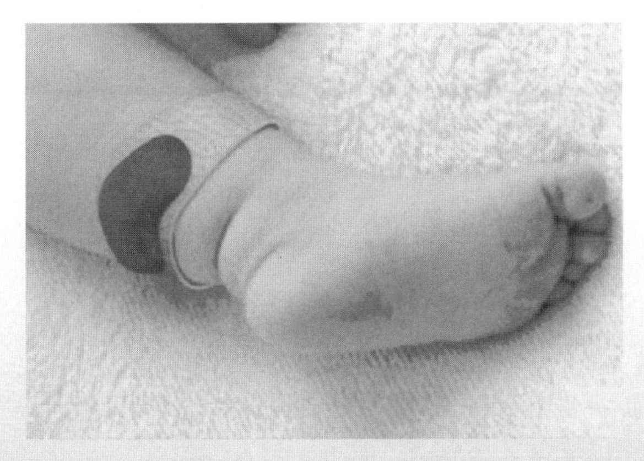

图 8-14　Sproutling 智能脚环

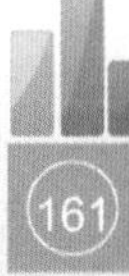

Sproutling 搭配手机 APP，可以让家长随时查看宝宝的健康状态。Sproutling 记录下来的健康数据包括以下几点。

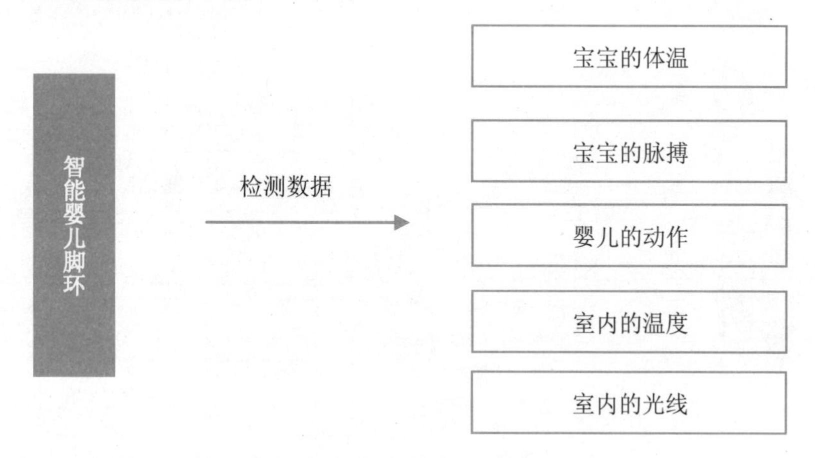

Sproutling 将婴儿目前健康状态告知家长的步骤如图 8-15 所示。

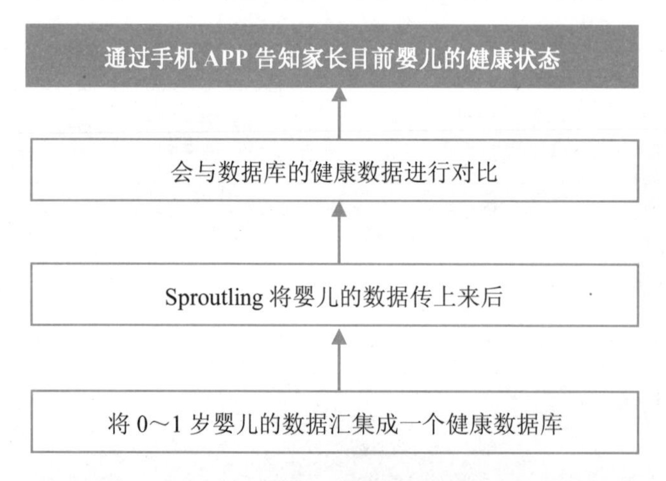

图 8-15　Sproutling 将婴儿目前健康状态告知家长的步骤

除了以上的功能之外，Sproutling 还有一个辅助功能，就是根据宝宝的情况给出相应的解决方案。比如宝宝睡眠质量不好，Sproutling 会将情况反馈给家长，还会给出相应的建议，例如提醒家长把室内的光线调暗一点以帮助宝宝更好地入眠等。

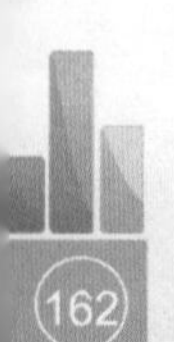

6. 智能奶嘴——Pacif-i

Pacif-i 奶嘴是一款可以帮助父母更好地了解宝宝健康状况的智能设备，如图 8-16 所示。Pacif-i 与其他很多的可穿戴智能设备一样，是通过低功耗蓝牙将数据发送到手机上，它的主要功能包括以下几点。

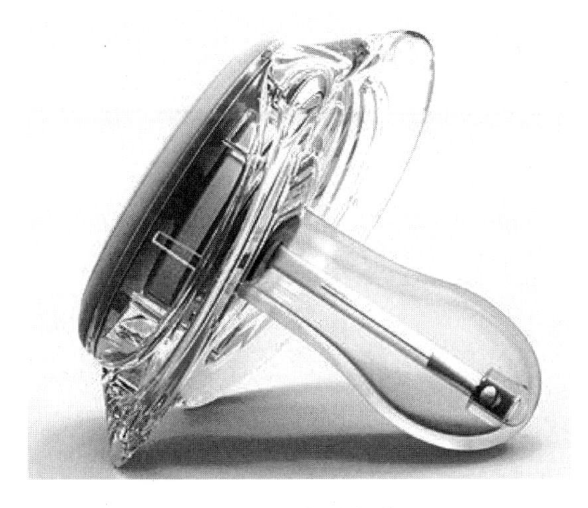

图 8-16 智能奶嘴

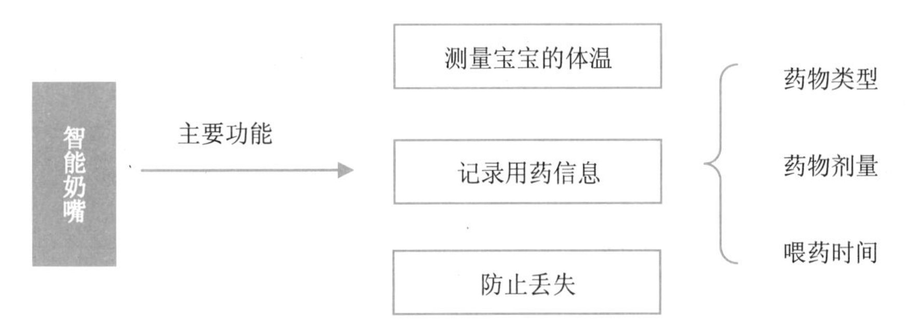

8.1.4 移动互联网之女性保健

互联网兴起后，女性保健市场也成为国内巨头争相进军的领地，尤以女性保健类的移动 APP 为主要攻略战地。目前已经得到市场极大关注和认可的针对女性设计的移动 APP 有大姨吗、美柚等。国内外的女性健康管理类 APP 的主要侧重点有所不同，如下所示。

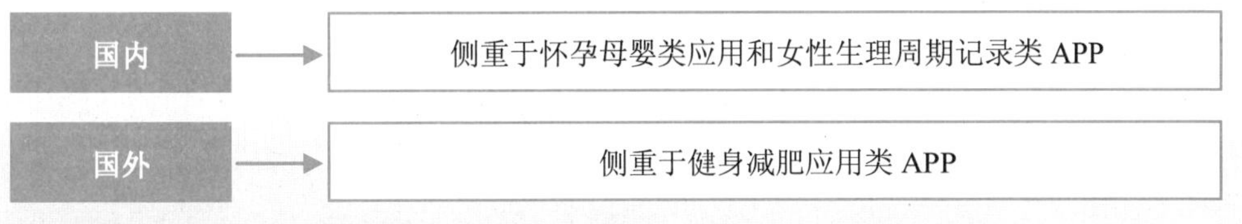

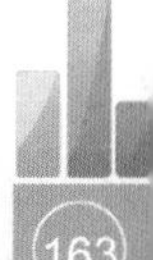

下面为大家介绍两款国内的女性健康管理 APP：大姨吗和美柚。

1. 大姨吗

针对大姨吗，主要介绍如下所示。

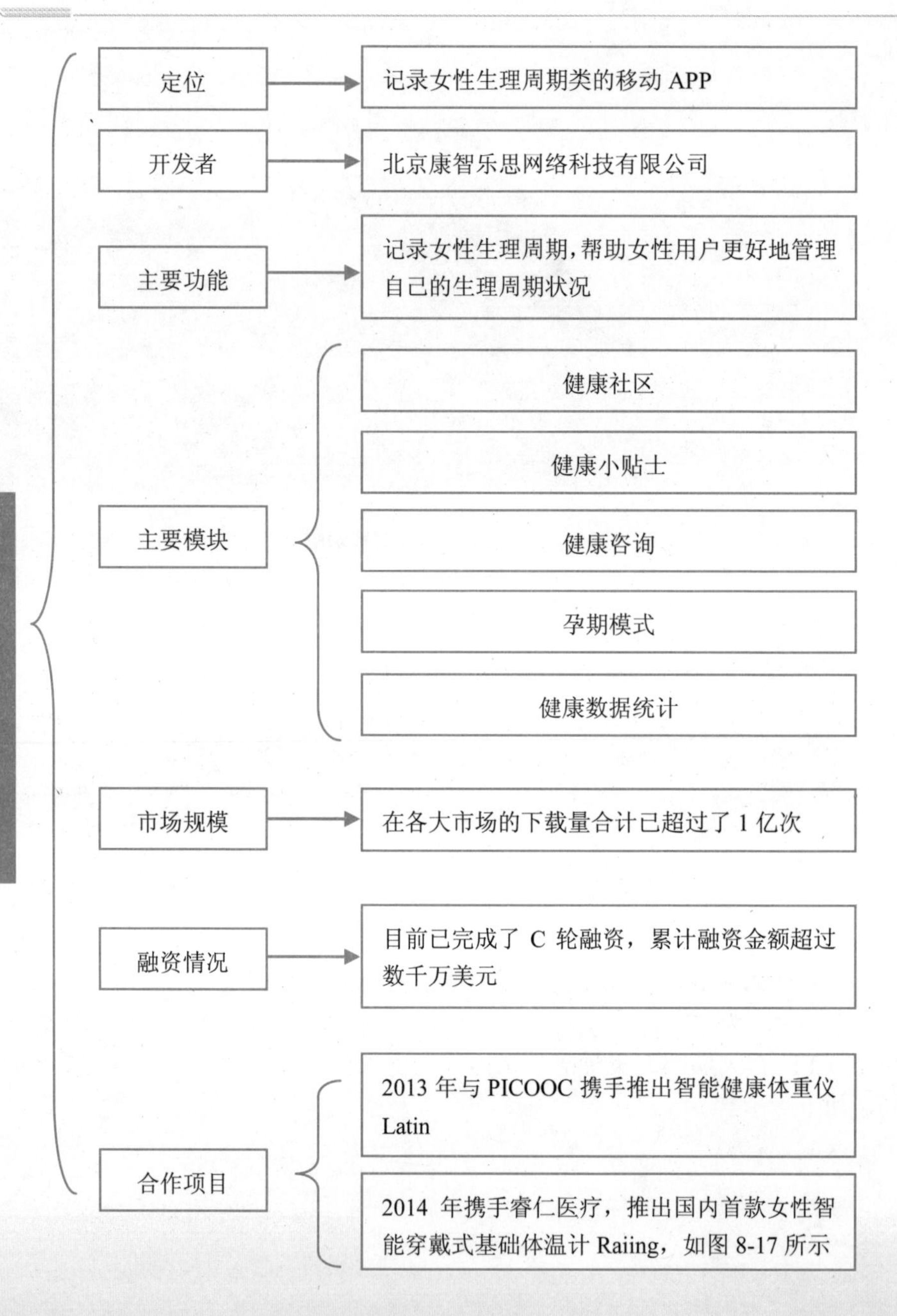
大姨吗移动 APP
定位
记录女性生理周期类的移动 APP
开发者
北京康智乐思网络科技有限公司
主要功能
记录女性生理周期，帮助女性用户更好地管理自己的生理周期状况
主要模块
健康社区
健康小贴士
健康咨询
孕期模式
健康数据统计
市场规模
在各大市场的下载量合计已超过了 1 亿次
融资情况
目前已完成了 C 轮融资，累计融资金额超过数千万美元
合作项目
2013 年与 PICOOC 携手推出智能健康体重仪 Latin
2014 年携手睿仁医疗，推出国内首款女性智能穿戴式基础体温计 Raiing，如图 8-17 所示

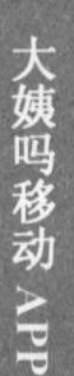

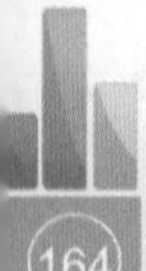

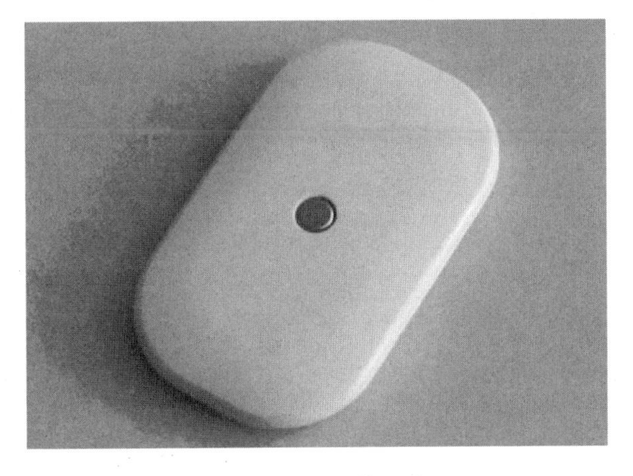

图 8-17 女性智能穿戴式基础体温计 Raiing

2. 美柚

关于美柚的主要介绍如下所示。

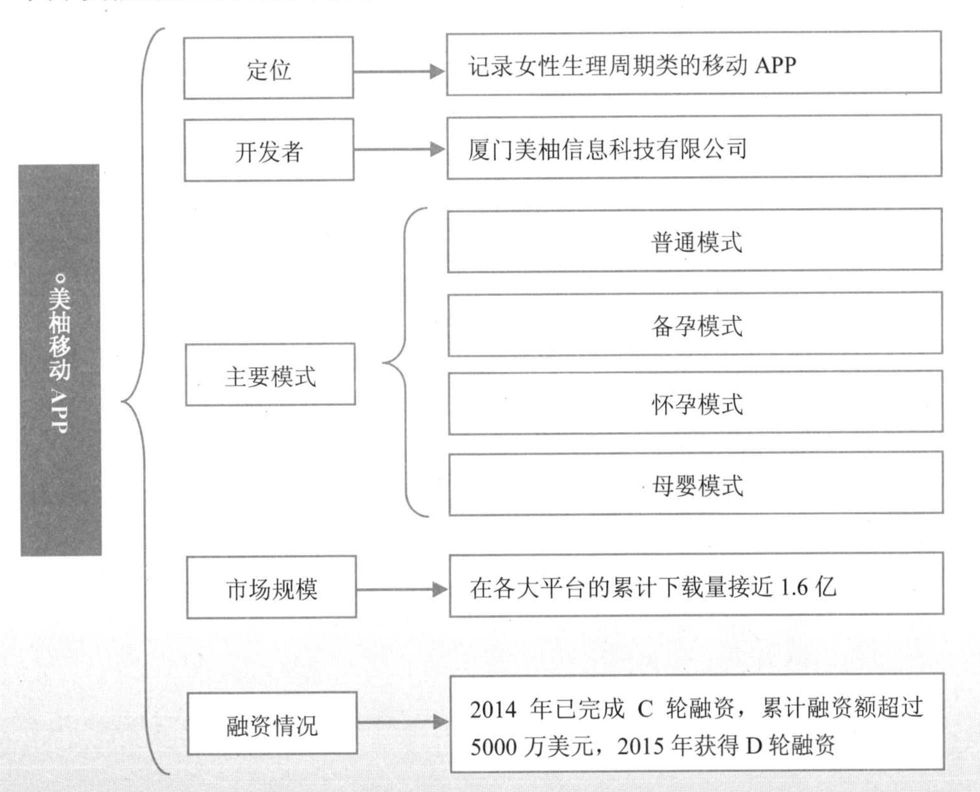

8.1.5 移动医疗之慢性病保健管理

2015 年，腾讯与贵州百灵药企就慢性医疗服务领域达成战略合作，两家企业分工合作，分别利用如图 8-18 所示的自身优势，来推进双方在互联网慢性医疗服务领域的应用合作。

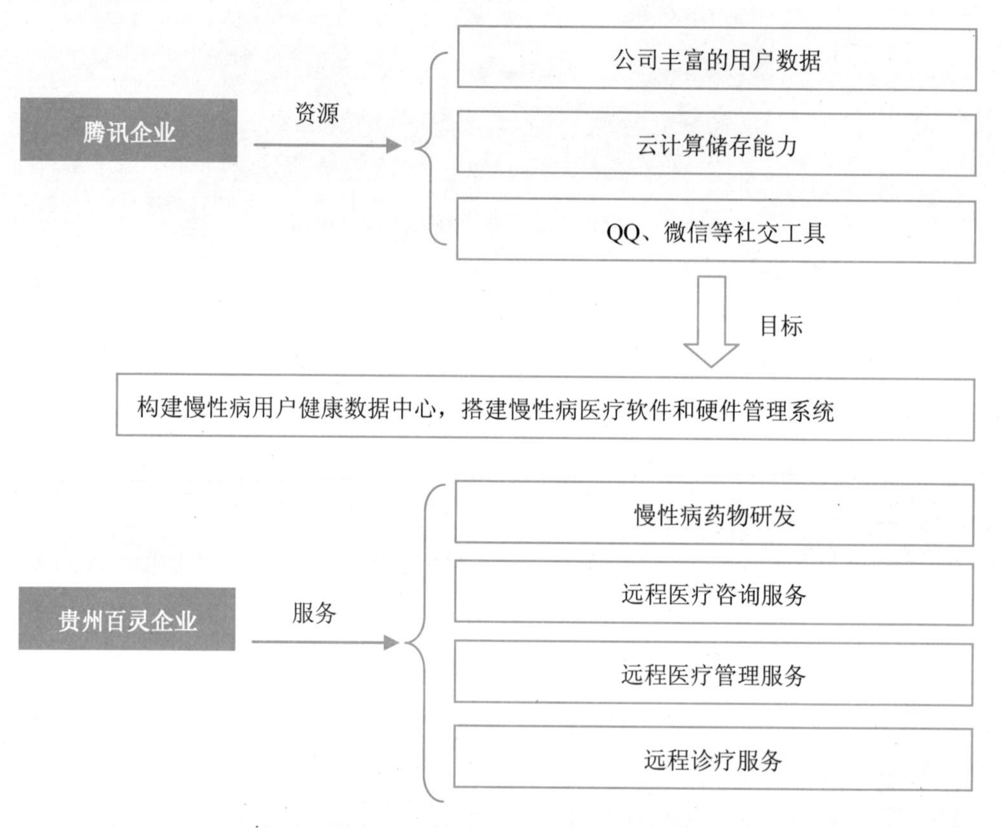

图 8-18 腾讯与贵州百灵药企利用自身优势搭建慢性医疗服务应用

除了促进在慢性医疗领域的合作之外，腾讯旗下的腾讯梦工厂孵化器还推出了第一个在医疗领域的项目——智能血糖仪品牌“糖大夫”，有关“糖大夫”的产品设计特征和产品意义如下所示。

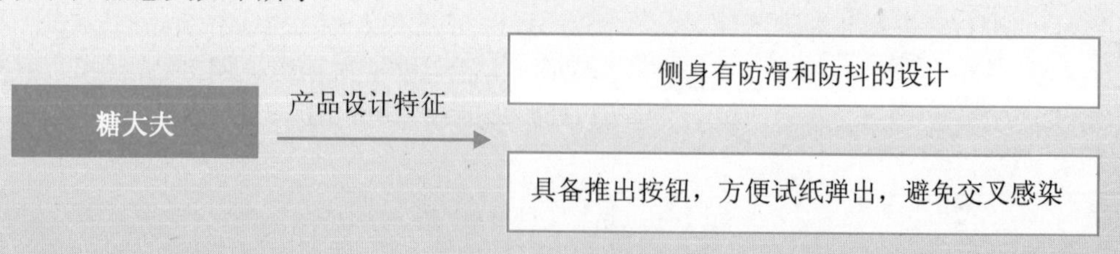

糖大夫 —产品设计意义→ 实现了人机交互体验，让老人长辈也可以轻松使用，提升用户满意度

“糖大夫”拥有4英寸的大屏幕彩色触摸屏，从外观上看，酷似手机，如图8-19所示。

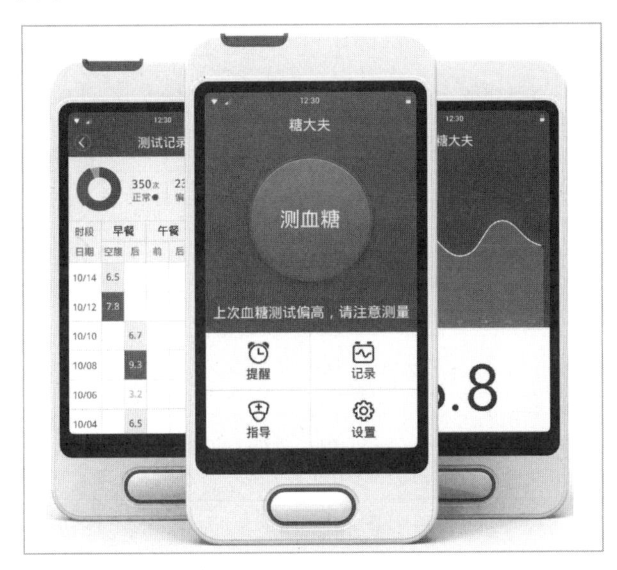

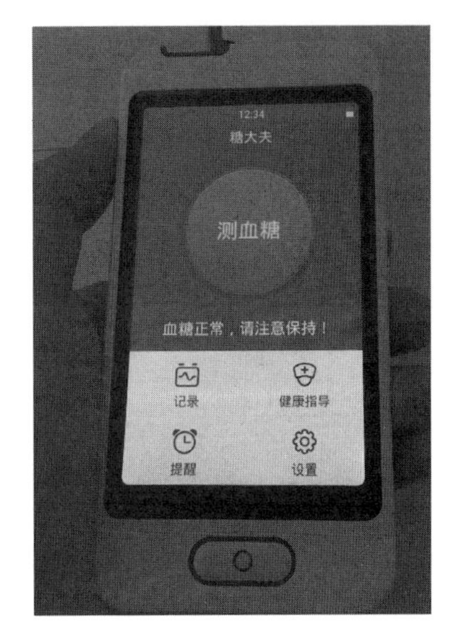

图8-19 “糖大夫”的外形特征

“糖大夫”的主要功能特点如下所示：

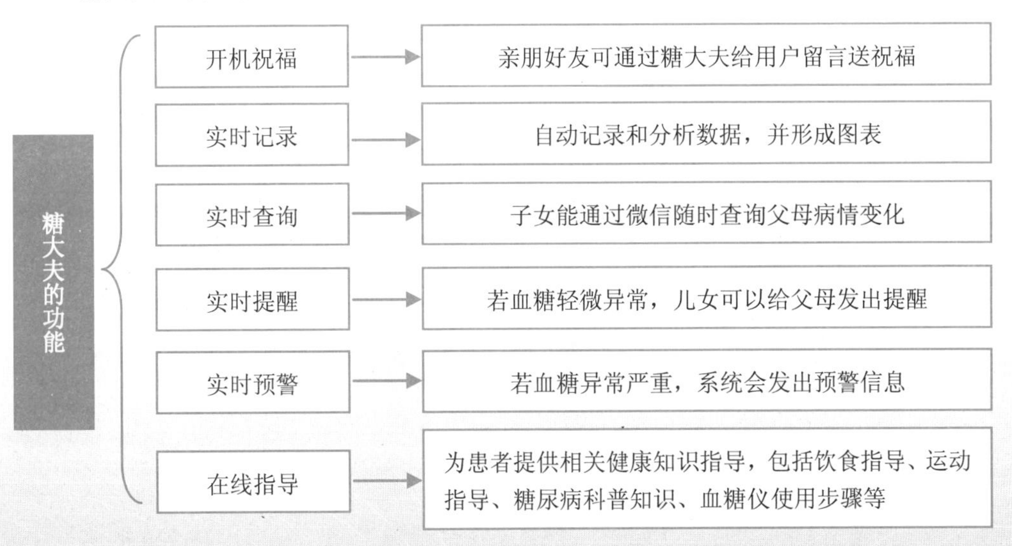

8.2 互联网打造养老浪潮

目前，全球的老龄化趋势在不断增加，联合国认为人口老龄化是 21 世纪所面临的重大挑战。我国的老龄化社会起始于 1999 年，如今，以每年 800 万老年人的速度增加。有数据显示，截至 2013 年，我国老龄化人口已经超过了 1.6 亿人；截至 2014 年底，我国 60 岁以上的老年人口数量超过 2 亿。

随着独居老人的数量不断增加，很多问题都显露出来，如图 8-20 所示。

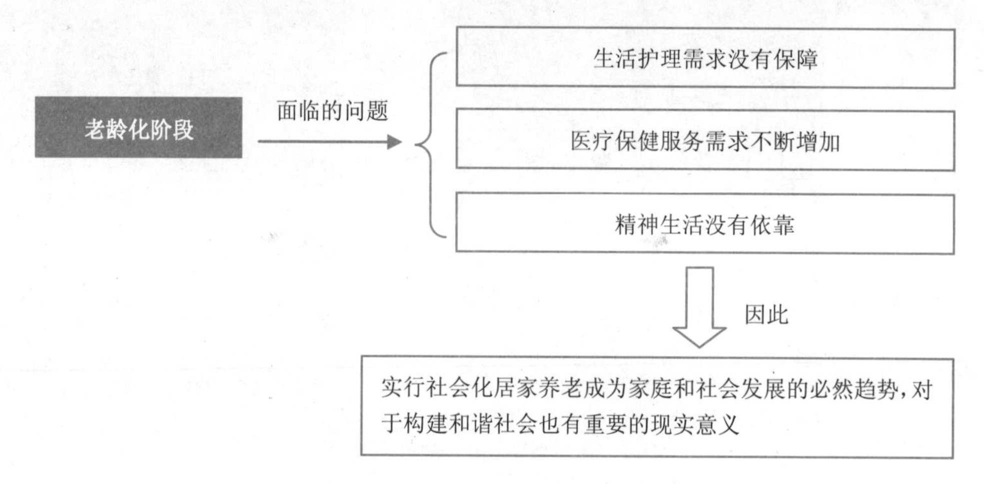

图 8-20　老龄化社会遇到的问题

在互联网快速发展的今天，居家养老主要依托社区和家庭，为居家的老年人提供以下服务：

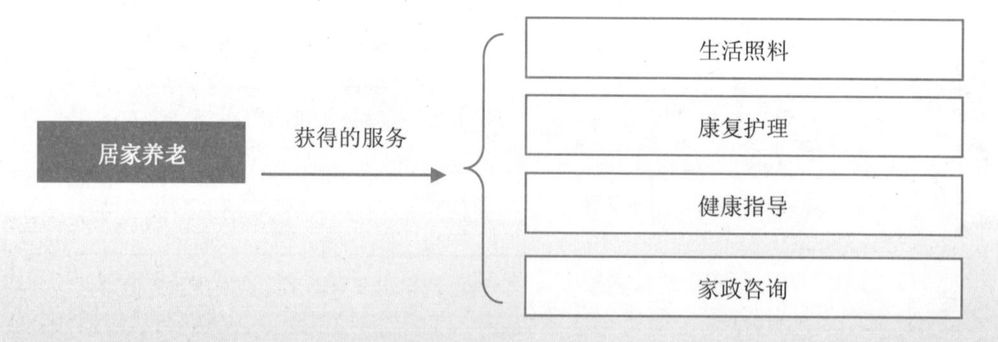

8.2.1 互联网时代的新养老模式

随着养老消费需求的日益增长，养老产业也得到了蓬勃发展。在互联网信息化时代，网络思维模式已经渗透到了人们生活的各个方面。2015 年，我国提出了“互联网

+养老”行动计划，如图 8-21 所示。

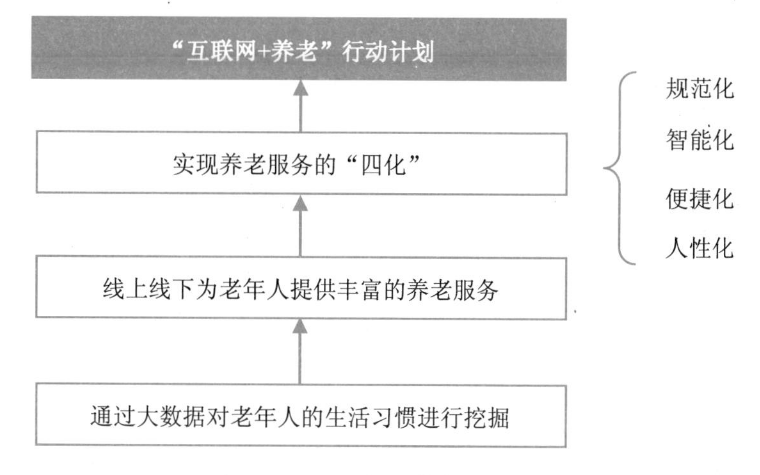

图 8-21 “互联网+养老”行动计划

互联网时代下的养老模式，也开始往移动端方向发展，通过移动互联网和物联网等技术，建立全面的老年服务体系，将更多优质的养老服务资源传送到老人身边，全面提升老年人的生活质量。

目前，很多机构和社区在全力打造居家养老平台，平台包括以下几大体系。

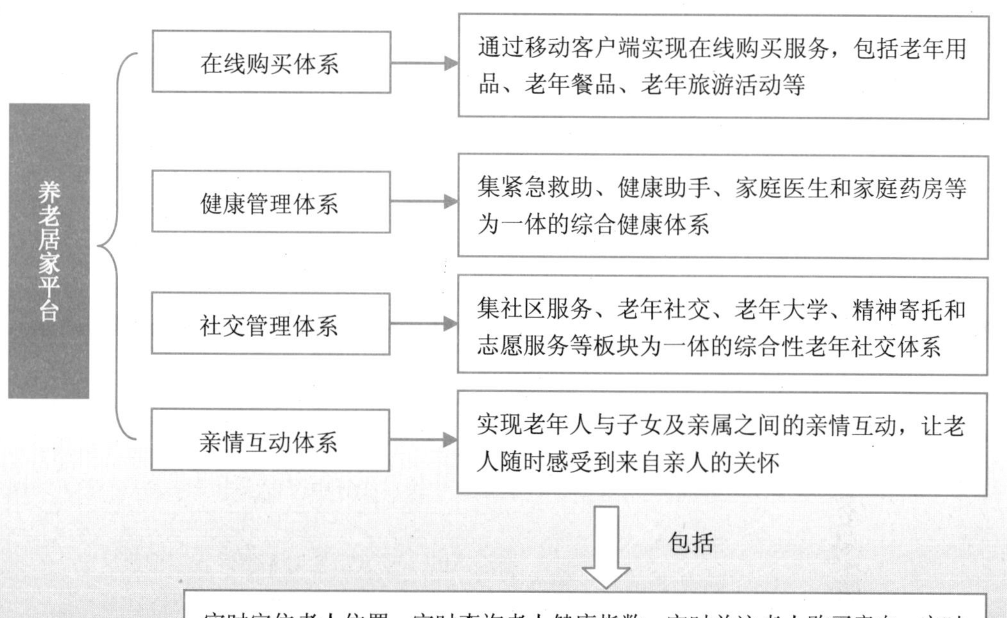

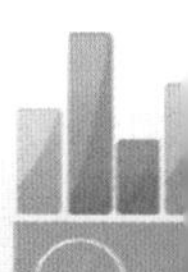

有的社区还推出了智慧养老移动 APP 软件，这款养老 APP 软件为养老人群提供以下几大服务。

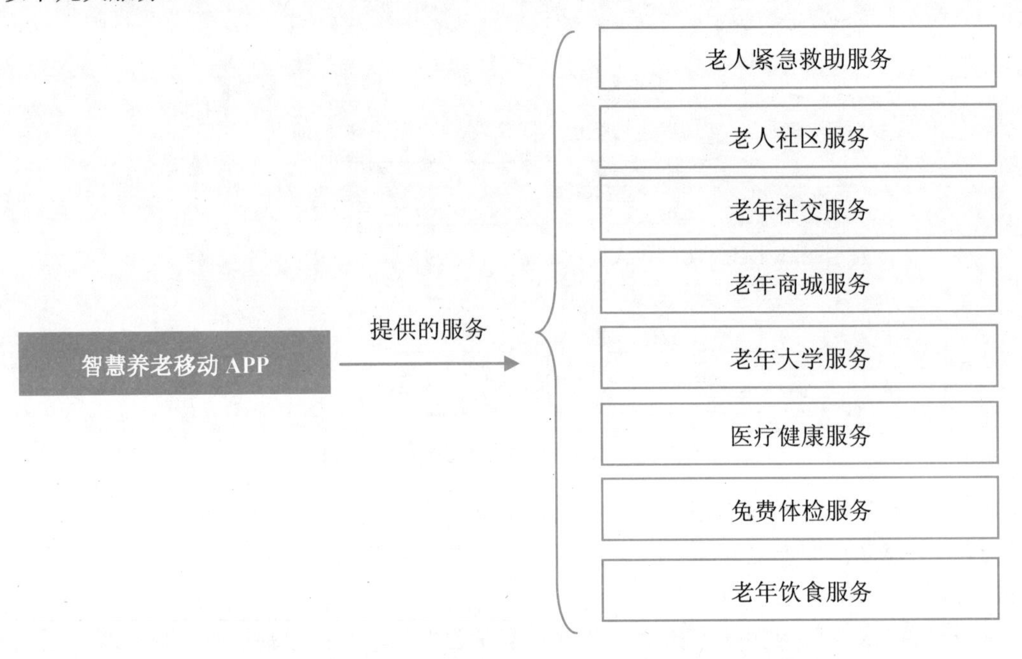

8.2.2 个性化平台和可穿戴设备

“健康中央管理系统”是一款集互联网、产品与老年健康管理服务于一体的健康指导服务平台，相关介绍如下所示。

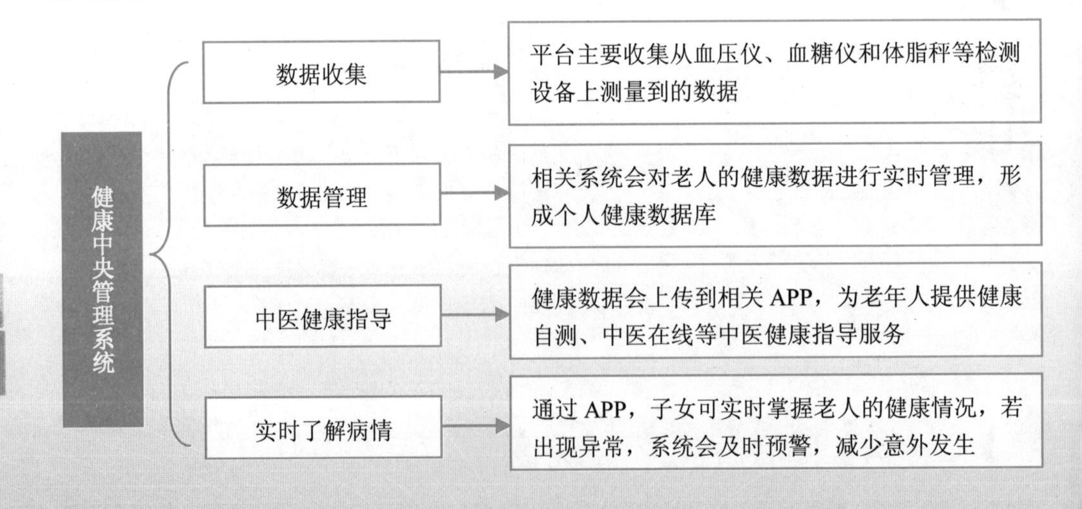

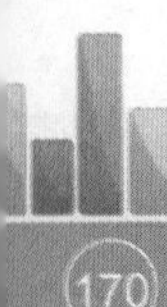

这个个性化平台，将养老与互联网、在线医疗等联系起来，增加了用户的满意度，减少了子女对老人的担心。同时可穿戴设备的出现，为整个养老医疗领域带来了更多的可能，每个医疗社区、医疗服务机构都能通过可穿戴设备收集老人的数据指标，从而知悉老人的身体健康状况。例如通过智能健康检测手环，收集老人的血压、血糖、血氧以及心电图等健康指标数据，并将收集到的数据绘制成统计图，发送到医生的个人终端设备中，实现对老人健康的全天候监控。

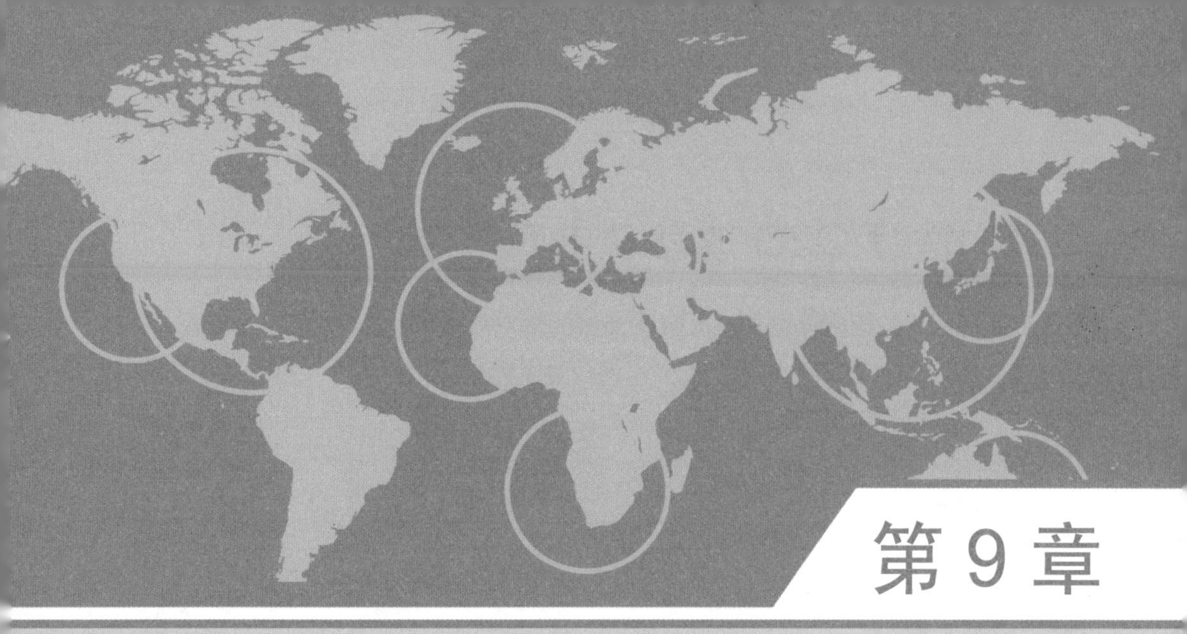

第 9 章

搭建：医疗 O2O 模式分析

继餐饮、旅游领域的线上线下 O2O 模式不断成熟之后，在线医疗领域的 O2O 市场也渐渐被打开，国内巨头、传统医疗机构、互联网企业、新型创业企业等，纷纷向医疗 O2O 抛出橄榄枝。本章主要向读者介绍有关医疗 O2O 的模式分析。

搭建：医疗 O2O 模式分析

- 医疗 O2O 成移动电商争夺之地
- 案例：医疗 O2O 战争打响

9.1 医疗 O2O 成移动电商争夺之地

据一份公开数据显示，我国医疗领域的情况如下所示。

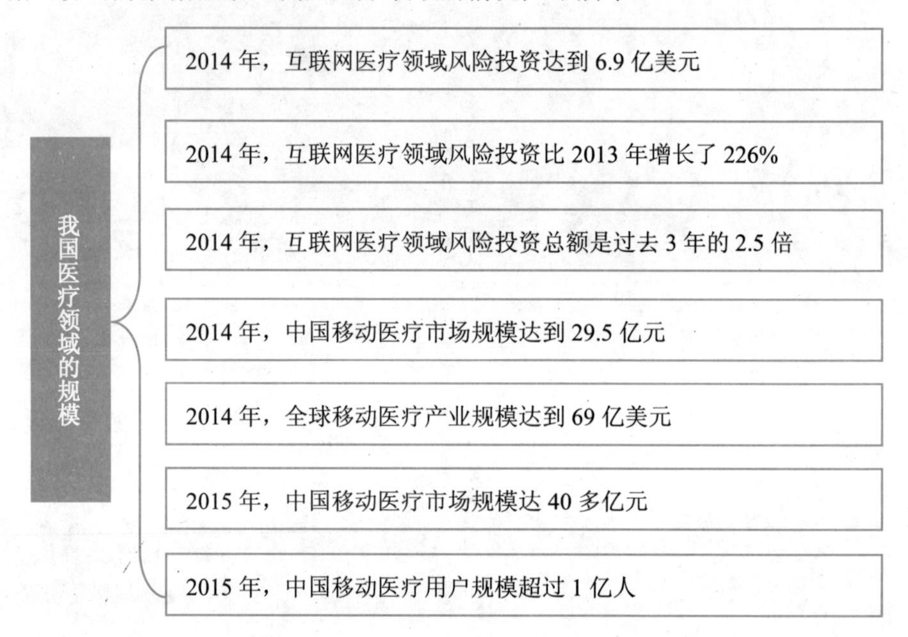
我国医疗领域的规模
2014 年，互联网医疗领域风险投资达到 6.9 亿美元
2014 年，互联网医疗领域风险投资比 2013 年增长了 226%
2014 年，互联网医疗领域风险投资总额是过去 3 年的 2.5 倍
2014 年，中国移动医疗市场规模达到 29.5 亿元
2014 年，全球移动医疗产业规模达到 69 亿美元
2015 年，中国移动医疗市场规模达 40 多亿元
2015 年，中国移动医疗用户规模超过 1 亿人

从以上的数据中可以看出，我国医疗领域市场的发展规模十分巨大，在移动互联网医疗市场如此火热的前提下，在线医疗领域的 O2O 市场也将渐渐成为众多商家的必争之地。2016 年，在线医疗也必将迎来一个新的发展时期。

9.1.1 在线医疗 O2O 变革

在线医疗的本质其实是 O2O 变革，如图 9-1 所示。

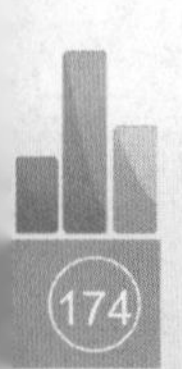

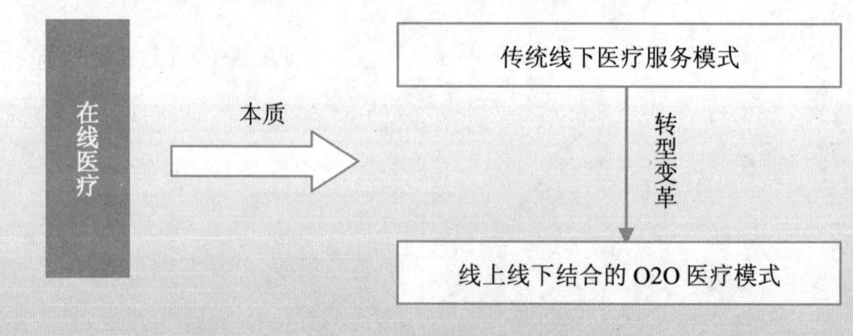

图 9-1 在线医疗的本质

线下的医疗服务模式大家都不陌生，但是近几年来，随着互联网、移动互联网的发展和兴起，线上医疗服务模式渐渐变得多样化起来，包括以下几点。

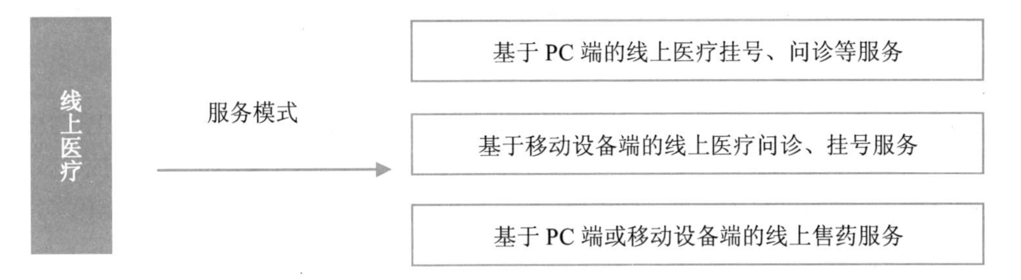

在线医疗O2O闭环的主要任务如图9-2所示。

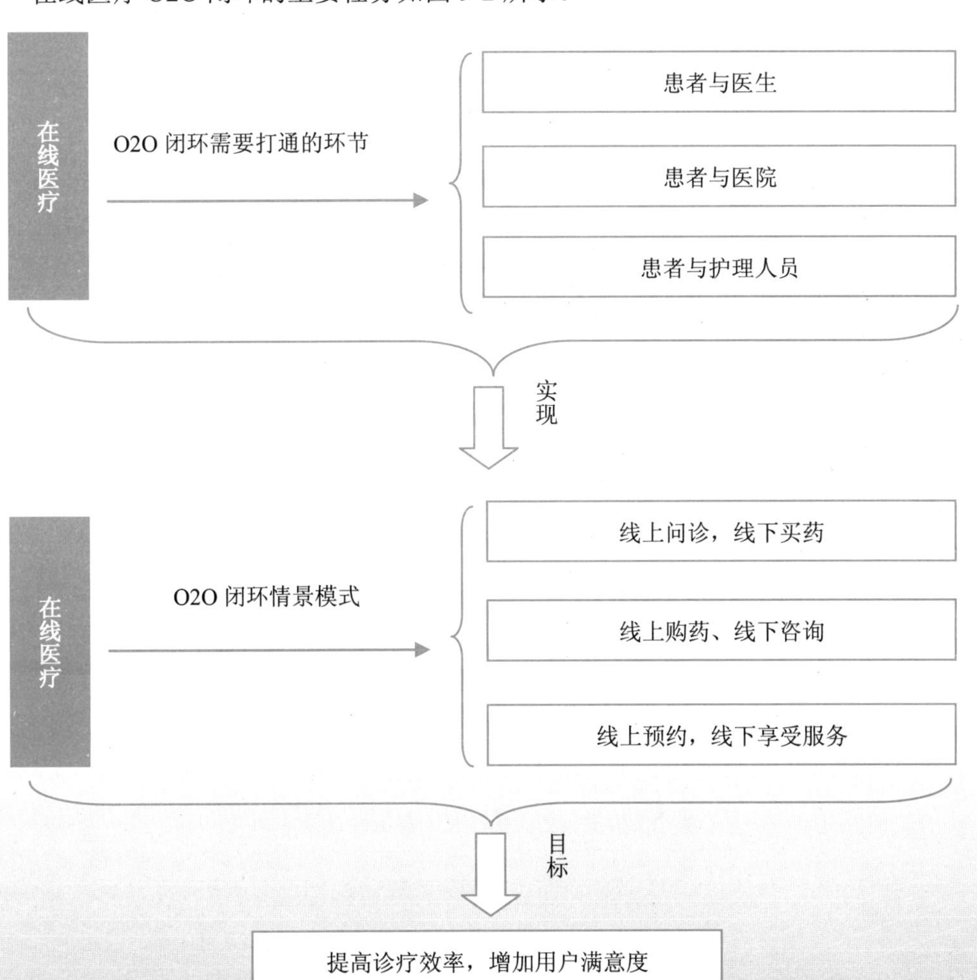

图9-2 在线医疗O2O闭环的主要任务

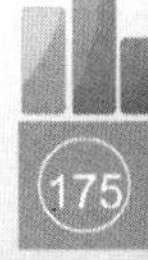

9.1.2 移动医疗 O2O 的痛点

移动医疗 O2O 虽然发展前景广阔，但依然有诸多痛点问题。

1. 医生黏性不足

虽然目前市场上已经有很多移动医疗类 APP，但是医生对移动医疗 APP 的使用频率依然不高，因此医生对医疗 APP 的黏性成为移动医疗行业最大的痛点问题。

想要增加医生对移动医疗 APP 的黏性，就需要从分析医生的需求角度出发，就医生的需求来说，主要包括以下两大点。

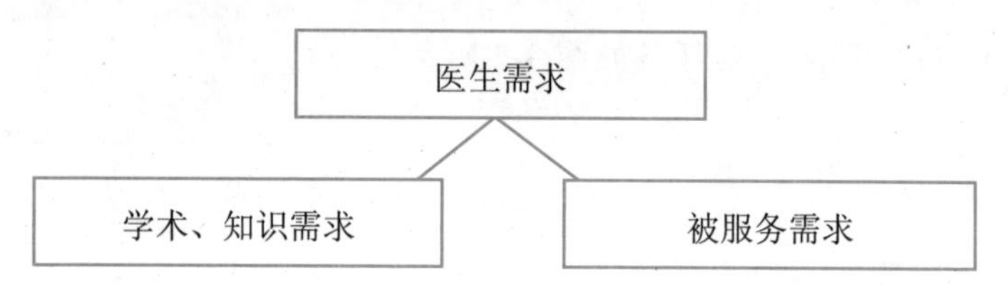

学术、知识需求是指满足医生对医学知识的需求，建立版面简洁、内容丰富、拥有权威性的专业知识平台，帮助医生提高自身医学修养；被服务的需求是指将医生作为被服务对象而并非服务对象，如果能够满足这两个需求，医生对移动医疗 APP 的黏性一定会大大增加。

2. 医疗环节拆分

传统医疗服务中的各个环节都是连续的，例如在同一家医院挂号，在同一家医院问诊，在同一家医院买药以及在同一家医院治疗等，这一套流程下来，每个环节都是一环套一环。移动医疗模式与传统医疗模式对比，最大的差别在于移动医疗模式中的诸多环节都是拆分的，如图 9-3 所示。

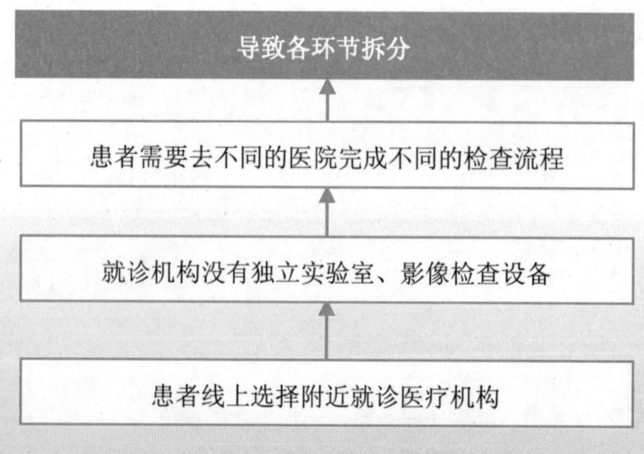

图 9-3　移动医疗模式诸多环节拆分举例

试想，患者是喜欢将所有医疗环节集中在一家医院内完成呢，还是更喜欢拆分成多个地点、多个流程、多个时间去完成呢？因此移动医疗的各环节拆分化是在线医疗O2O面临的又一大难题。

3. 线上收费成问题

互联网医疗正在大大颠覆传统医疗运营模式，其主要原因如下所示。

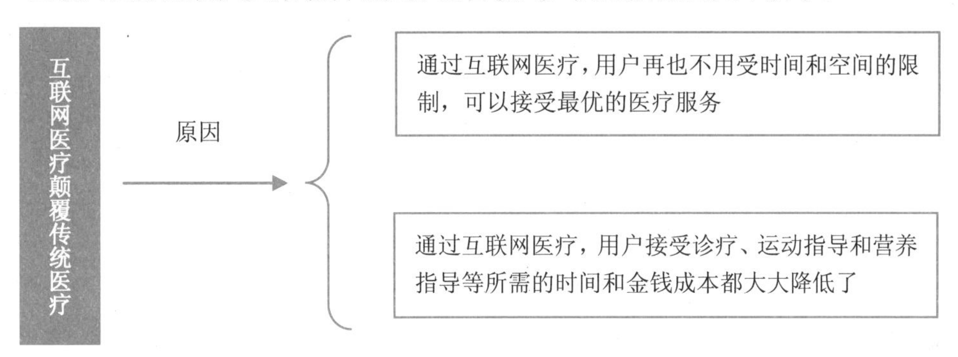

虽然互联网医疗看似给人们带来了诸多好处，但问题也接踵而至。当用户已经开始接受这种医疗服务形式时，有的移动 APP 开始实行收费机制了，用户可能接受了传统的线下医疗健康收费模式，但是对于线上医疗收费模式，很多人还接受不了。这也是为什么传统医疗风生水起，而移动医疗O2O却问题重重的原因之一。

9.1.3 颠覆传统医疗形成医疗O2O闭环

互联网医疗、移动医疗的重点都是医疗而非互联网、移动互联网，因此，互联网医疗、移动医疗的最终目的是确保医疗安全、提升患者体验、提供优质的医疗服务，而构建从线上到线下的医疗O2O闭环，是实现这一目标的必经之路。

对于传统医疗来说，在线医疗O2O具备三大特点。

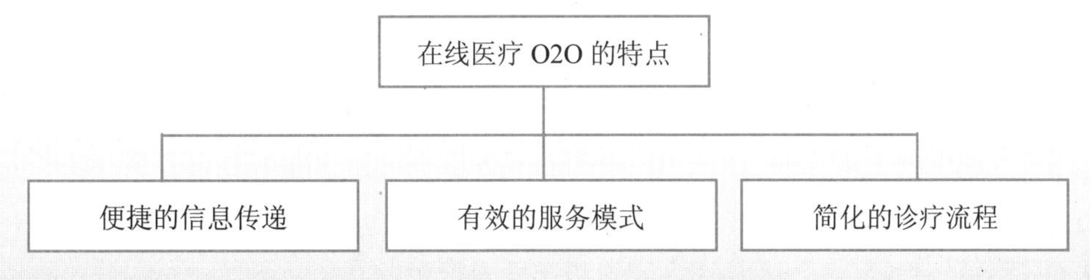

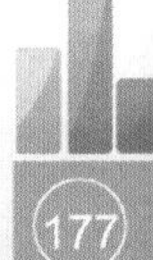

移动医疗正在颠覆传统医疗模式，但是由于医疗的特殊性，完全的“颠覆”又是不可能做到的，移动医疗只能颠覆部分复杂的传统医疗流程，而对于一些专业性的、设备性的检查和手术，却是移动医疗做不到的。因此移动医疗必须和传统医疗相结合

起来，形成移动医疗 O2O 闭环模式。如下所示为医疗 O2O 闭环的优势。

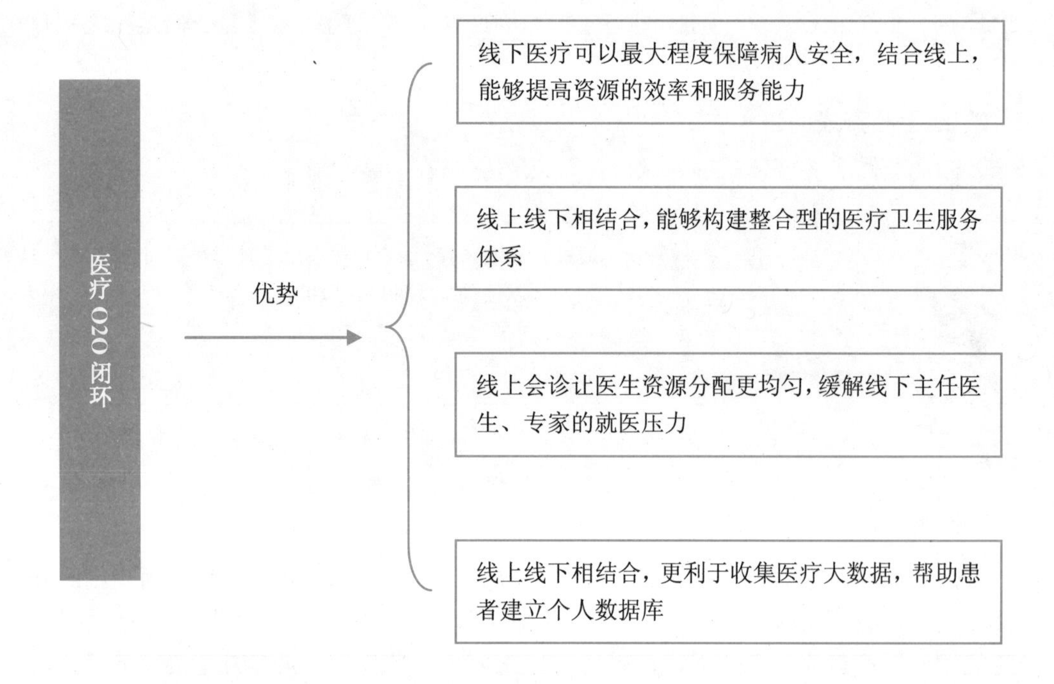

9.2 案例：医疗 O2O 战争打响

随着互联网的兴起，各行各业的企业纷纷布局，进军“互联网+”领域，医疗领域也迎来了互联网时代。2014 年，是医疗 O2O 发展的重要一年，在这一年，不仅互联网巨头开始拥抱医疗健康领域，而且很多医药电商、传统医疗企业、医药企业、医疗器械企业也纷纷向互联网医疗、医疗 O2O 领域进军。

9.2.1 宜生到家：让上门推拿成为可能

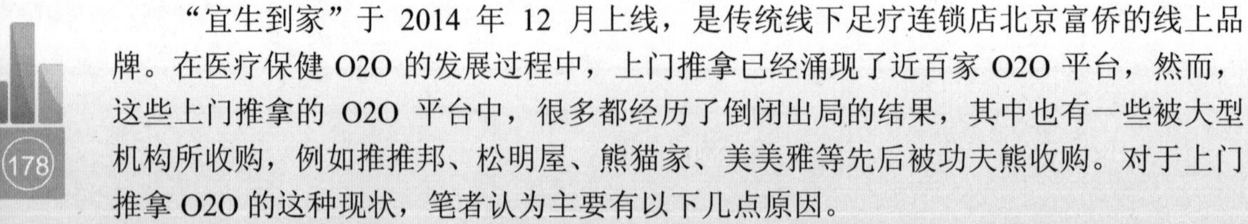

“宜生到家”于 2014 年 12 月上线，是传统线下足疗连锁店北京富侨的线上品牌。在医疗保健 O2O 的发展过程中，上门推拿已经涌现了近百家 O2O 平台，然而，这些上门推拿的 O2O 平台中，很多都经历了倒闭出局的结果，其中也有一些被大型机构所收购，例如推推邦、松明屋、熊猫家、美美雅等先后被功夫熊收购。对于上门推拿 O2O 的这种现状，笔者认为主要有以下几点原因。

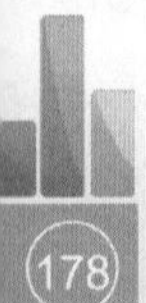

上门推拿O2O发展不好 → 原因：

- 互联网平台自身运营的限制，很多推拿平台并不擅长推拿领域，因此上门服务的技师水平不能满足用户需求
- 传统推拿企业不具备互联网运作思维，没有客户来源，因此很难继续发展
- 推拿服务没有创新的服务模式导致同质化严重，因此对于前期实力不强的创业团队来说，很容易在第一轮竞争中失败
- 优秀技师资源紧张，不能满足众多推拿平台的需求，同时技师质量参差不齐，导致用户迅速流失
- 实力强大的传统推拿服务企业进军O2O市场，对实力较弱的企业造成很大的冲击

用户可以在宜生到家的微信公众号中预约以下活动。

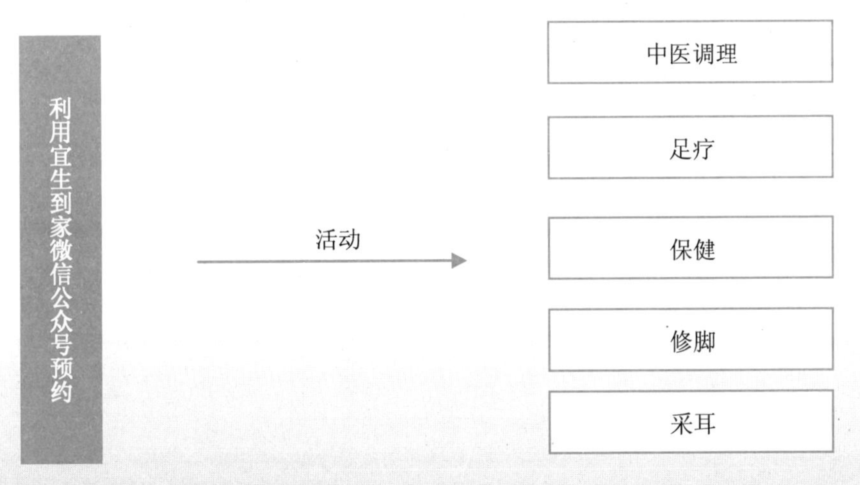

宜生到家利用移动互联网技术，把用户的需求进行无缝对接，同时帮助用户跨越了空间、时间上的限制，同时还具备价格低廉、资源合理分配的特点，如下所示。

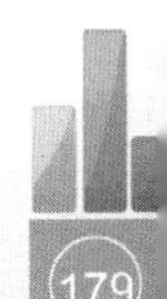

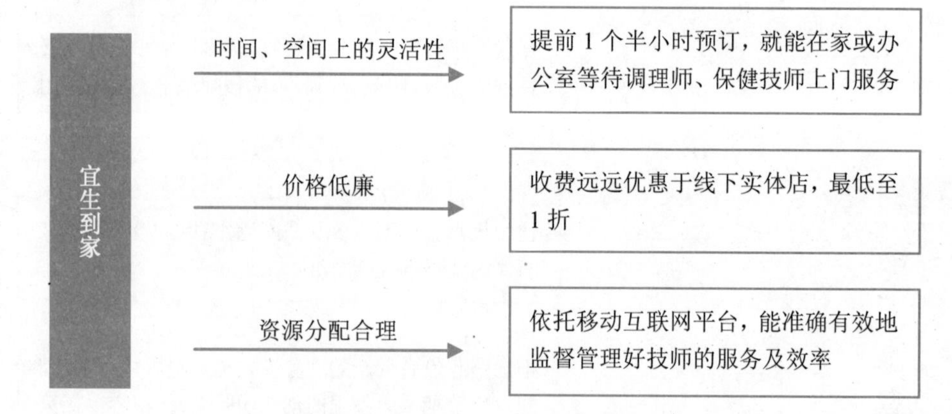

9.2.2 百度：通过移动互联网搭建 O2O 闭环

2015 年 1 月，“百度医生”APP 上线，如图 9-4 所示。

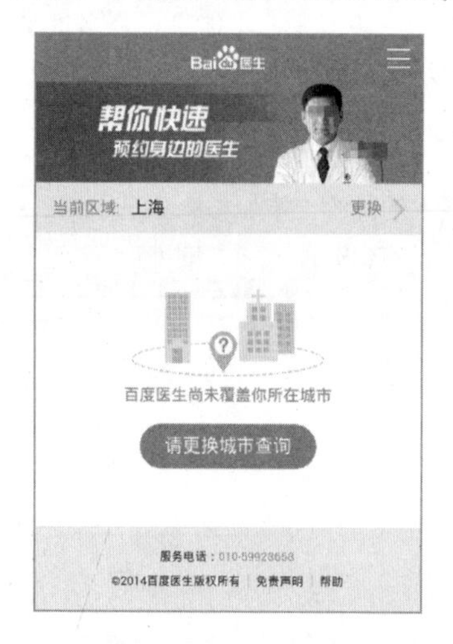

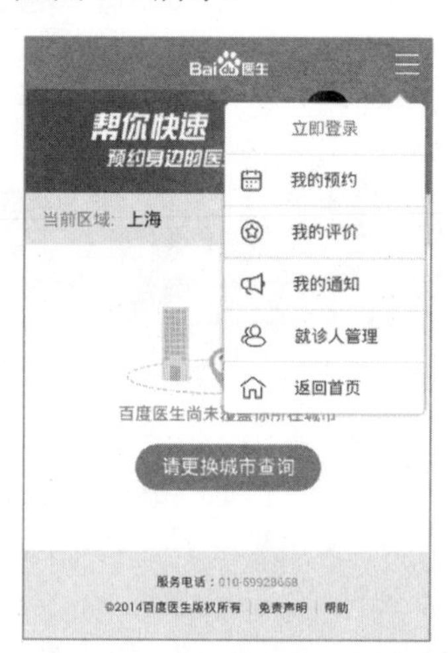

图 9-4 百度医生 APP

据悉，为了让用户放心，百度医生平台上所有医生资源都必须经过四大百度认证体系，如下所示。

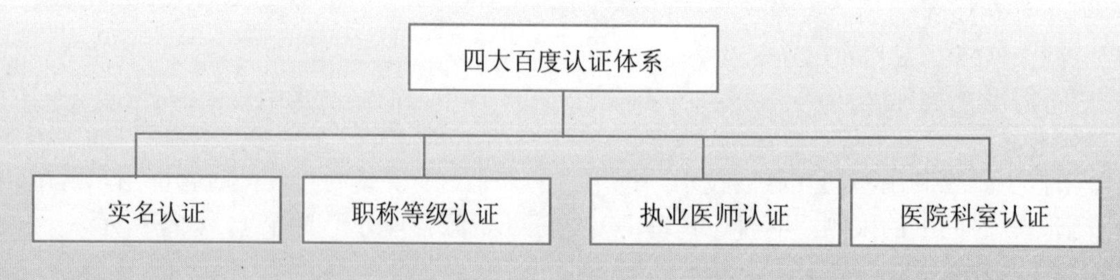

百度医生打造了“找医生、约医生、评医生”的O2O闭环服务，主要优势特点如下所示。

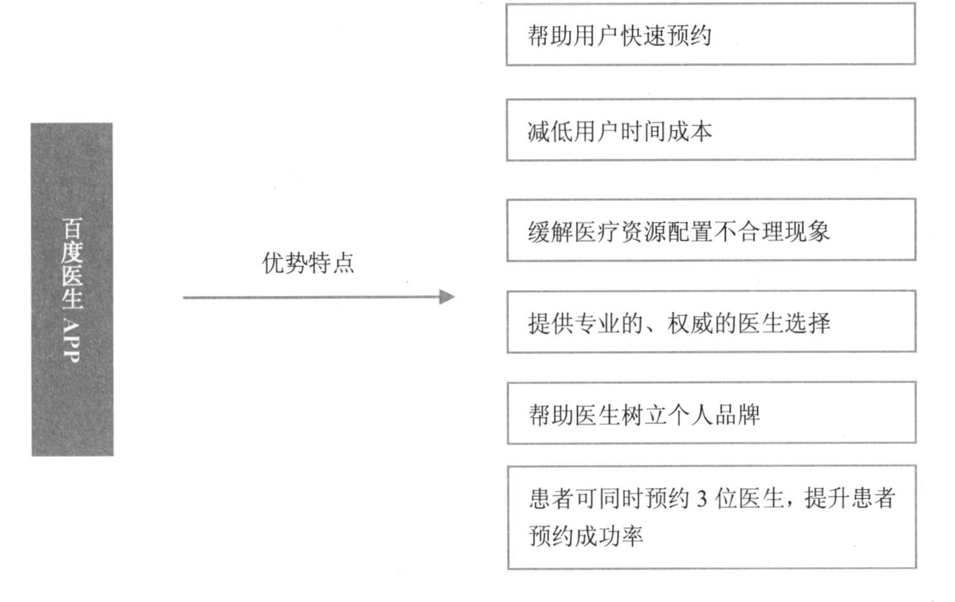

9.2.3 腾讯：投资重要移动医疗企业

在近一个月的时间内，腾讯连续布局互联网医疗领域内的两家重要移动医疗企业，如下所示：

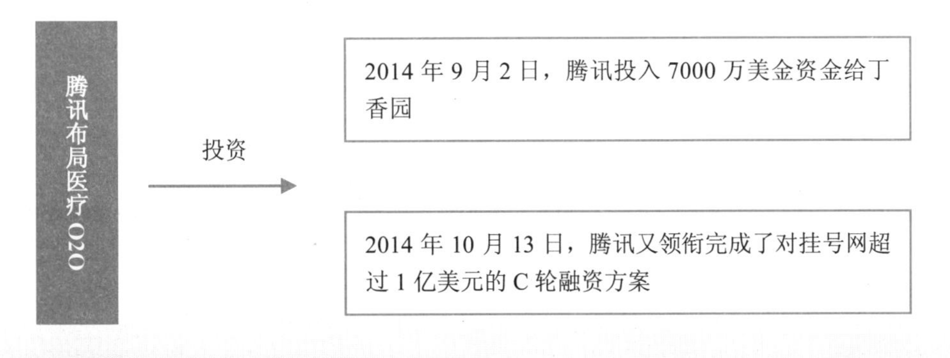

1. 挂号网

挂号网创建于2010年，截至2014年，接入全国23个省份超过900家重点医院，实名认证的注册用户超过3700万，是用户规模最大的移动医疗平台。

在注资完成后，挂号网发布了全新的移动医疗开放平台——微医平台。微医平台的服务主要包括如图9-5所示的几项。

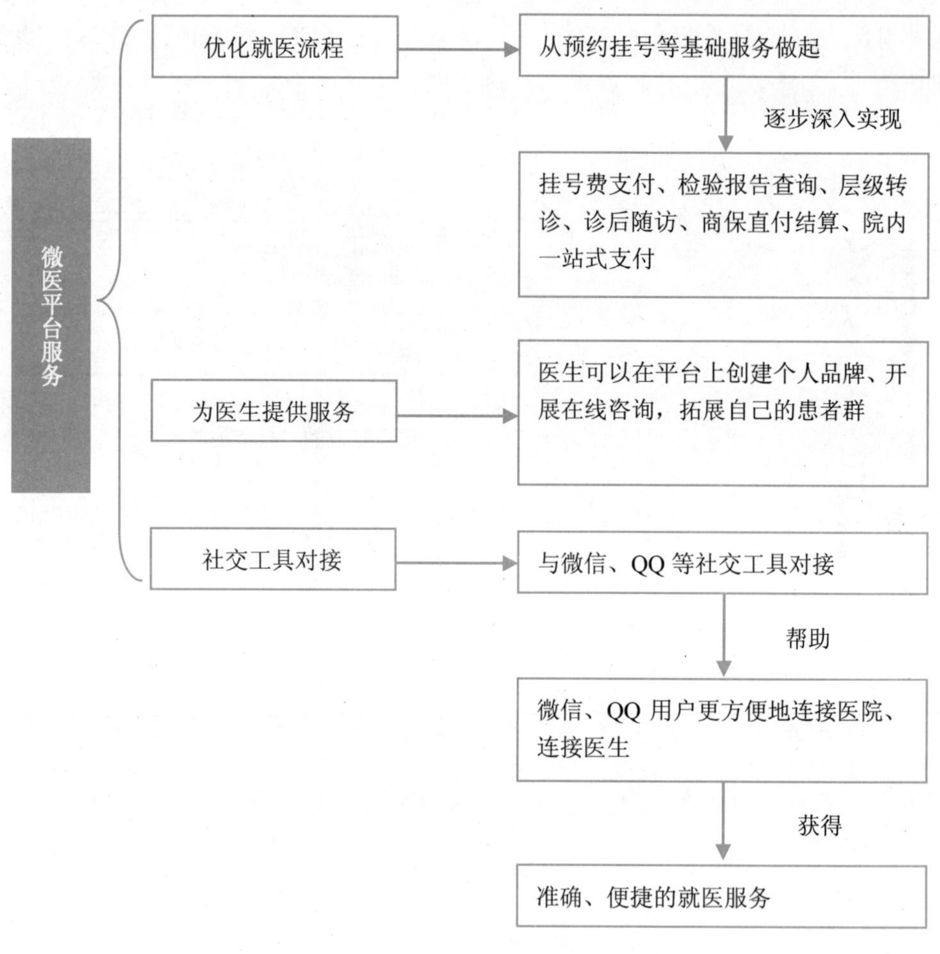

图 9-5　微医平台的服务

2. 丁香园

丁香园创建于 2000 年，截至 2014 年，已经拥有超过 400 万专业会员，其中 200 万是执业医师。这是一家面向医生、医疗机构、医药界从业人士的专业性社交网站，主要营收模式包括三个部分。

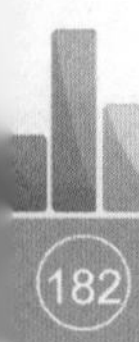

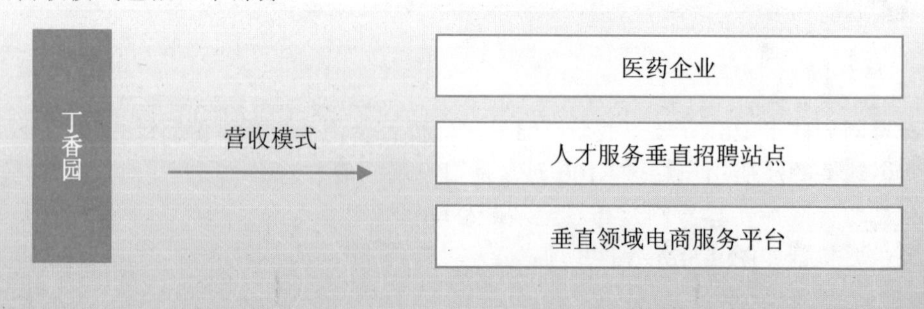

丁香园和腾讯的合作，在资源上，有很强的互补性，对丁香园来说，能够借助腾讯强大的社交平台，与微信和 QQ 平台建立深入的战略合作；对于腾讯来说，可以借助丁香园独特的医生和医疗资源，在移动医疗领域进行更深刻的布局。

9.2.4 阿里健康：整合医疗流程

2014 年 5 月 27 日，支付宝宣布启动“未来医院计划”，改造传统的医院就医流程，如下所示。

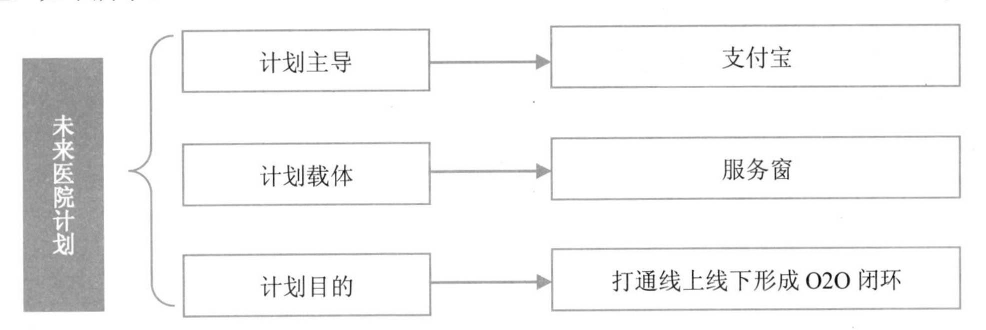

在未来医院计划中，通过支付宝钱包服务窗能够实现多种功能，如下所示。

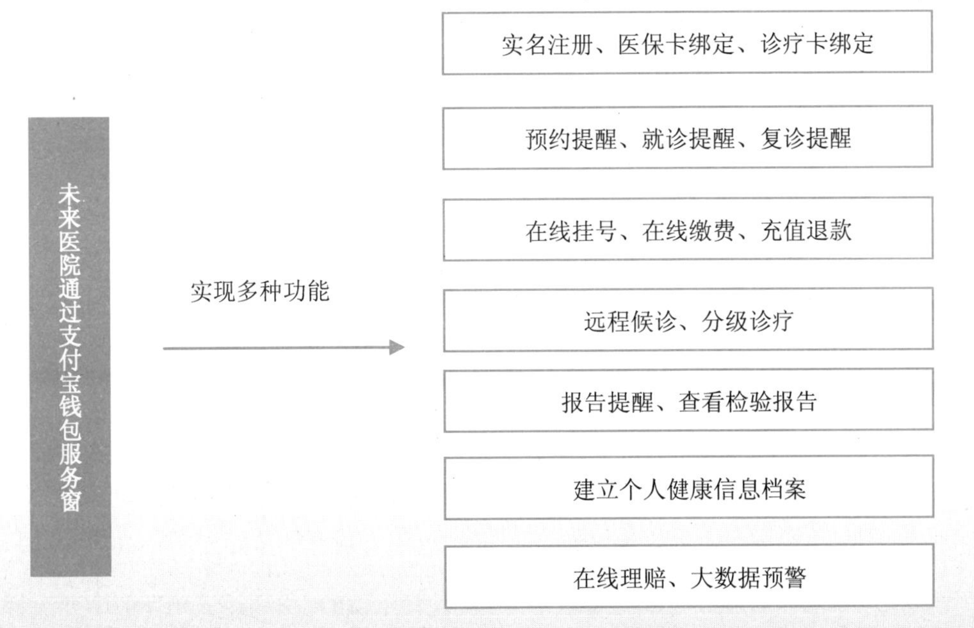

类似于淘宝评论，支付宝也会在未来医院计划服务窗口中加入评论功能，让患者可以对医生的就诊流程等各方面进行评价。在未来的五到十年，支付宝将进入第二个阶段，即建立一个综合的在线平台，该平台将以以下工作内容为重心。

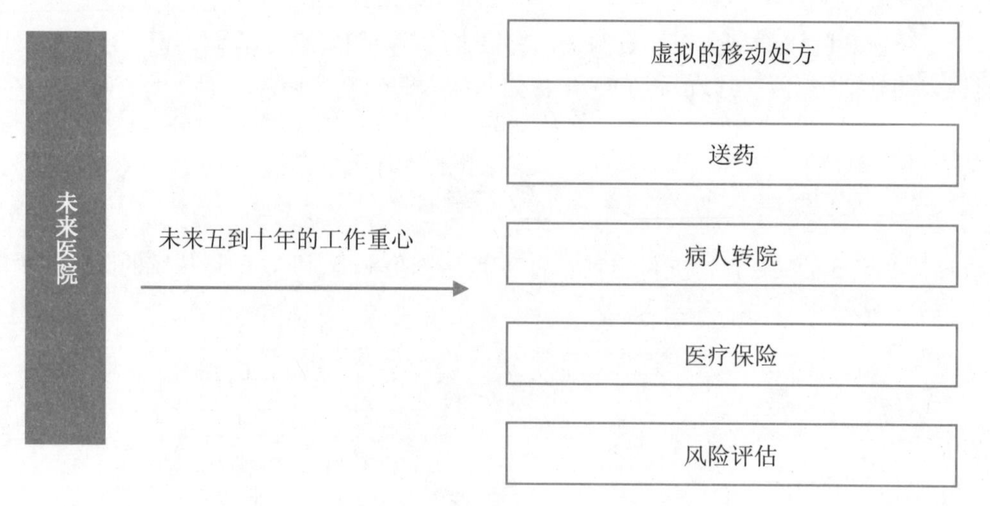

到第三个阶段，支付宝的计划如图 9-6 所示。

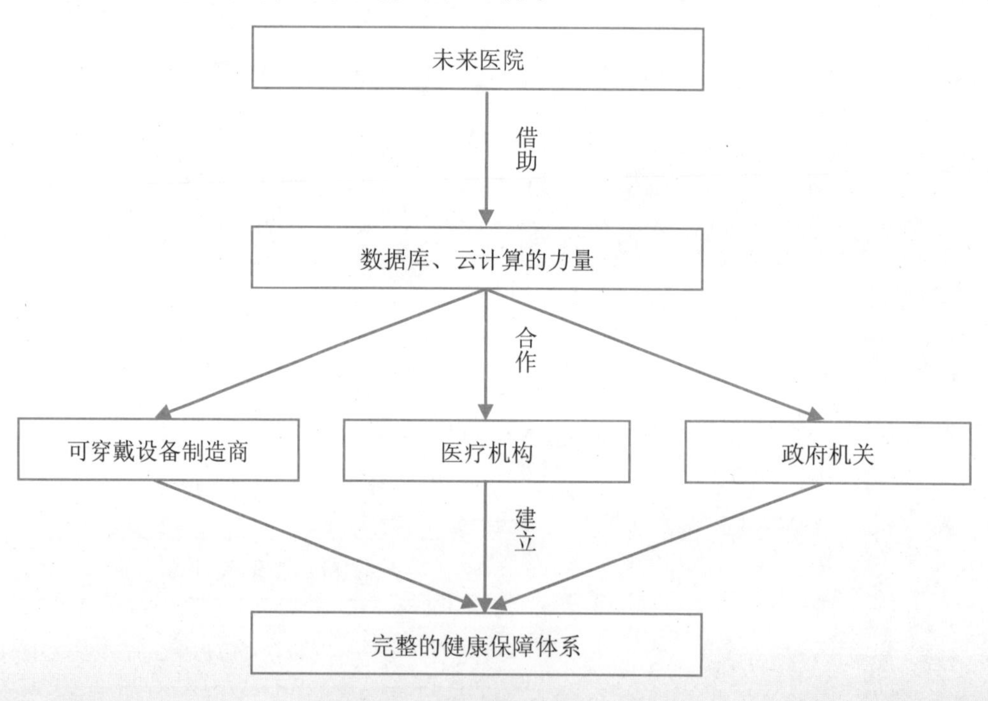

图 9-6　支付宝第三阶段计划

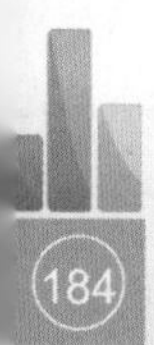

关于未来医院计划，支付宝想要打通线上线下 O2O 闭环，该闭环的主要流程如图 9-7 所示。

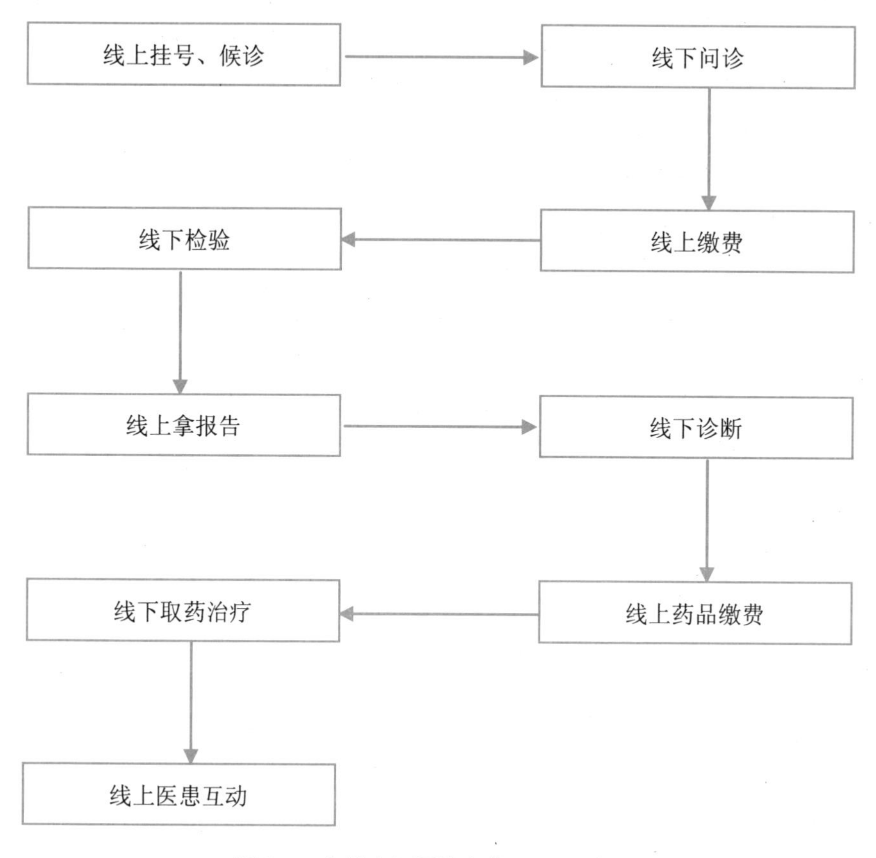

图 9-7 支付宝打通线上线下 O2O 闭环

9.2.5 看中医：预约中医上门出诊

看中医创立于 2015 年 5 月，同年 8 月获得顶尖学院孵化器 800 万元人民币的天使投资。看中医招募中医医师的条件非常严格，如下所示。

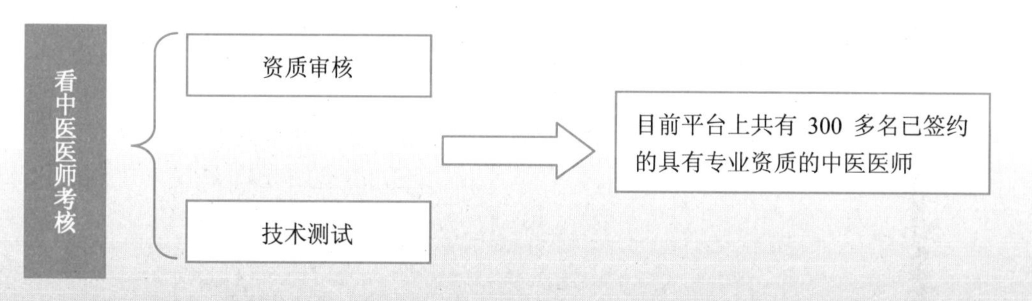

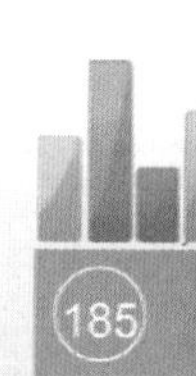

看中医有线上线下服务，线上主要是通过 APP 为患者提供相应的服务。如图 9-8 所示为看中医的 APP 界面。

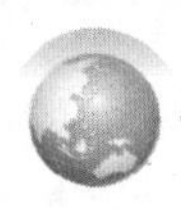

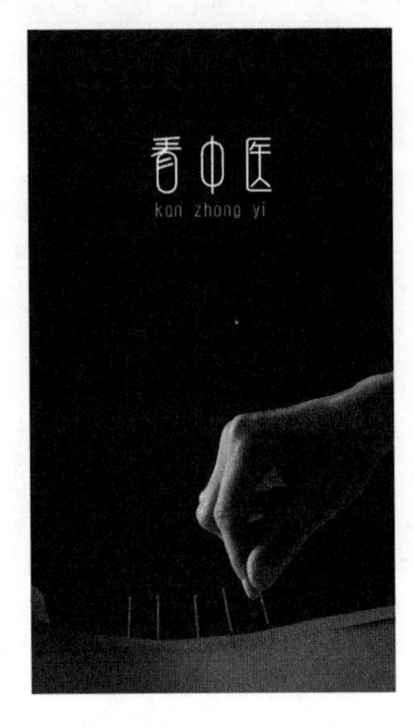

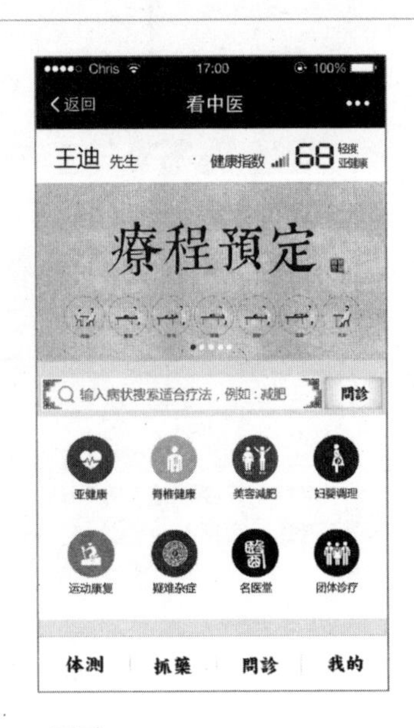

图 9-8　看中医的 APP 界面

在看中医中的 APP 界面上有八大项目，用户可以根据自身需求和状况选择适合自己的项目，这八大项目如下所示。

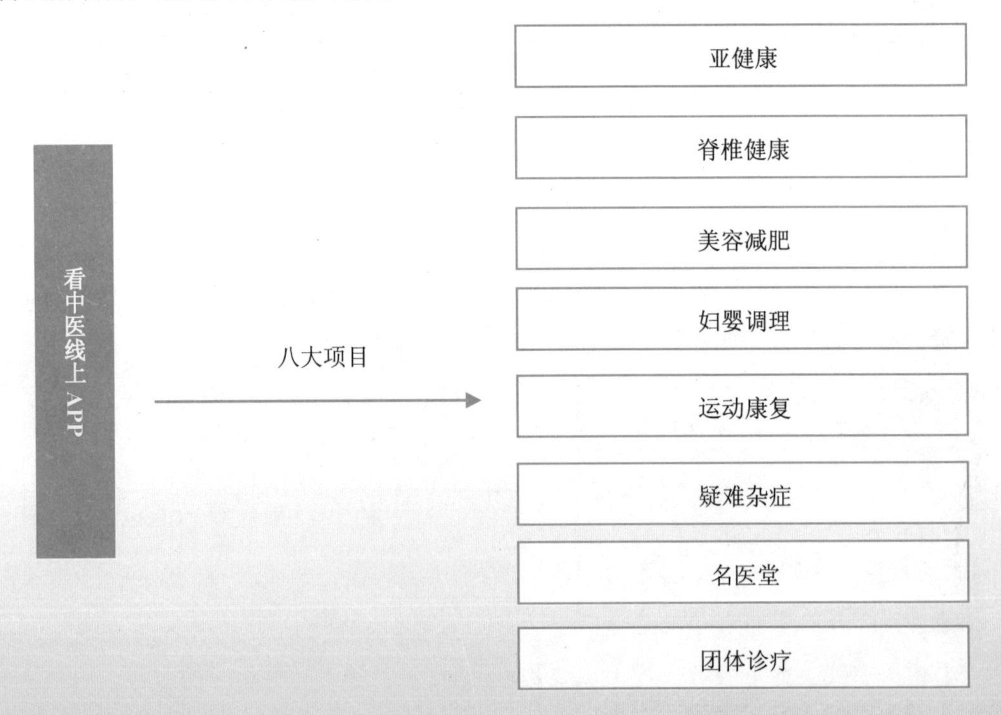

线下，看中医主要提供上门诊疗服务，当用户首次登录看中医 APP 软件时，需

要先填写一份问卷调查，然后得到体质报告，再基于 LBS 和时间安排选择适合自己的中医，一般医生会根据收到的患者体质报告，来判断患者的症状是否严重，从而选择是否接单。看中医线下提供的服务包括以下几点。

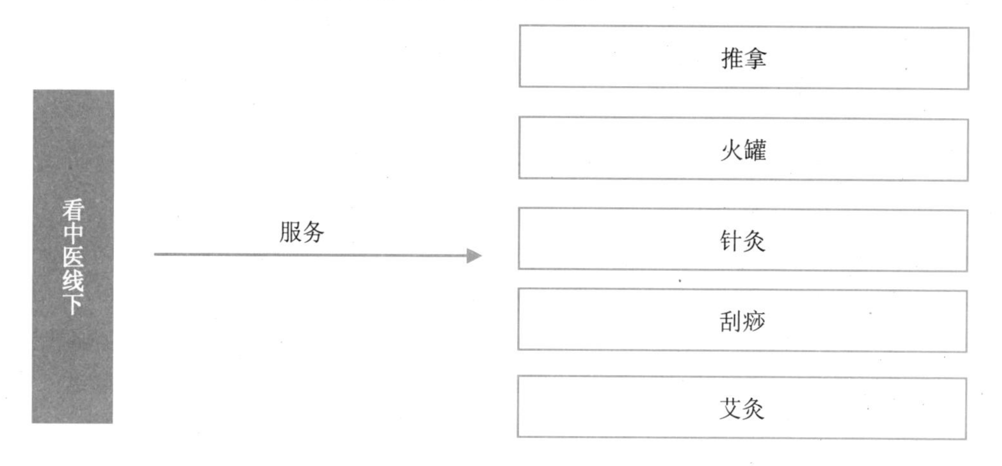

9.2.6 乐牙网：寻找专业牙医

乐牙网创始于 2014 年，是一家专注于口腔医疗服务的 O2O 平台，如图 9-9 所示为乐牙网的网络平台首页。

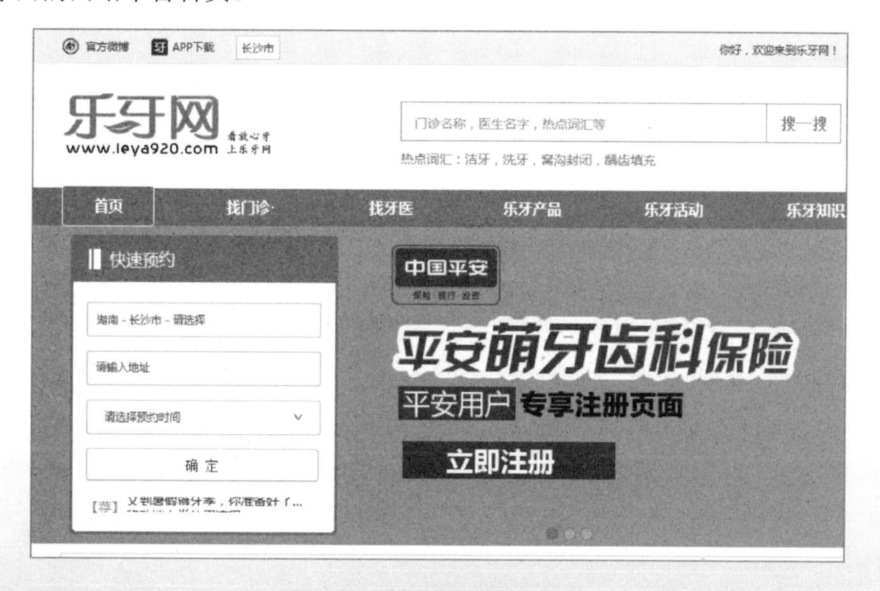

图 9-9　乐牙网网络平台首页

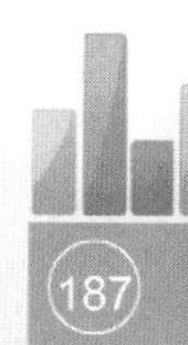

乐牙网平台的主要功能和平台搭建策略如图 9-10 所示。

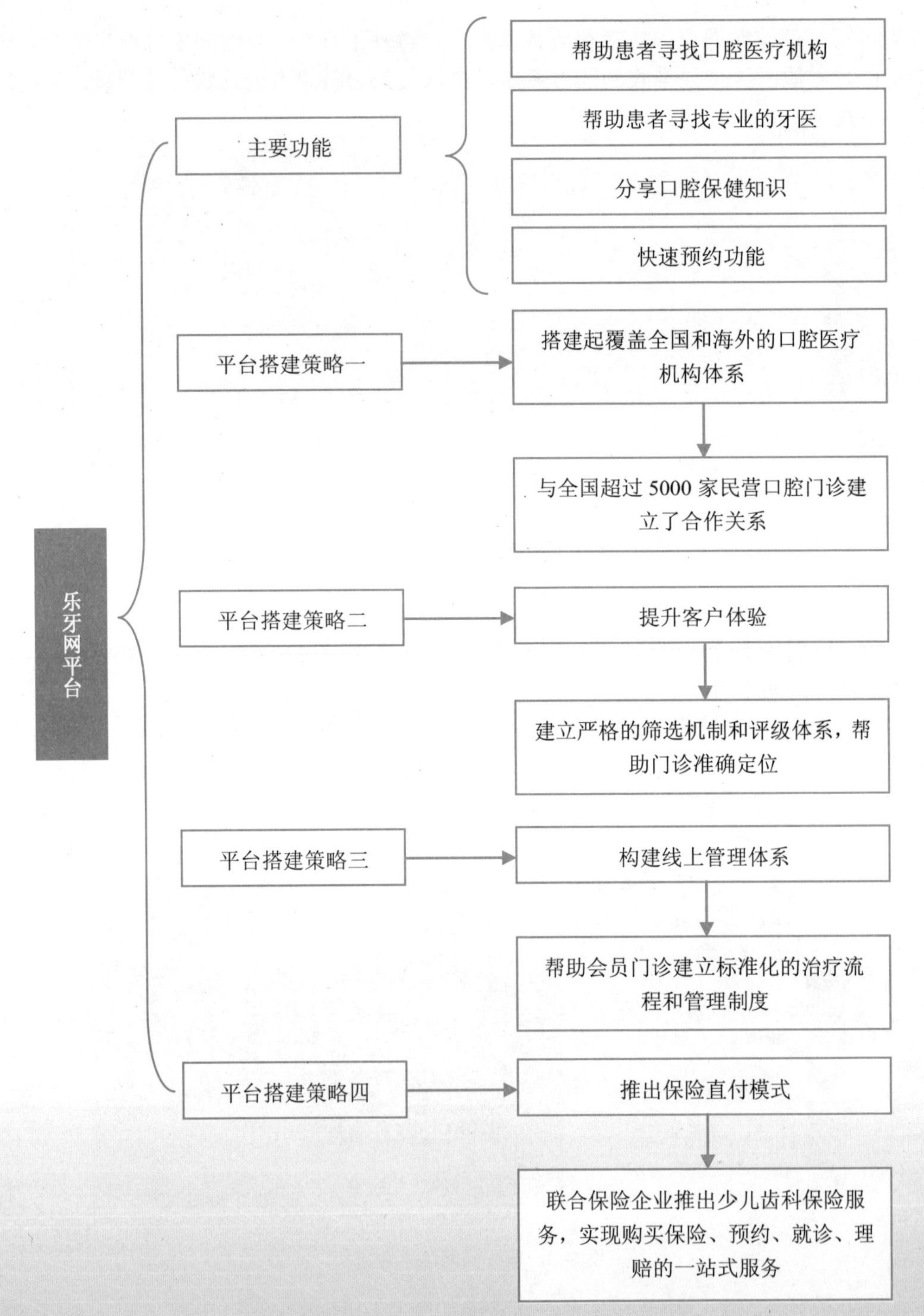

图9-10　乐牙网平台的主要功能和平台搭建策略

9.2.7 春雨：提供跨境治疗服务

全球医疗健康旅游产业在近几年来发展十分迅速，如下所示，美国的一份统计数据显示：

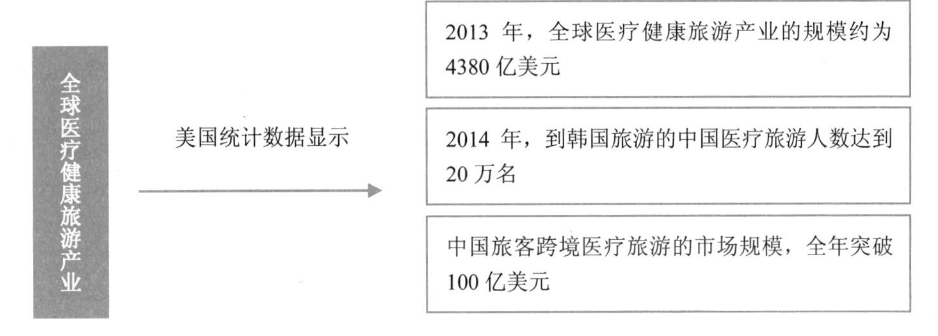
全球医疗健康旅游产业
美国统计数据显示
2013 年，全球医疗健康旅游产业的规模约为 4380 亿美元
2014 年，到韩国旅游的中国医疗旅游人数达到 20 万名
中国旅客跨境医疗旅游的市场规模，全年突破 100 亿美元

从这份调查统计数据报告中可以看出，跨境旅游医疗即将成为新兴热点。

2015 年 7 月 22 日，春雨旗下的春雨国际医疗正式开始营业，将开创我国首个跨境医疗服务平台。关于春雨国际医疗平台的介绍如图 9-11 所示。

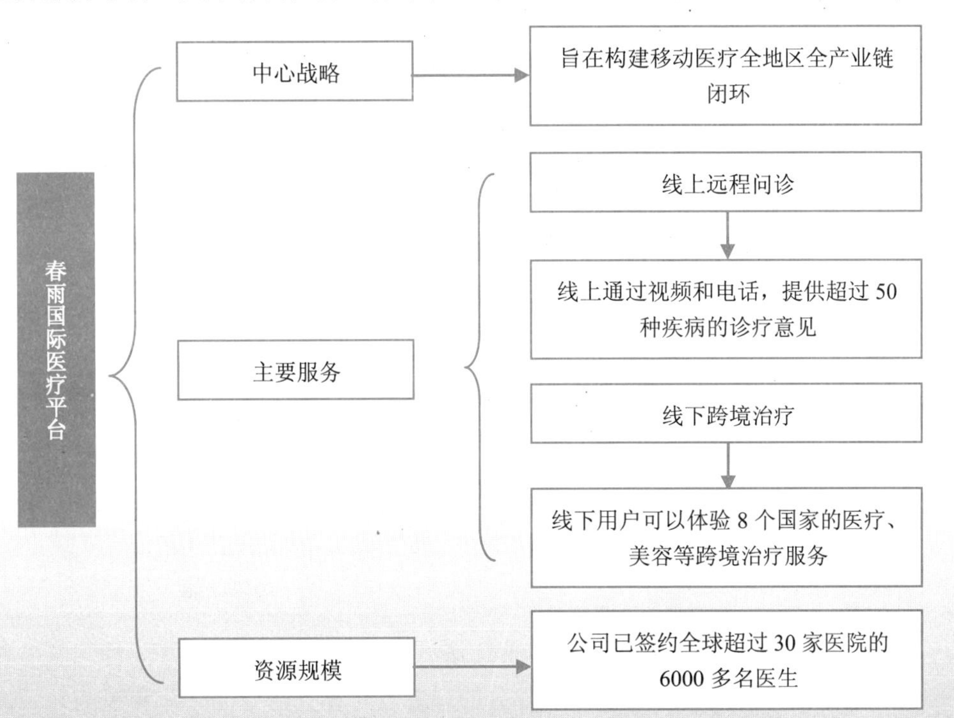

图 9-11 春雨国际医疗平台的介绍

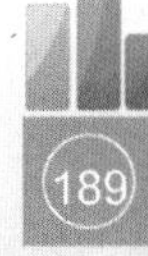

9.2.8 万应送药：药剂师送药上门

万应送药是一款 O2O 医疗健康服务应用软件，如图 9-12 所示为万应送药的网站平台页面。

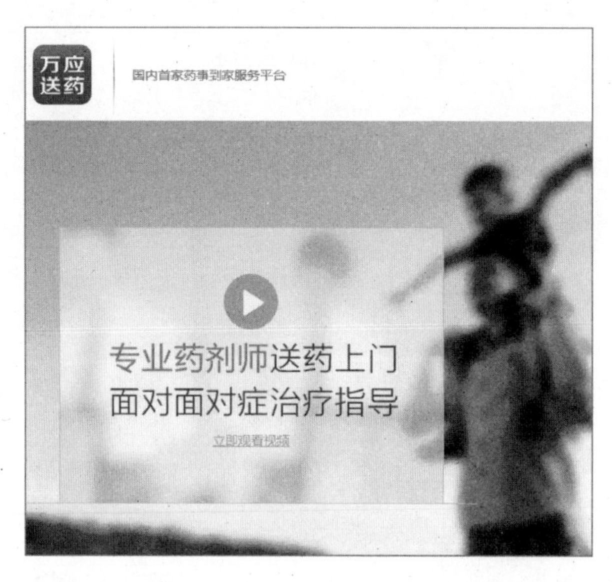

万应
送药
国内首家药事到家服务平台
专业药剂师送药上门
面对面对症治疗指导
立即观看视频

图 9-12　万应送药的网站平台

万应送药是国内首家采用专业药剂师送药上门服务的送药平台，这种尝试，将打破同质化严重的利用快递形式送药上门的服务模式，开启全新的医药 O2O 市场。万应送药主要提供的健康服务包括以下几点。

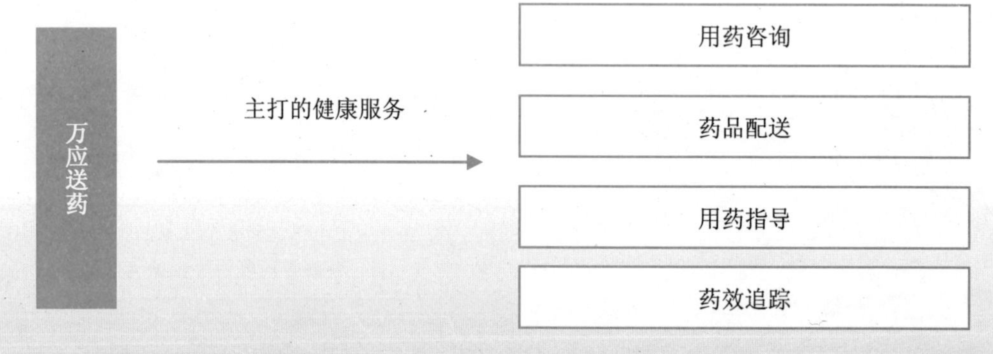

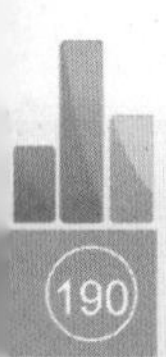

“互联网+医疗”服务的核心为医生，那么“互联网+医药”服务的核心就应当为药剂师。因为医疗行业的特殊性，大部分的患者没有相关的专业医疗和医药知识，因此无法对疾病和药品有辨别能力，从而可以看出，药剂师因专业的药品知识和多年用

药经验，使得他们在日常疾病的用药指导方面占据着举足轻重的地位。

从产品、服务的核心功能和要素方面来讲，万应送药 APP 有四个方面的特征，如图 9-13 所示。

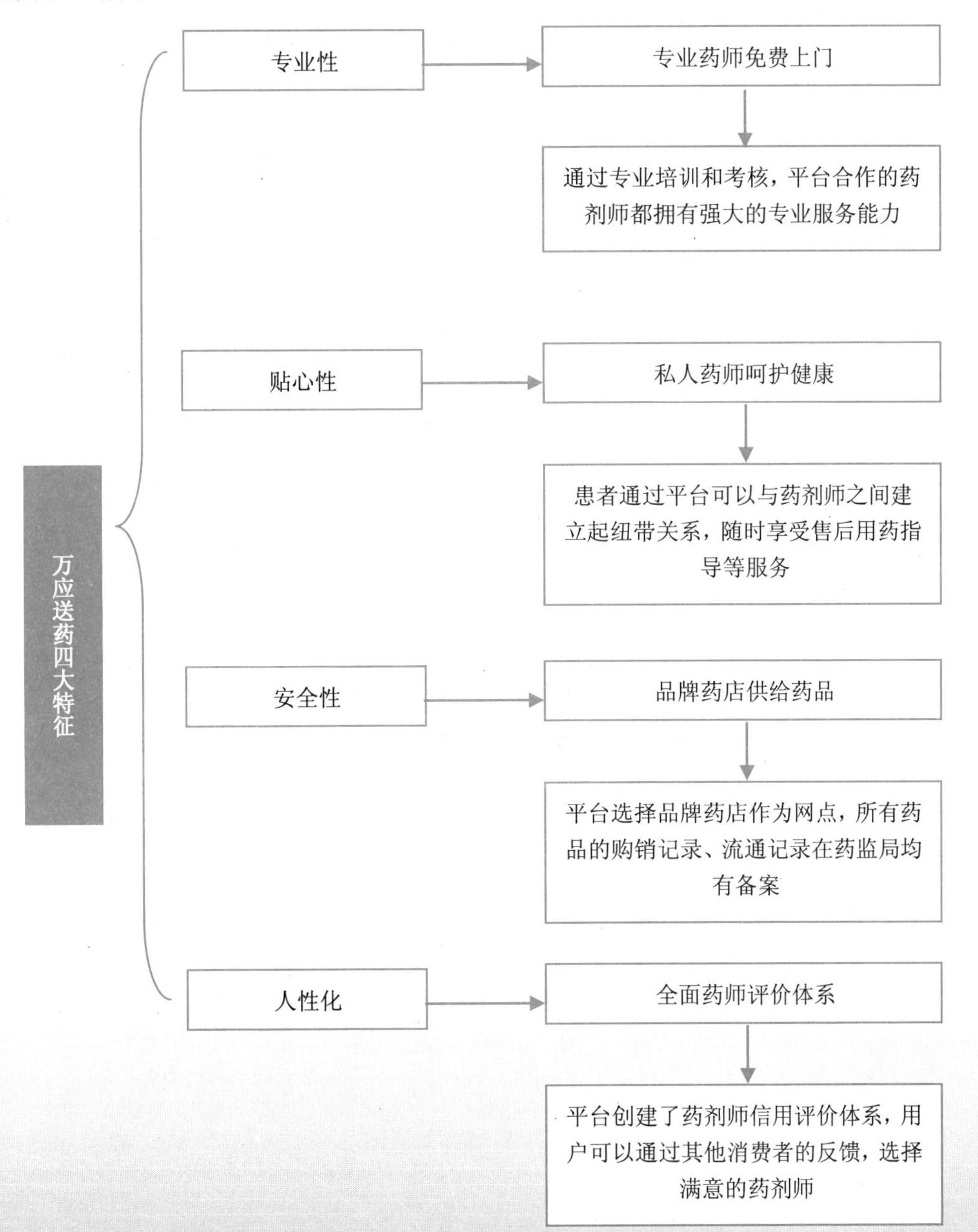

图 9-13　万应送药 APP 四个方面的特征

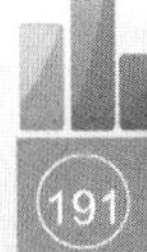

9.2.9 京东到家布局医药 O2O

除了万应送药之外，京东到家也在医药 O2O 领域搭建了药剂师送药上门的服务板块，该板块名叫“健康到家”，成为第二家采用专业药剂师送药上门服务的平台。据悉，2015 年 11 月 20 日，健康到家上线 3 个多月就与 1000 多家门店达成合作，范围已扩张到了全国 11 个城市。

京东到家认为，药剂师上门服务有两大重要意义，如图 9-14 所示。

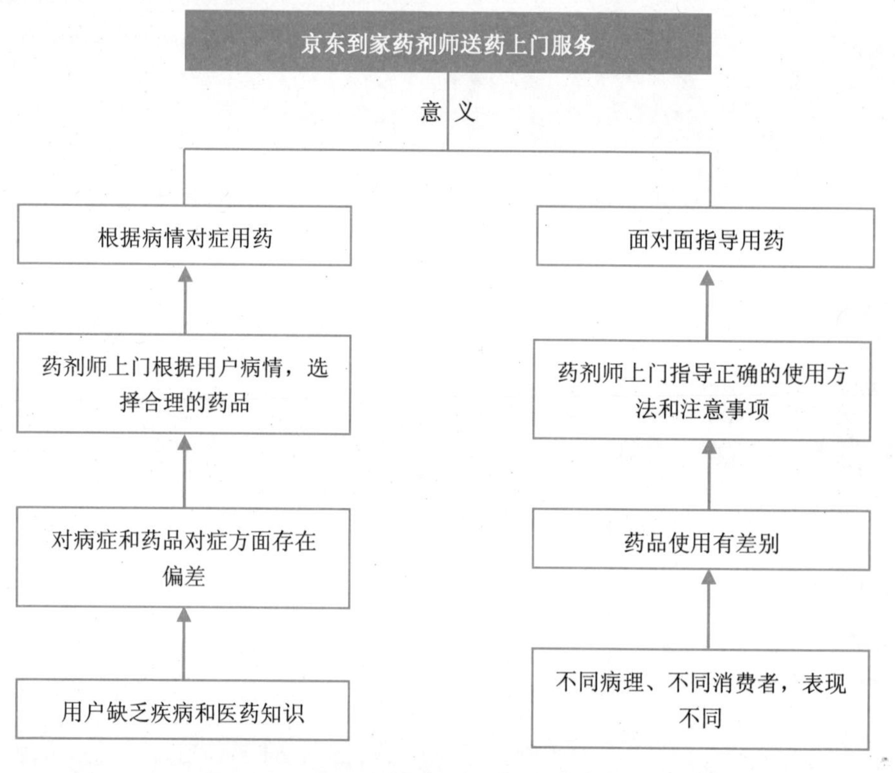

图 9-14 京东到家药剂师送药上门服务的意义

互联网医药首先要解决用户的三大痛点需求，如下所示。

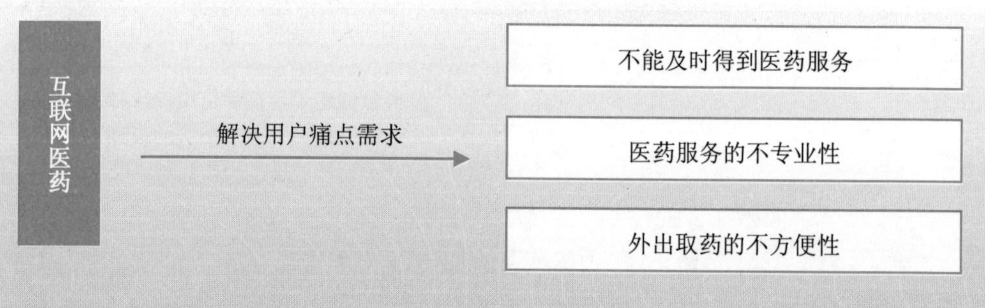

面对用户的这三大痛点需求，京东到家的药剂师送药上门服务模式就能打破这种格局，其优势如图9-15所示。

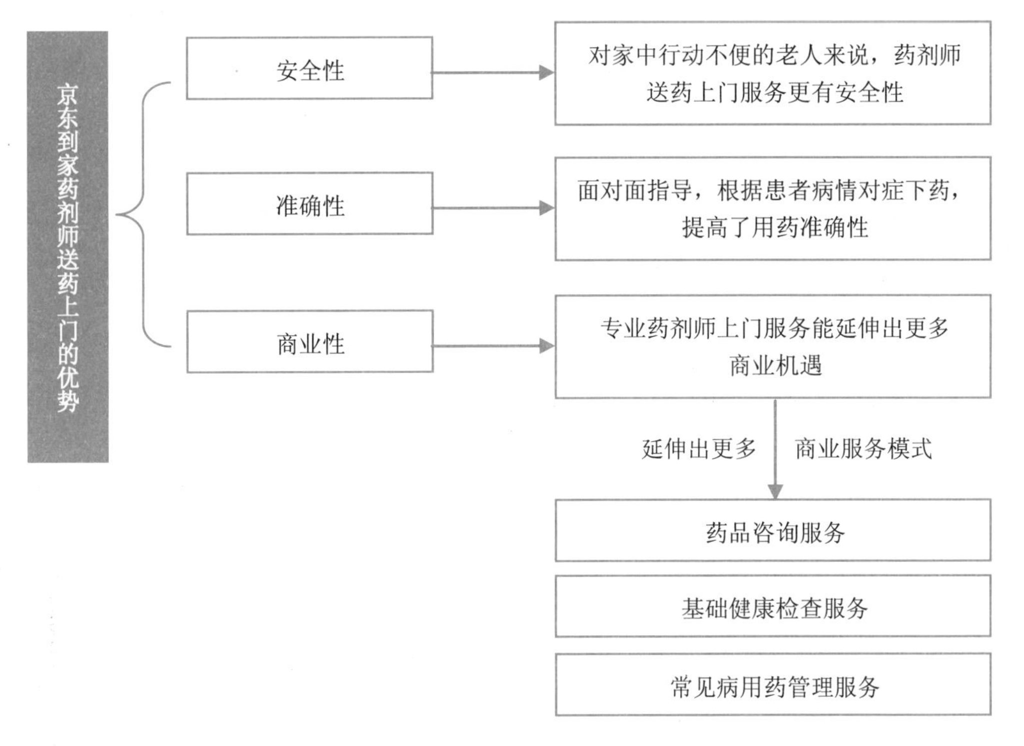

图9-15 东京到家药剂师送药上门的优势

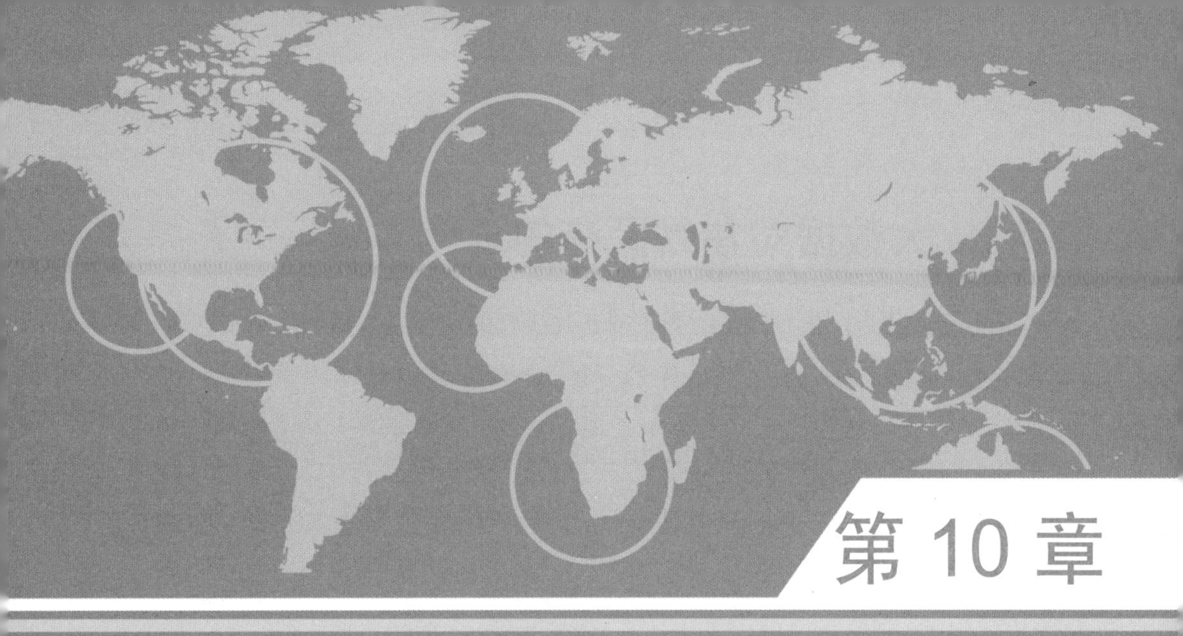

第10章

重构：大数据、云时代的在线医疗

“互联网+”的发展带动了云计算、大数据等新技术的兴起，医疗领域的互联网化日渐明显，全新在线医疗时代正在来临。其中，大数据的兴起和发展成为在线医疗时代行业互联网化最为典型的特征之一。本章主要向读者介绍有关大数据、云时代的在线医疗知识。

重构：大数据、云时代的在线医疗

- 大数据对在线医疗的价值
- 医疗数据发挥的主要作用
- 医疗数据在临床中的应用
- 云时代下的在线医疗

10.1 大数据对在线医疗的价值

大数据又称为巨量资料，大数据对在线医疗的重要性，就好比地基和砖瓦对于一幢高楼大厦的重要性，如图 10-1 所示。

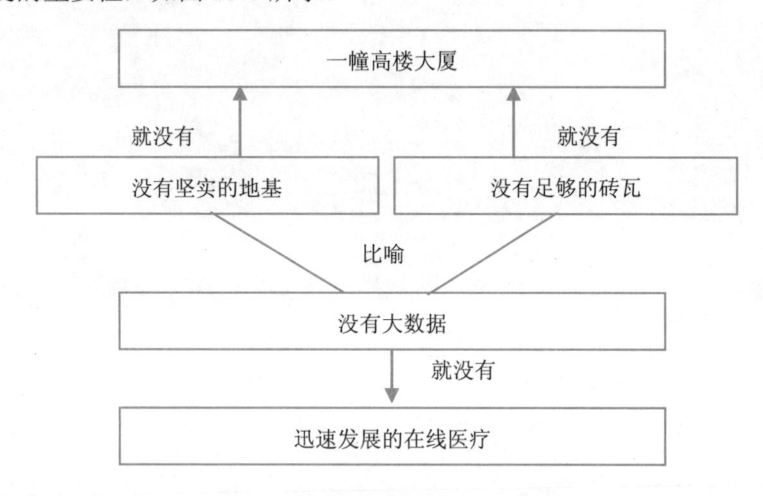

图 10-1 大数据对在线医疗的重要性

数据源的丰富为在线医疗打开了一所大门。在很久以前，医疗行业就遇到了海量数据和非结构化数据的挑战，这些年，随着互联网、移动互联网、大数据的发展，医疗信息化发展也迎来了新的机遇，而且在国家的大力支持下，很多医疗机构也有了做大数据分析的资本。医疗机构通过大数据，可以有以下几大方向的应用。

1. 通过大数据寻找最佳治疗方案

每个人都是一个独立的个体，对患者来说，不同的医疗服务和医疗方法，效果不同，花费的成本也不同。从前医生只能根据经验为患者提供医疗服务，只要症状相似，提供的医疗方法也都大同小异。但随着大数据医疗的发展，医疗服务可以提供更为精准的治疗方案，其步骤如图 10-2 所示。

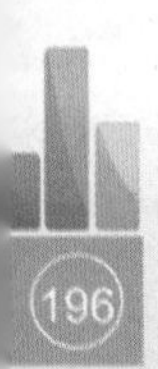

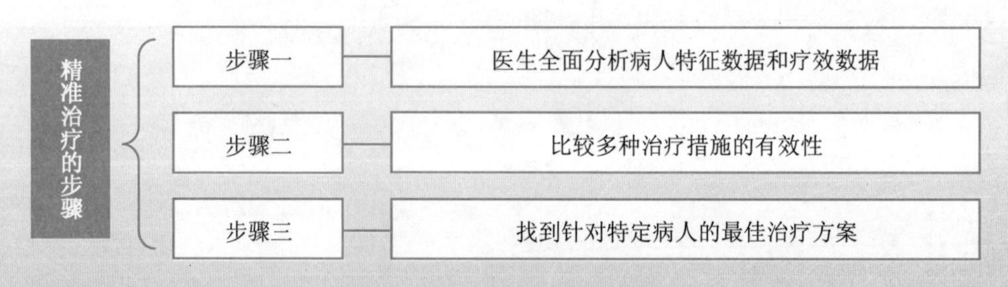

图 10-2 精准治疗的步骤

2. 临床决策支持系统更智能化

在医疗上，临床决策支持系统具有很重要的作用，如图 10-3 所示。

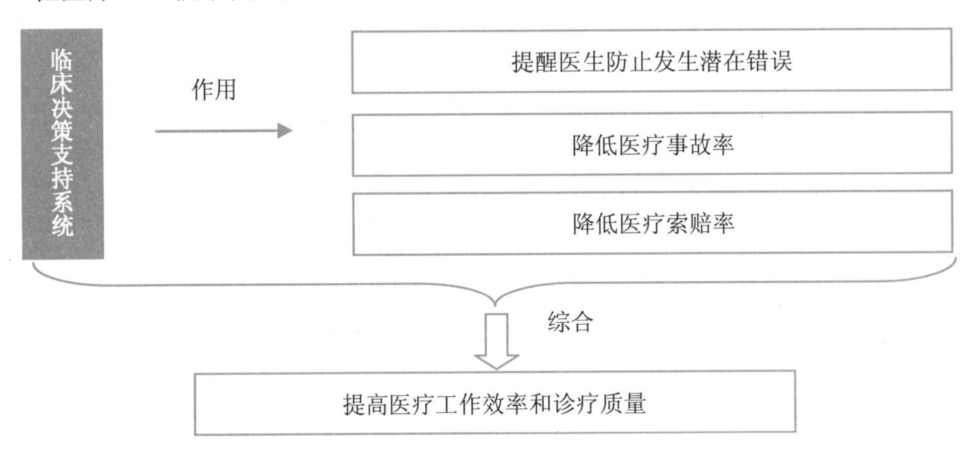

图 10-3　临床决策支持系统的作用

随着大数据对非结构化数据的分析能力日益加强，临床决策支持系统更加智能化，图 10-4 所示为大数据下临床决策支持系统的智能化应用举例。

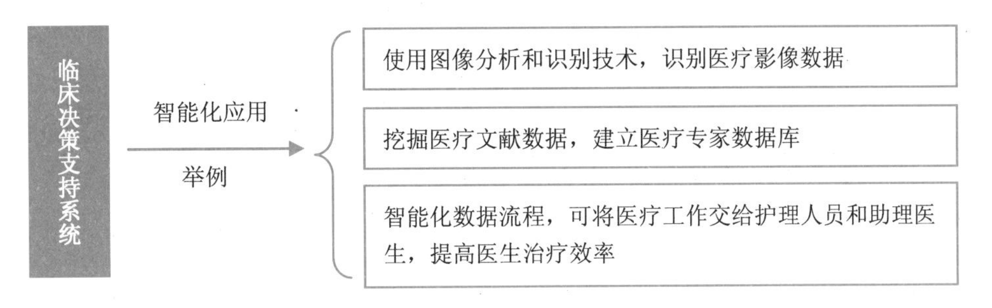

图 10-4　临床决策支持系统的智能化应用举例

3. 透明医疗数据体系

对于医疗人员来说，医疗数据透明化可以起到的作用如图 10-5 所示。

透明的医疗数据分析流程和作用如图 10-6 所示。

4. 远程监控慢性病患者

由于慢性病患者群规模庞大、发病慢、病程长，需要长期的医疗服务，因此这群病患占用了大量医疗资源，同时给医疗体系带来了沉重的负担。

因此，挖掘合理、有效的慢性病管理方案，成为医疗界需要思考的重要内容。对于慢性病患者来说，远程监护管理系统就是这样一个方便而有效的治疗体系。大数据同样可以用于远程监护管理系统，其主要流程如图 10-7 所示。

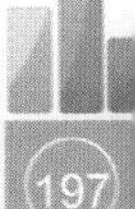

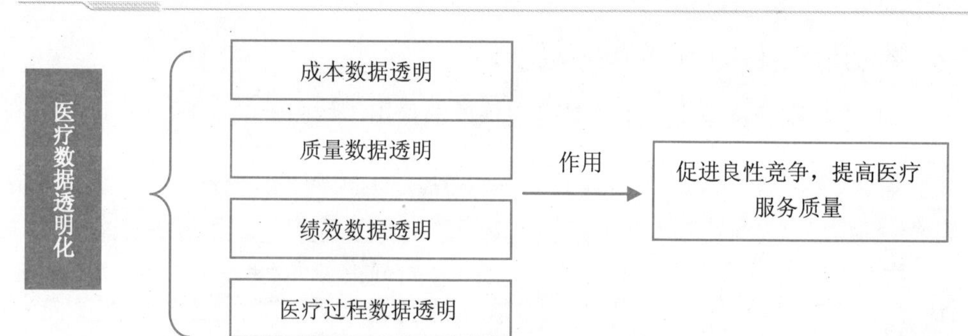

图 10-5　医疗数据透明化的作用

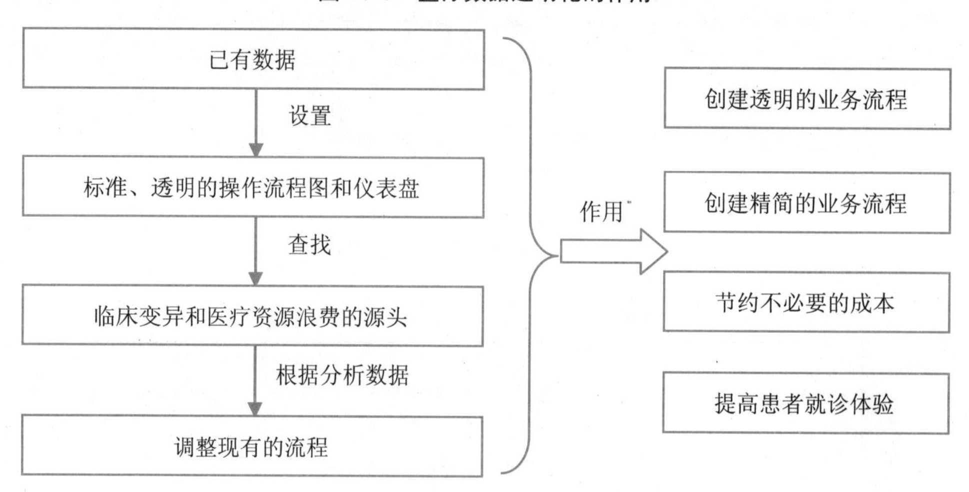

图 10-6　透明的医疗数据分析流程和作用

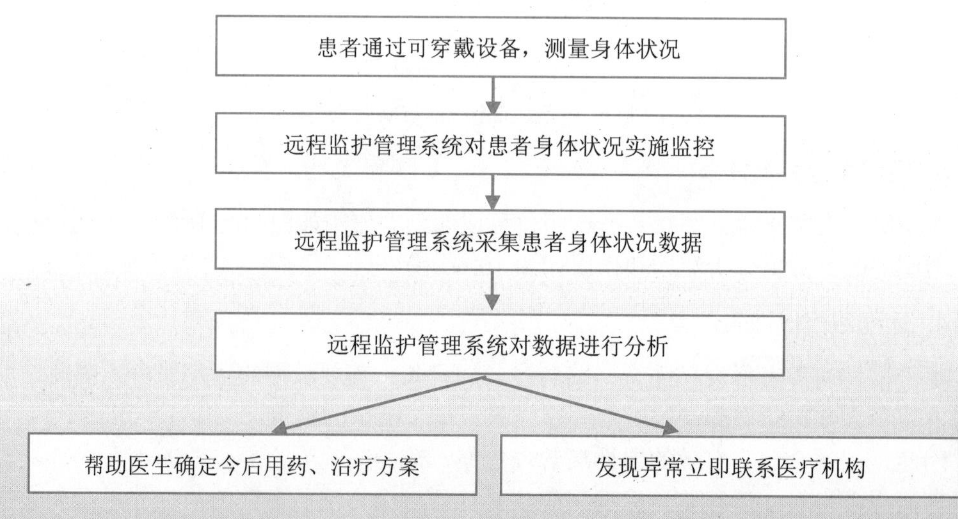

图 10-7　大数据用于远程监护管理系统的流程

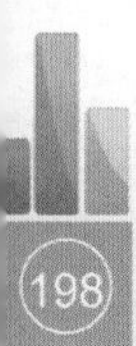

5. 病人档案高效分析

大数据用于医疗领域，还能将患者档案里隐藏着的很多重要信息分析出来，举例说明如图 10-8 所示。

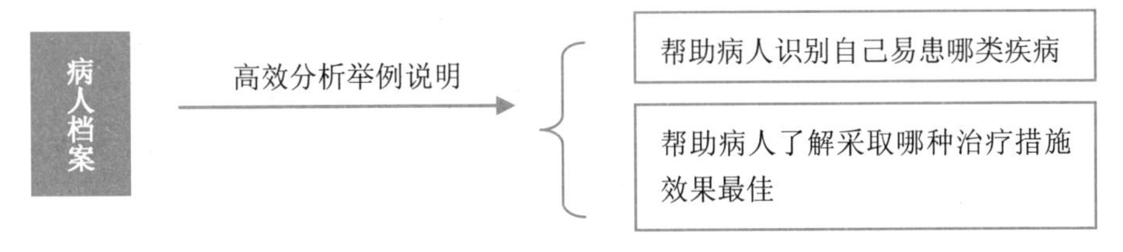

图 10-8　病人档案高效分析举例说明

10.1.1　数据信息容量庞大

很早之前，大数据就已经出现在许多学科、行业领域中了，如图 10-9 所示。

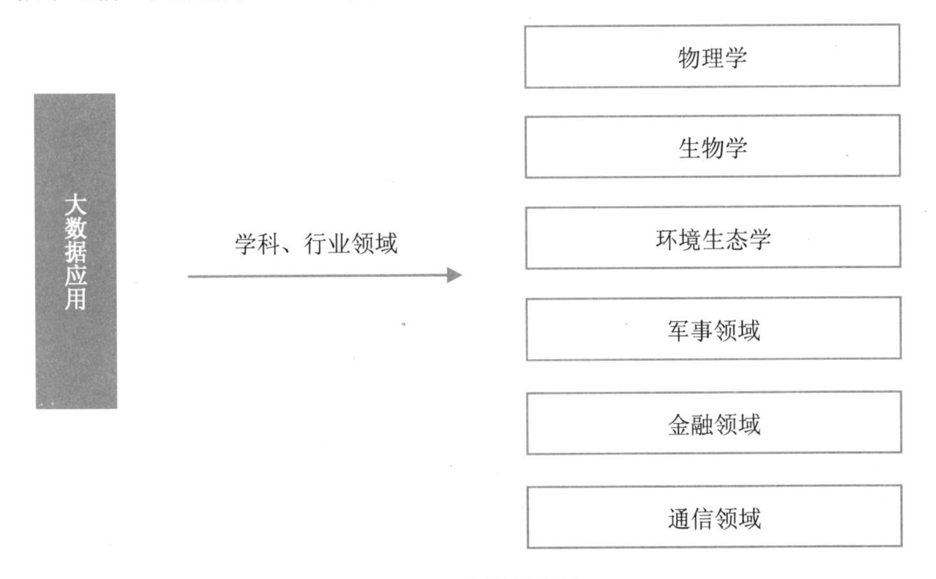

图 10-9　大数据应用

而近几年，随着互联网概念和信息行业的兴起和发展，大数据才真正引起人们的高度关注。大数据的信息容量非常庞大，大到什么程度呢？下面一组名为“互联网的一天”的数据也许能给我们答案，如图 10-10 所示。

从国际数据公司(IDC)的一项研究结果中，也能看出大数据的规模非常庞大，这项研究将 2008 年到 2011 年全球产生的数据量全部统计了出来，如图 10-11 所示。

截至 2012 年，数据量更是有了质的飞跃，如图 10-12 所示。

互联网的一天

数据统计

一天产生的内容可以刻 1.68 亿光盘

一天发出的邮件有 2940 亿封

一天卖出的手机为 37.8 万部

一天发出的帖子达 200 万个

图 10-10　互联网的一天

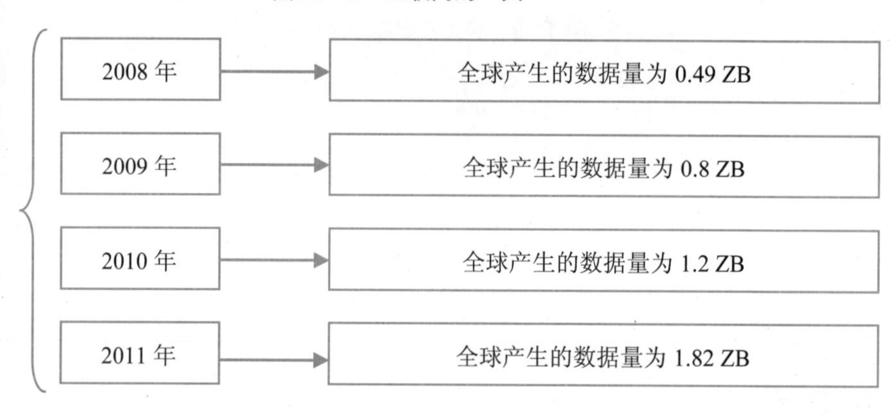

图 10-11　全球产生的数据量统计

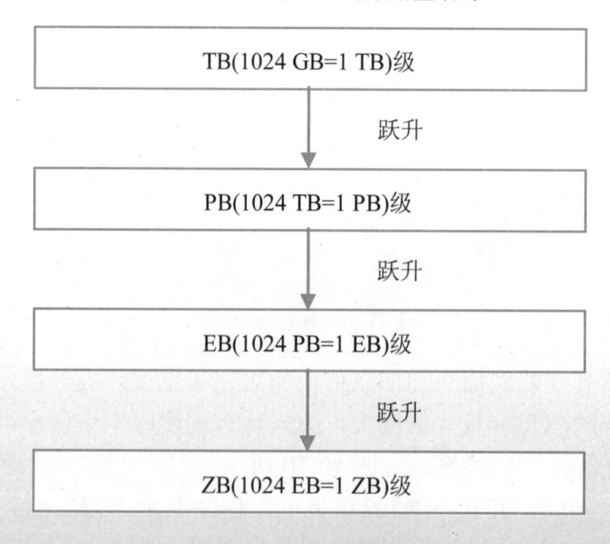

图 10-12　2012 年数据量的跃升

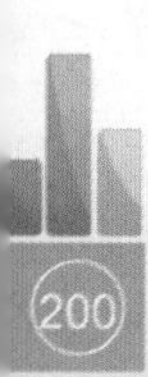

这么庞大的数据容量，决定了大数据必定会融入当今的每一个行业领域中，并成为人类社会发展的重要生产因素。而在医疗领域，大数据也同样发挥了重要的价值作用。例如患者治疗过程中产生的庞大数据，成为医疗数据的重要来源，将这些数据进行收集和分析，将会对在线医疗的未来发展起到不可预估的作用。

10.1.2 医疗数据功能特征显著

大数据之所以能在医疗领域占据重要位置，是因为大数据区别于以往的"海量数据"概念，它具备四大基本特征，如图 10-13 所示。

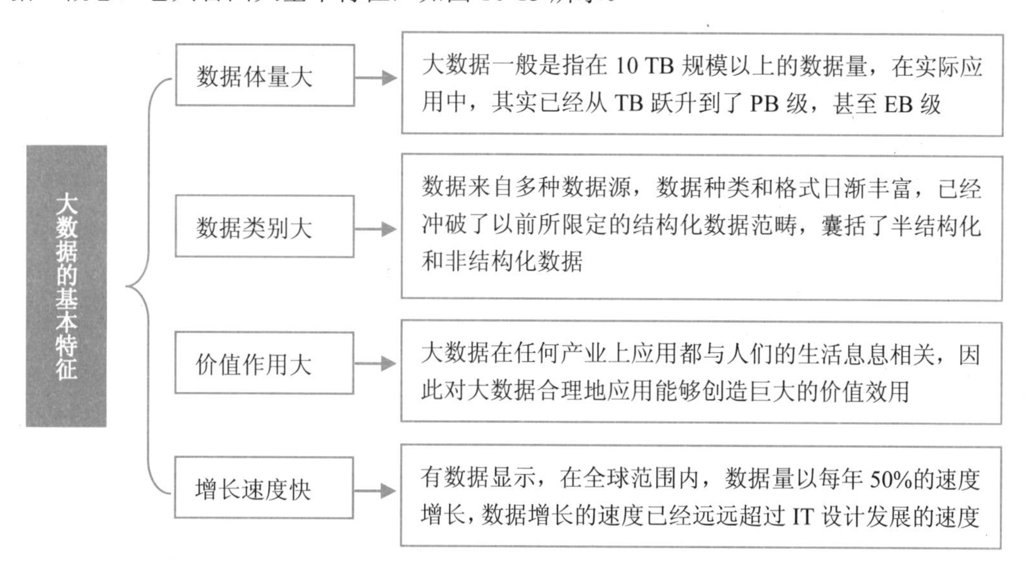

图 10-13 大数据的基本特征

这几大特点应用在医疗领域，具体表现如下。

1. 医疗数据量大

在大型医院，医疗数据每年都在急剧增长，这些数据包括以下几点，如图 10-14 所示。

每年，这些医疗数据都在增长，而这些不断增长的数据，表明了人们对医疗的需求正在随着社会的发展而增加。在未来，企业如果能够充分利用这些数据，一定会为医疗领域带来不可预估的价值。

2. 医疗数据多样化

医疗数据的类型分为三种，如图 10-15 所示。

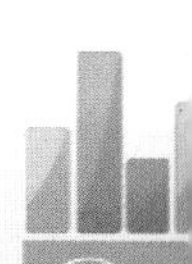

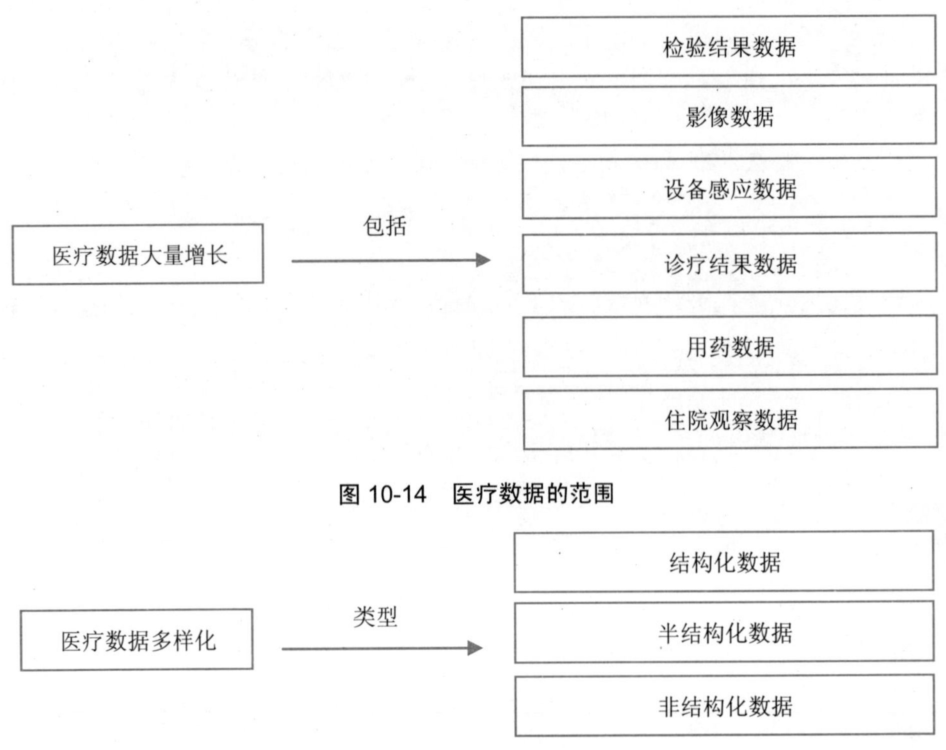

图 10-14　医疗数据的范围

图 10-15　医疗数据的类型

随着远程医疗、移动医疗、云计算、物联网等技术的发展，大量半结构化、非结构化医疗数据在实际应用中产生，如图 10-16 所示。

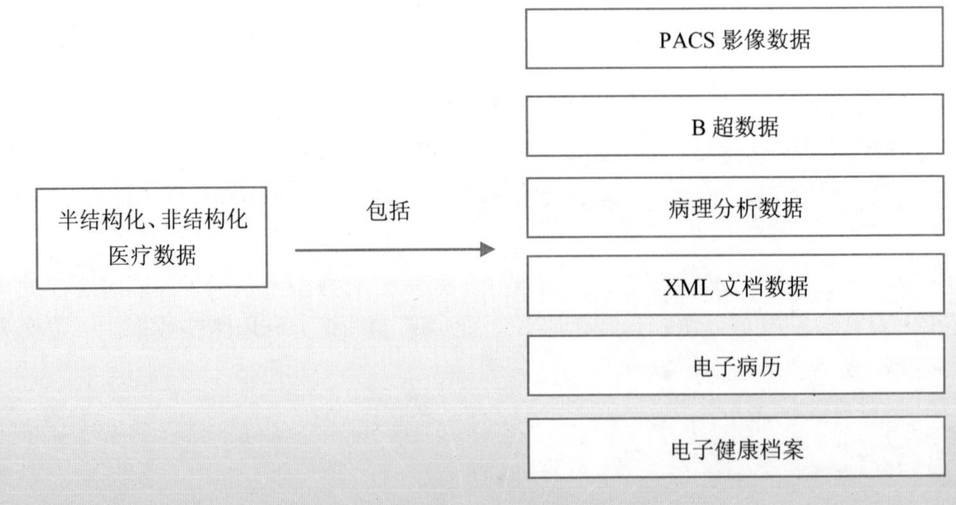

图 10-16　半结构化、非结构化医疗数据的范围

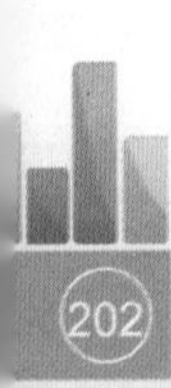

3. 医疗数据价值性

医疗数据的价值性表现在多个方面，如图10-17所示。

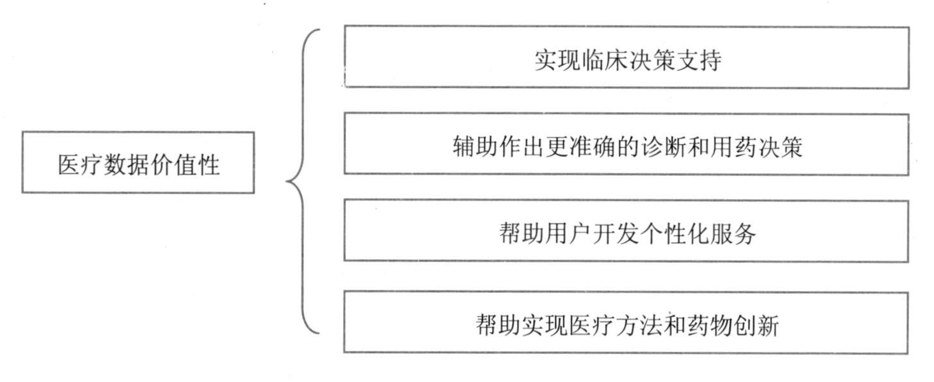

图10-17 医疗数据的价值性

4. 医疗数据高速性

信息化、高科技设备使得医疗数据的快速处理越来越多，如图10-18所示。

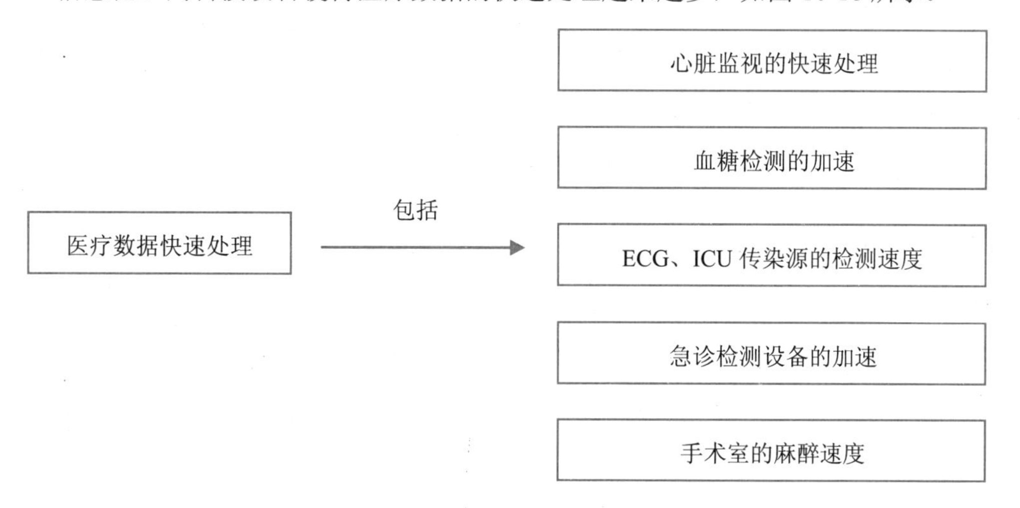

图10-18 医疗大数据快速处理的范围

10.2 医疗大数据发挥的主要作用

在互联网医疗领域，数据起到了关键性作用，这是因为医疗数据除了具备数量大、结构多样、价值大、高速增长的特征之外，还具备一些其他的特征，如图10-19所示。

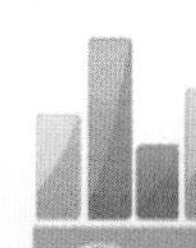

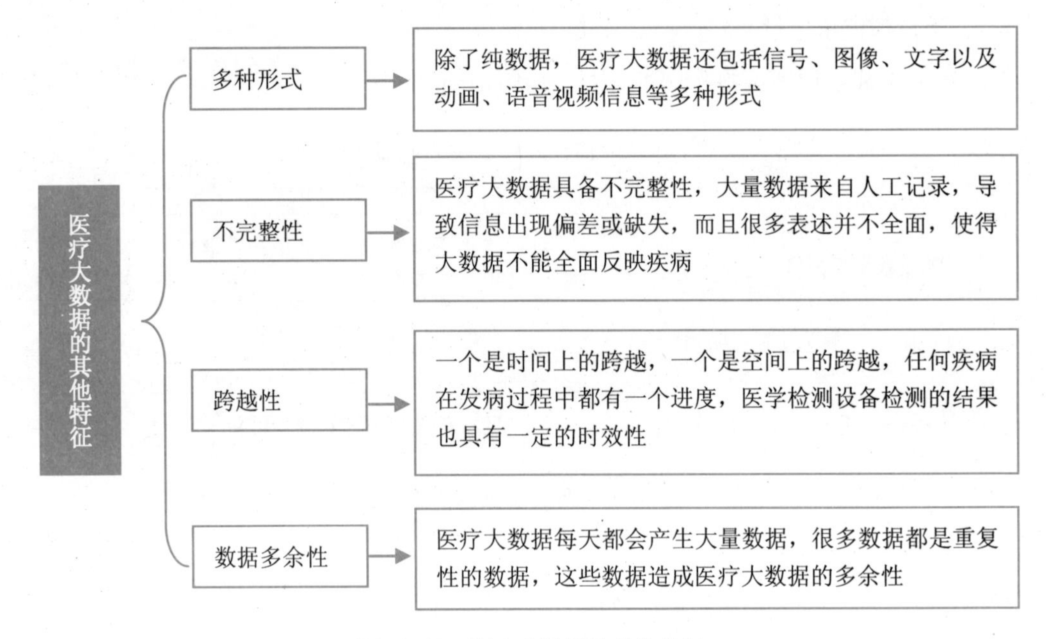

图 10-19　医疗大数据的其他特征

医疗大数据为智能导诊、疾病预防提供了更快的发展速度，随着强大的数据存储、互联网平台、移动互联网技术的发展，医疗大数据进入了爆发时期，传统医疗迅速向电子数字化医疗进军，对不同的群体都有非常广阔的应用。

10.2.1　对患者：精准诊断

医疗大数据服务于居民，就是为居民健康管理提供更为精准化的诊疗和判断，帮助居民在任何医疗机构都能享受到连续性的医疗服务。同时基于大量的医疗数据，还能预测和估计特定疾病或人群的某些未来趋势，如图 10-20 所示。

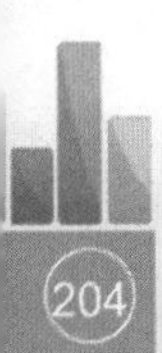

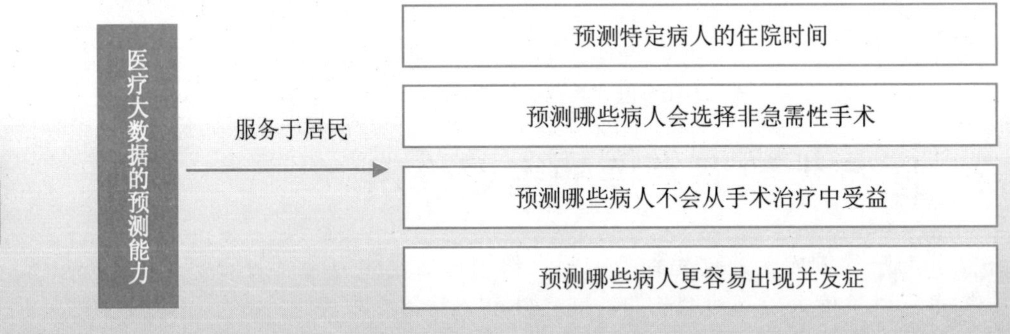

图 10-20　医疗大数据的预测能力

10.2.2 对医生：决策支持

对医生来说，医疗大数据能够提供更多的临床决策支持，发展出临床相关性更强和成本效益更高的方法，用来诊断和治疗病人。这些临床决策支持如图10-21所示。

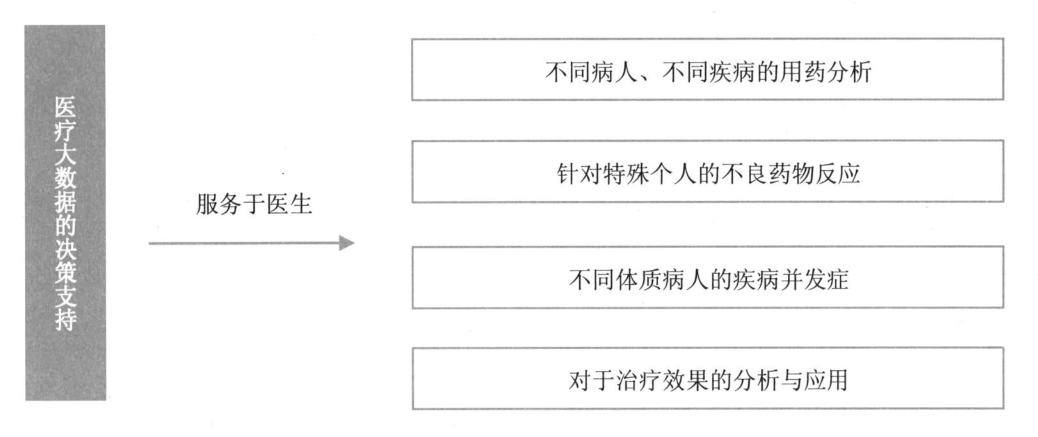

图10-21 医疗大数据的决策支持

10.2.3 对科研人员：临床分析

面对海量的数据，科研人员有更多的依据去进行临床疾病试验的分析，具体包括以下几点，如图10-22所示。

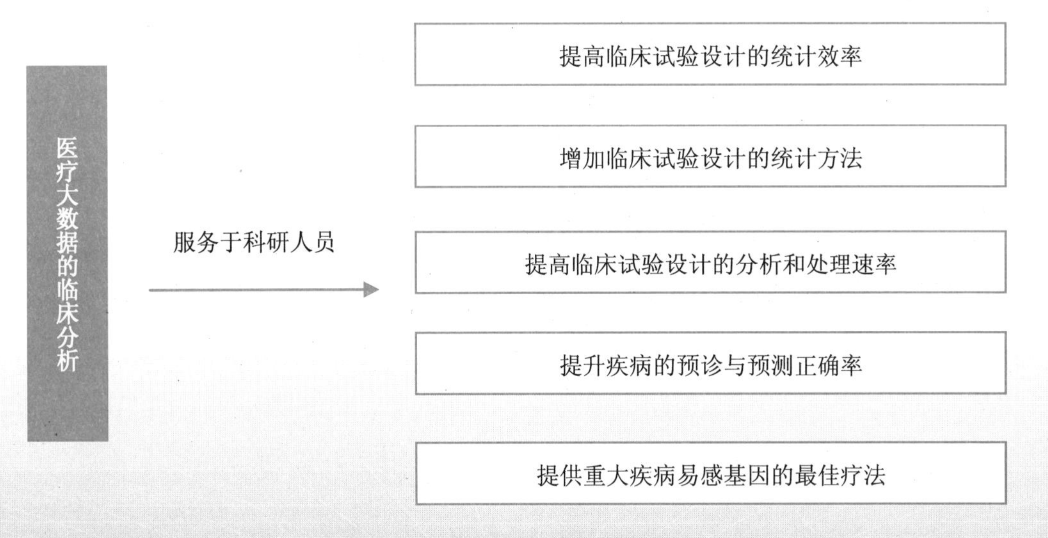

图10-22 医疗大数据的临床分析

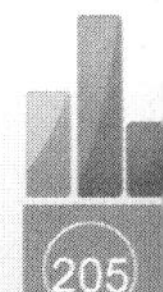

10.2.4　对管理机构：规范用药

医疗大数据在药品和医疗器械方面，建立了降低磨损度的精简、快速、有针对性的研发路线，同时在用药方面，医疗大数据提供了更为严格的规范制度，具体包括以下几点，如图 10-23 所示。

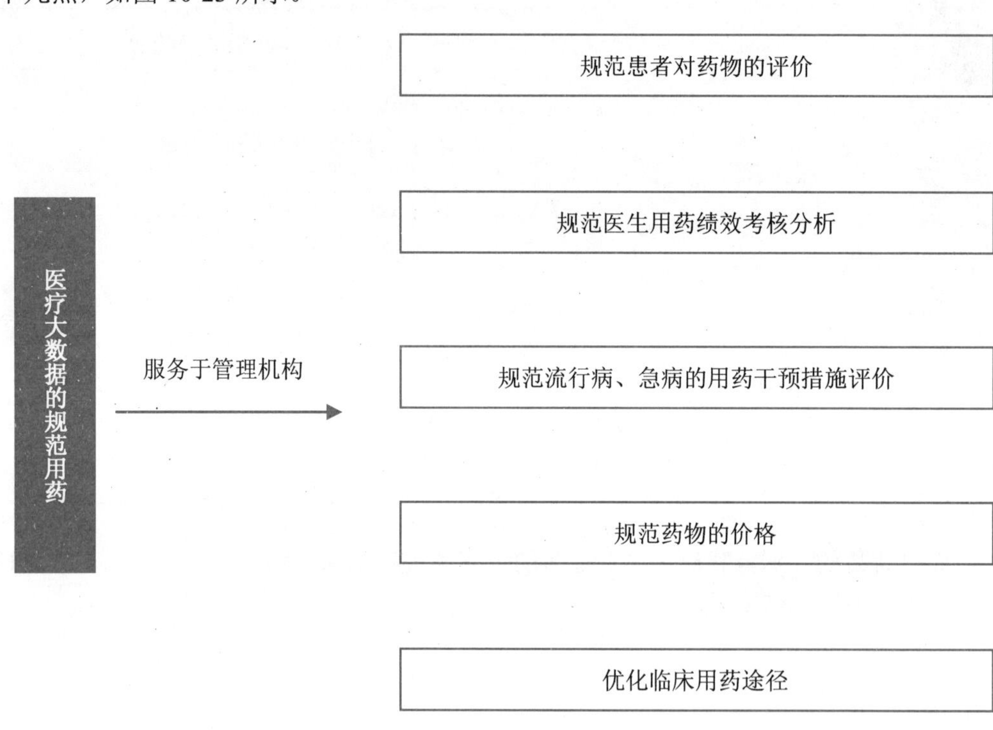

图 10-23　医疗大数据的规范用药

10.3　医疗大数据在临床中的应用

大数据整合了各种医疗数据，通过对这些数据的分析，可以为患者提供一个更精细、更细致的医疗方案，同时通过医疗大数据的分析和应用，越来越多的商业模式被挖掘出来。

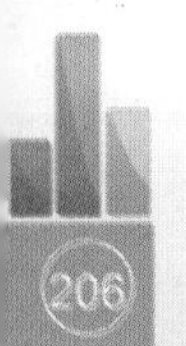

10.3.1　Practice Fusion：在线电子病历平台

Practice Fusion 是美国一家提供病历大数据的电子病历平台，关于这个平台的介绍如图 10-24 所示。

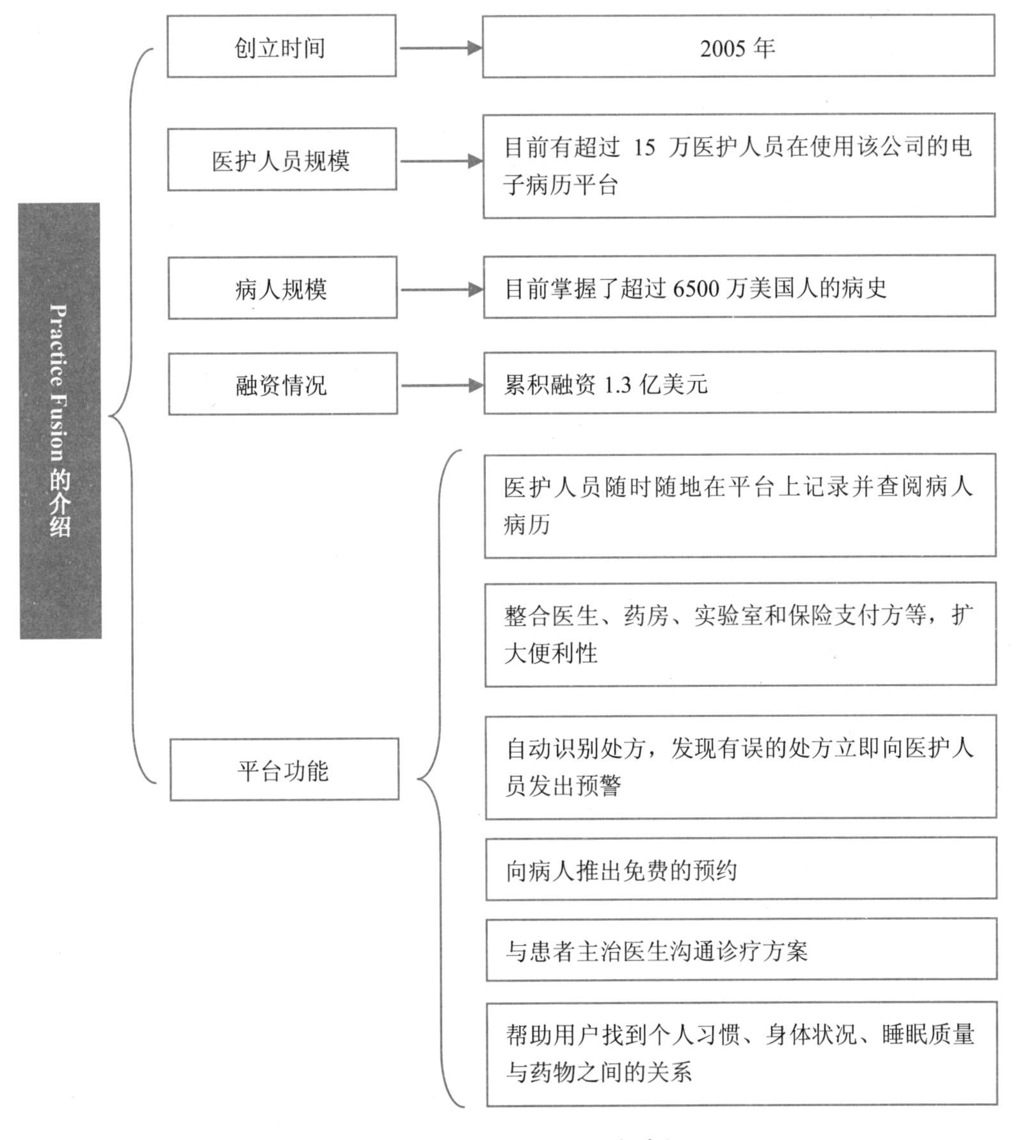

图 10-24 Practice Fusion 的介绍

10.3.2 Predilytics：为医疗保险企业提供数据

因医保行业涉及的数据规模巨大，因此一直以来，医保行业都是大数据公司关注的焦点，而 Predilytics 正是这样一家把大数据应用到医保行业的企业。关于 Predilytics 的介绍如图 10-25 所示。

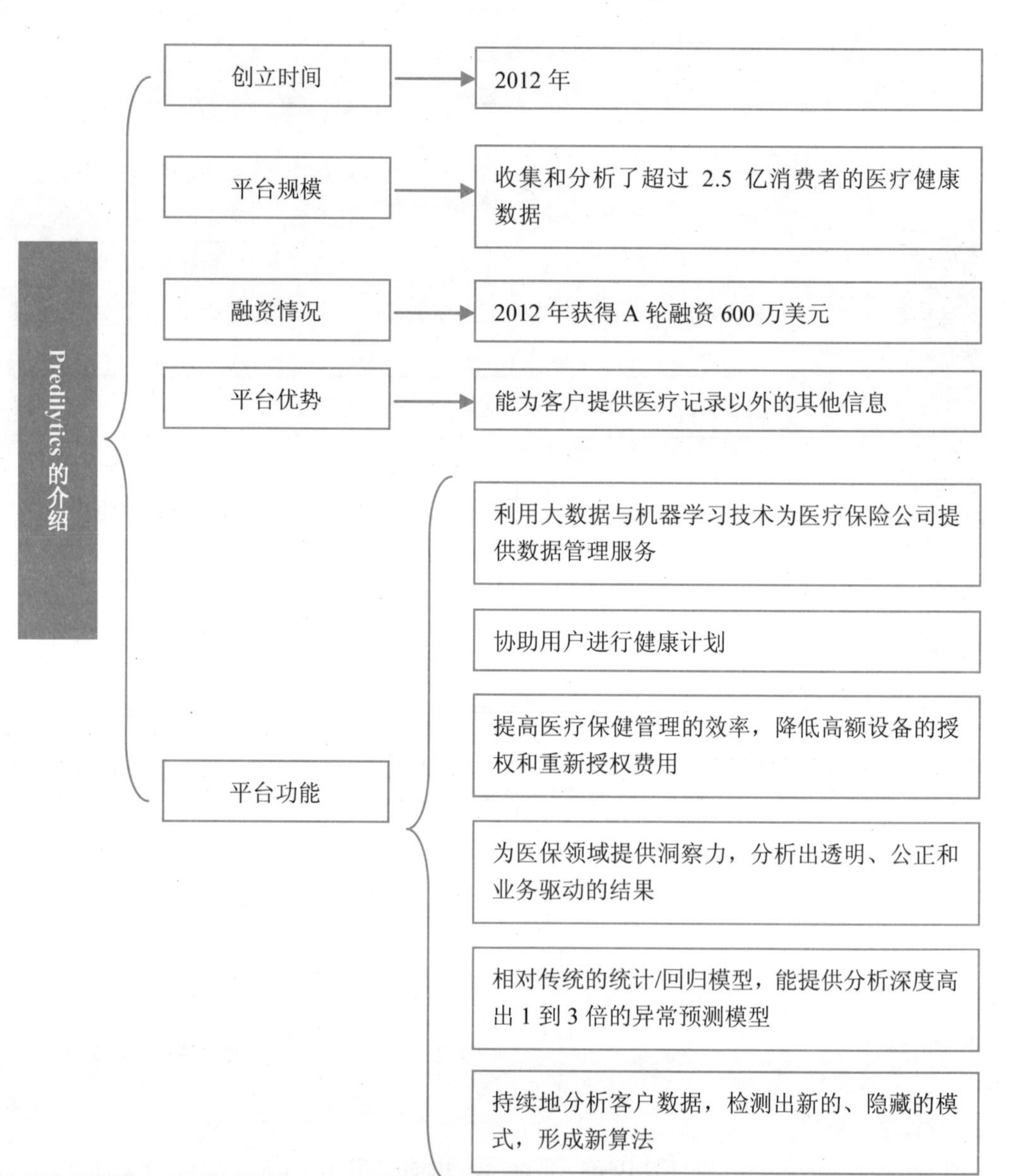

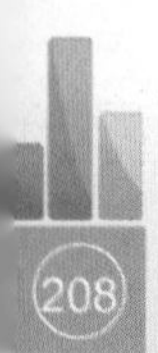

图 10-25 Predilytics 的介绍

10.3.3 Gauss Surgical：监测外科手术失血情况

Gauss Surgical 是一家坐落于加利福尼亚州帕洛阿尔托市的新办医疗企业，它正在开发一款 iPad APP，用来监测和跟踪外科手术中的失血情况。关于 Gauss Surgical 及其 iPad APP 应用的介绍如图 10-26 所示。

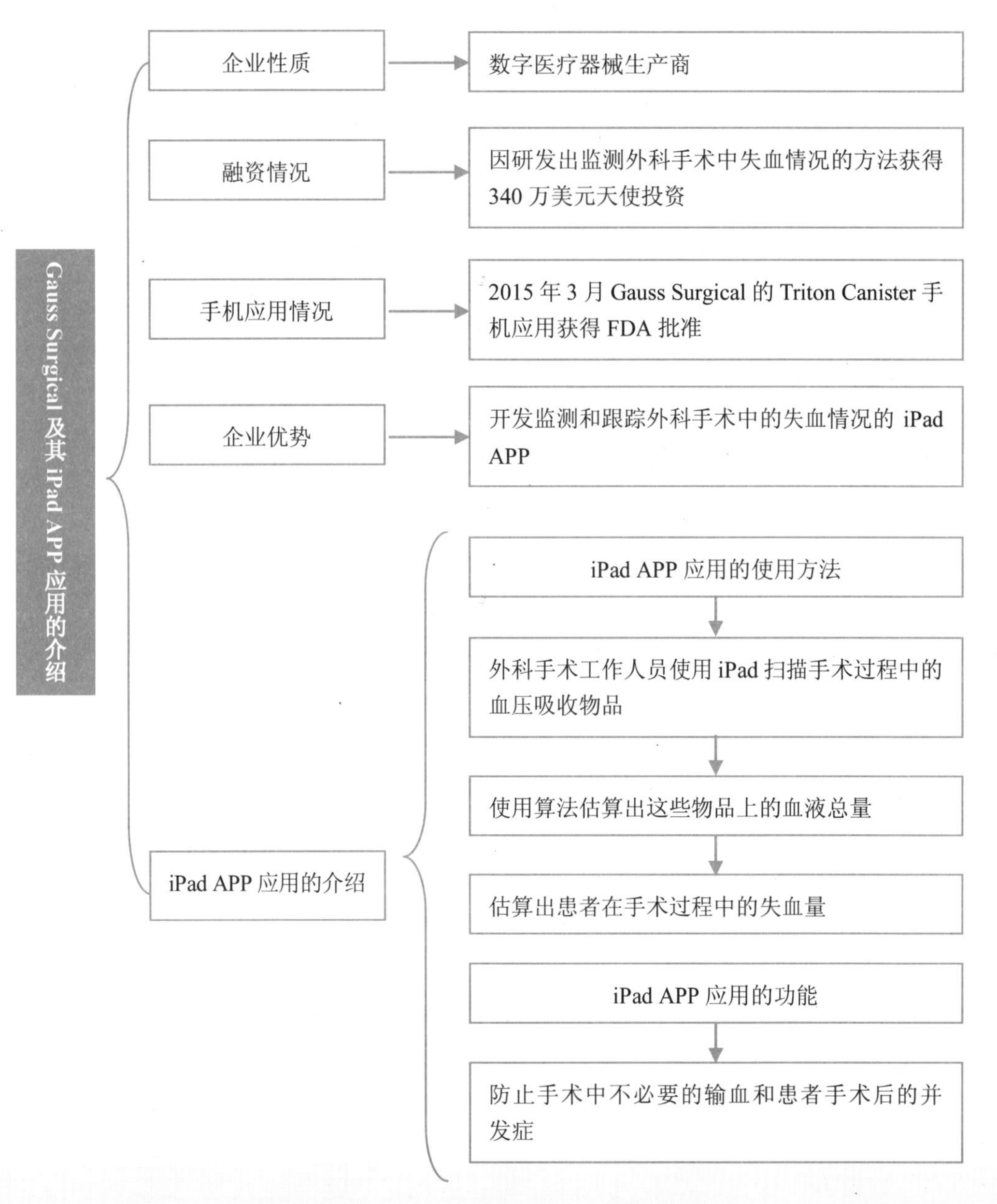

图 10-26　Gauss Surgical 及其 iPad APP 应用的介绍

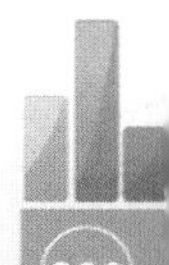

10.3.4　23andMe：收集个人基因组数据

23andMe 是一家提供个人基因组服务的公司。关于 23andMe 的介绍如图 10-27 所示。

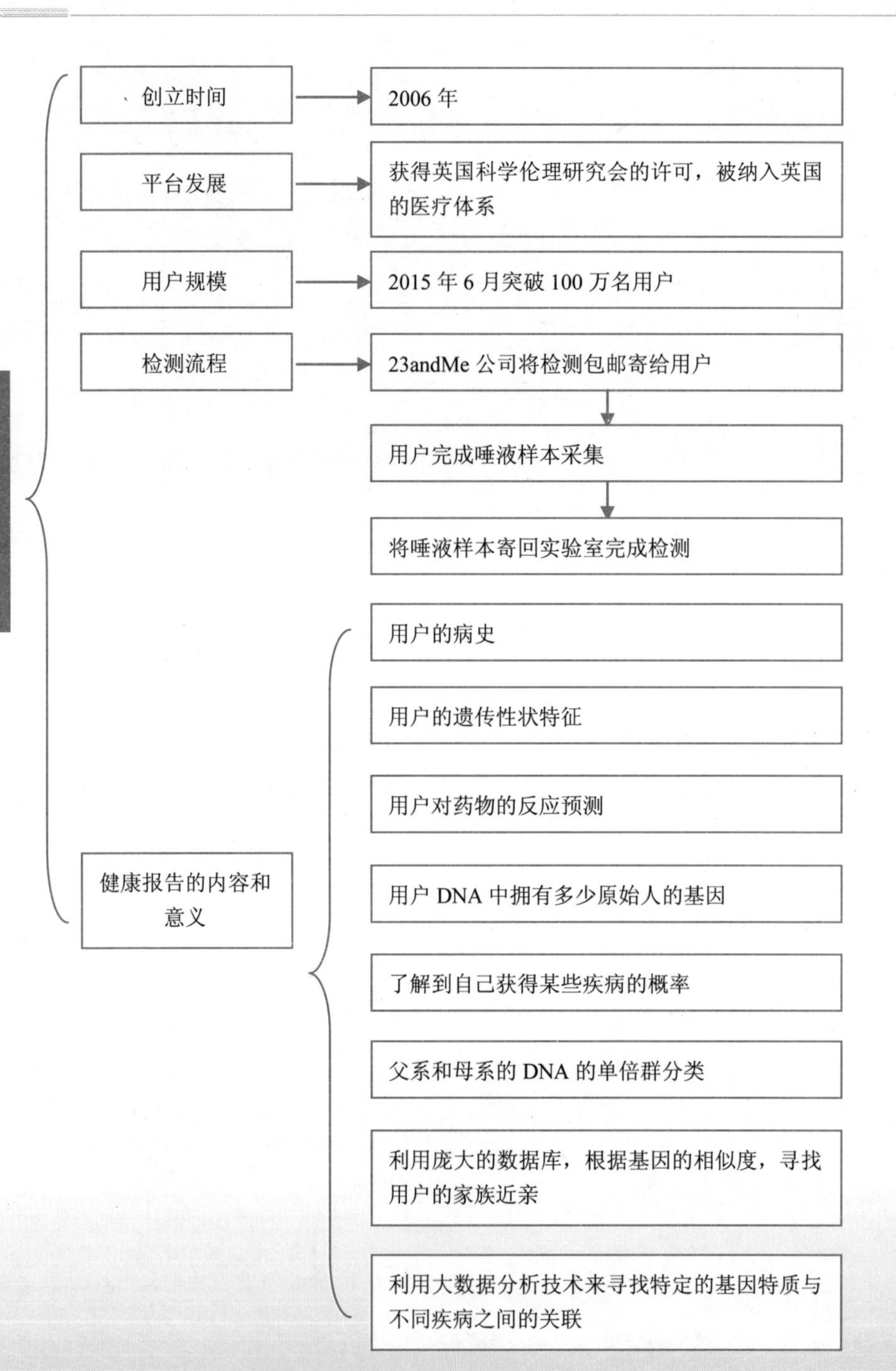

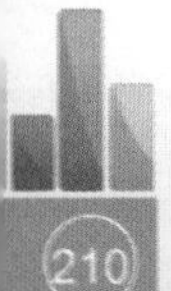

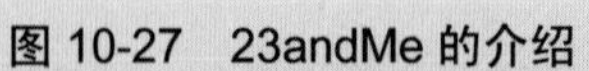
图 10-27　23andMe 的介绍

10.3.5 Apixio：收集医生诊断记录提取数据

Apixio 是一家将数据科学应用程序应用到医疗领域的企业，它推出了一个叫作 Iris 的认知计算平台，通过收集临床数据以及医疗系统中的其他信息，为诊疗过程提出建议。关于 Apixio 及其认知计算平台 Iris 的相关介绍如图 10-28 所示。

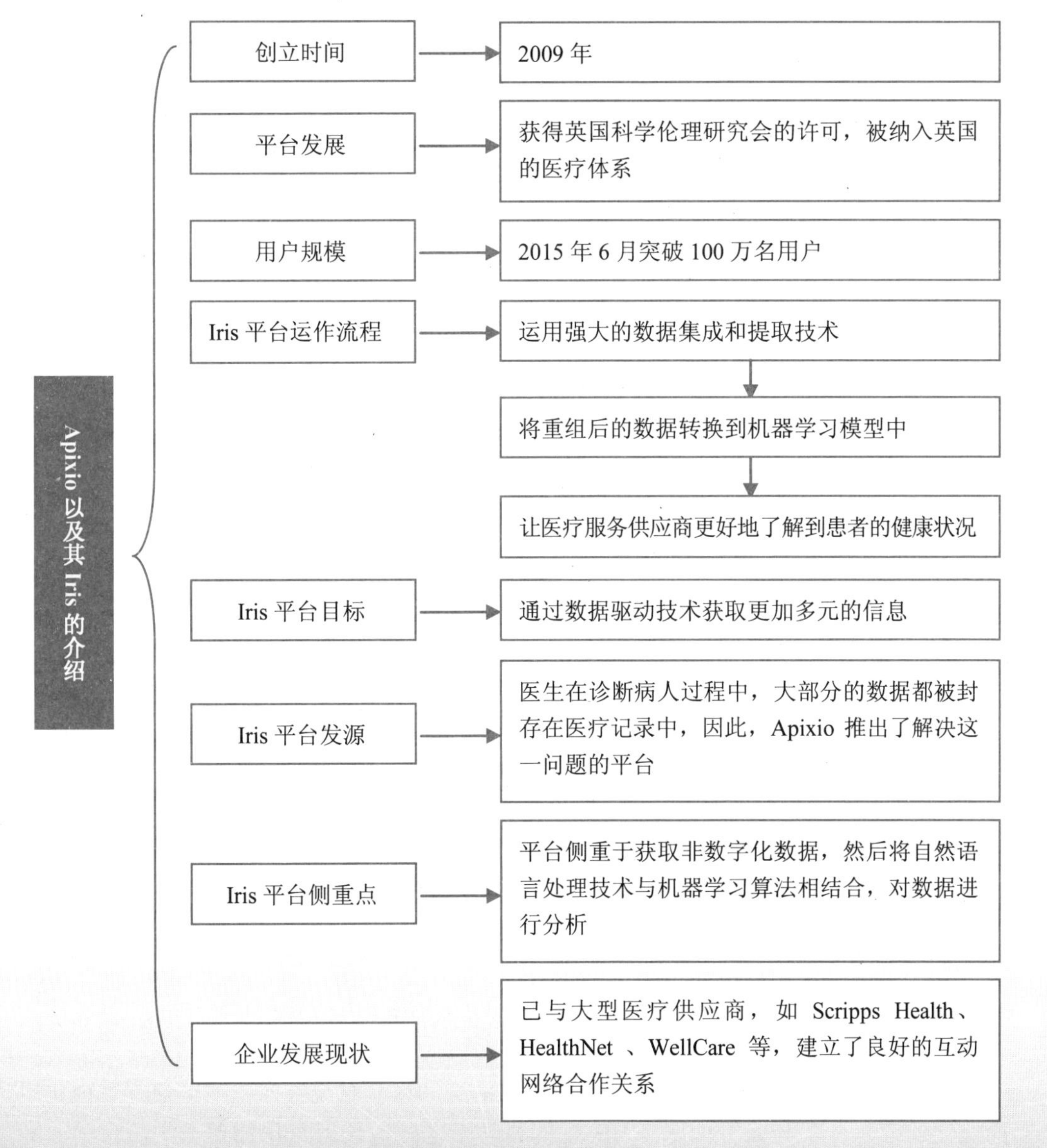

图 10-28 Apixio 及其认知计算平台 Iris 的介绍

10.3.6 意大利电信：推出慢性病数据搜集系统

意大利电信是一家先进的信息与通信技术企业，作为欧洲最稳定和赢利的蓝筹股东公司之一，它以其强大的科技创新、优质的用户服务和客户关系为基础的竞争能力闻名。2012 年，意大利电信推出了一款名为“Nuvola It Home Docto”的系统，关于这款系统的主要介绍如图 10-29 所示。

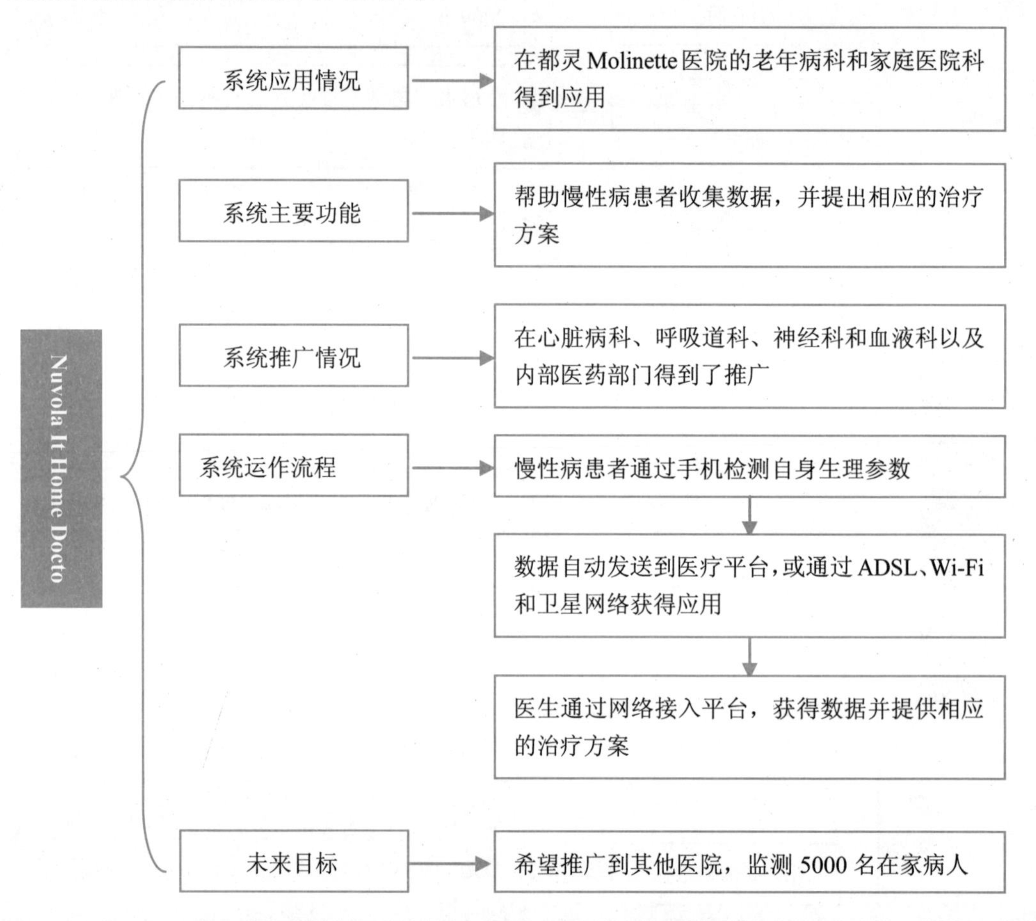

图 10-29 Nuvola It Home Docto 系统的介绍

10.3.7 Waston 系统：自然语音处理技术

Waston 是 IBM 公司推出的最新的电脑系统，这套系统技术正在医疗行业内实现商业化的应用，参与研究的除了 IBM 的科学家之外，还有哥伦比亚大学医疗中心和马里兰大学医学院。关于 Waston 系统的介绍如图 10-30 所示。

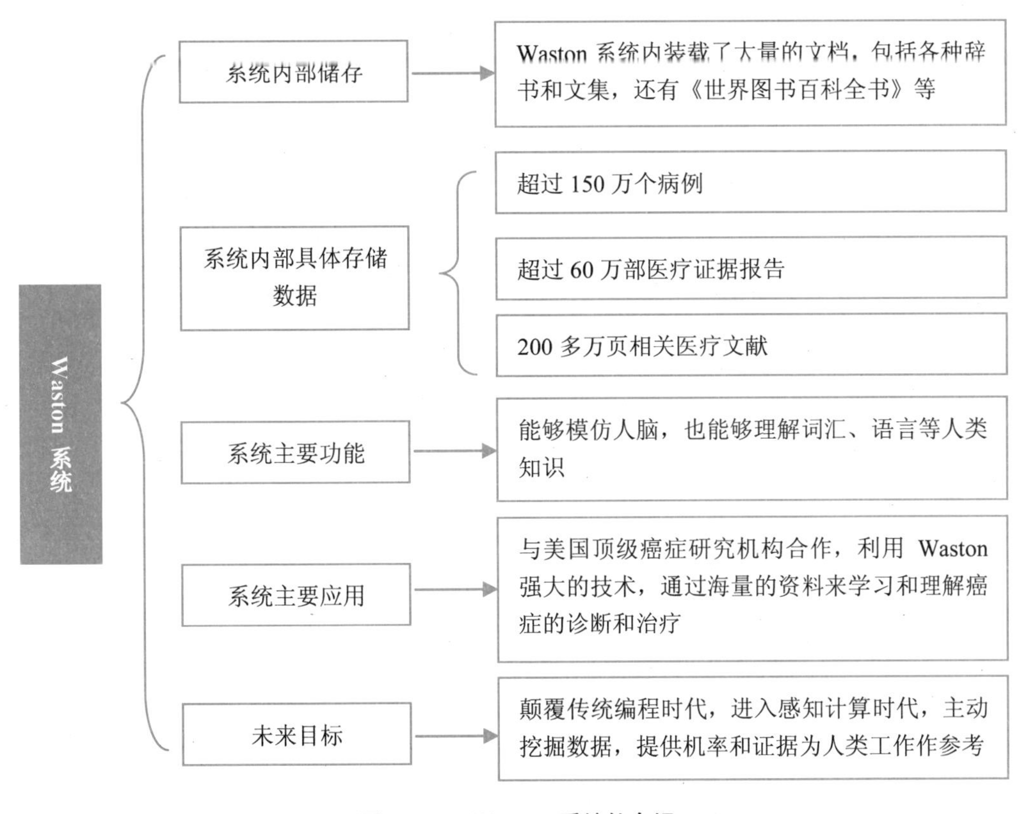

图 10-30 Waston 系统的介绍

10.4 云时代下的在线医疗

云计算是一种基于互联网的新型计算方式，在互联网时代，云计算技术变得非常重要，它的发展改变着各行各业的形态，包括医疗行业。医疗行业由于医疗设备的越来越高科技化，收集到的数据也越来越多，仅仅依靠传统的存储信息方式，已经不足以应对医疗数据的增长性及动态性，而且传统的存储方式很容易造成数据的丢失或损坏。因此，云计算的到来，恰好能够弥补这点缺陷。

云计算是商业化的超大规模分布式计算技术，其原理主要是通过云计算，用户可以将程序自动分拆成无数个子程序，交由一个更庞大的系统存储，然后经过一系列的搜寻、分析动作后，将结果回传给用户。云计算的主要特点有以下几点，如图 10-31 所示。

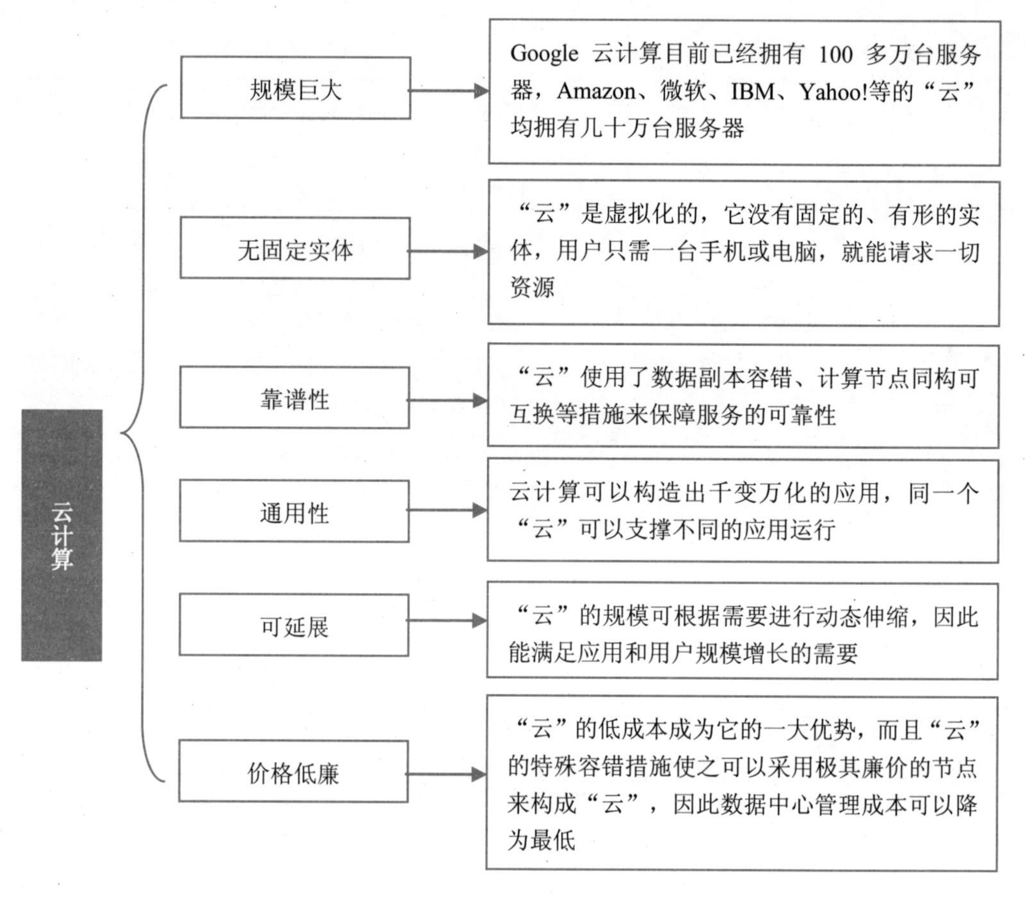

图 10-31　云计算的主要特点

10.4.1　云计算在互联网医疗中的应用

云计算在医疗领域的应用，诞生了一个新词汇——"云医疗"。何谓"云医疗"？云医疗是指将云计算、物联网、3G 通信以及多媒体等新技术与医疗技术相结合，从而实现如图 10-32 所示的医疗作用。

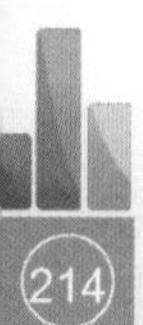

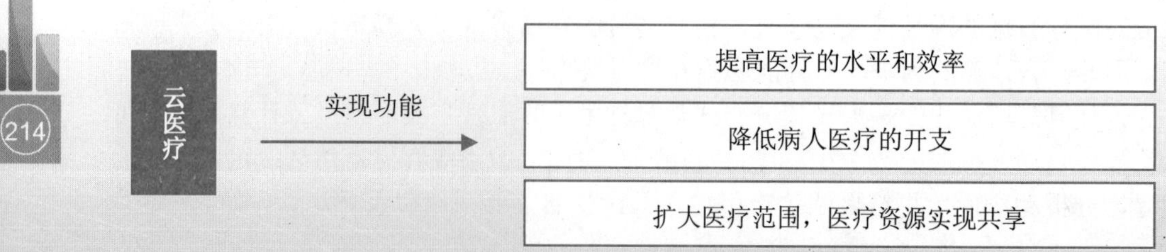

图 10-32　云医疗的作用

云医疗的兴起为医疗行业带来了无限商机与光明的前景，截至 2012 年年底，我国已有十余座城市建立了“云医疗”。

为了促进各级医疗卫生机构的发展，华为建立了一套全新的智慧健康整体解决方案——eHealth，关于该方案的介绍如图 10-33 所示。

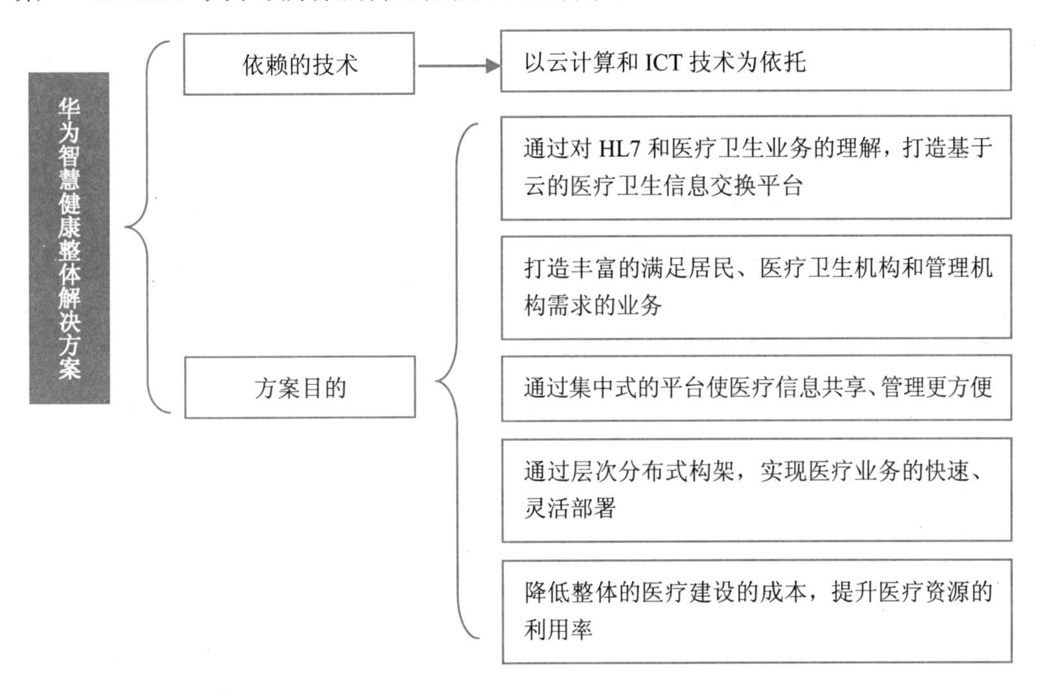

图 10-33 eHealth 的介绍

那些能够满足居民、医疗卫生机构和管理机构需求的业务包括以下几点，如图 10-34 所示。

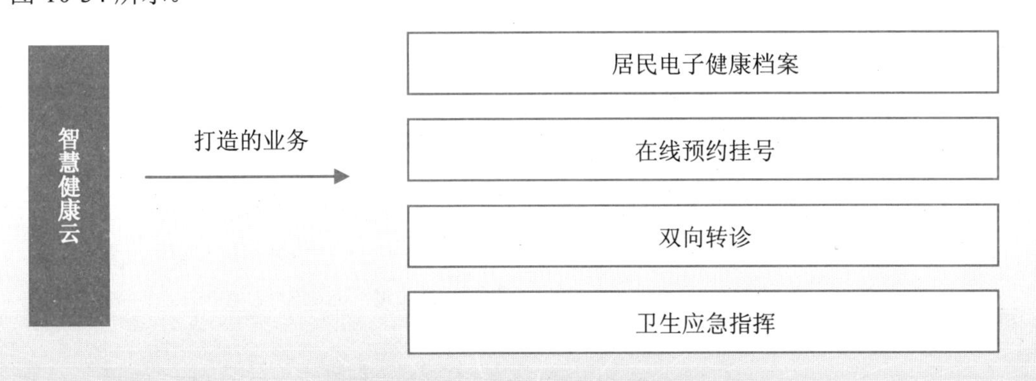

图 10-34 智慧健康云的业务

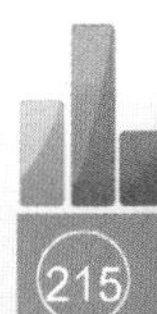

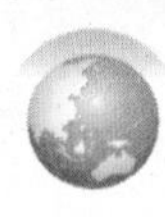

10.4.2 国内医疗信息化建设遇到的阻碍

在云计算出现之前，我国医疗信息化建设困难重重，这些困难包括海量数据存储的压力、海量数据复杂难以计算的问题、如何将存储机制进行有效弹性扩展的问题，以及信息化建设运行维护的问题，如图 10-35 所示。

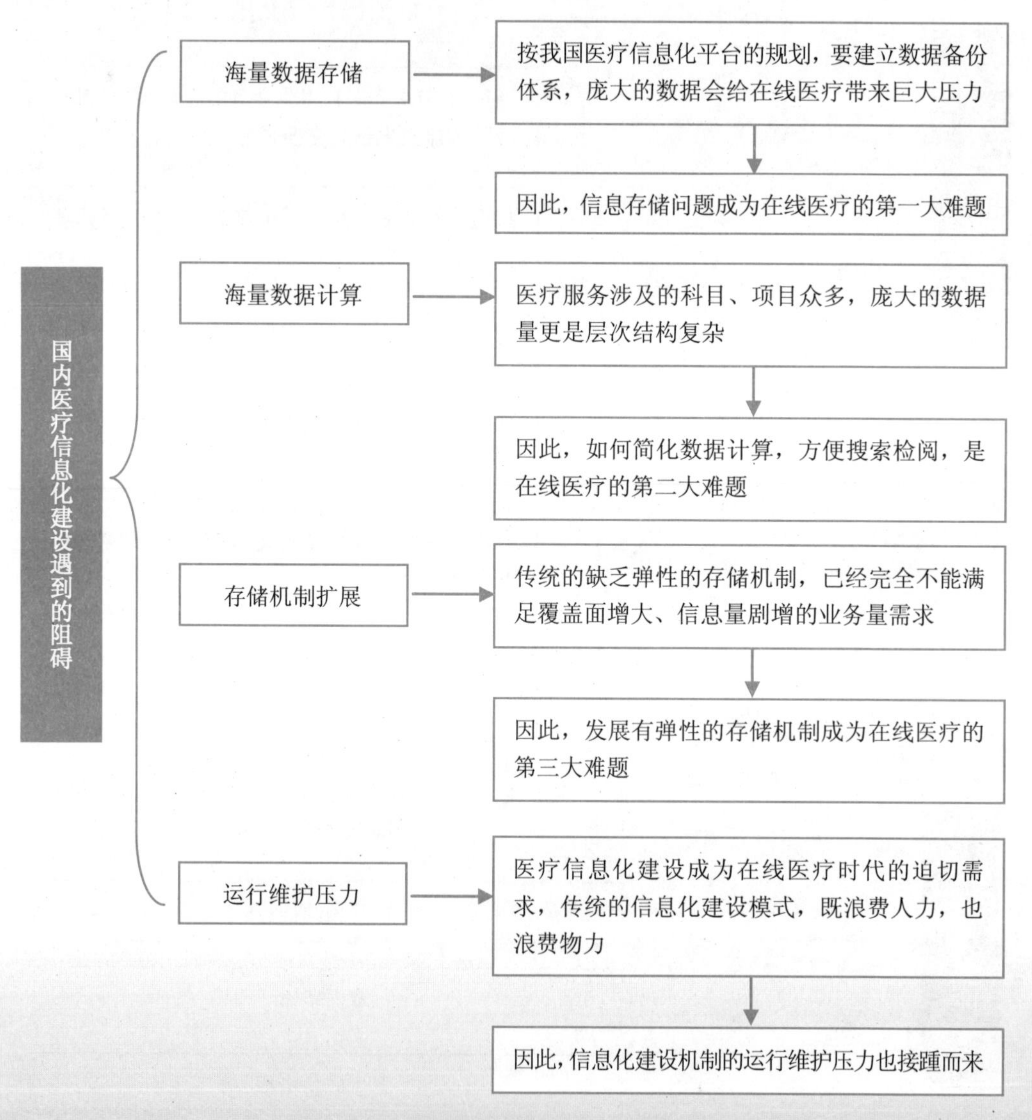

图 10-35 国内医疗信息化建设遇到的阻碍

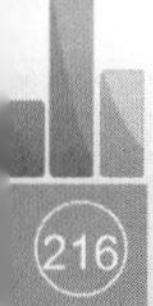

10.4.3 云计算对在线医疗的价值

当在线医疗遭遇到以上的重重困难和阻碍后，云计算的出现，恰好给在线医疗带来了希望，如图 10-36 所示。

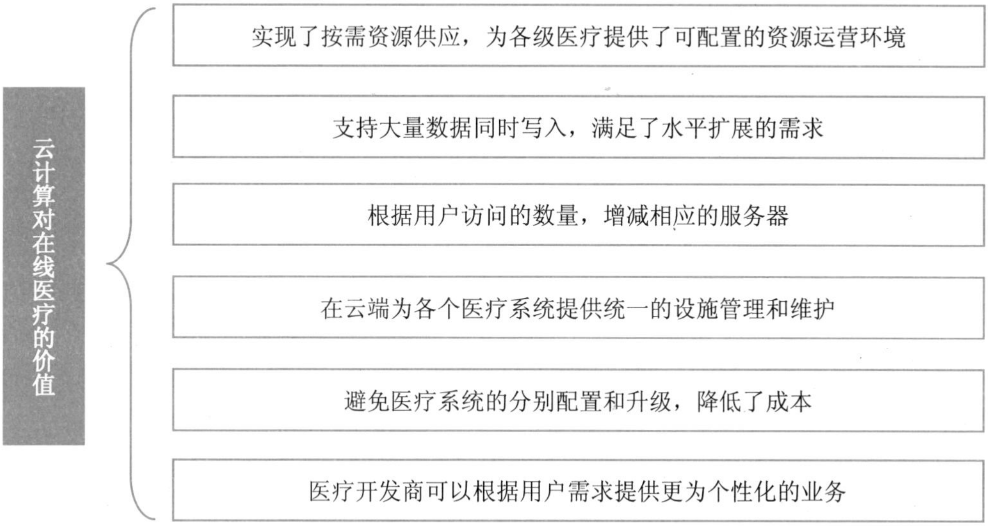

云计算对在线医疗的价值

- 实现了按需资源供应，为各级医疗提供了可配置的资源运营环境
- 支持大量数据同时写入，满足了水平扩展的需求
- 根据用户访问的数量，增减相应的服务器
- 在云端为各个医疗系统提供统一的设施管理和维护
- 避免医疗系统的分别配置和升级，降低了成本
- 医疗开发商可以根据用户需求提供更为个性化的业务

图 10-36　云计算对在线医疗的价值

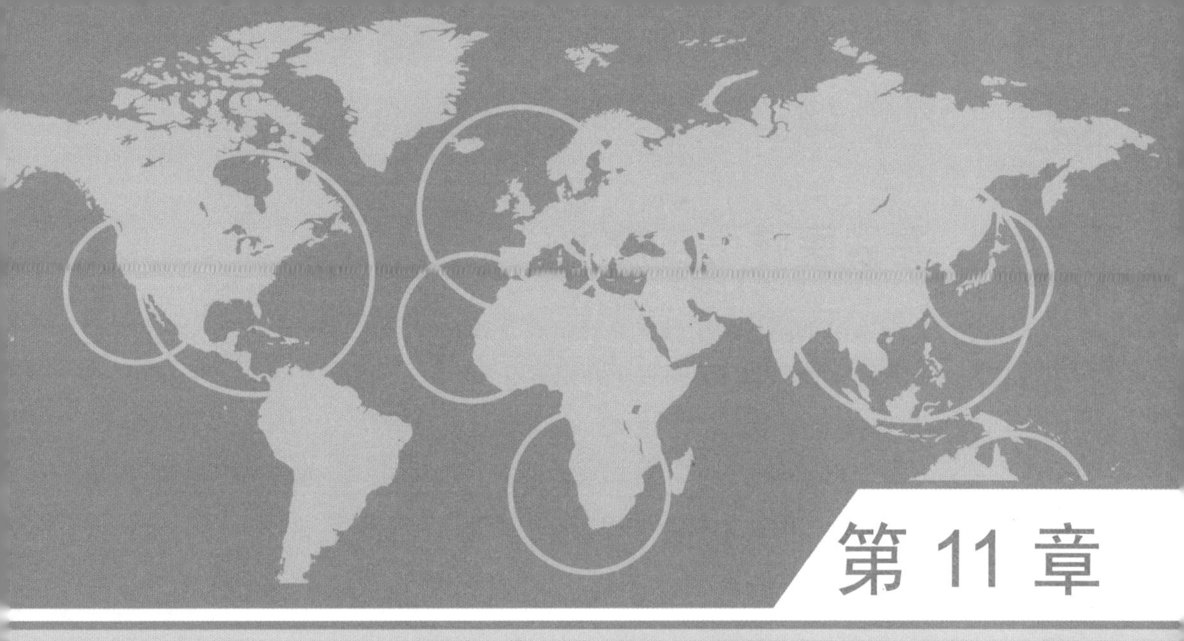

第 11 章

策略：在线医疗的网络推广

随着在线医疗的发展，竞争也越来越大，仅仅靠优化已经不足以在众多医疗机构、医疗应用软件中脱颖而出，因此不管是线上还是线下，医疗机构都要做好在线医疗推广工作，才能获得足够的用户群体。本章主要向读者介绍有关在线医疗网络推广的技术与知识。

策略：在线医疗的网络推广

- 在线医疗之百度推广
- 在线医疗之软文推广
- 移动医疗之微信推广
- 在线医疗之二维码推广
- 在线医疗之 LBS 推广

11.1　在线医疗之百度推广

百度作为中国最大的搜索引擎，在线医疗从业者在进行推广时千万不能错过这块“蛋糕”，关于百度推广的优势有以下几点。

1. 用户量优势

百度已经嵌入了人们的生活，每天都有很多人在百度上查找信息，因此，百度的用户量群体是非常庞大的，如图 11-1 所示。

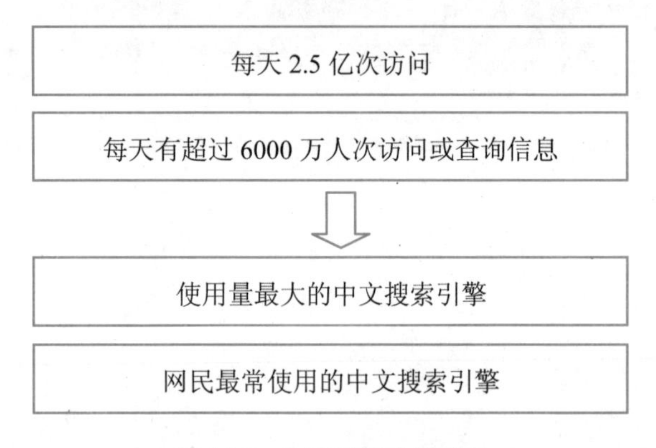

图 11-1　百度的用户量群体

2. 关键字搜索

百度推广除了用户量群体庞大之外，其关键字搜索功能也非常适合在线医疗作推广。百度推广一般都会让企业注册有针对性的关键字，当用户在搜索关键字时，就能第一时间看到企业的介绍，从而获得用户的关注。一般企业注册有针对性的关键字包括如下几点，如图 11-2 所示。

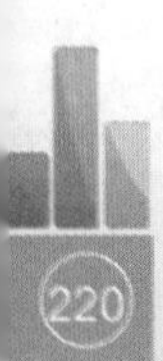

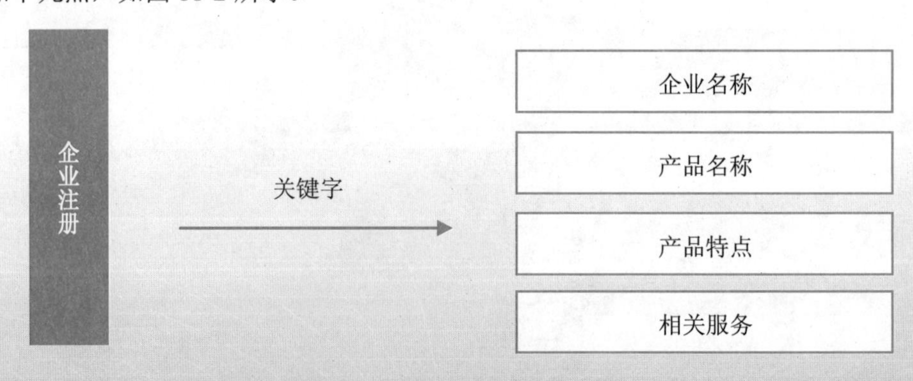

图 11-2　企业注册的关键字范围

3. 基于区域的服务功能

医疗服务由于受地域限制，因此想要获得更精准的客户，可在指定地区进行推广，即当设定好指定地区的用户后，只有这部分地区的用户在百度上进行搜索时才能看到在线医疗相关的信息。这样做的好处如图 11-3 所示。

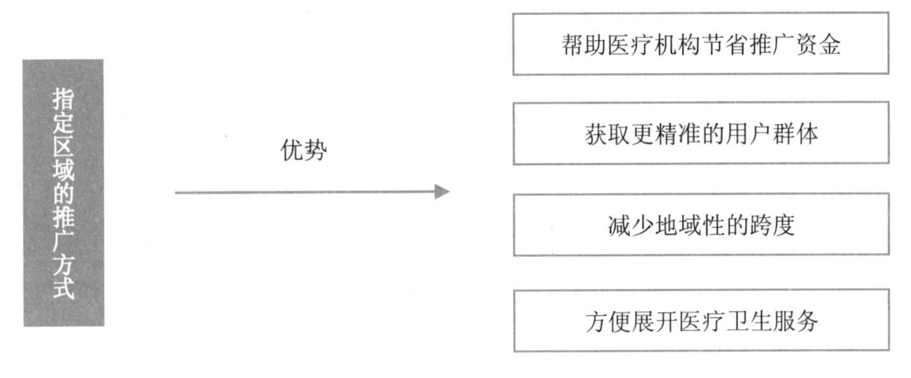

图 11-3 指定区域的推广方式的优势

当然，在线医疗若想拓展医疗服务范围，吸引更多的用户，同时提升医疗服务品牌影响力，也可以选择所有地区都能搜索相关信息的服务功能。这样做的好处如图 11-4 所示。

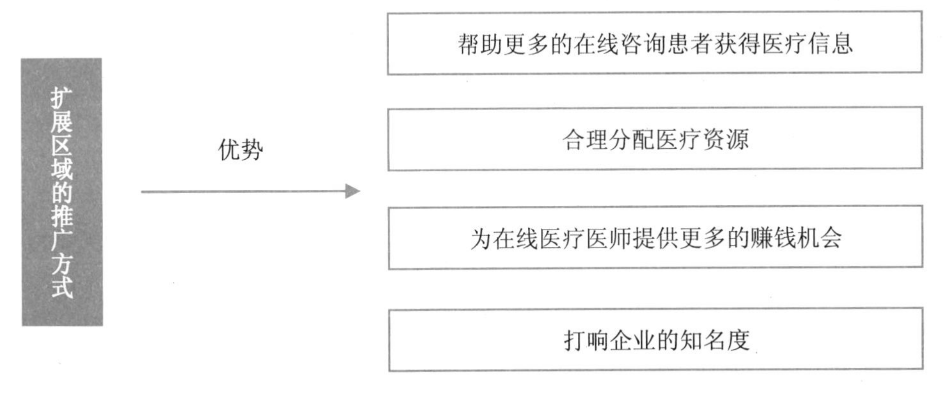

图 11-4 扩展区域的推广方式的优势

4. 形式多样的服务

百度推广有自己的专业服务团队，能够连续 550 000 小时不间断地为企业提供服务，提供的服务形式多种多样，如图 11-5 所示。

同时，百度推广具有非常丰富全面的服务内容，如图 11-6 所示。

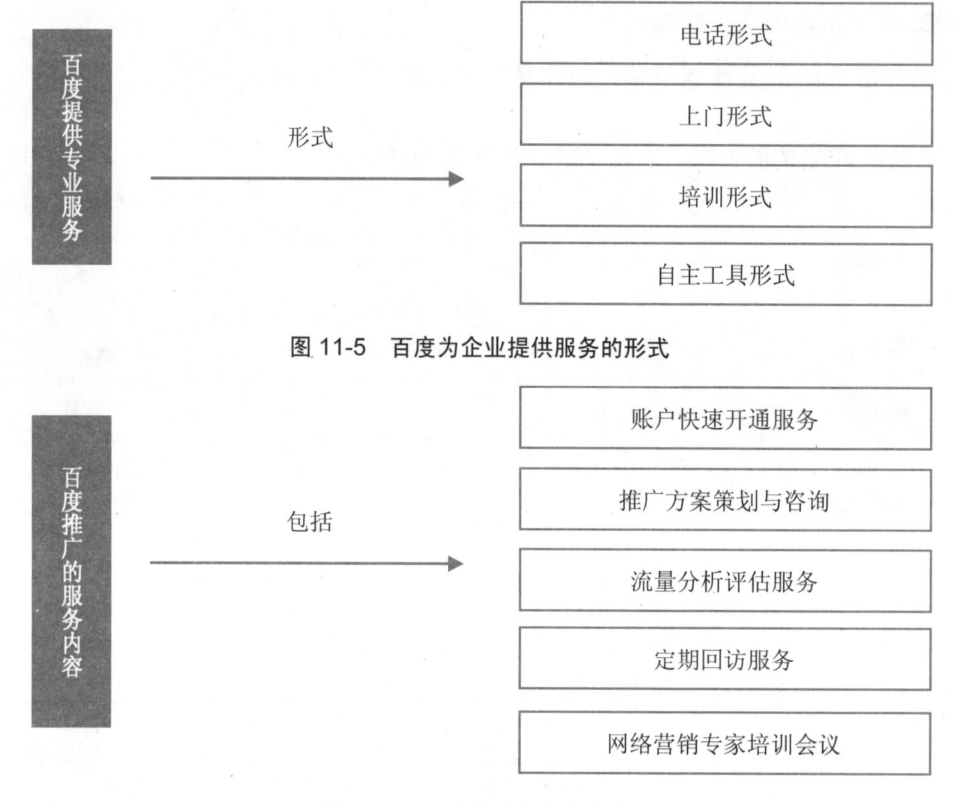

图 11-5　百度为企业提供服务的形式

图 11-6　百度推广的服务内容

11.1.1　在线医疗之百度竞价推广

百度竞价是一种按效果付费的新型搜索引擎服务，即若网站带来了潜在的用户，则按潜在用户的访问数量计费，若没有客户访问则不计费。百度竞价推广的优势如图 11-7 所示。

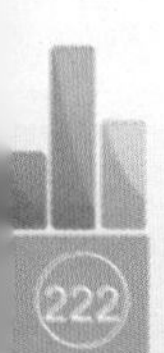

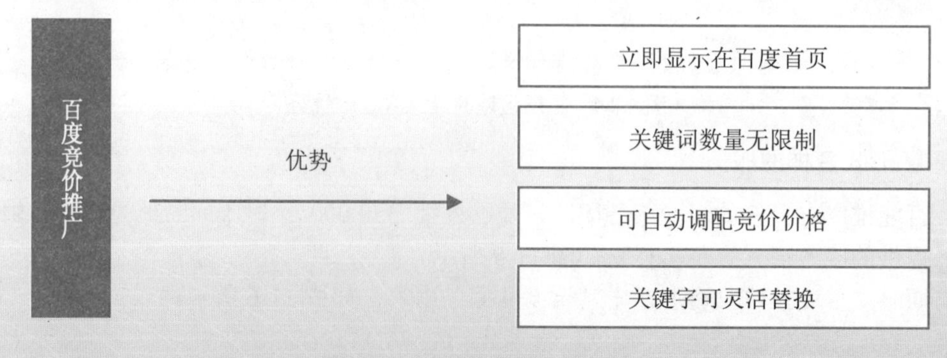

图 11-7　百度竞价推广的优势

在线医疗企业在利用百度竞价推广时，需要注意以下几点技巧。

1. 清晰的结构

所谓清晰，是指结构要清晰，一个结构清晰的推广计划、推广单元可以提高关键词的质量，如图 11-8 所示。

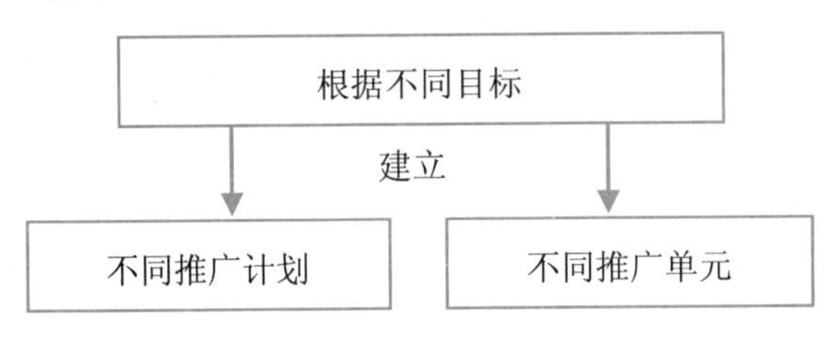

图 11-8 清晰的结构

2. 区域决定价格

在线医疗企业需要明白的是，百度竞价推广的竞争力和区域息息相关，因此不同区域关键词的价格不同。区域、竞争力与关键词排名的关系如图 11-9 所示。

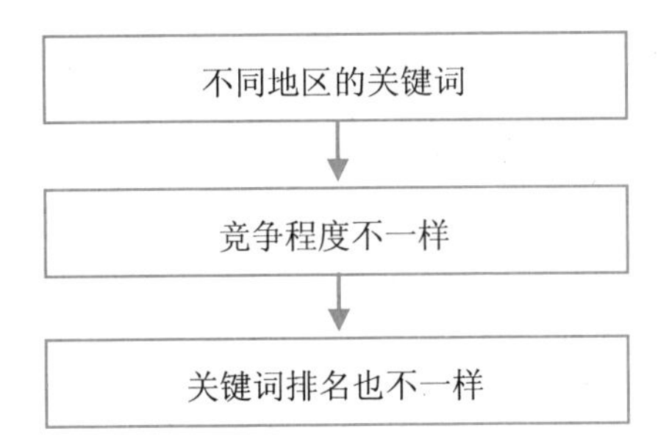

图 11-9 区域、竞争力与关键词排名的关系

3. 关于排名的位置

百度竞价中的排名不一定是越靠前越好，主要有两点原因，如图 11-10 所示。

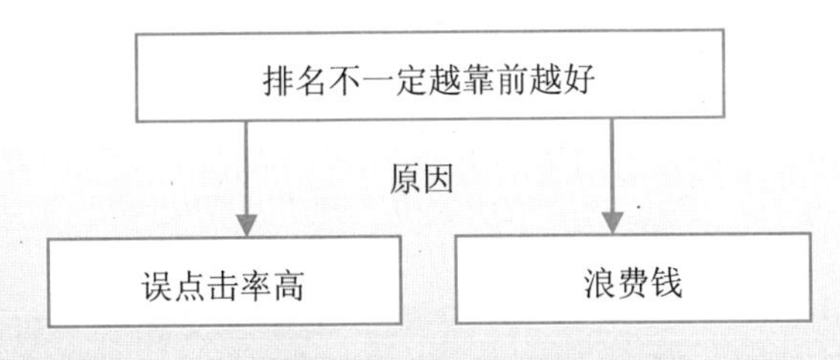

图 11-10 百度竞价排名不一定越靠前越好的原因

一般，排在第一名的误点击率会比下面的误点击率高 30%左右，因此，将百度竞价推广的排名摆在第三、第四位就可以了。

4. 设置创意标题

在线医疗企业在做百度竞价推广时，需要注意一下标题的创意性，下面为大家介绍几个设置创意标题的技巧，如图 11-11 所示。

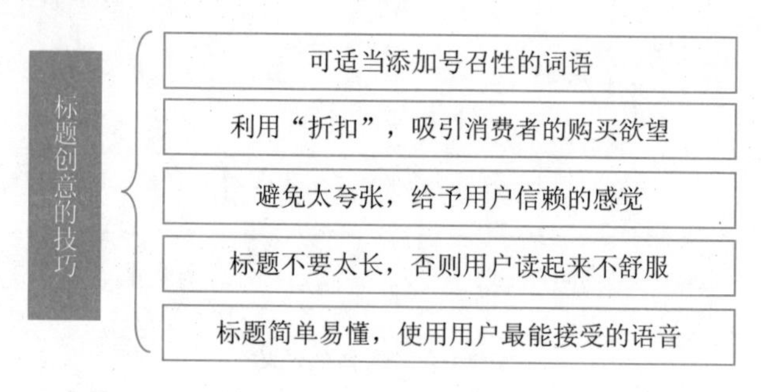

图 11-11　标题创意的技巧

11.1.2　在线医疗之百度优化推广

百度优化推广也可以称为百度 SEO，它讲究的是搜索引擎中的自然排名，在这个基础上，对网站进行内部及外部的调整优化，使网站搜索引擎中的自然排名获得改善，从而吸引更多目标客户来访问网站。其优点包含四个方面，如图 11-12 所示。

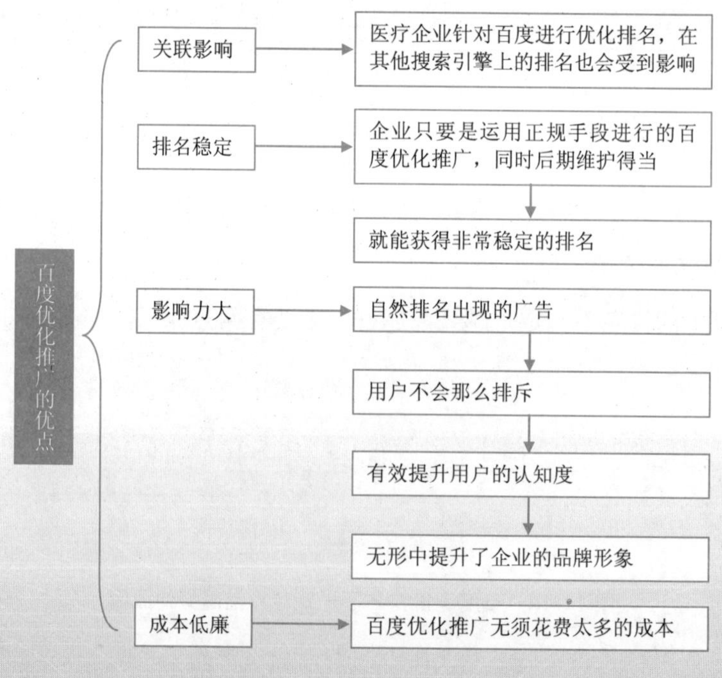

图 11-12　百度优化推广的优点

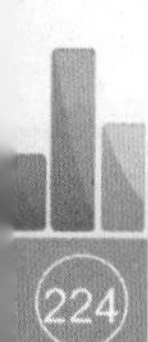

11.1.3 在线医疗之百度免费推广

百度不仅仅为企业提供有效的付费推广渠道，还为企业提供了许多免费推广的渠道。

1. 百度百科

百度百科是百度公司推出的一个内容开放、自由的网络百科全书平台，关于百度百科的介绍如图 11-13 所示。

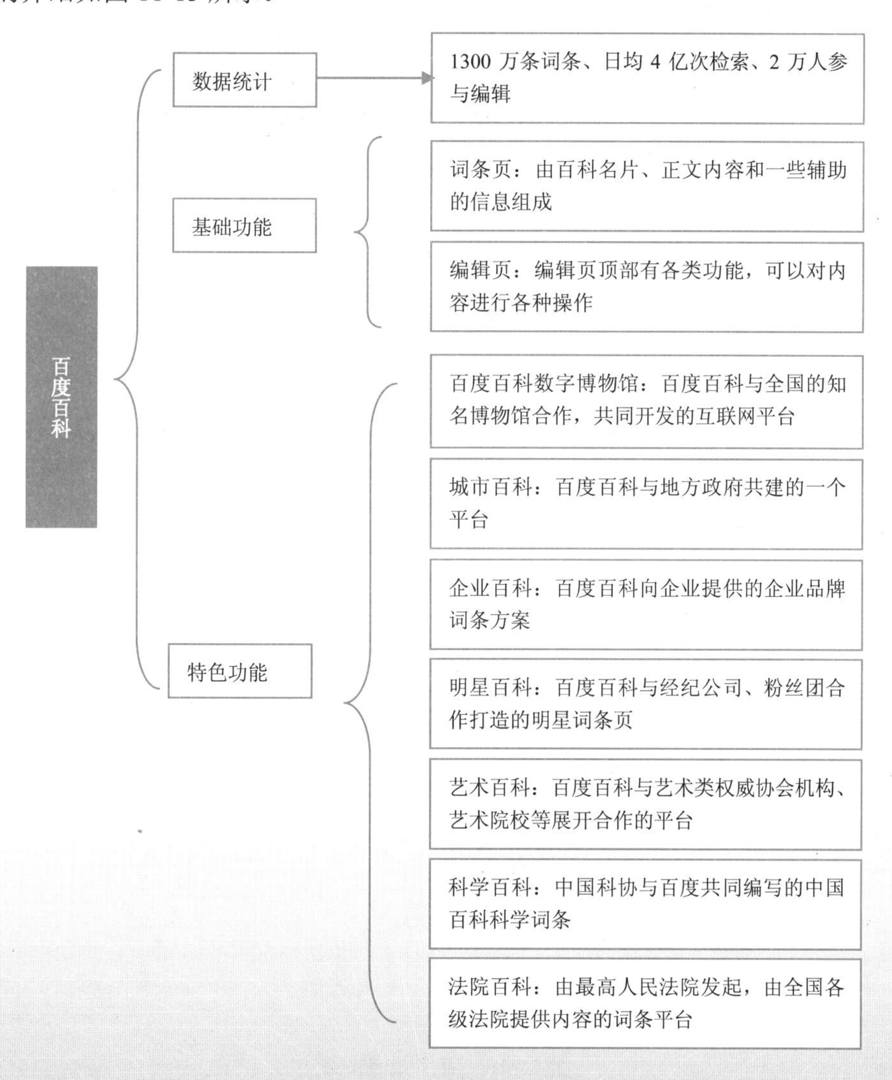

图 11-13 百度百科的介绍

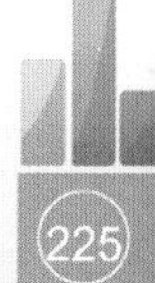

百度百科可以满足大部分网民获取知识的需求，在线医疗机构可以利用百度百科这种强大的功能，向广大的用户推广自己企业、产品以及相关的医疗知识。图 11-14 所示为百度百科的首页。

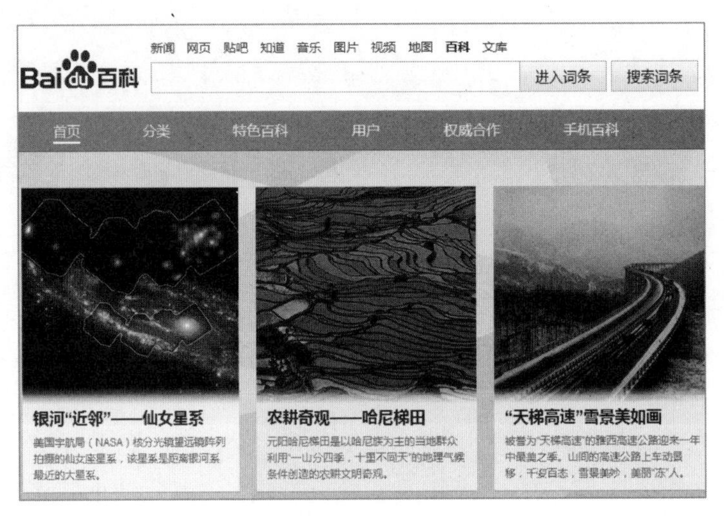

图 11-14　百度百科首页

2. 百度知道

百度知道是由百度自主研发的、基于搜索的互动式知识问答分享平台。图 11-15 所示为百度知道的首页。对于在线医疗企业来说，这是一个非常好的推广平台，企业可以采取自问自答的形式，针对企业的产品进行相应的推广。

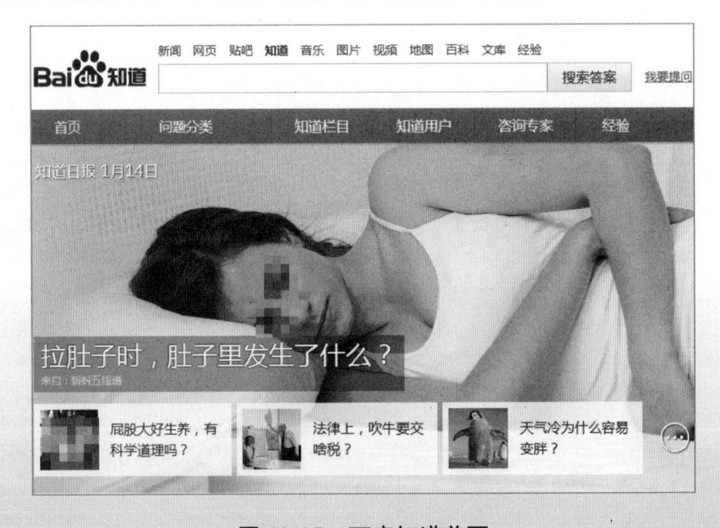

图 11-15　百度知道首页

3. 百度图片

在线医疗企业可以把一些图片加上水印，然后上传到一些网站和论坛中，等待百度收录后，网民就能通过百度图片搜索到企业上传的图片。图 11-16 所示为百度图片的首页。

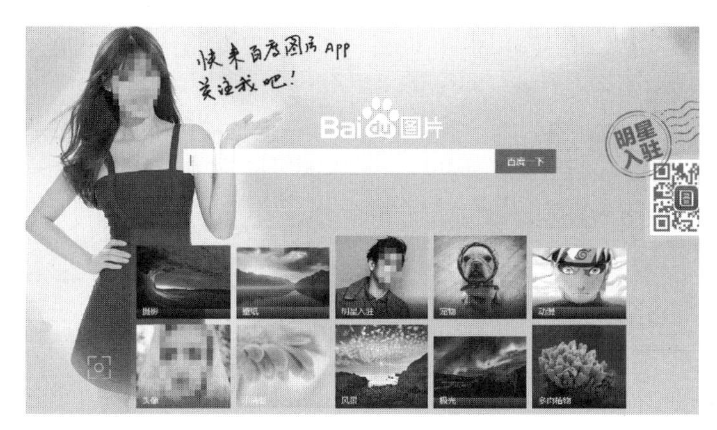

图 11-16　百度图片首页

4. 百度贴吧

百度贴吧是结合搜索引擎建立的一个在线交流平台，网民空闲时喜欢聚集在贴吧里，交流大家共同感兴趣的话题。在线医疗企业可以利用在贴吧发布“软文”的方式进行网络推广，因为贴吧是一种基于关键词的主题交流社区，所以能够准确地把握用户的需求。图 11-17 所示为百度贴吧的首页。

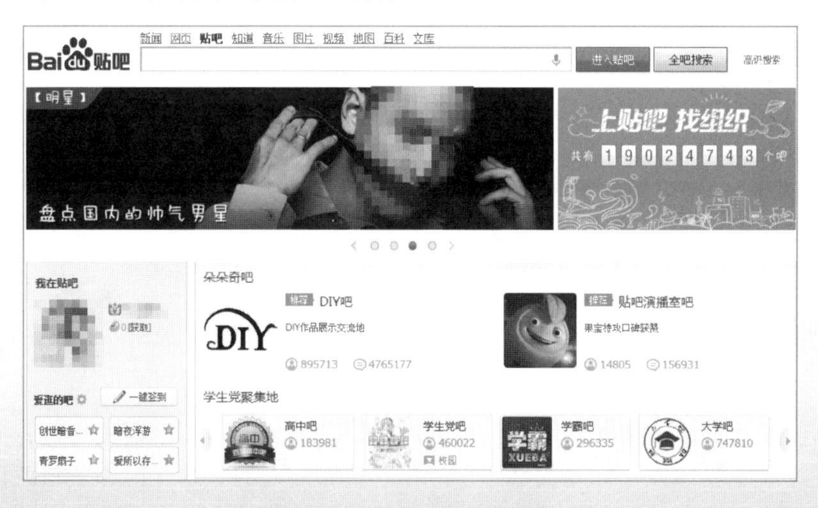

图 11-17　百度贴吧首页

11.2 在线医疗之软文推广

软文是网络推广里最重要的一种推广方式，它几乎贯穿网络推广里的所有方法。软文，顾名思义，就是以文字的形式对自己产品进行推广。软文的精妙之处在于将广告蕴含在一个精彩的故事、新闻中，不知不觉吸引读者的目光。软文推广的作用如图11-18所示。

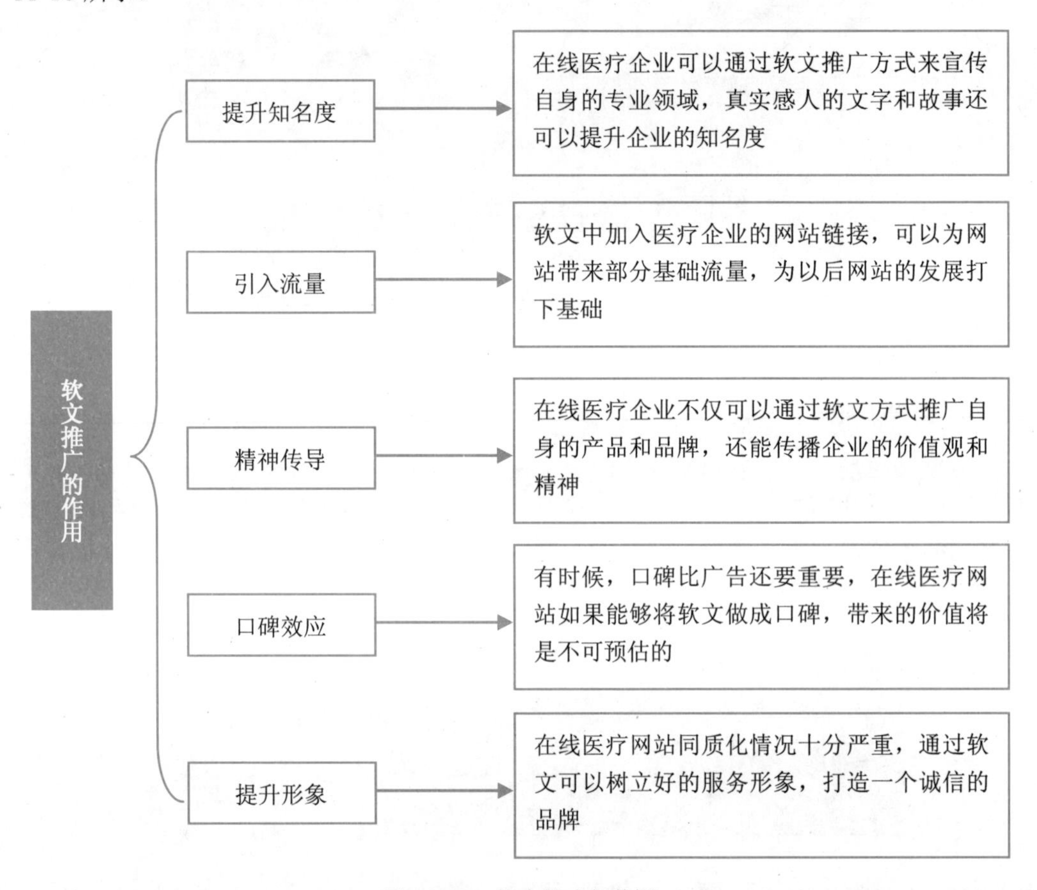

图 11-18 软文推广的作用

11.2.1 技巧：打造医疗软文

撰写医疗软文，需要抓住用户的痛点，即“攻心为上”。一篇软文是否会吸引读者的兴趣，最主要体现在标题的撰写上，标题就如同人的眼睛，能够一眼就让人望进心灵的“窗户”，它的重要性不言而喻。想要写好医疗软文的标题，最重要的是要掌握以下几大技巧，如图11-19所示。

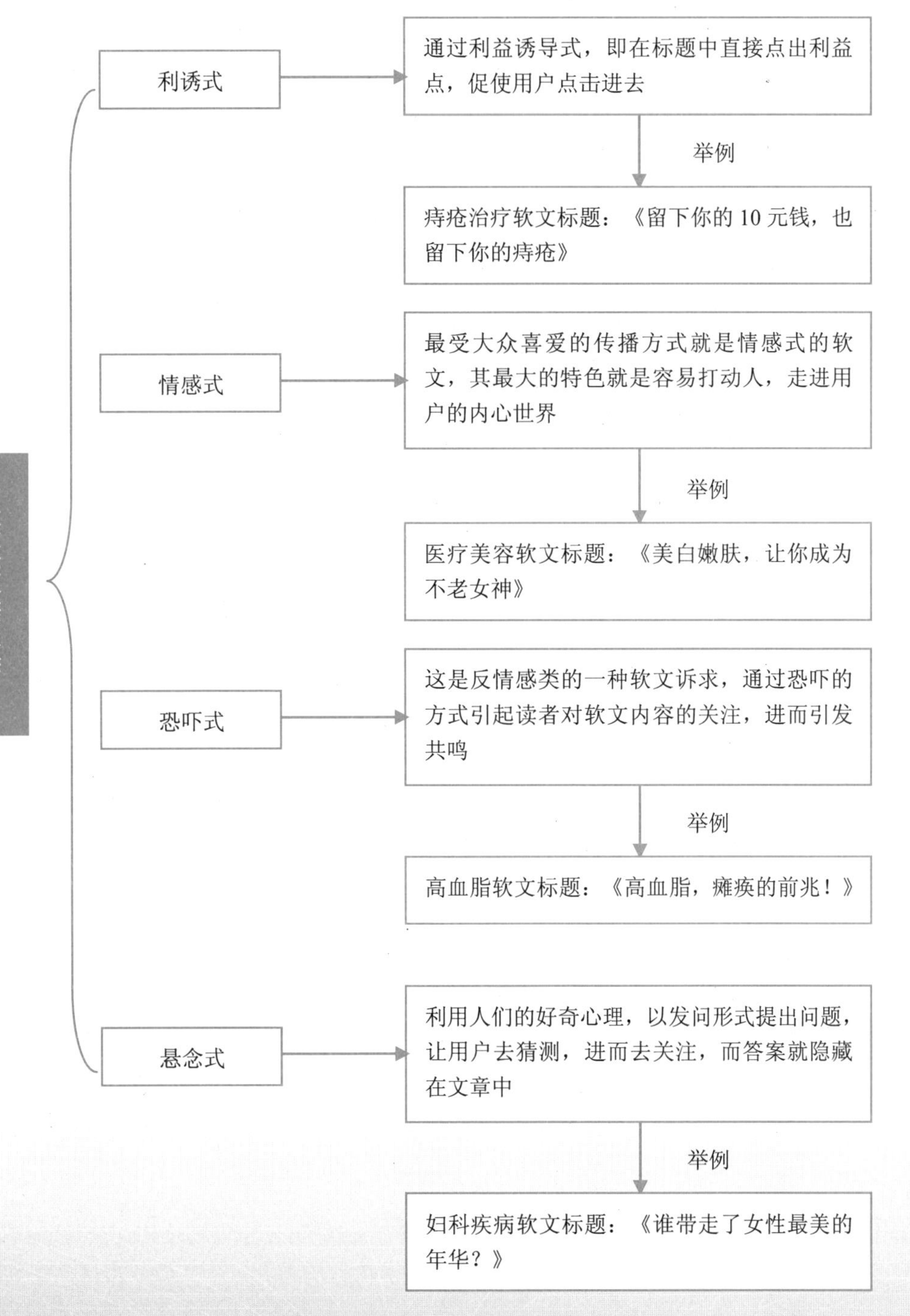

图 11-19　软件标题撰写技巧

11.2.2　要点：软文注意事项

软文是一种伪装性广告，其文字信息量一般较大，在宣传在线医疗企业过程中相比直白的硬广告来说，要含蓄得多，而且能够将信息清晰地告知读者，因此软文对于在线医疗企业推广来说，具有推波助澜的作用。不过想要通过软文来提升知名度，真正实现促进交易的目的，还需要把握以下几点软文的写作要点，如图 11-20 所示。

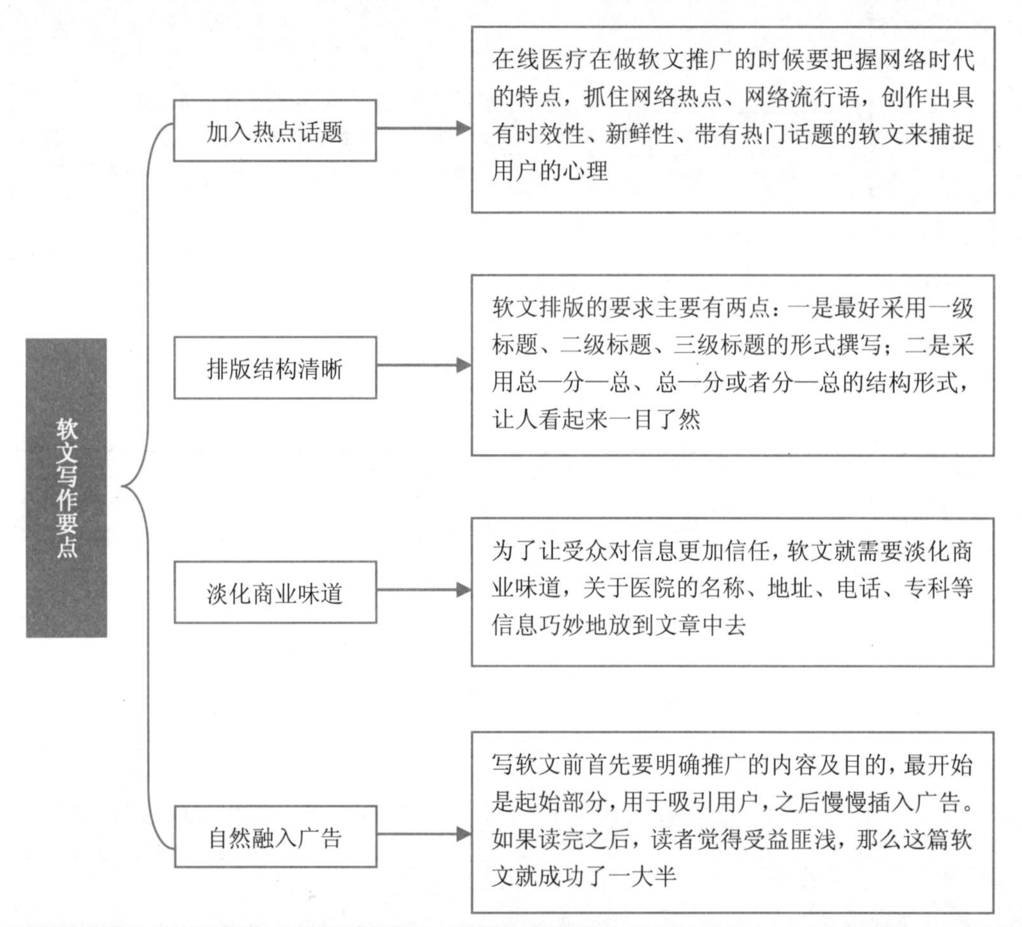

图 11-20　软文写作要点

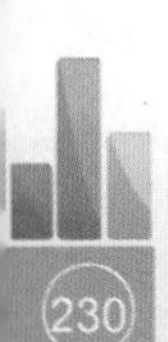

11.3　移动医疗之微信推广

移动互联网发展至今，新一代社交工具——微信早已占据了人们生活的方方面面。微信不论是对企业还是对个人，都是一座不受时间、空间限制的沟通桥梁，它能够将文字、图片、语音和视频等信息传递给任何人或任何机构。

微信让人们的生活发生了改变，这种改变主要体现在如图 11-21 所示的三个方面。

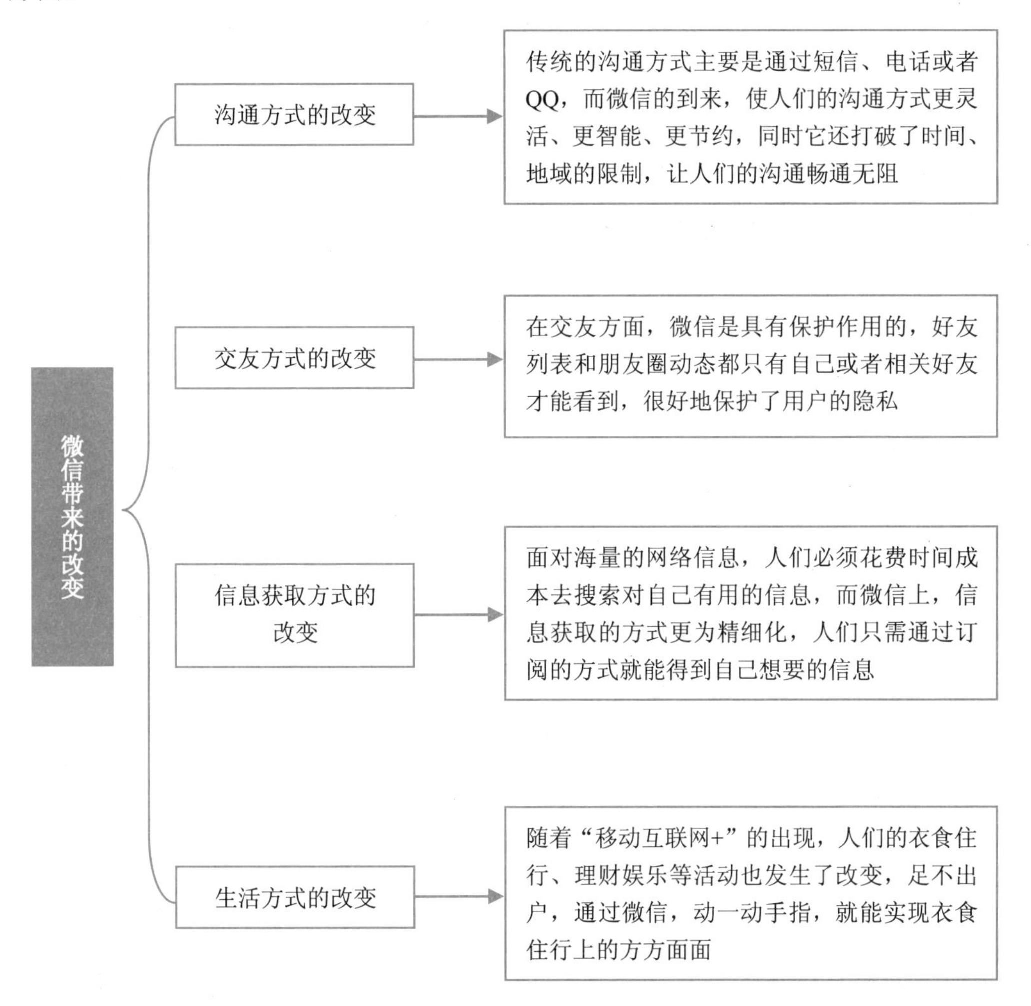

图 11-21 微信带来的改变

微信除了给人们的生活带来巨大的改变之外，还是一个不可多得的推广平台，它是伴随网络经济时代新兴的一种推广方式，无论是朋友圈还是企业公众号，在线医疗企业都可以与用户实现点对点、点对面的推广。

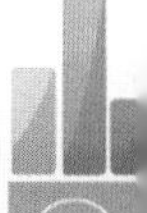

11.3.1 移动医疗微信推广的优势

企业公众号的开放，对企业的自我宣传和推广都起到了积极的作用，对在线医疗企业来说，这其中蕴含了巨大的商业价值。企业可以用医院名称注册一个微信账号，并且可以将医院的新老客户资源进行整合，然后让新老客户帮助企业进行推广，形成“人带人”的传递效应，推动的内容可以是医疗常识、医院近期的优惠活动、某些疾病的注意事项等。微信推广之所以有这么大的魅力，在于其自身的优势，如图 11-22 所示。

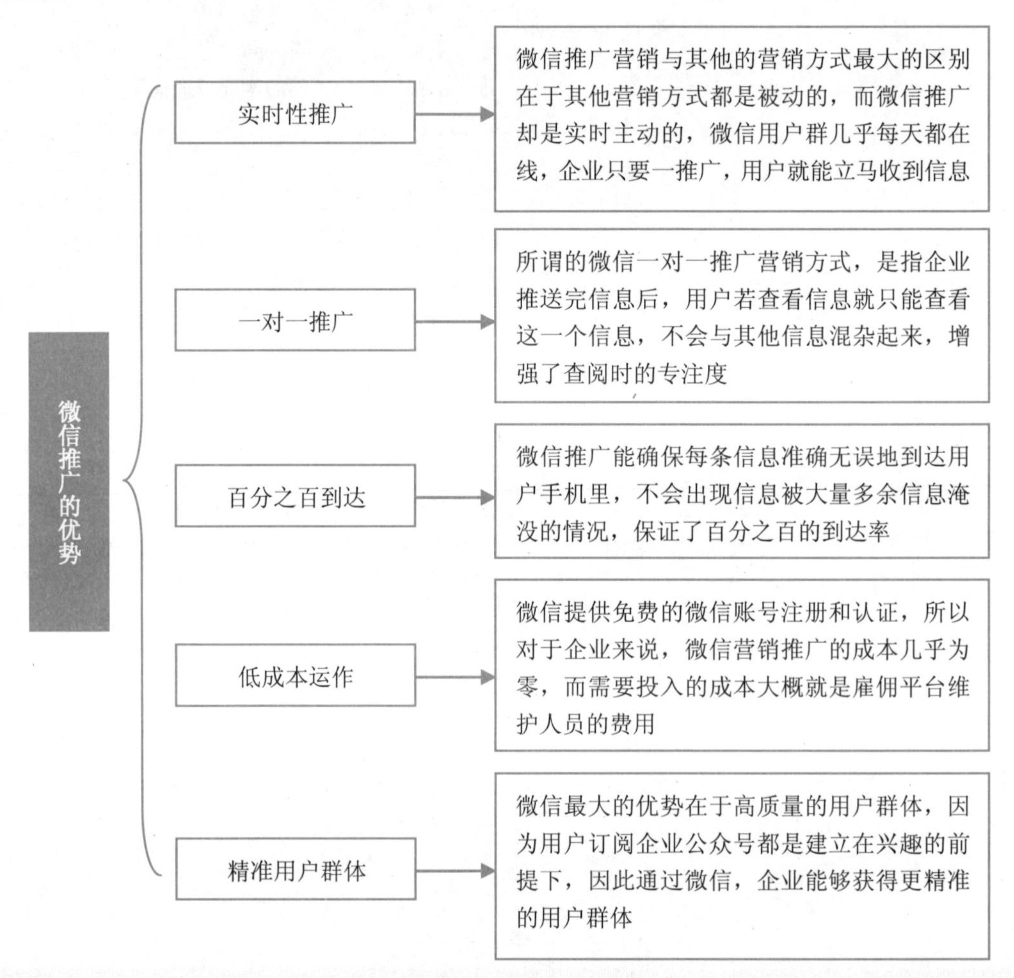

图 11-22　微信推广的优势

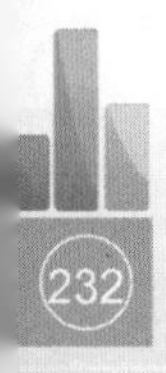

11.3.2　移动医疗微信推广的四种方法

移动医疗微信推广的方法有很多，本节主要为大家介绍四种，分别是朋友圈、扫一扫、摇一摇和漂流瓶，如图 11-23 所示。

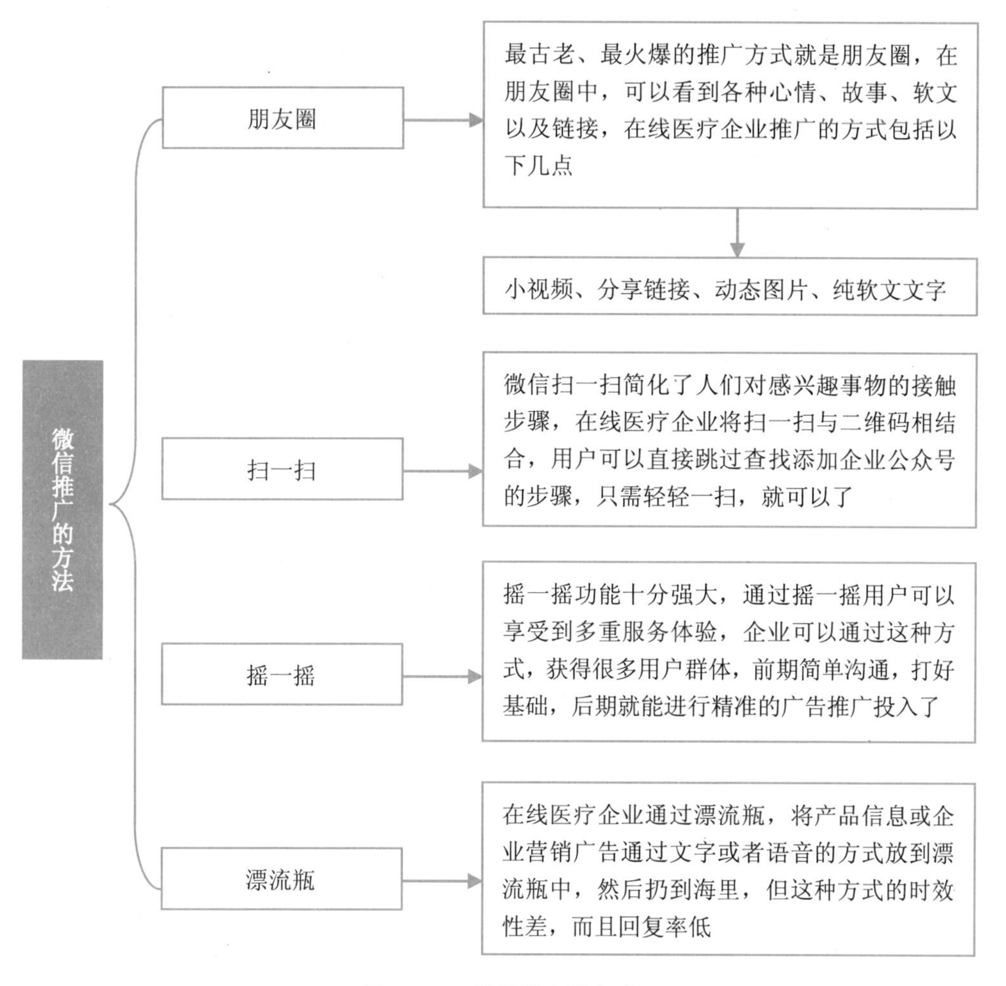

图 11-23 微信推广的方法

11.3.3 医疗公众平台推广技巧

微信公众平台是为企业或者个人打造的可群发文字、图片、语音等内容的新增功能模块。这是一个良好的推广营销平台，通过这个平台，企业可以将模块和理念相结合，打造出符合企业自身发展方向的营销模式，既能满足大众需求，又能提升自己的品牌形象。在线医疗企业如果想要宣传自己的产品、发扬企业文化、增加黏性用户量、为用户提供更好的服务，就可以利用这个平台，打造线上线下互动的开放应用平台。但企业需要注意的是，要避免利用微信公众平台进行如图 11-24 所示的活动。

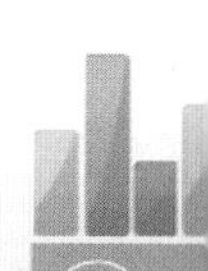

避免利用微信公众平台进行的行为活动

- 强制、诱导用户关注、分享信息的行为
- 发布虚构、欺骗、隐瞒真相的信息
- 侵害他人的名誉权、肖像权、知识产权、商业秘密等合法权利的信息
- 利用微信公众账号或微信公众平台服务从事任何违法犯罪活动的行为
- 推广内容与注册信息所公示身份无关的信息
- 未经腾讯书面许可利用其他微信公众账号、微信账号和任何功能，以及第三方运营平台进行推广或互相推广的行为

图 11-24 避免利用微信公众平台进行的行为活动

在线医疗企业利用微信进行推广有一定的技巧，下面为大家介绍几大微信推广营销的技巧和策略。

1. 清晰的定位

对于在线医疗企业的微信公众号来说，做企业的微信公众号推广之前需要做两大定位，分别如图 11-25 所示。

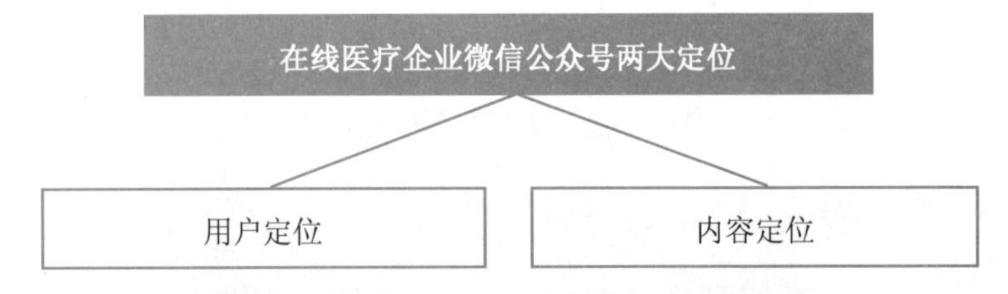

图 11-25 在线医疗企业微信公众号两大定位

这里的用户定位是指精准粉丝定位，微信公众号并非粉丝越多越好，而是要看粉丝的质量，粉丝质量越高，那么精准的粉丝数量越多，企业潜在的商机也就越大。

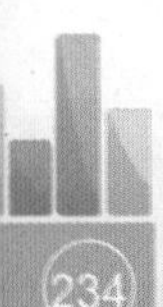

其次是内容定位，医疗企业是做医疗服务的，粉丝定位也是对医疗服务有需求的用户，因此企业微信公众号推送的内容一定是建立在满足用户的需求上，推送和自身品牌、文化相关的内容，而并非纯粹的广告推送和任何无价值意义的内容。同时内容最好保证精耕细作，以高质量的原创和优质的文字编排版面为最好，这样才能保证高效转载率和精准粉丝提升率。

2. 获得搜索特权

在线医疗企业微信公众号除了完成准确的用户定位和内容定位之外，最好还要完成公众号的认证，微信公众平台订阅号的认证方法和认证条件如图 11-26 所示。

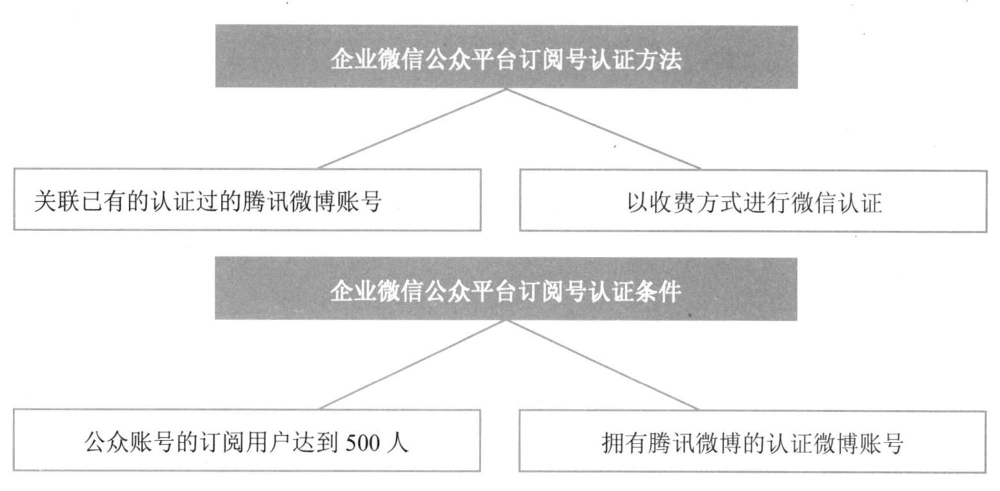

图 11-26　企业微信公众平台订阅号的认证方法和认证条件

为什么要完成认证？因为认证过后的企业能够得到被中文搜索的特权，所谓的被中文搜索的特权，是指用户在微信的添加好友栏内输入搜索关键词的时候，能够确保企业公众号被用户搜索到。同时，还可以支持模糊搜索，如图 11-27 所示，当用户输入“电影”，就能看到一系列的微信公众号。

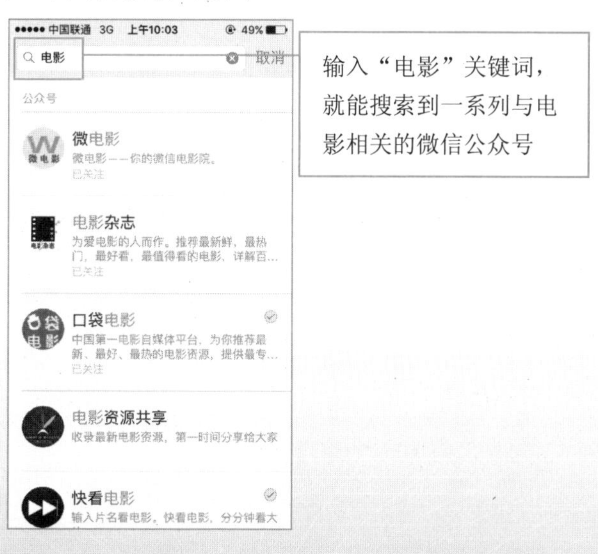
中国联通 3G 上午10:03 49%
电影
取消
公众号
微电影
微电影——你的微信电影院。
已关注
电影杂志
为爱电影的人而作。推荐最新鲜，最热门，最好看，最值得看的电影，详解百...
已关注
口袋电影
中国第一电影自媒体平台，为你推荐最新、最好、最热的电影资源，提供最专...
已关注
电影资源共享
收录最新电影资源，第一时间分享给大家
快看电影
输入片名看电影，快看电影，分分钟看大
输入“电影”关键词，就能搜索到一系列与电影相关的微信公众号

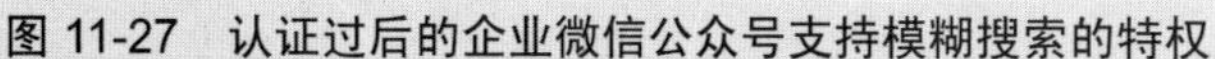

图 11-27　认证过后的企业微信公众号支持模糊搜索的特权

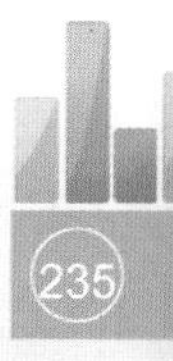

3. 自定义回复

设置自定义回复可以为用户提供多种服务，通过自定义回复，在线医疗企业可以实现很多目标，具体提供的服务和实现的目标如图 11-28 所示。

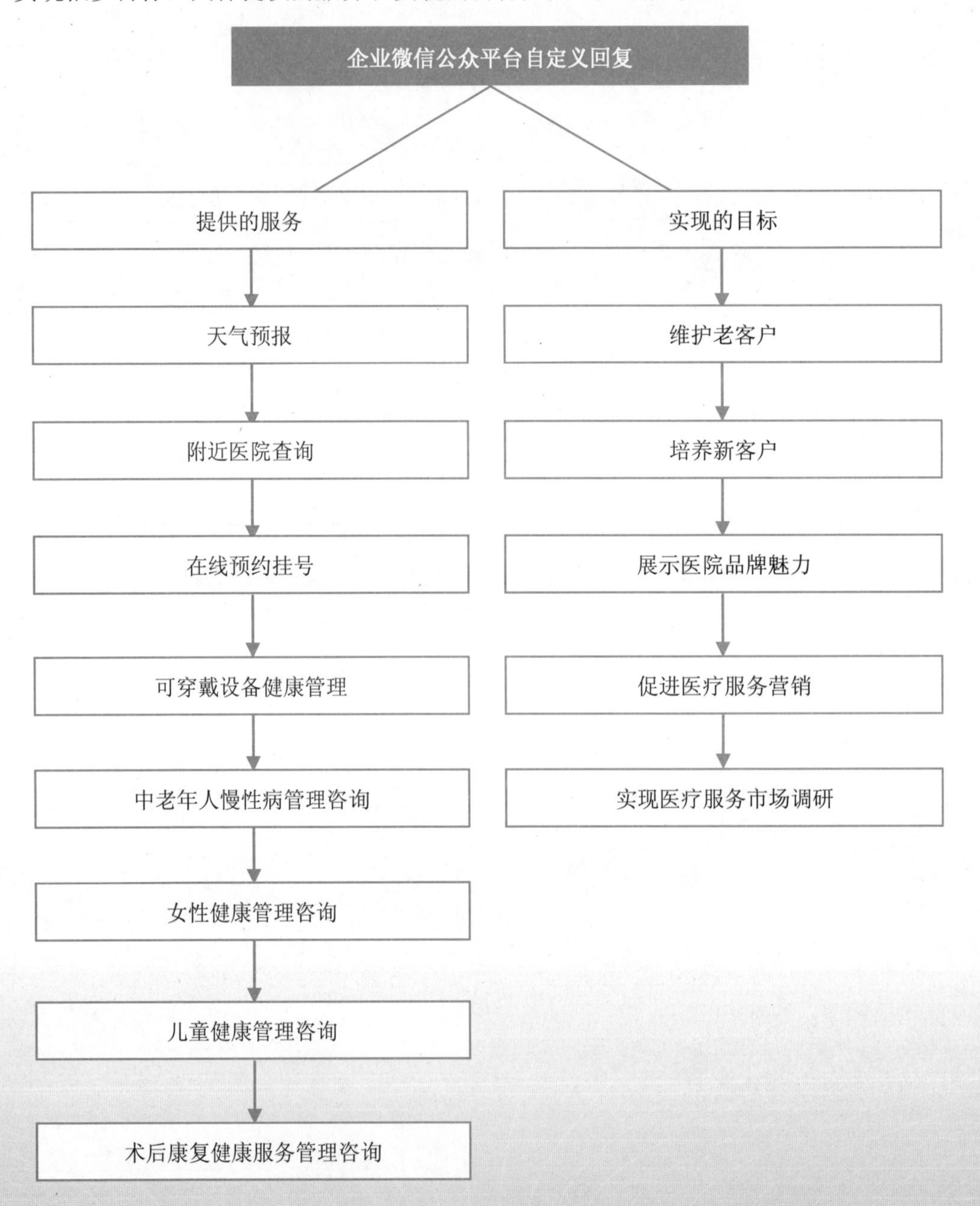

图 11-28　企业微信公众号通过自定义回复可提供的服务和实现的目标

4. 优惠的活动

在线医疗在做企业微信公众号的时候，偶尔也可以发起一些与用户互动的活动，或者发布一些关于医院的优惠活动，例如在线支付优惠一半、提前预约减免挂号费等。优惠活动的目的有以下几个方面，如图 11-29 所示。

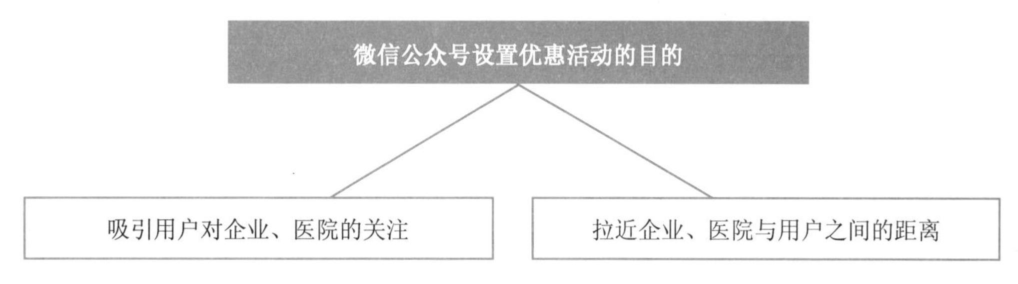

图 11-29 微信公众号设置优惠活动的目的

11.4 在线医疗之二维码推广

二维码是指按一定规律，在平面上分布的黑白相间、记录数据符号信息的特定几何图形。图 11-30 所示为好大夫在线的官网上用于下载的患者版 APP 的二维码。

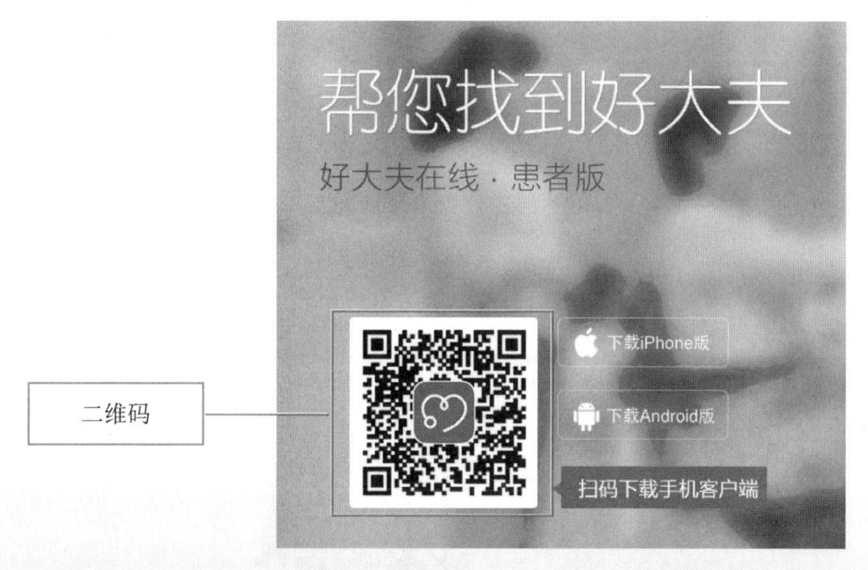

图 11-30 好大夫在线的官网上用于下载的患者版 APP 的二维码

在线医疗企业可以通过二维码进行推广，几乎所有的在线医疗的官网上都会有手机端移动医疗 APP 的二维码扫描页面，用户通过扫描二维码，就能直接下载手机客户端。同时，在线医疗企业还可以利用二维码做一些营销活动，具体如图 11-31 所示。

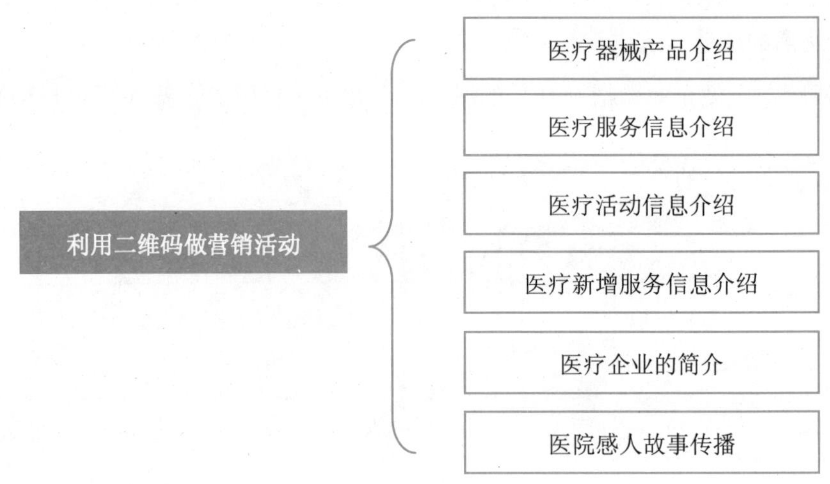

图 11-31　利用二维码做营销活动的内容

11.4.1　医疗二维码推广的作用

任何企业利用二维码进行推广的目的无非有三点，如图 11-32 所示。

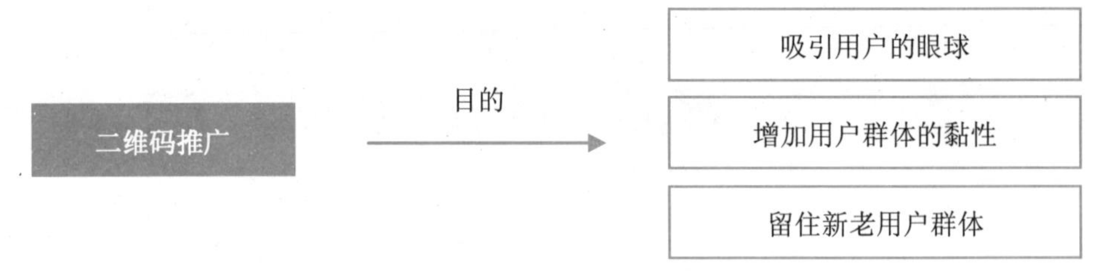

图 11-32　二维码推广的目的

1. 吸引用户的眼球

二维码其实是一个视觉性格式，除了黑白格式之外，还有彩色格式、添加图片格式或者添加企业 LOGO 的格式。图 11-33 所示为大姨吗的二维码与普通黑白格式的二维码之间进行的对比。

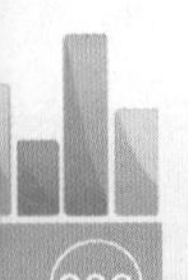

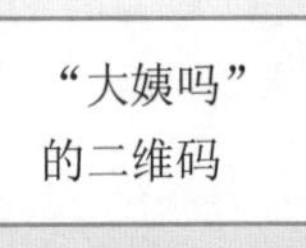

普通黑白格式的二维码

图 11-33　大姨吗二维码与普通黑白格式二维码的对比

从图 11-33 中可以看出，大姨吗的二维码，中间镶嵌了可爱的 LOGO，让二维码显得更加生动；而普通的黑白格式的二维码则不会给人留下太深的印象。

如今媒体传播形式日益丰富，而互联网、移动互联网的到来，更是促进了年轻消费群体的生活形式改革。为了适应这种改革，企业要学会从消费者的心理出发，抓住消费者的目光。二维码看似只是一个很简单的图片，但其中蕴含的技巧却非常丰富，企业如果能将宣传的主题与核心元素嵌入二维码中，在营造时尚构图的同时，还给原本平淡无奇的二维码带来了视觉冲击，容易给人留下深刻的印象，从而带动消费。

2. 增加用户群体的黏性

从我国医疗现状来看，传统医疗存在很多痛点问题，例如看病难、看病贵、看病流程复杂、看病烦等；而互联网医疗同样存在诸多痛点问题，例如看病流程分散、医疗资源依然分布不均、可穿戴技术没有普及、追求用户至上的医疗服务还未实现等。在线医疗企业想要通过二维码来增加用户群体的黏性，就需要从传统医疗、在线医疗的痛点处着手，推荐方法如图 11-34 所示。

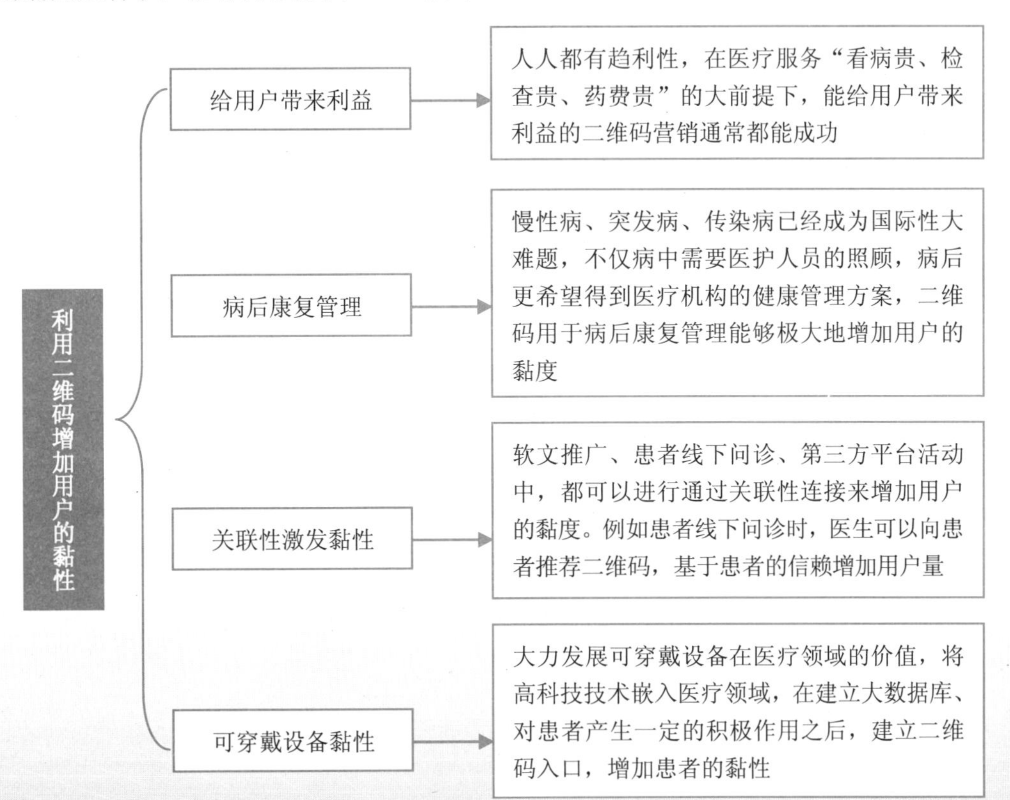

图 11-34 利用二维码增加用户黏性的推荐方法

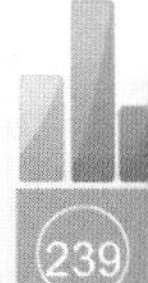

3. 留住新老用户群体

留住用户需要一定的策略，如何留住新老用户群体，企业可以通过如图 11-35 所示的三个方面，对二维码的推广效果作简单评估后，再进一步展开其他的策略。

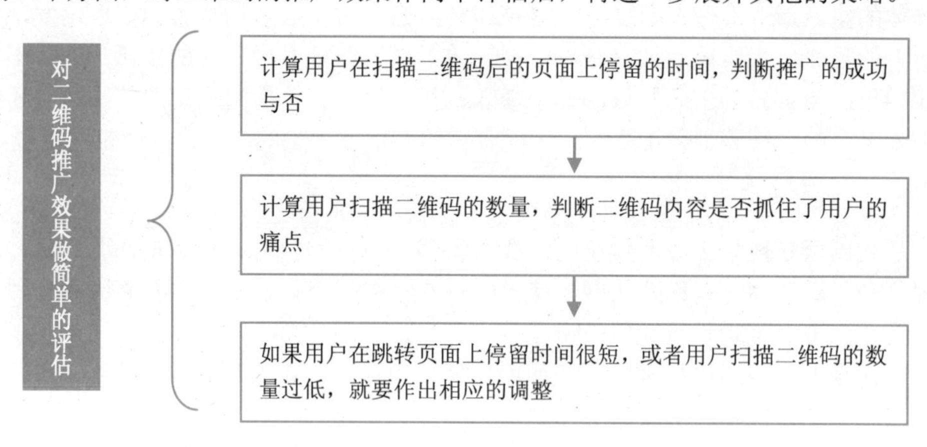

图 11-35　对二维码推广效果做简单评估

11.4.2　医疗二维码运用方法

二维码推广已经突破了地域的限制，人们生活的方方面面都能看到二维码的身影，二维码最常出现的场所包括以下几个方面，如图 11-36 所示。

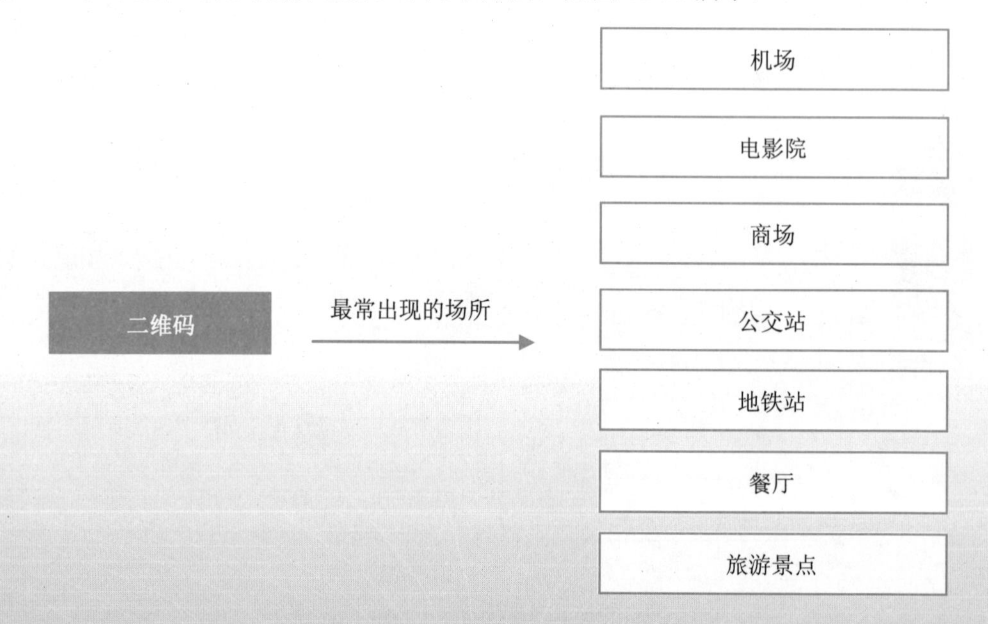

图 11-36　二维码最常出现的场所

在线医疗企业可以利用这些场所，进行相关的二维码推广。例如，在地铁站，可以将企业的二维码放在地铁的广告栏中，方便乘客等地铁的时候进行扫描下载。

除了借助场所推广之外，还可以通过报纸杂志进行推广。例如，在报纸杂志的文章旁，将企业的二维码放置上去，二维码可以链接公益宣传，也可以链接医疗知识分享等，这样可以加大受众的关注度，切忌不要一味地放广告让用户反感。还有的医院将二维码复印在病历本背面，这样的推广方式既方便又有效。

11.4.3 二维码贯穿医疗服务

二维码在国外的应用十分广泛，不仅仅应用在医疗行业，饮食、服装、地产、电商、汽车等各行各业，也都有二维码的影子，可以说，二维码几乎贯穿了人们生活的方方面面。这些都是源于二维码独特的优势，如图 11-37 所示。

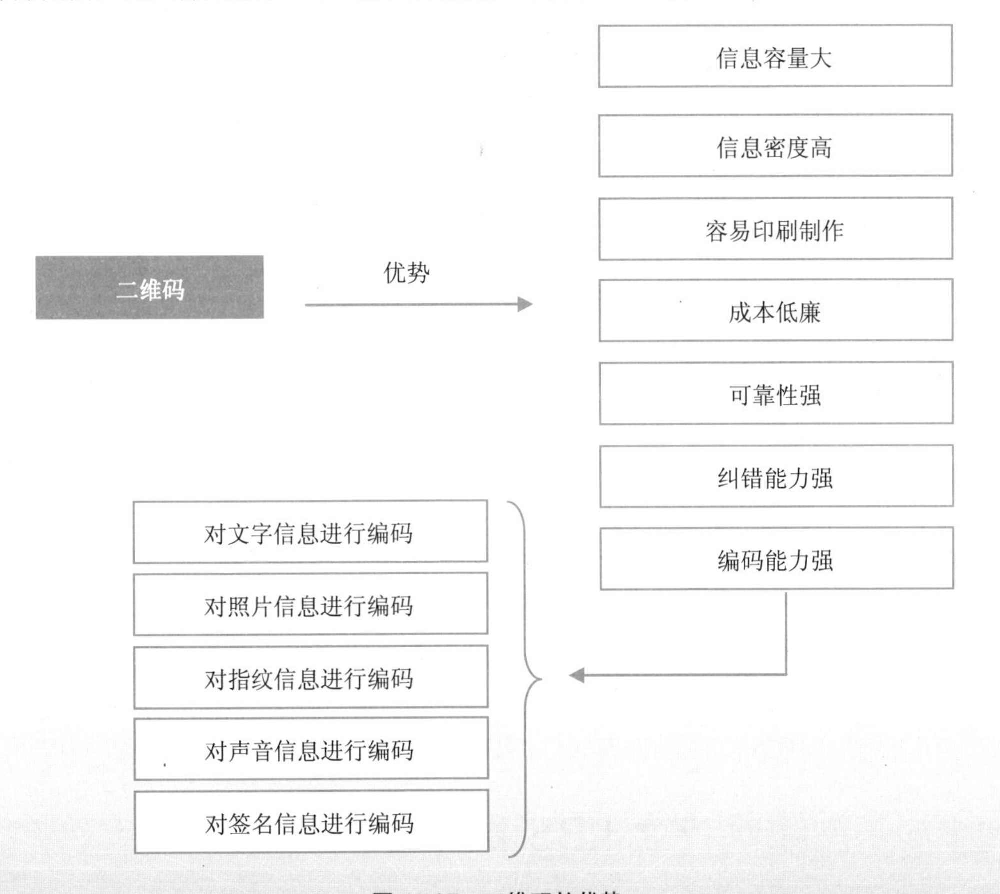

图 11-37 二维码的优势

未来，二维码应用在医疗领域，有更多的发挥空间，下面就为大家介绍几个二维

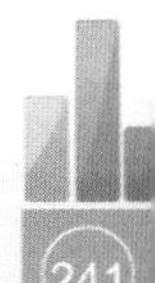

码在医疗领域的应用场景，如图 11-38 所示。

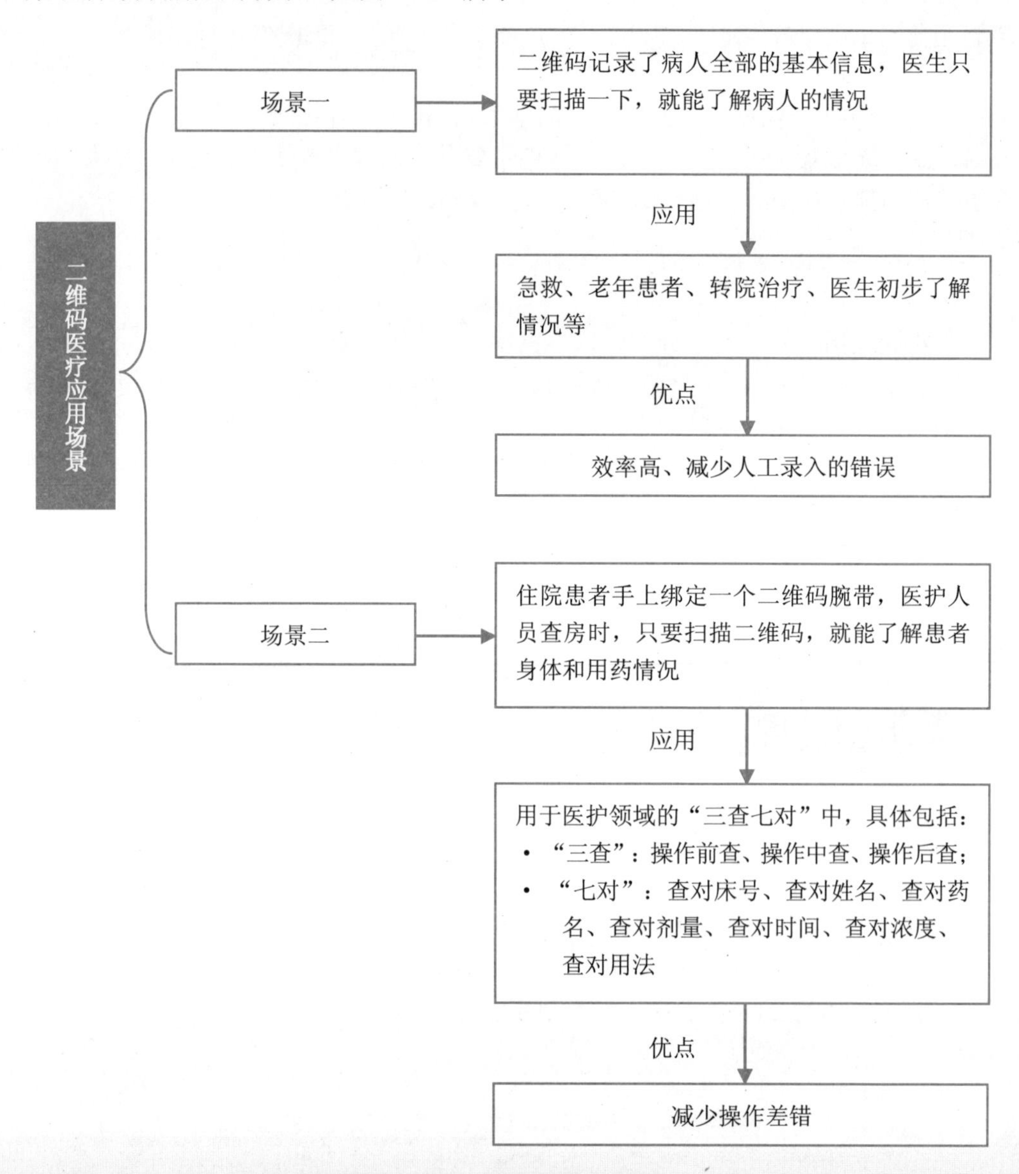

图 11-38　二维码医疗应用场景

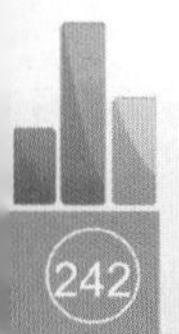

11.5　在线医疗之 LBS 推广

在互联网医疗领域，LBS 推荐引擎为人们带来了个性化推荐服务，通过确定移动设备或用户所在的地理位置，为人们提供与位置相关的各类医疗信息服务。它的主要功能如图 11-39 所示。

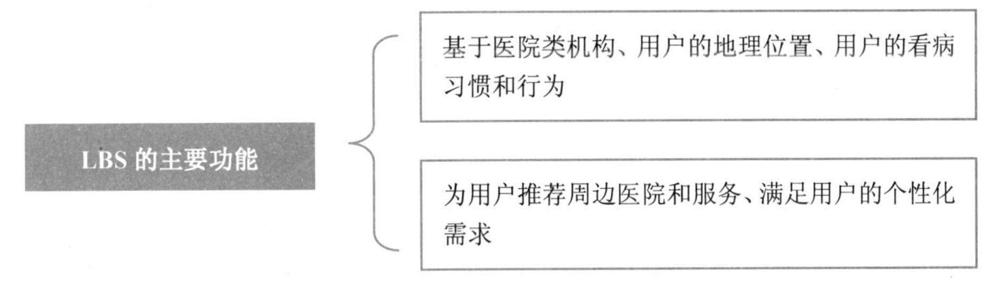

图 11-39　LBS 的主要功能

目前，移动端用来定位的方式有两种，如图 11-40 所示。

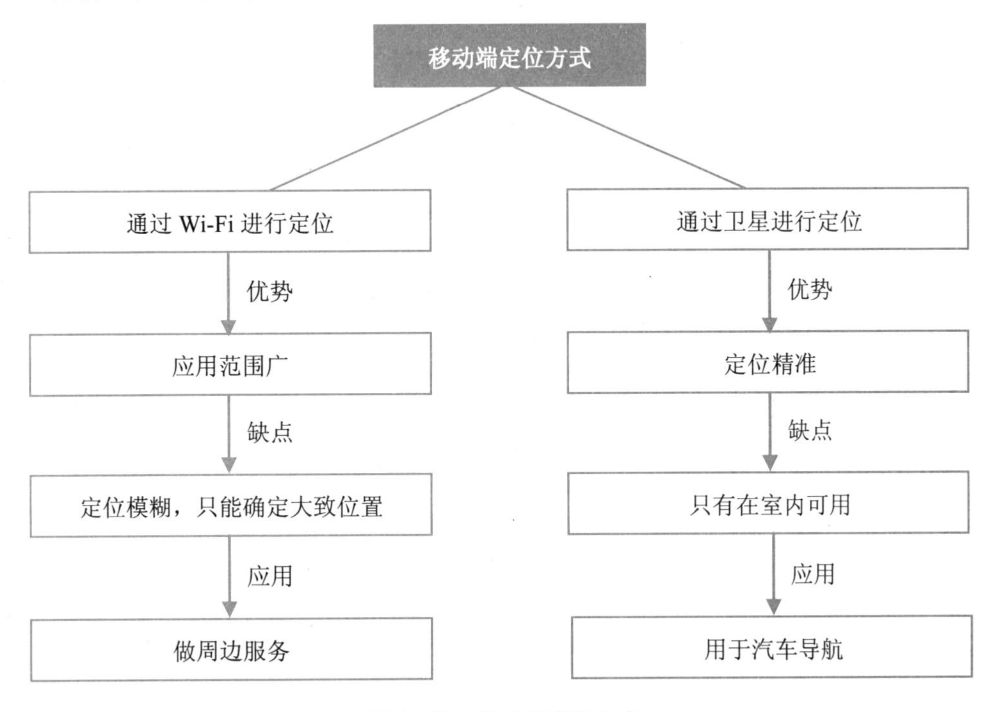

图 11-40　移动端定位方式

11.5.1　在线医疗 LBS 推广的价值

在线医疗 LBS 推广就是在线医疗企业借助互联网或无线网络技术，在固定商家或移动用户之间，完成定位并推送服务的一种推广方式。图 11-41 所示为 LBS 在医疗领域的应用和主要价值体现。

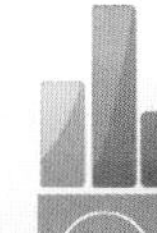

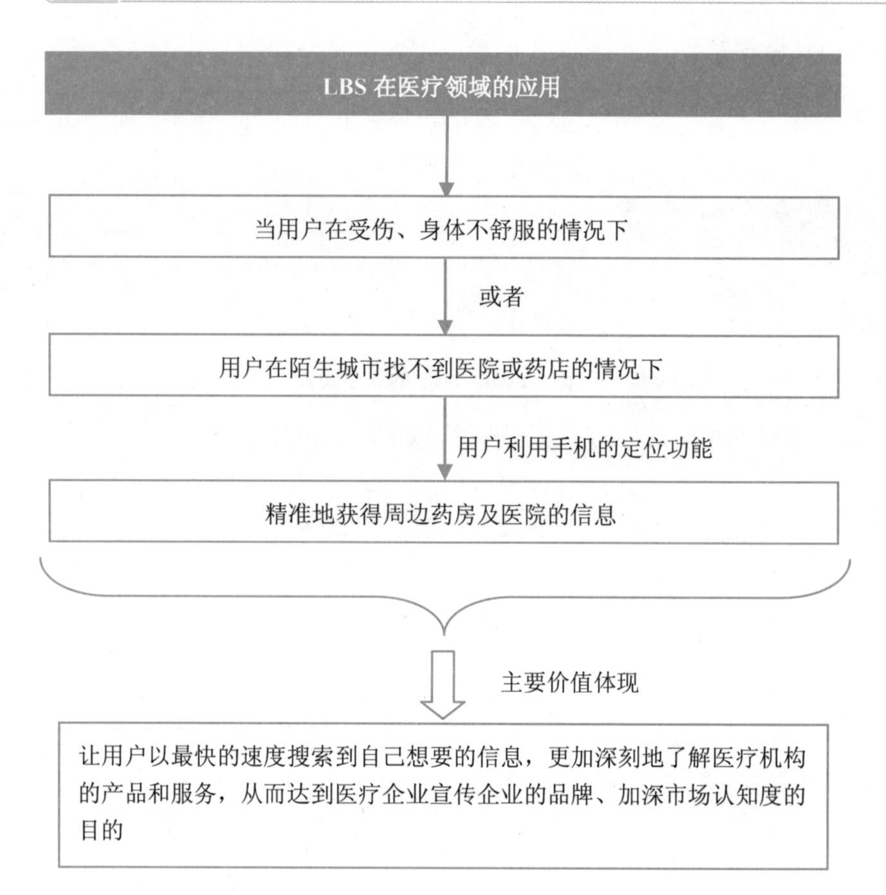

图 11-41　LBS 在医疗领域的应用和主要价值体现

11.5.2　在线医疗 LBS 的功能

在线定位技术已经在改变人们的生活，相信很快就会在医疗领域大展拳脚，改变人们传统的基于搜索的查找方式，用基于位置的查找方式来代替。目前，在移动手机端加上位置服务的企业除了大众点评、拉手网之外，还有国外的 Facebook、teitter 等，而国内的医疗网站也有很多整合了 LBS 服务，例如“好大夫在线”的 V1.3.2 客户端的版本中就整合了 LBS 服务。其功能主要包括以下几点，如图 11-42 所示。

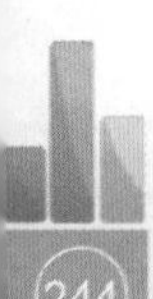

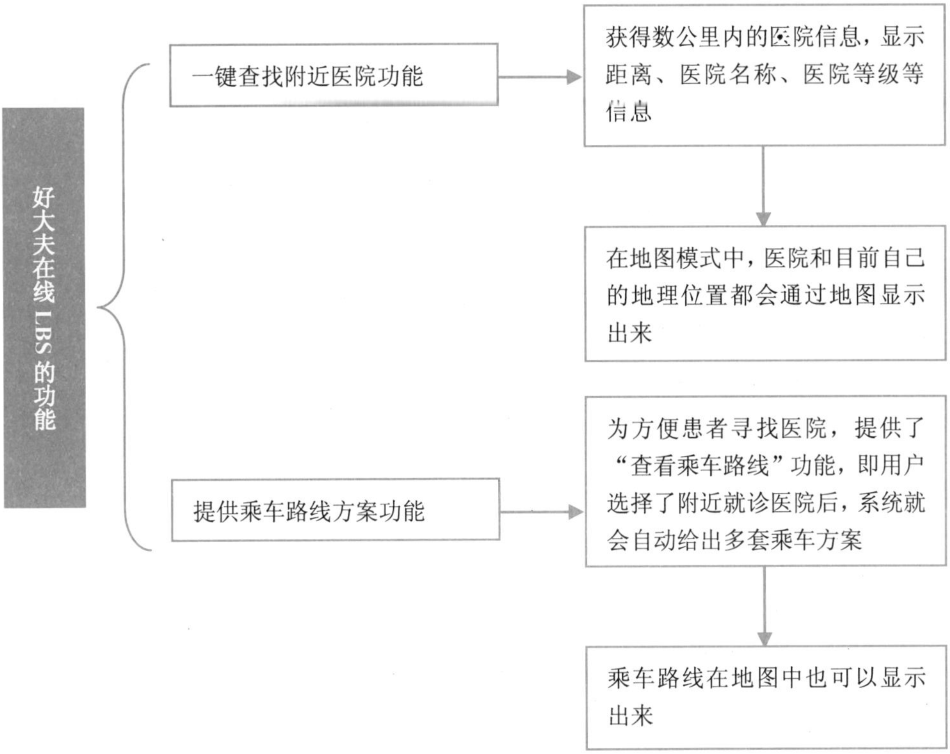

好大夫在线 LBS 的功能

- 一键查找附近医院功能 → 获得数公里内的医院信息，显示距离、医院名称、医院等级等信息 → 在地图模式中，医院和目前自己的地理位置都会通过地图显示出来
- 提供乘车路线方案功能 → 为方便患者寻找医院，提供了“查看乘车路线”功能，即用户选择了附近就诊医院后，系统就会自动给出多套乘车方案 → 乘车路线在地图中也可以显示出来

图 11-42　好大夫在线 LBS 的功能

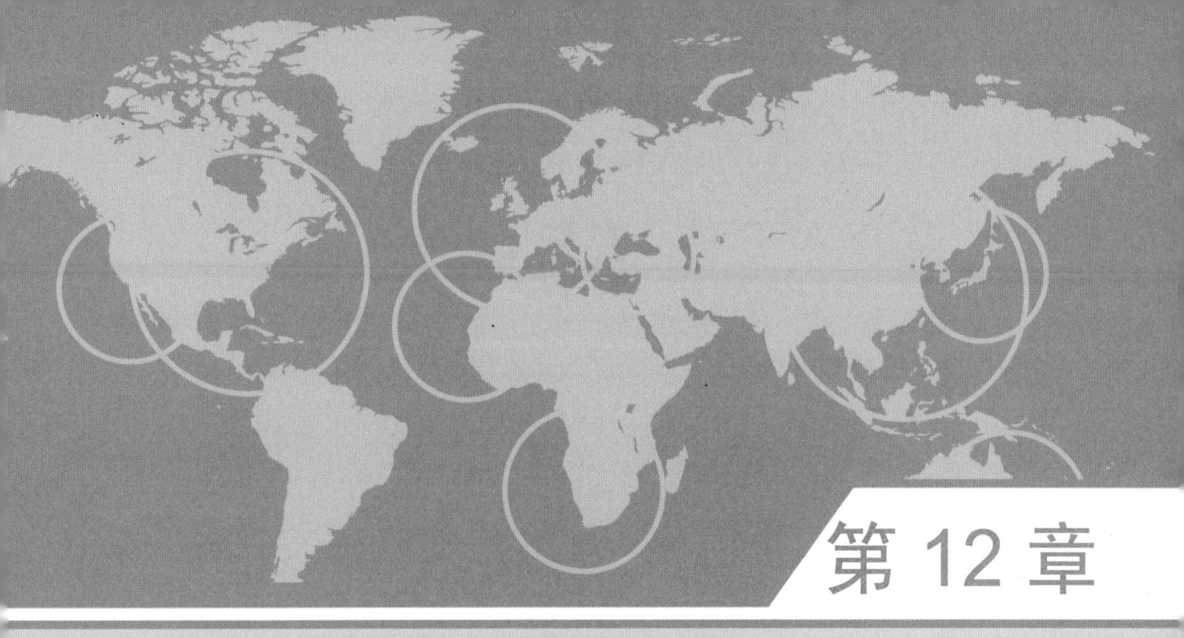

第12章

扩展：移动医疗 APP 迅速普及

近几年，随着互联网的发展，移动互联网也呈现出火热趋势。随着智能手机的普及以及手机传感技术提高，移动 APP 已经成为现代人们生活中不可或缺的一部分，因此，很多进军在线医疗的企业也开始进军移动医疗领域。

扩展：移动医疗 APP 迅速普及

- 医疗 APP 的分类和切入点
- 应用：移动医疗 APP 介绍

12.1 医疗 APP 的分类和切入点

互联网医疗经历了三个时期的发展，终于迎来了移动互联网 APP 时代，这三个时期的发展如图 12-1 所示。

互联网医疗三个时期的发展

- 医疗信息化时期
  - 医院进入信息化建设，创建了信息化平台、HIS、EMR 系统
  - 医院之间、医院内部建立病人信息共享系统
  - 临床信息管理、公共卫生系统进入信息化管理阶段
- 互联网医疗时期
  - 提供 PC 端的自诊、预约挂号、电子健康档案、远程会诊等医疗服务
  - 实现网上 24 小时一对一交流
  - 在线医疗服务解决部分资源分配问题，帮助医院缓解压力
- 移动医疗时期
  - 通过移动端提供医疗服务
  - 通过智能硬件提供医疗服务和健康数据收集
  - 通过移动端，打造医生个人品牌，给年轻医生带来更多机会
  - 提供手机预约挂号服务，实现 O2O 模式创新，解决看病难的问题
  - 提高医生看病效率，减少病人看病的时间成本，解决医疗资源稀缺问题

图 12-1　互联网医疗三个时期的发展

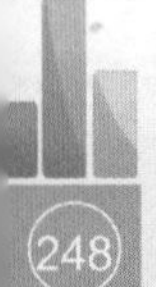

这三个发展时期，医疗信息化已经基本完成，互联网医疗和移动医疗在共同发展，努力为患者带来更多个性化的服务。由于人们生活习惯随着移动互联网的到来而改变，移动医疗其实比互联网医疗占据更多的优势。

12.1.1 移动医疗 APP 分类

医疗健康 APP 可以分为七大类，这七大类 APP 及举例分别如图 12-2 所示。

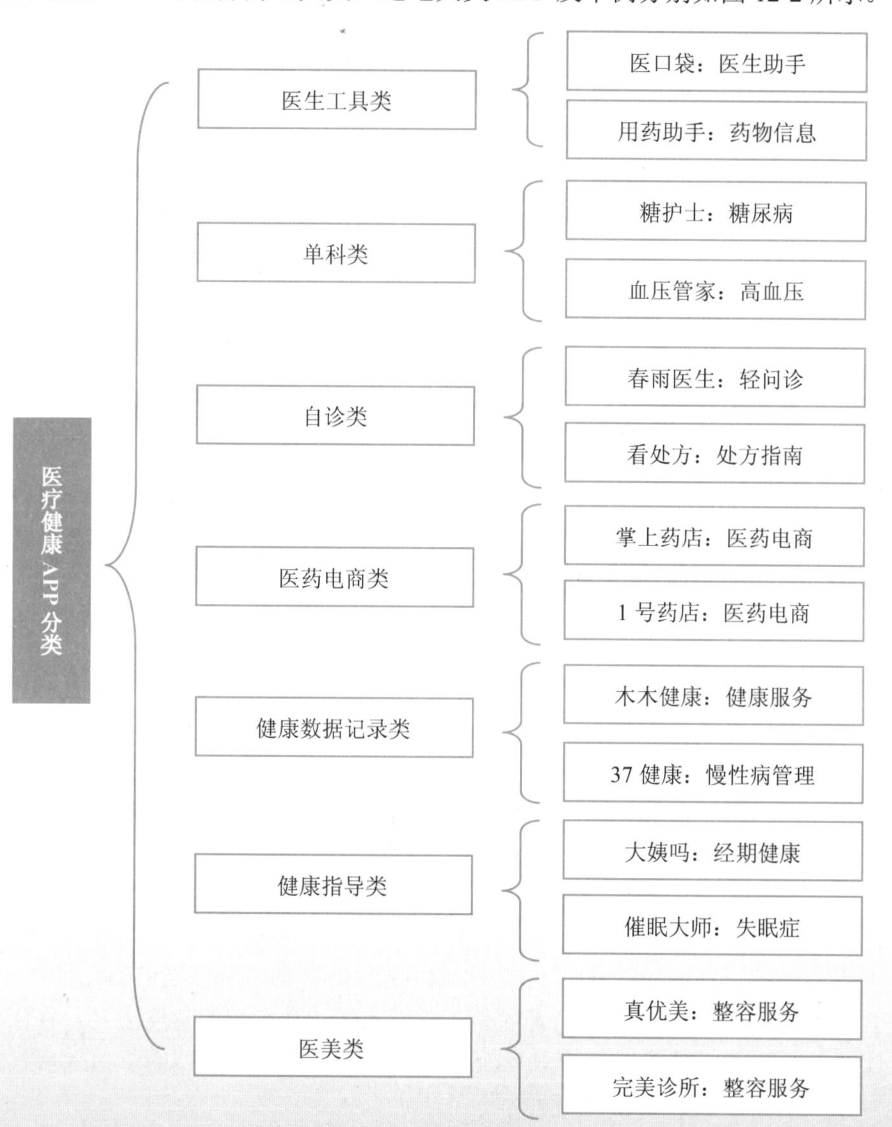
医疗健康APP分类
医生工具类
医口袋：医生助手
用药助手：药物信息
单科类
糖护士：糖尿病
血压管家：高血压
自诊类
春雨医生：轻问诊
看处方：处方指南
医药电商类
掌上药店：医药电商
1 号药店：医药电商
健康数据记录类
木木健康：健康服务
37 健康：慢性病管理
健康指导类
大姨吗：经期健康
催眠大师：失眠症
医美类
真优美：整容服务
完美诊所：整容服务

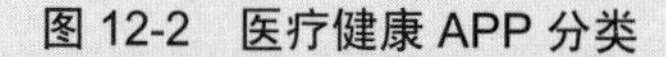
图 12-2 医疗健康 APP 分类

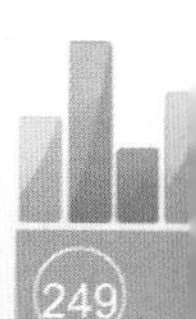

12.1.2 移动医疗切入点

移动医疗的核心是如何撬动传统医疗资源，将传统医疗资源应用到移动终端上，形成一个全新的产业链。不论是互联网企业、传统医院，还是医疗硬件开发商、智能设备开发商，都必须找到移动医疗的切入点，下面为大家介绍移动医疗的几大切入点。

1. 平台——医疗健康管理

随着移动医疗的深入发展，医疗健康类的平台越来越多，行业巨头谷歌建立了健康、营养方面的管理平台，2014 年 6 月谷歌发布了健康追踪应用开发平台，之后 8 月，该平台的预览版正式公布。在医疗健康领域，谷歌一直很注重营养和健身这一块。同时苹果公司也在 2014 年 6 月推出 Health Kit 平台，主打的也是健康医疗，将主要侧重点放在医院和研究团体上，通过数据监测的方式监控患者的健康状况。

2. 设备——可穿戴硬件设备

移动可穿戴设备是移动医疗的第二大切入点，该切入点的主要盈利模式是向消费者销售可穿戴设备，可穿戴设备为人们的健康提供多重数据，包括心率、运动数据、睡眠、饮食等，从侧面反映出人们的身体状况。目前市场上已经有一大批可穿戴智能硬件设备，有些是专为中老年人打造的测血压、血脂、心率、血氧、糖尿病的设备，有些是更倾向于年轻人的智能手表、手环设备。

3. 线上——APP 问诊收费模式

移动医疗不可忽视的一大切入口，就是移动端自查问诊入口，这个模式已经发展起来，虽然还没有达到完全成熟的地步，但是有些平台也已经做得很不错了。春雨医生建立了轻问诊模式，形成了自诊——问诊——导诊的完整服务体系，该模式以二级甲等医院的主治医生为主，建立利用医生碎片化时间诊断形式，给广大用户带来健康诊断服务。

12.2 应用：移动医疗 APP 介绍

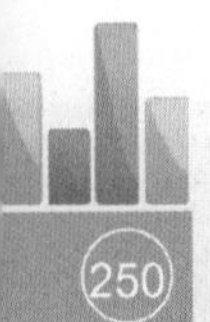

由于我国医疗行业的特殊性，医疗 APP 市场可以说是机遇和危机并存。想要打造一款优秀的 APP，不仅要从患者的角度出发，还要从医生的角度出发。在医疗领域中，医生和患者是主体，必须建立一个供需链，给两者带来合理的价值效应，才能平衡两者的关系，保证 APP 的长期发展。

一款优秀的 APP，不仅能够为企业创造品牌效应，增加医生个人的收入，给医院带来更多的健康管理项目，还能改善医患关系，增加患者的黏性，创造良好的用户体验。移动医疗企业在创立医疗 APP 时，不仅要考虑到产品本身的设计风格，还要创立符合企业自身文化的信息内容。目前来说，移动医疗必须从图 12-3 所示的几大需求点出发设计企业自身的 APP。

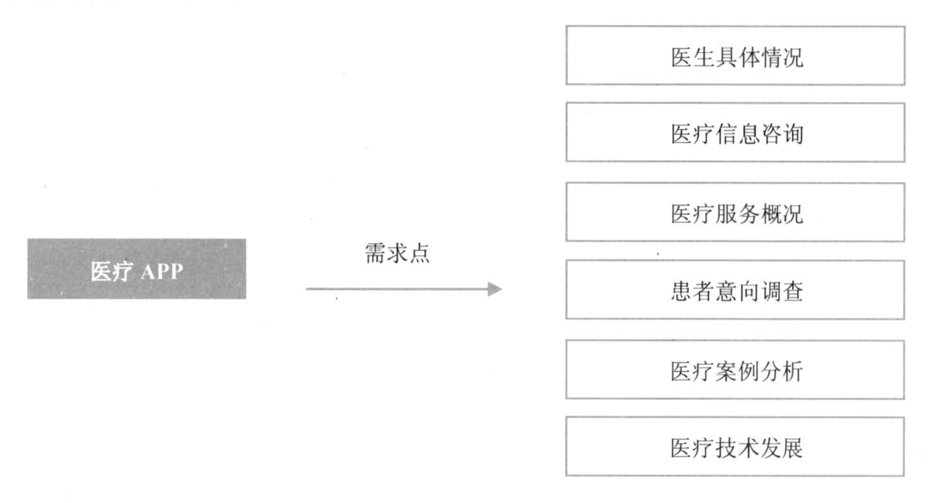

图 12-3　医疗 APP 的需求点

本节为大家介绍一些我国优秀的移动医疗 APP。

12.2.1　移动医疗之百度医生

在前面的章节提到过，百度医生 APP 是于 2015 年 1 月正式上线的全国最大的线上预约挂号平台，其规模如图 12-4 所示。

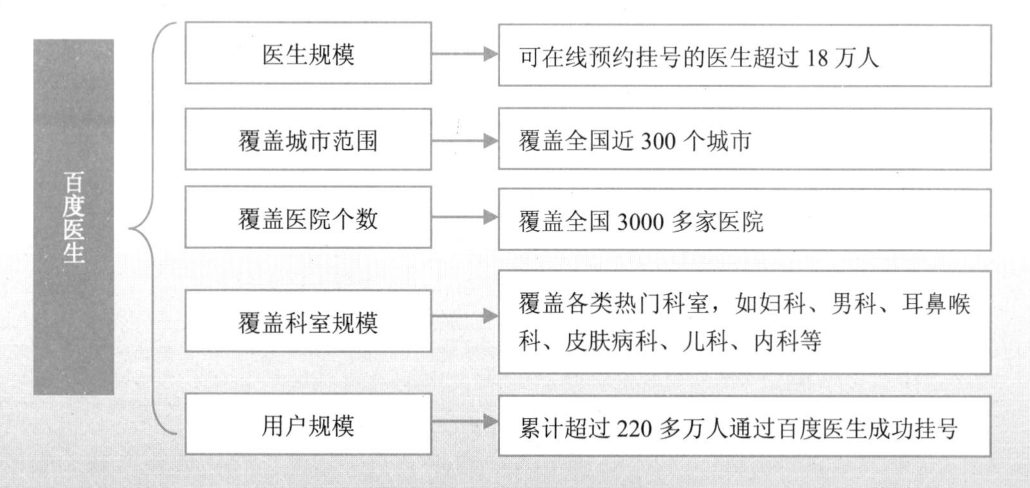

图 12-4　百度医生的规模

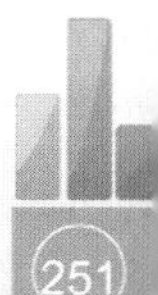

百度医生平台上所有的医生资源都经过了百度认证体系认证，作为互联网时代的移动医疗 APP，百度医生想要打造“医患双选平台”，必须解决传统医疗看病难的问题。作为全国最大的在线预约挂号平台，百度医生的主要功能如图 12-5 所示。

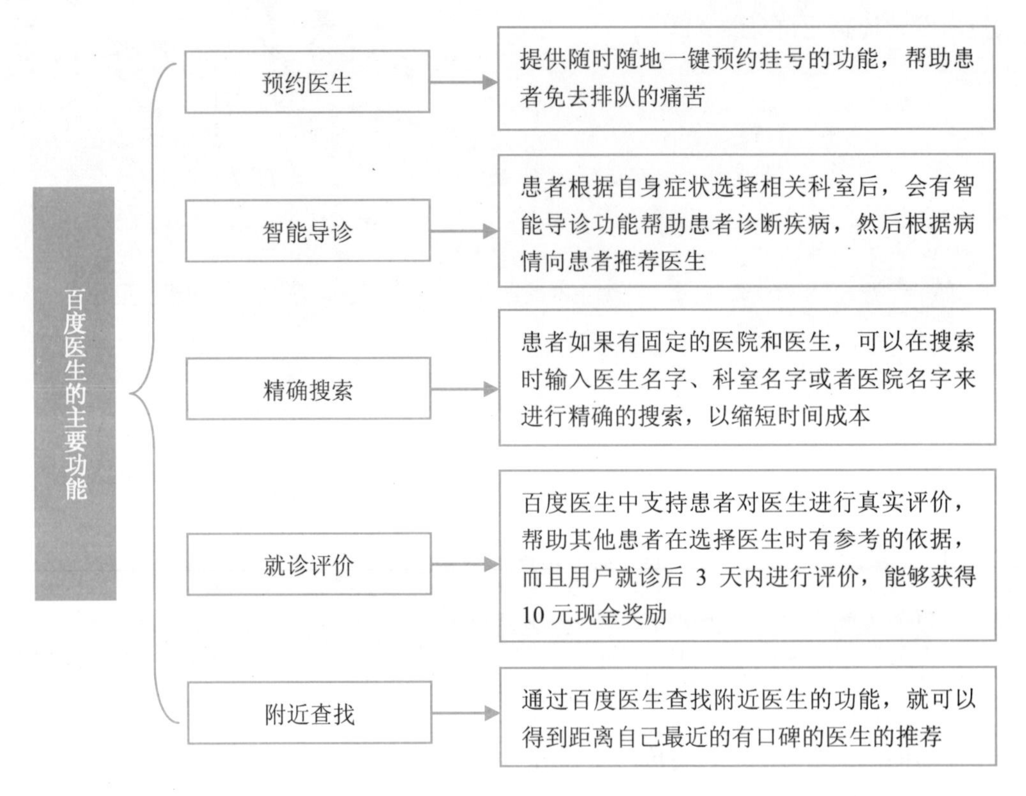

图 12-5　百度医生的主要功能

为了适应日新月异的移动互联网的改革交替，百度医生在不断地尝试着更新功能，在最新的版本中，百度医生又新增了两大功能，如图 12-6 所示。

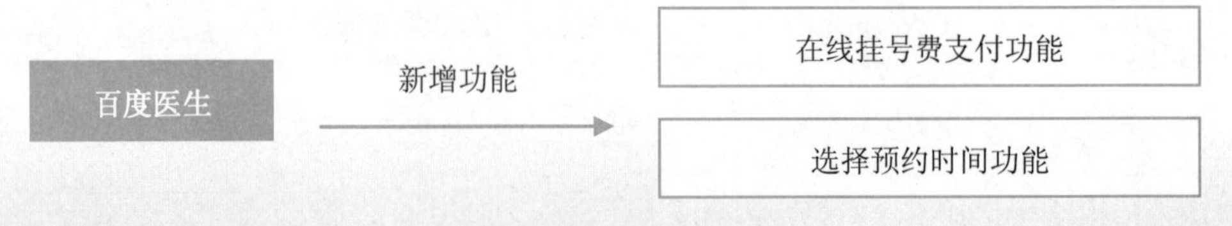

图 12-6　百度医生的新增功能

12.2.2　移动医疗之丁香医生

丁香医生是丁香园旗下的一款生活医药类和提供在线医生咨询服务的移动医疗

APP。图 12-7 所示为丁香医生的 APP 界面。

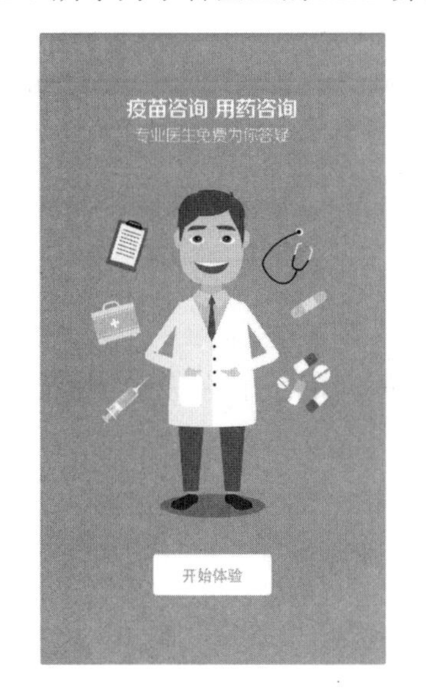

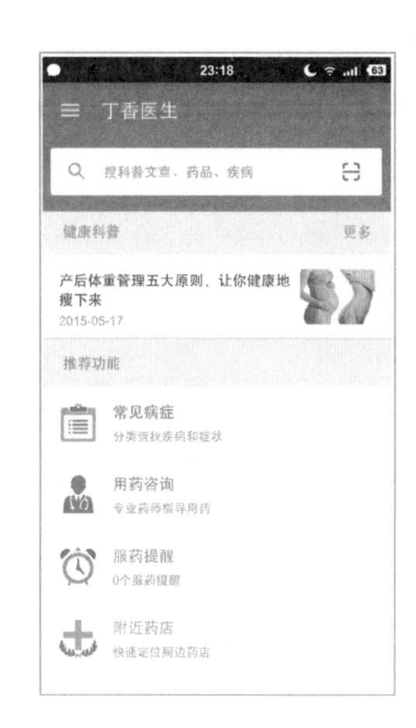

图 12-7　丁香医生 APP

在健康医疗方面，丁香医生提供了以下几大功能，如图 12-8 所示。

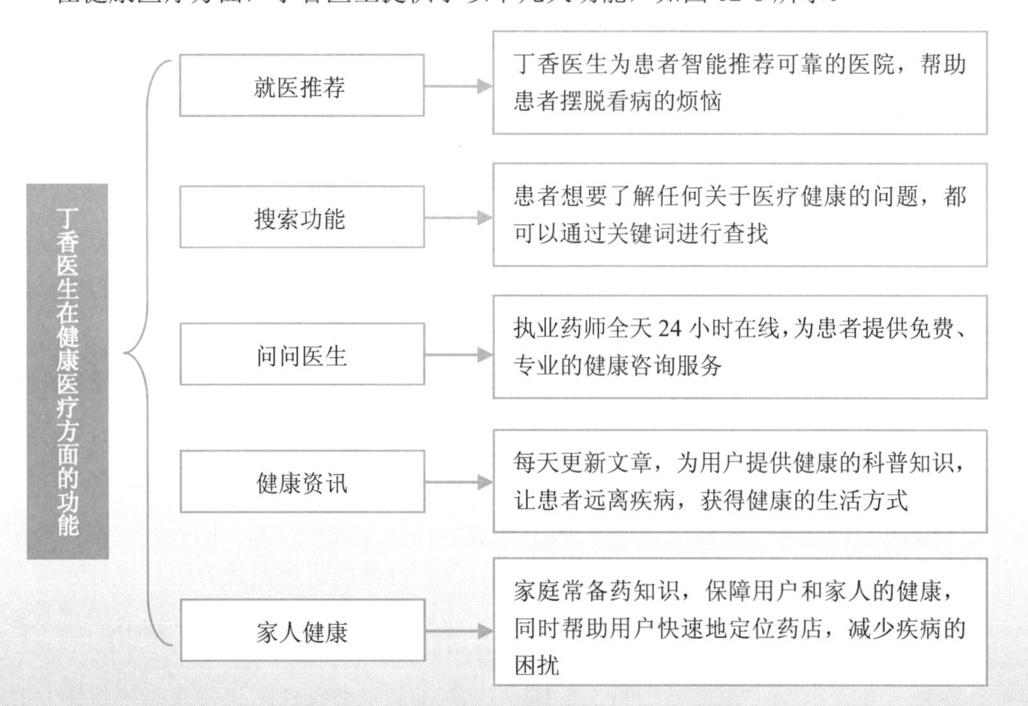

图 12-8　丁香医生在健康医疗方面的功能

在生活医药知识方面，丁香医生 iOS 版提供了药品信息查询、医学科普知识及日常安全用药辅助信息等功能，概括起来，如图 12-9 所示。

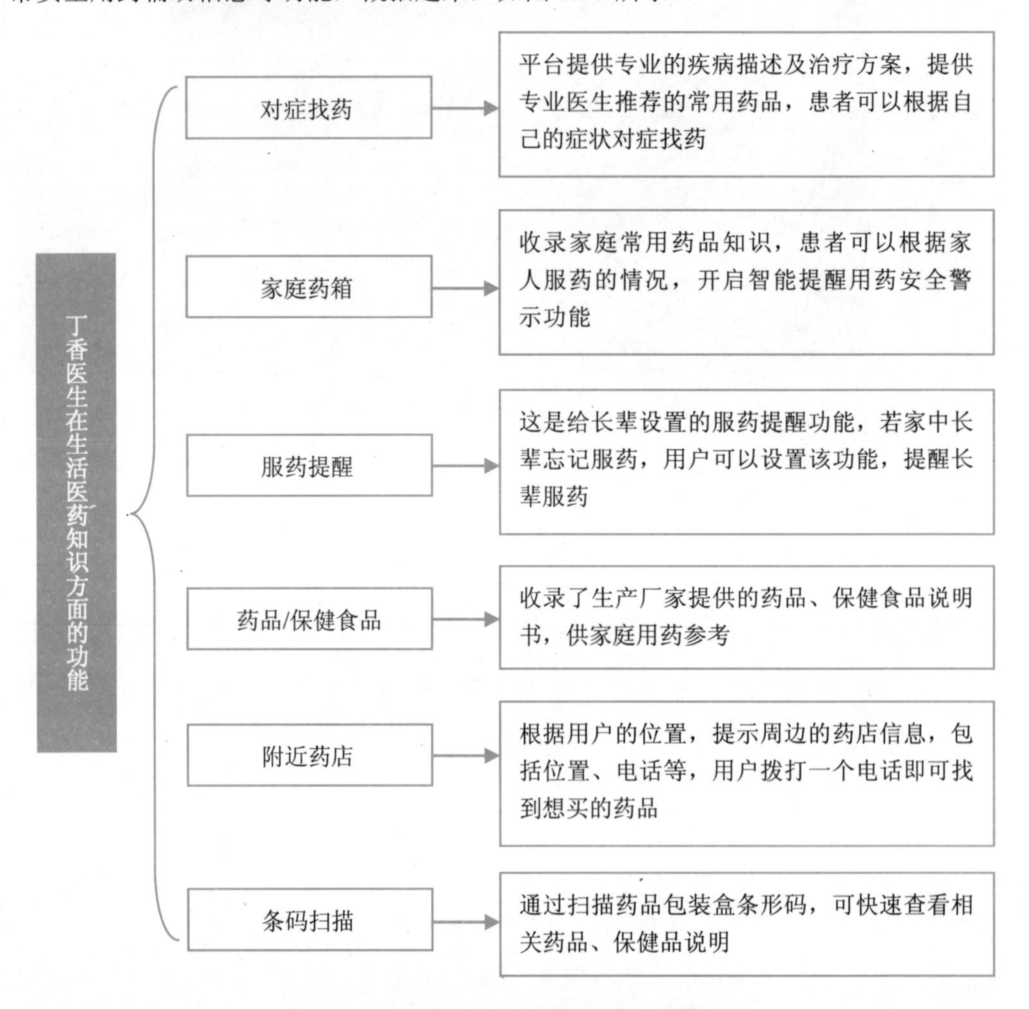

图 12-9 丁香医生在生活医药知识方面的功能

12.2.3 移动医疗之春雨医生

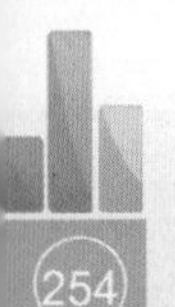

春雨医生创立于 2011 年 7 月，致力于通过移动互联网技术帮助人们获得健康医疗服务，同时由二甲、三甲公立医院主治医师以上资格的医生在线为用户进行专业解答。春雨医生通过数据健康管理技术，对用户的运动、饮食、血压、血糖等多种数据进行收集汇总，让用户随时随地了解自身的健康状况。

春雨医生正在努力建立一个自由的医疗生态体系，不仅让医生传播品牌价值，让患者获得健康，同时也帮助人们解决“看病贵、看病难、看病烦”等问题。春雨医生对于医生和患者的意义，如图 12-10 所示。

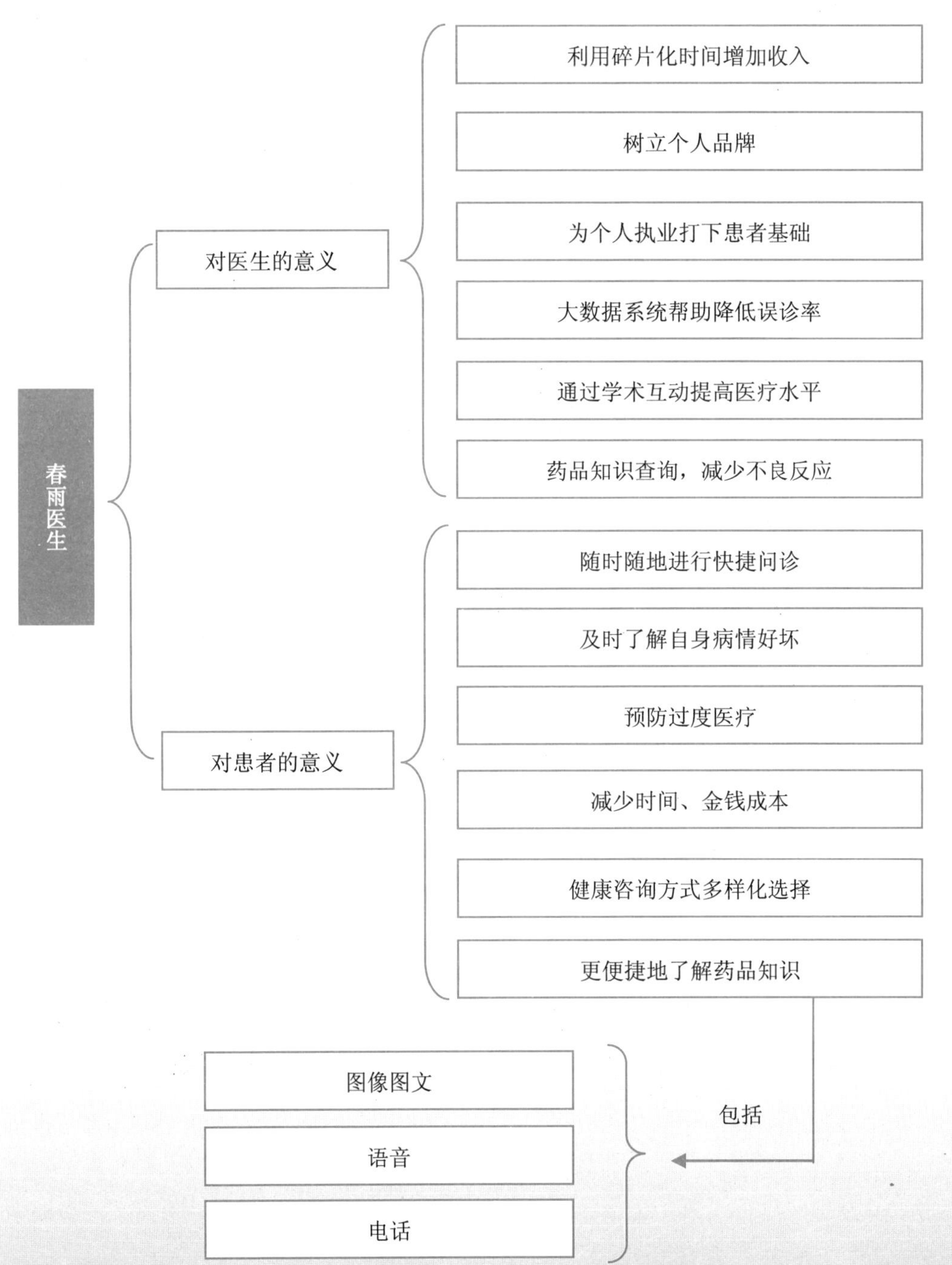

图 12-10　春雨医生对于医生和患者的意义

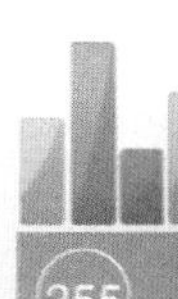

图 12-11 所示为春雨医生的 APP 界面及其特色功能展示。

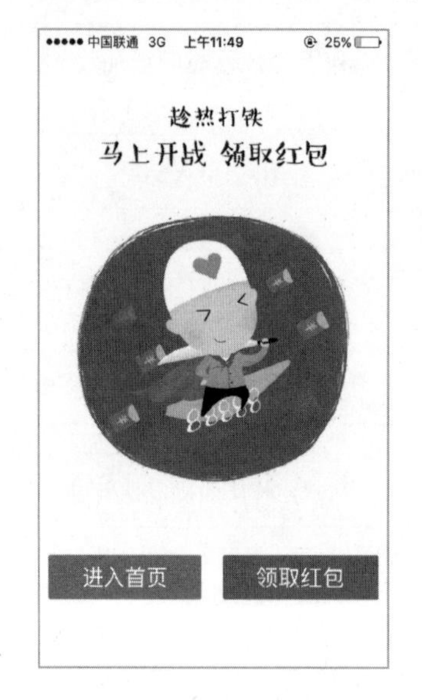

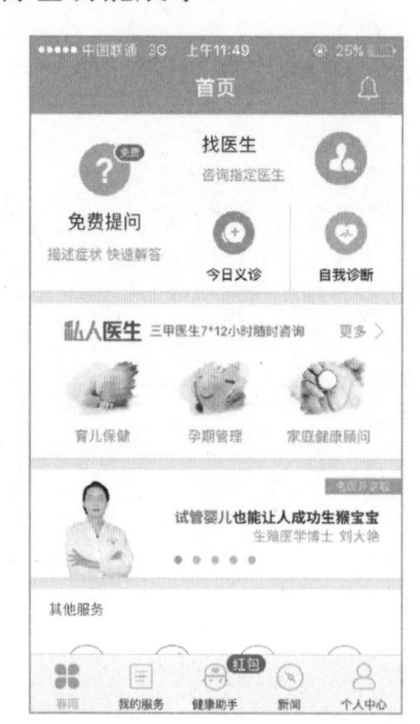

图 12-11　春雨医生 APP 界面

春雨医生 APP 具备多项功能，如图 12-12 所示。

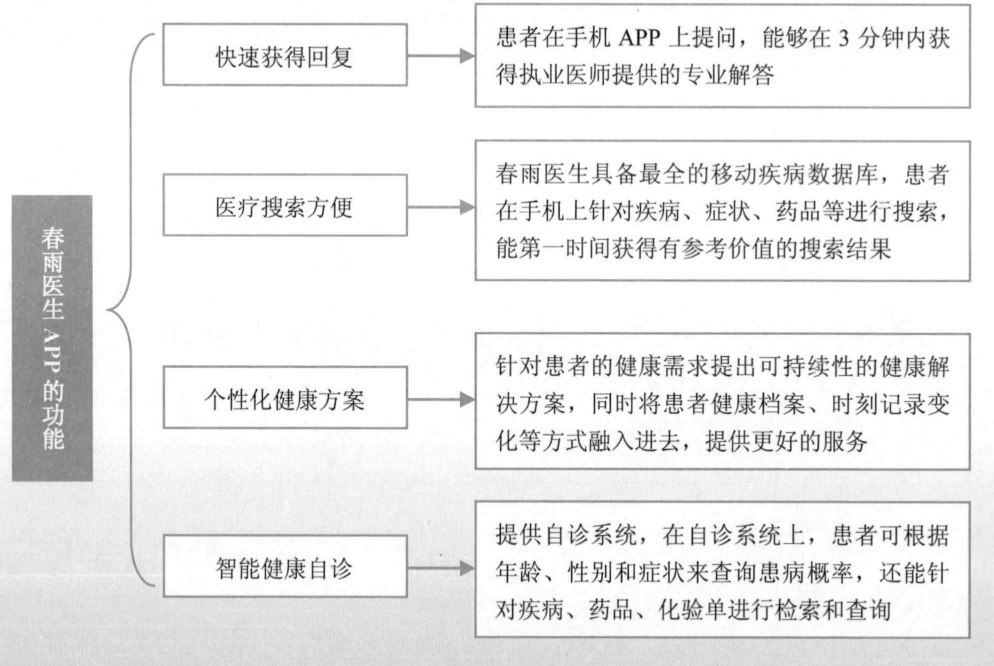

图 12-12　春雨医生的 APP 功能

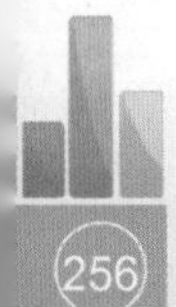

为了给人们带来更为便捷的健康医疗服务，帮助人们掌握自身健康状况、缩短就医和就诊的时间、减少医疗费用，春雨医生在多年来累积的经验和资源基础上，开发出了春雨私人医生。

春雨私人医生主要为用户打造专属的家庭医生，并提供 24 小时在线的私人健康咨询服务，其主要的功能如图 12-13 所示。

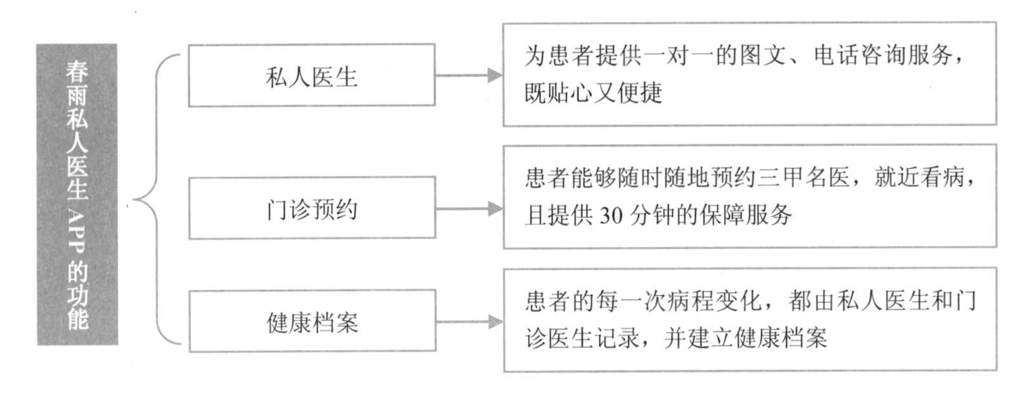

图 12-13 春雨私人医生 APP 的功能

春雨私人医生服务是“线上+线下”的 O2O 服务模式，线下坐诊的医生均为三甲医院副主任、主任级别的医生，线上会提供如图 12-13 所示的诸如专家预约、完善电子健康档案等服务。患者线上线下的就医流程如图 12-14 所示。

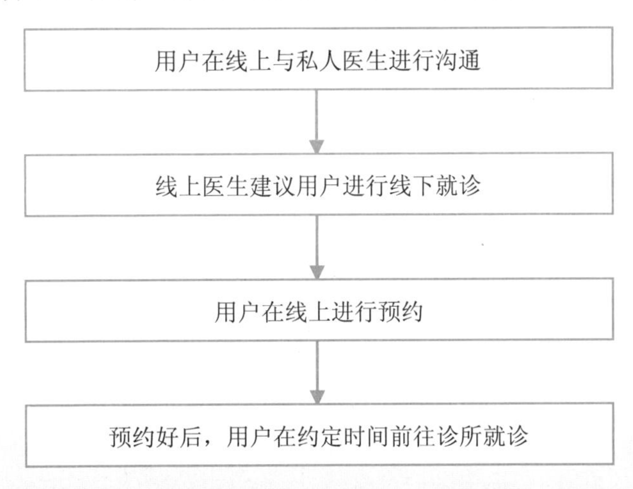

图 12-14 用户通过春雨私人医生线上线下就医的流程

据悉，截至 2015 年 6 月，春雨私人医生已经在全国 5 个城市中开设了 25 家线下诊所，这 5 个城市包括北京、上海、广州、杭州、武汉。到 2015 年年底，春雨将陆续在全国 50 个大中型城市开设 300 家诊所。

12.2.4 移动医疗之平安好医生

平安好医生是平安健康互联网股份有限公司开发的在线健康信息咨询服务 APP，于 2015 年 4 月正式上线。图 12-15 所示为平安好医生 APP 的界面。

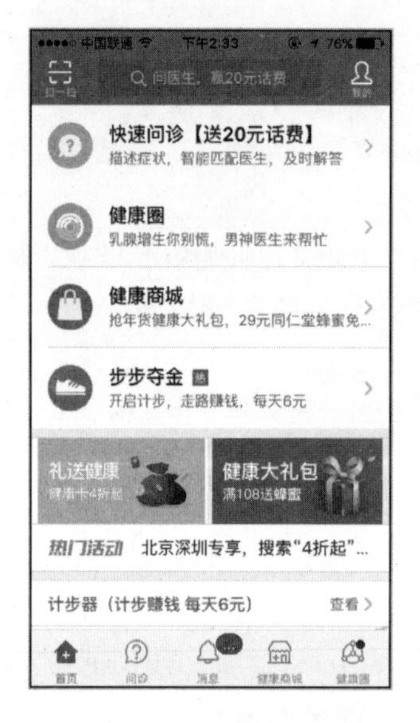

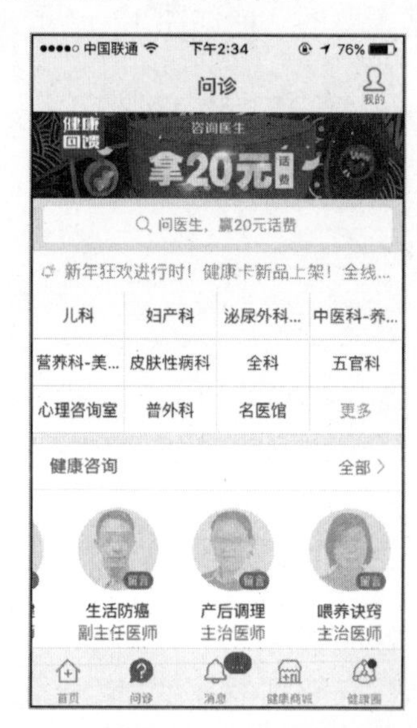

图 12-15 平安好医生 APP 界面

平安好医生的医疗战略方针如图 12-16 所示。

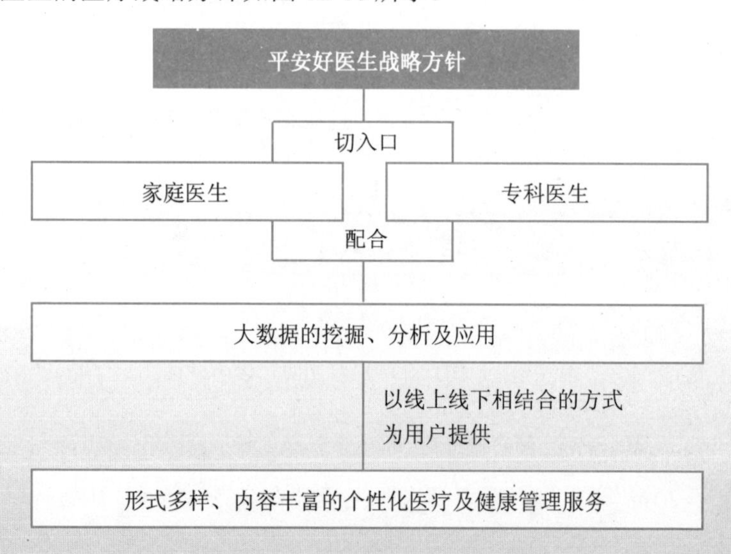

图 12-16 平安好医生的战略方针

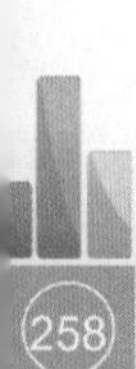

平安好医生为用户提供全天免费看病服务，目前，平安好医生的主要医生规模和用户规模如图 12-17 所示。

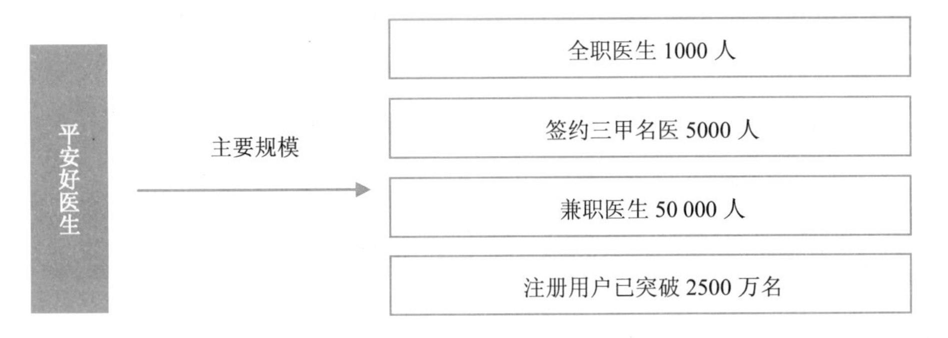

图 12-17　平安好医生的主要规模

平安好医生有六大特色功能，如图 12-18 所示。

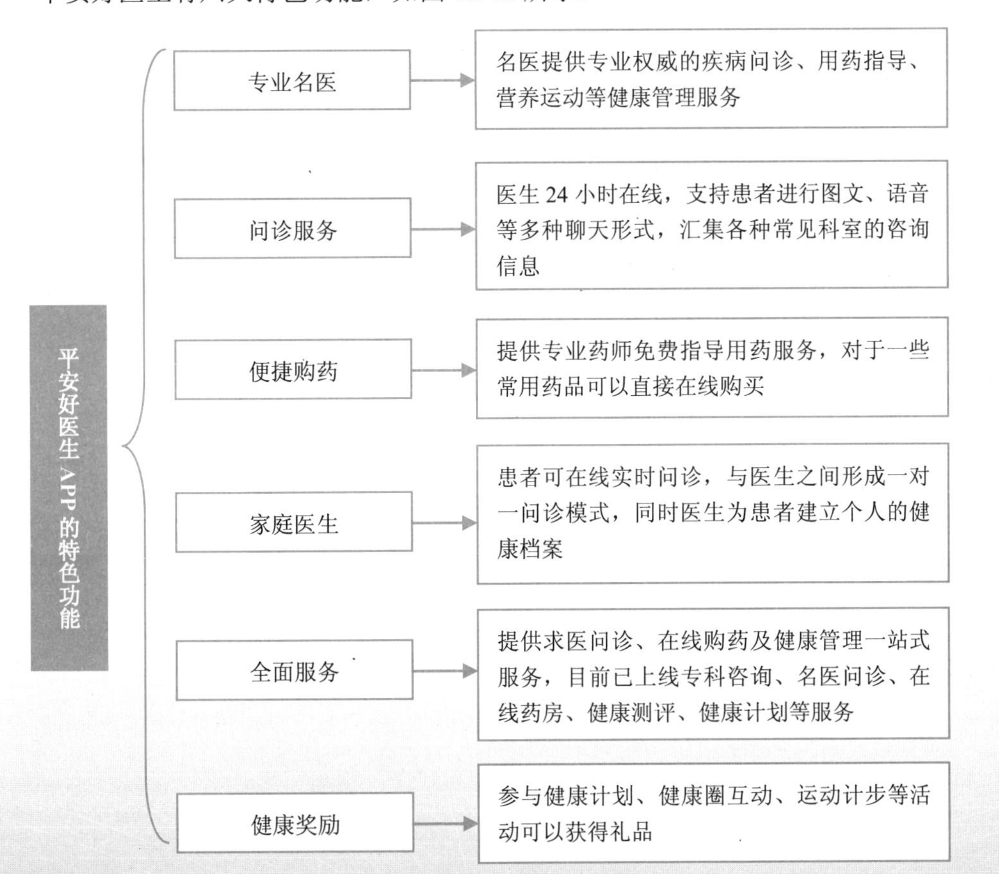

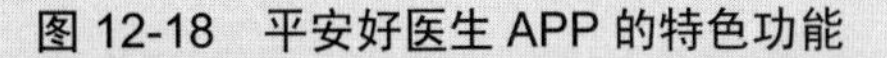
图 12-18　平安好医生 APP 的特色功能

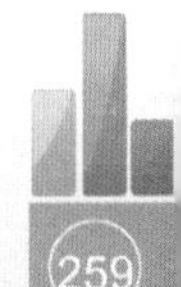

12.2.5 移动医疗之杏仁医生

杏仁医生是爱海企业管理咨询有限公司旗下的一款医患沟通移动医疗 APP。图 12-19 所示为杏仁医生 APP 界面。

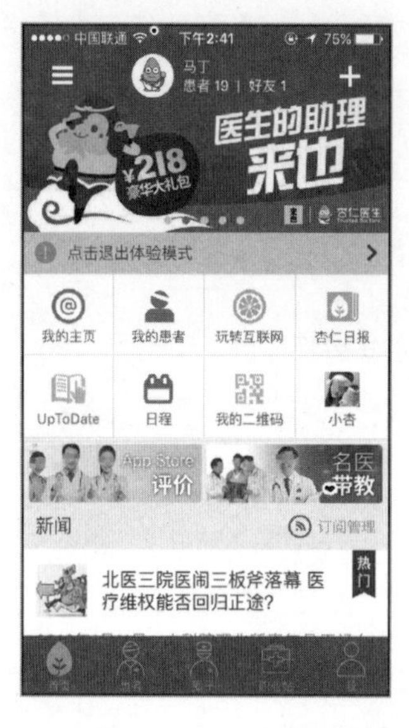

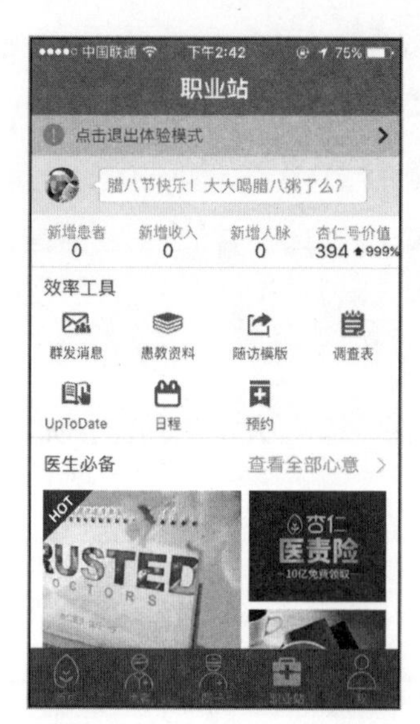

图 12-19 杏仁医生 APP 界面

截至 2015 年 12 月，杏仁医生已经达到了如图 12-20 所示的规模。

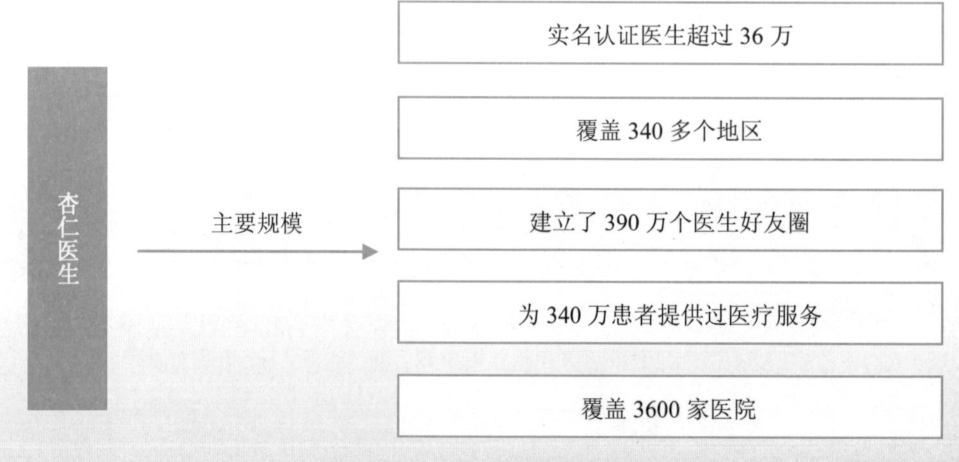

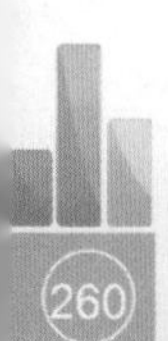

图 12-20 杏仁医生的主要规模

医生可以通过杏仁医生与患者建立深入紧密的联系，同时平台通过提供多种服务来提升患者的就诊体验。杏仁医生比较人性化的设计是患者可以通过杏仁医生与自己熟悉的医生建立长期稳定的联系，这样沟通起来就会方便很多。作为为医生建立的医患管理平台，杏仁医生的主要优势和特点如图 12-21 所示。

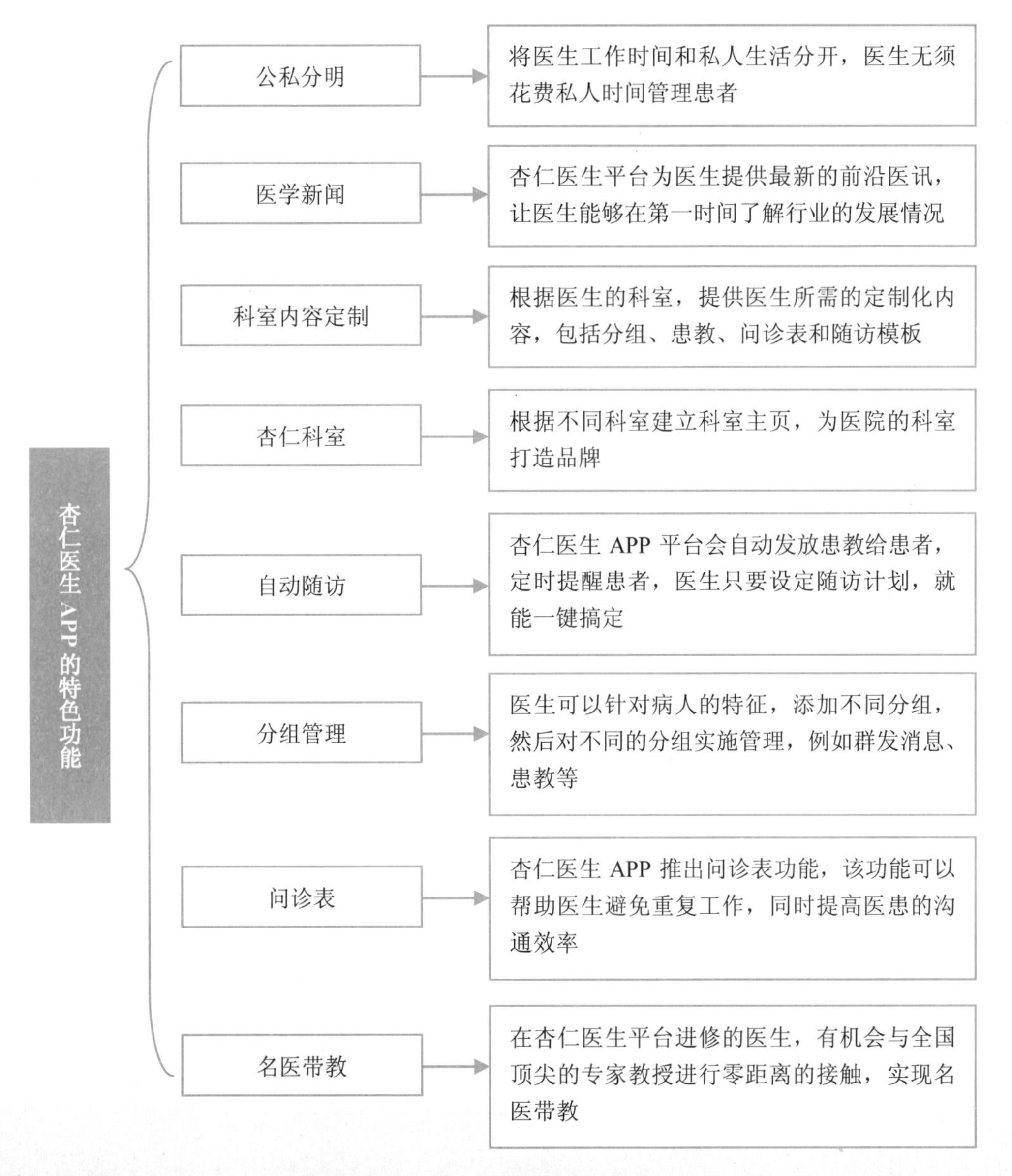
杏仁医生APP的特色功能
公私分明
将医生工作时间和私人生活分开，医生无须花费私人时间管理患者
医学新闻
杏仁医生平台为医生提供最新的前沿医讯，让医生能够在第一时间了解行业的发展情况
科室内容定制
根据医生的科室，提供医生所需的定制化内容，包括分组、患教、问诊表和随访模板
杏仁科室
根据不同科室建立科室主页，为医院的科室打造品牌
自动随访
杏仁医生 APP 平台会自动发放患教给患者，定时提醒患者，医生只要设定随访计划，就能一键搞定
分组管理
医生可以针对病人的特征，添加不同分组，然后对不同的分组实施管理，例如群发消息、患教等
问诊表
杏仁医生 APP 推出问诊表功能，该功能可以帮助医生避免重复工作，同时提高医患的沟通效率
名医带教
在杏仁医生平台进修的医生，有机会与全国顶尖的专家教授进行零距离的接触，实现名医带教

图 12-21　杏仁医生 APP 的特色功能

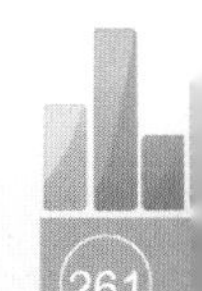

12.2.6　移动医疗之掌上药店

掌上药店是一款提供找药店、搜药品、用药管理等健康服务的移动应用平台。

图 12-22 所示为掌上药店手机 APP 界面。

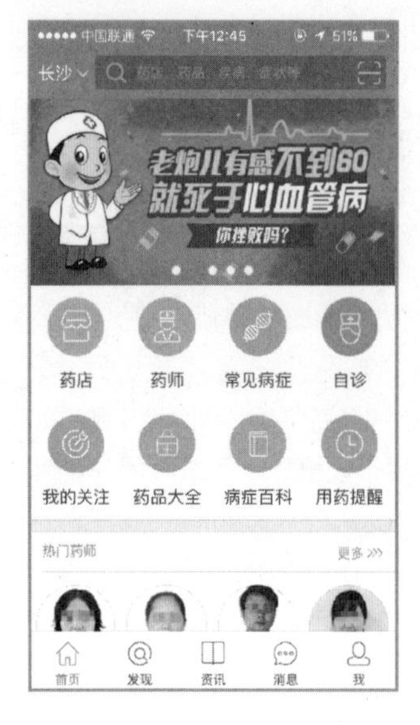

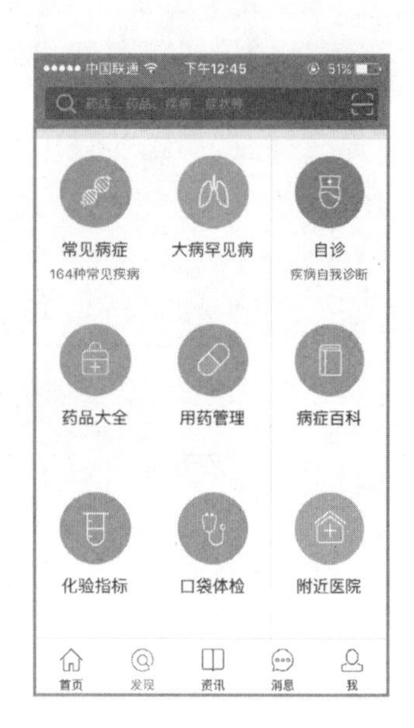

图 12-22　掌上药店手机 APP 界面

掌上药店为用户提供精准、快捷、专业的健康信息服务，具体如图 12-23 所示。

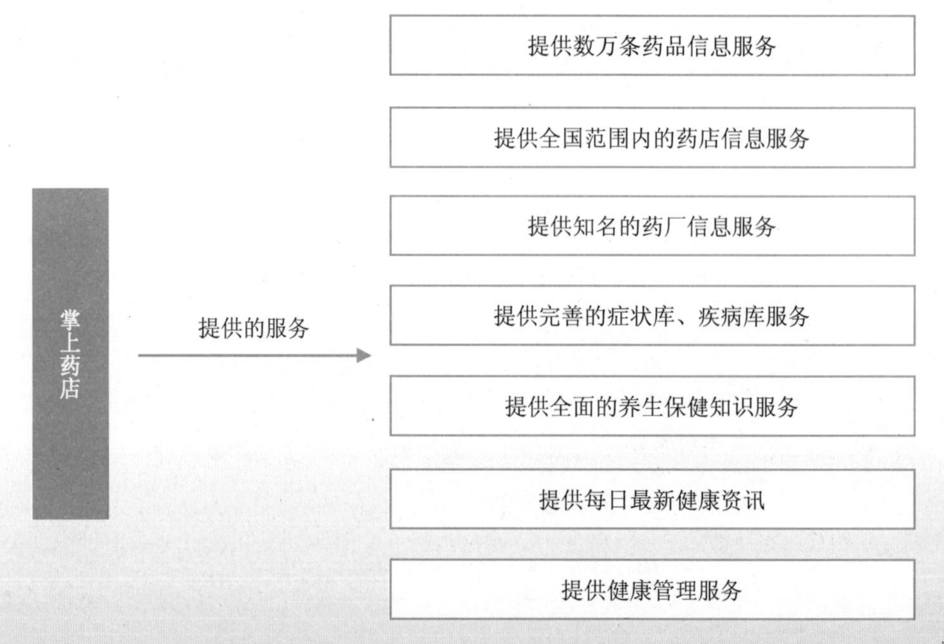

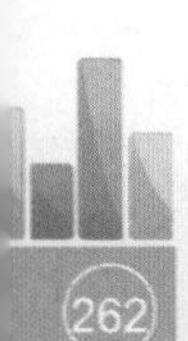

图 12-23　掌上药店提供的服务

除了提供药品、药厂、养生保健等信息知识以外，掌上药店还具备如图 12-24 所示的一些功能。

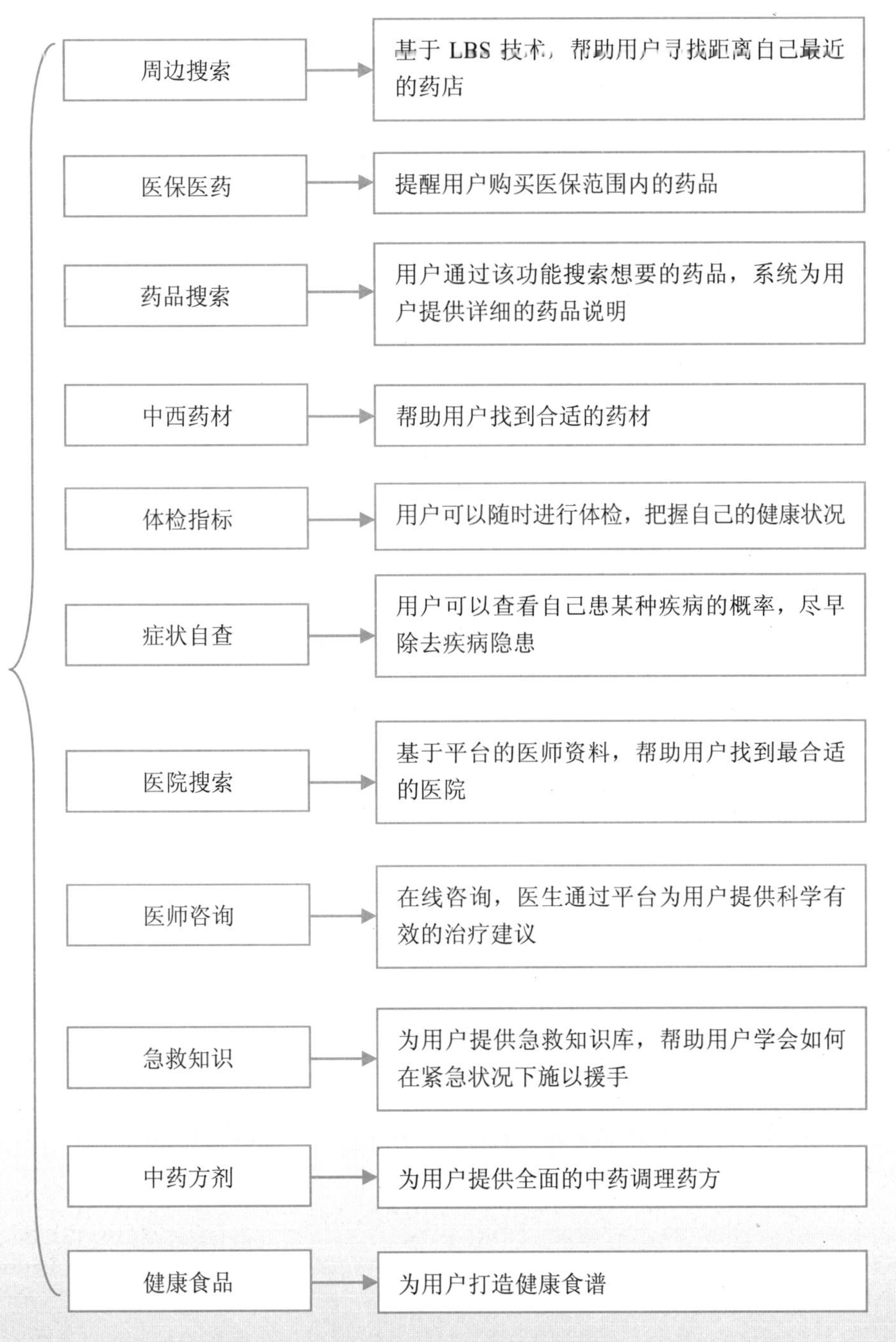

掌上药店APP的特色功能
周边搜索
基于LBS技术，帮助用户寻找距离自己最近的药店
医保医药
提醒用户购买医保范围内的药品
药品搜索
用户通过该功能搜索想要的药品，系统为用户提供详细的药品说明
中西药材
帮助用户找到合适的药材
体检指标
用户可以随时进行体检，把握自己的健康状况
症状自查
用户可以查看自己患某种疾病的概率，尽早除去疾病隐患
医院搜索
基于平台的医师资料，帮助用户找到最合适的医院
医师咨询
在线咨询，医生通过平台为用户提供科学有效的治疗建议
急救知识
为用户提供急救知识库，帮助用户学会如何在紧急状况下施以援手
中药方剂
为用户提供全面的中药调理药方
健康食品
为用户打造健康食谱

图 12-24　掌上药店 APP 的特色功能

12.2.7　移动医疗之珍立拍

珍立拍是无锡医库软件科技有限公司独立研发的一款临床医疗科研软件。图 12-25 所示为珍立拍 APP 的界面。

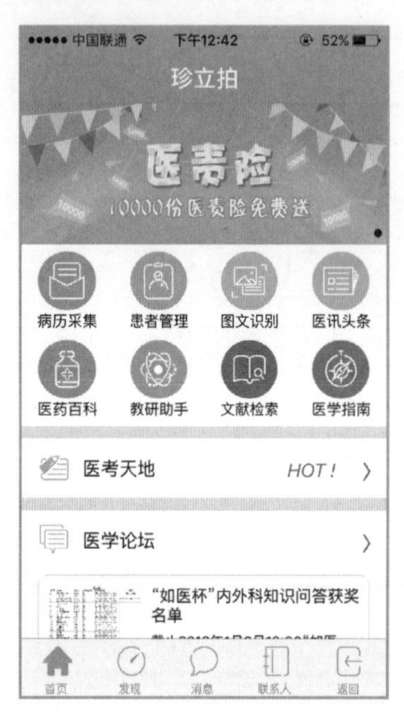
珍立拍
医责险
10000份医责险免费送
病历采集
患者管理
图文识别
医讯头条
医药百科
教研助手
文献检索
医学指南
医考天地
HOT！
医学论坛
"如医杯"内外科知识问答获奖名单

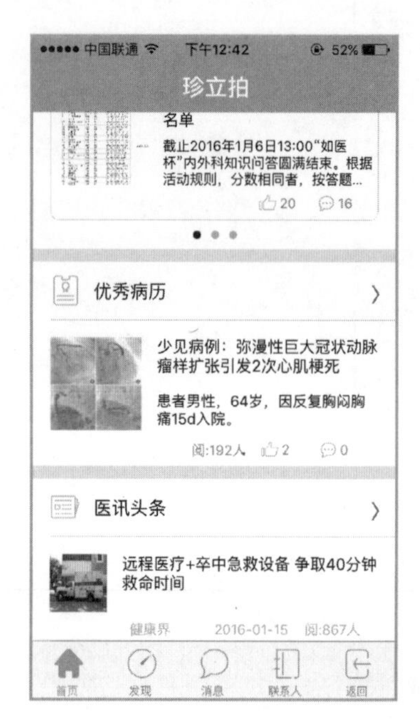
珍立拍
名单
截止2016年1月6日13:00"如医杯"内外科知识问答圆满结束。根据活动规则，分数相同者，按答题...
优秀病历
少见病例：弥漫性巨大冠状动脉瘤样扩张引发2次心肌梗死
患者男性，64岁，因反复胸闷胸痛15d入院。
医讯头条
远程医疗+卒中急救设备 争取40分钟救命时间

图 12-25　珍立拍 APP 界面

珍立拍能帮助医生或护士用移动端快速记录病历。在移动端，珍立拍可兼容三个系统，如图 12-26 所示。

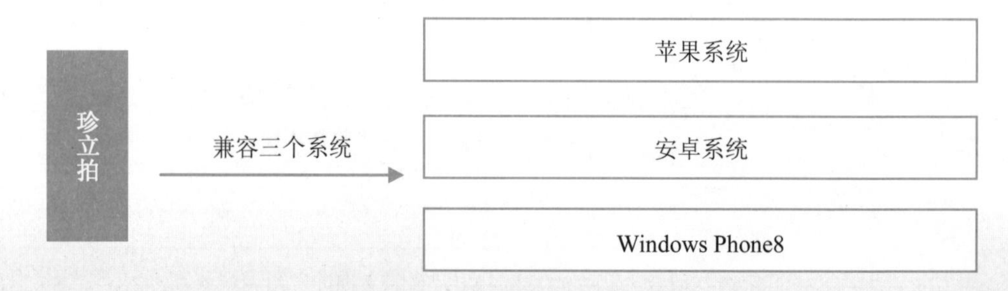

图 12-26　珍立拍可兼容三个系统

珍立拍的初衷是帮助医生建立自己的病历库，目标核心用户是二、三甲医院的有上升需求的医生，这类医生需求的核心资源如图 12-27 所示。

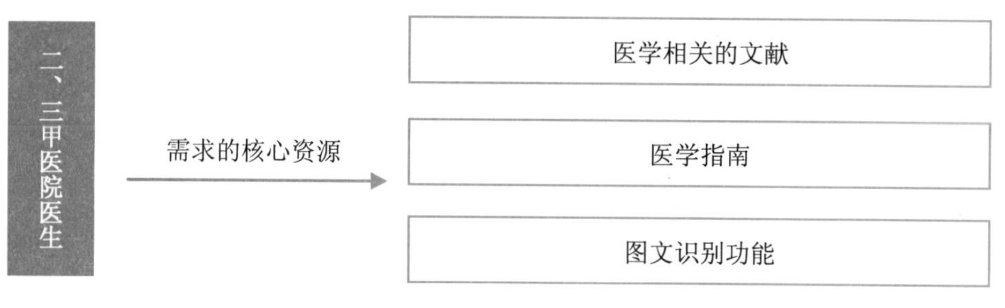

图 12-27　二、三甲医院医生需求的核心资源

珍立拍软件的工作流程和意义如图 12-28 所示。

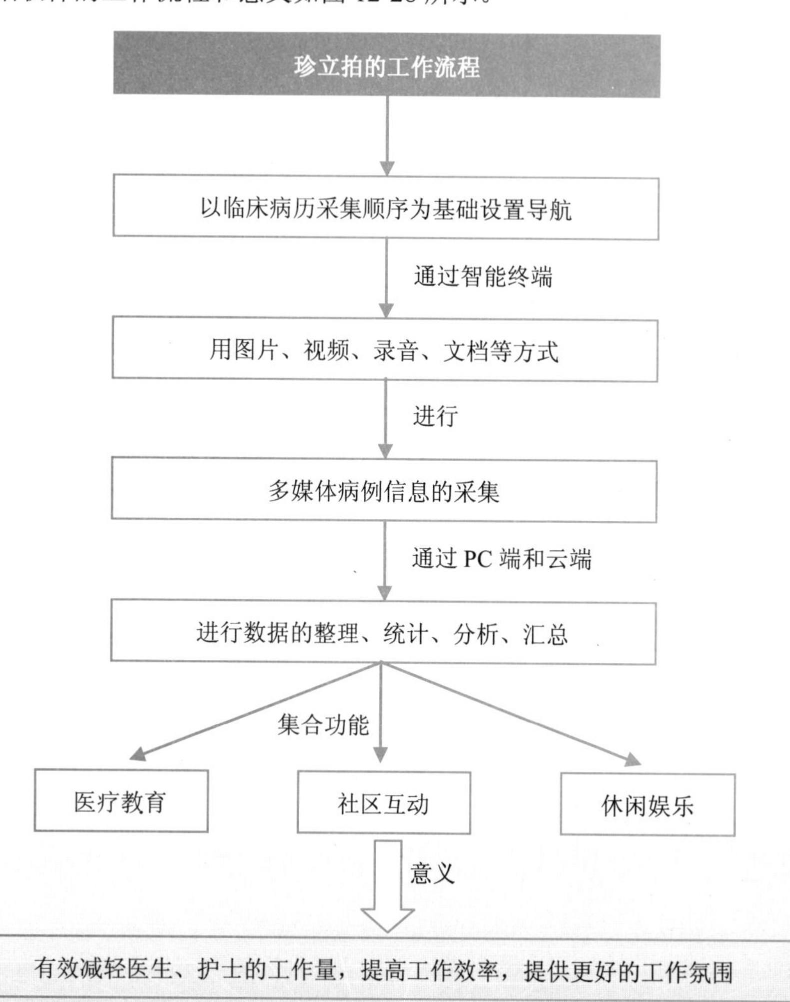

图 12-28　珍立拍软件的工作流程和意义

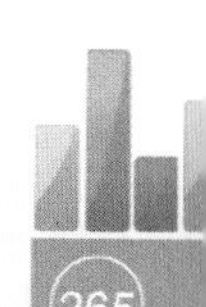

珍立拍成立于 2012 年 11 月 7 日，2015 年 12 月珍立拍软件信息股份有限公司正式申请新三板挂牌。2013 年至 2015 年 1～8 月珍立拍的营业收入如图 12-29 所示。

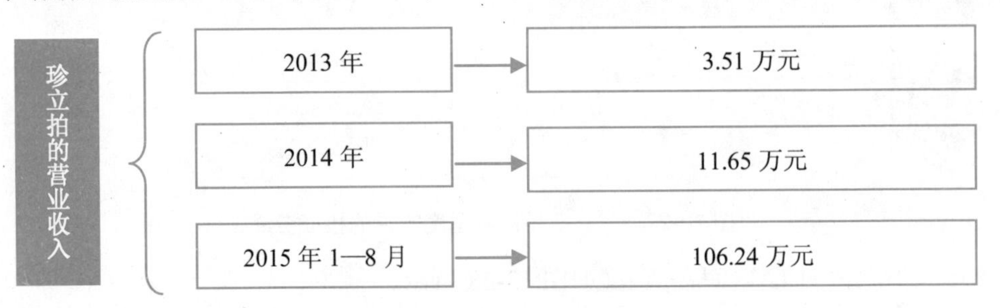

图 12-29　珍立拍的营业收入

珍立拍是一款非常实用的软件，它具备七大模块和七大特色功能，具体介绍如图 12-30 所示。

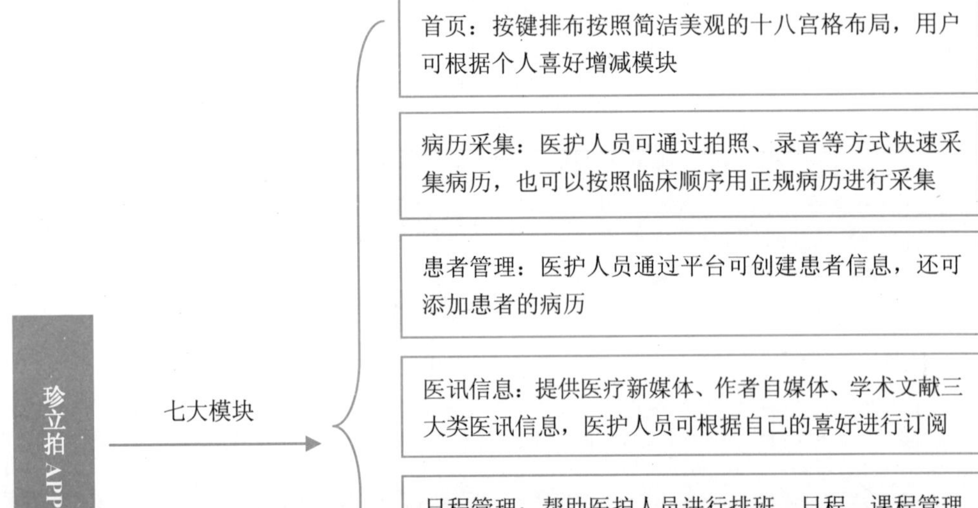

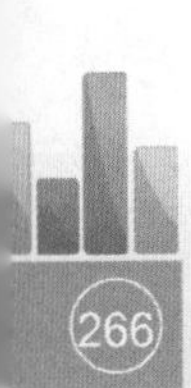

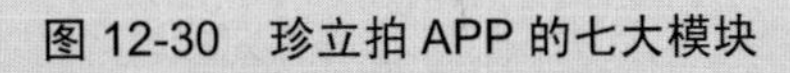
图 12-30　珍立拍 APP 的七大模块

对于医护人员来说，不管是查看病历还是查询病人就诊情况，珍立拍软件都给他们的工作带来了很多的方便。下面介绍珍立拍的七大特色功能，如图 12-31 所示。

珍立拍APP
七大特色功能
优秀病历：向医护人员展示各科室优秀病历，供医生之间进行交流、学习和评价，还可通过语音、拍照等功能记录病历
医学视频：为医护人员提供各类医学视频，譬如医学教育、医学课程、患者健康教育等，便于医护人员进行学习
医学指南：平台为医护人员提供28个科室的专业文献，科室包括皮肤科、骨科、内分泌科、儿科、内科等，帮助医护人员提高相关专业技能
临床路径：汇集各科室的临床路径，免费提供专业海量的临床医学指南，还有政策解读帮助医护人员建立临床治疗的综合模式
多点执业：医护人员可以多点执业，平台会提供有关医生多点执业的新闻和政策，并对可入驻的医院进行介绍
互动调查：平台会经常发动各种互动调查活动，医护人员可以选择自己感兴趣的调查表参与互动
问答挑战：为了给医护人员的休闲时间提供一些娱乐、学习活动，平台设立了医学问答类闯关游戏，而且还分学科设置了真题题库，医务人员可利用碎片化时间进行游戏

图 12-31 珍立拍 APP 的七大特色功能

12.2.8 移动医疗之医脉通

医脉通软件是一款面向医生群体的移动媒体软件。图 12-32 所示为医脉通手机

APP 界面。

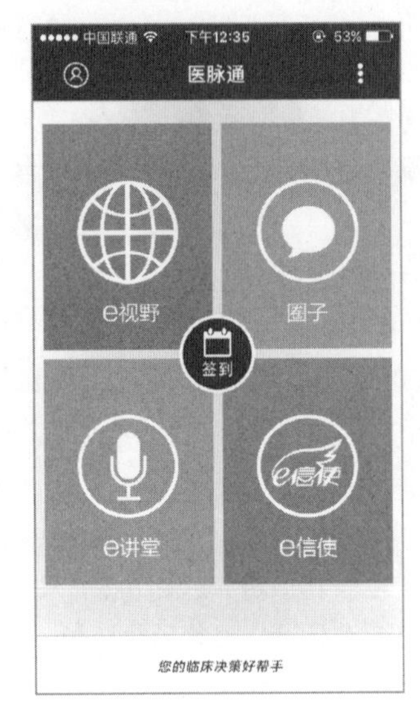

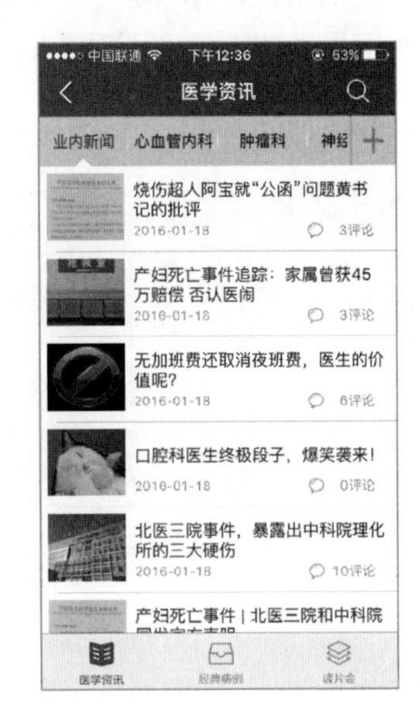

图 12-32 医脉通手机 APP 界面

医脉通主要帮助业内人士建立各科室的学术圈，通过该平台，医护人员可以随时随地分析经典疑难病例，还可以寻找志同道合的医友。

医脉通于 2008 年年初上线，主要的运营模式是“Web+客户端”模式，主要目标如图 12-33 所示。

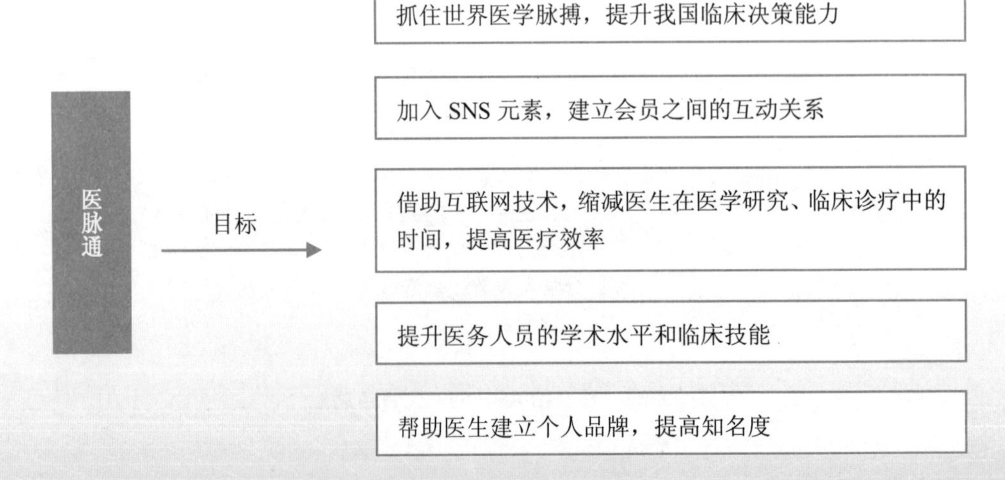

图 12-33 医脉通的主要目标

针对医学人士，医脉通提供的服务模块，如图 12-34 所示。

医脉通APP

服务模块

个人主页：为医学人士提供个人主页平台，通过该平台，医护人员可以展示自我、与他人交流

诊疗知识库：平台收录7000多种疾病，设计出以疾病为核心的知识库架构，为广大医务人员提供最新、最全的疾病信息

医学资讯：整理筛选出世界医学领域创新、有实用价值的医学新闻、文献、专家讲座以及会议报道等信息，并在平台上进行定期更新

病例讨论：提供典型病例、罕见病例、易误诊病例供医务人员借鉴讨论，同时附带专家的精彩点评

读片会：让医务人员根据片子提交诊疗答案，系统根据病史及影像学检查结果，对医务人员的诊疗结果进行判定，给出正确答案

医学资源：通过客户端，广大医务人员可以共享和下载所需要的医学资源

互助区：通过互助区，医务人员可以进行全文求助、翻译求助和生词求解

在线翻译：依托《新编全医药学大词典2011》海量、准确的专业医学词汇，为医务人员提供在线翻译服务

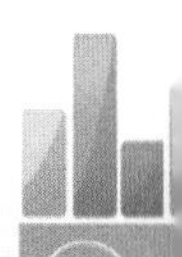

图 12-34 医脉通 APP 提供的服务模块

医脉通名字有其特定的含义，如图12-35所示。

医脉通还支持多种传输、下载、搜索功能，具体如图12-36所示。

医脉通	名字含义 →	医：代表医药工作者
		脉：表示人脉、资源、网络、脉络等
		通：表示信息连通、知识连通、资源连通

图 12-35　医脉通名字的含义

医脉通APP	功能 →	即时通信功能：医生按照专业、城市和职称查找好友，还可创建即时讨论小组进行学术交流
		即时文件传输功能：平台为医务人员提供快速的、即时的点到点文件传输服务功能
		文件共享功能：医务人员可将自己的资源共享给好友，还能通过下载需要积分功能，为医务人员的共享提供酬劳
		医学资源搜索功能：医务人员通过搜索就能得到想要的资源，搜索方式包括下载好友资源、下载医脉通客户端等
		医学资源下载功能：医务人员可以通过平台下载学术讲座 PPT、手术录像视频、影像图片、多媒体教程等资源
		医学文献全文传递功能：医务人员能够在线享受多家大型医学图书馆的文献传递服务，文献范围覆盖 9000 多种生物医学核心期刊，大部分文献能在两小时内传递成功

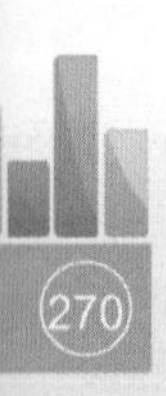

图 12-36　医脉通 APP 的功能

12.2.9　移动医疗之医生站

医学界创办于 2012 年，从线下杂志做起，后发展成微博和网站。随着移动互联网的到来，医学界也推出了自己的移动 APP——医生站。图 12-37 所示为医生站的 APP 界面。

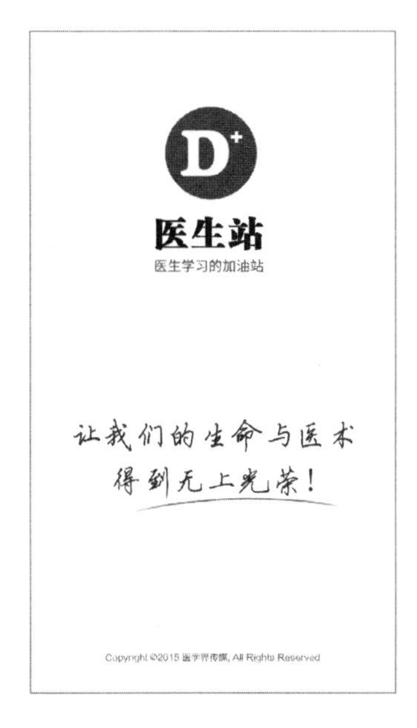

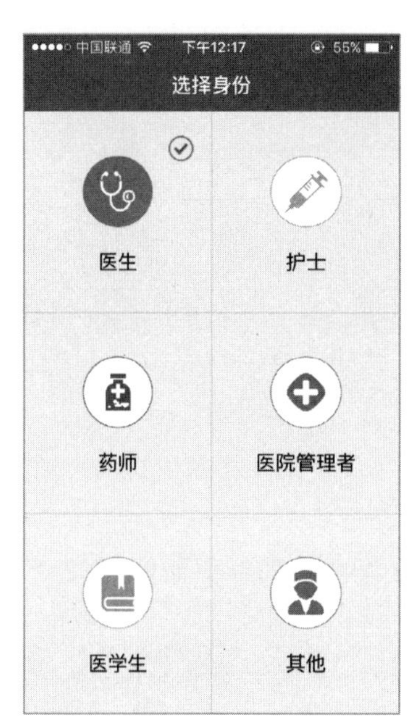

图 12-37　医生站 APP 界面

医生站主要为医护人员提供免费的医学信息，力求为医务人员提供一个便捷、广阔的交流学习平台。医生站的主要功能如图 12-38 所示。

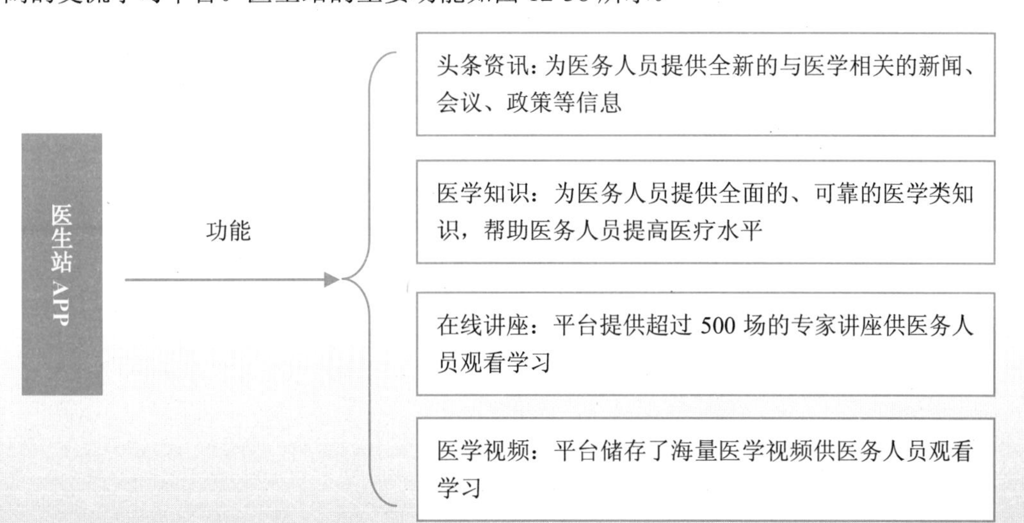

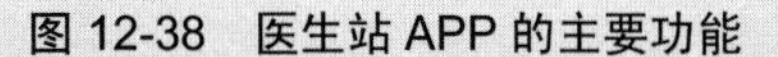
图 12-38　医生站 APP 的主要功能

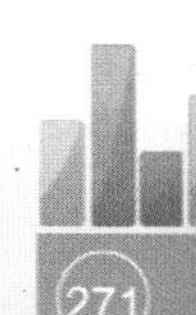

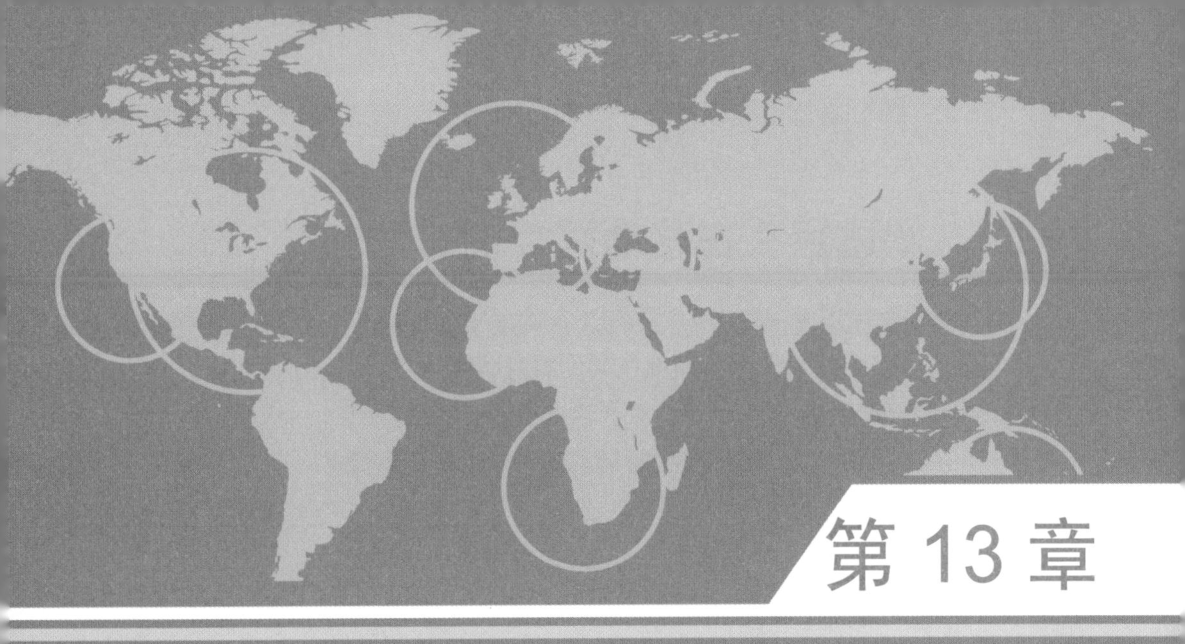

第 13 章

掘金："互联网+医疗"巨头布局

"互联网+医疗"行业被企业视为"香饽饽"，目前，国内有很多互联网巨头，医疗企业巨头在火热比拼，开启了一场盛大的掘金战。BAT 中有很多运筹帷幄的决策精英，开始在互联网医疗领域布局，很多其他企业也开始在移动医疗领域发掘合作机会。

掘金："互联网+医疗"巨头布局

- 阐述三大巨头在移动医疗的布局
- 其他企业在移动医疗展开合作
- 国内五大在线医院的发展布局

13.1　阐述巨头在移动医疗的布局

对于移动医疗这块“蛋糕”，BAT 三大巨头其实早就盯上了，无论是从战略到战术，还是从合作到并购，巨头们都在利用自身优势大力布局。从目前的发展态势来看，BAT 进军移动医疗领域的方式，主要通过两种途径，如图 13-1 所示。

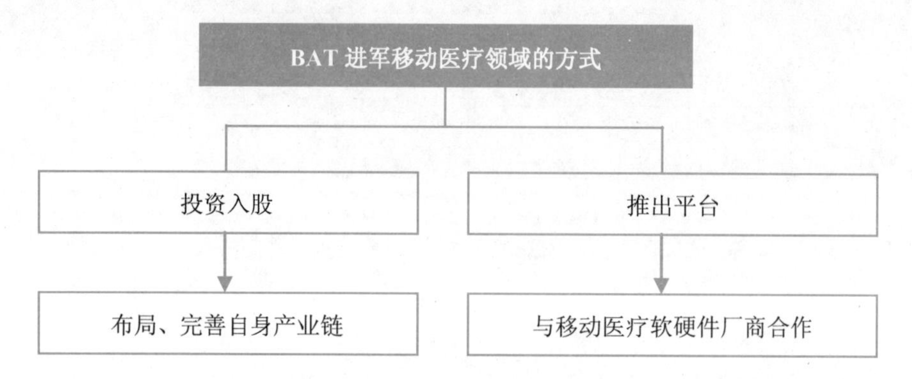

图 13-1　BAT 进军移动医疗领域的方式

其实在笔者看来，BAT 们采用投资入股的方式进军医疗领域是最可靠的，原因有两点，如图 13-2 所示。

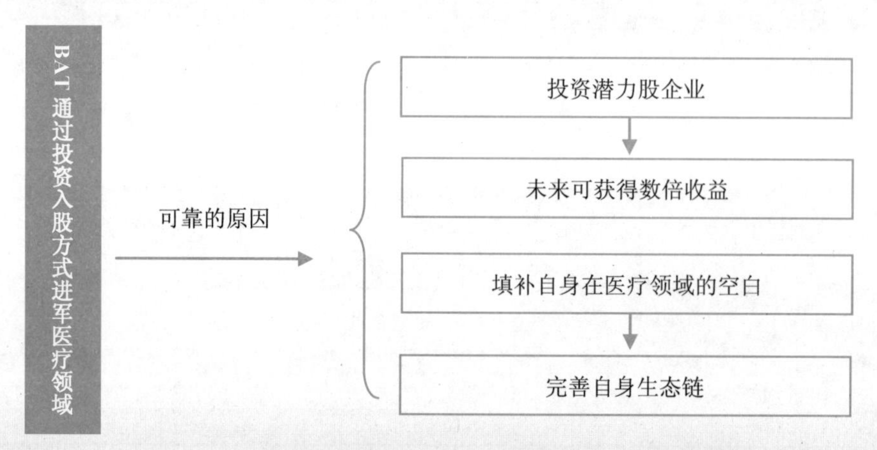

图 13-2　BAT 通过投资入股方式进军医疗领域可靠的原因

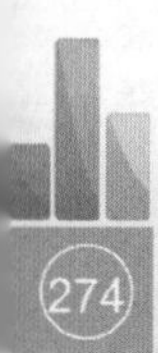

本节为大家介绍一下 BAT 三大巨头在移动医疗领域的布局情况。

13.1.1　百度：打造云健康平台

百度在医疗大数据、人工智能大数据方面下了很大的功夫，当这些数据积累到一定程度之后，百度医疗应用结合百度医疗大数据，就能在很多场景中发挥作用，具体如图 13-3 所示。

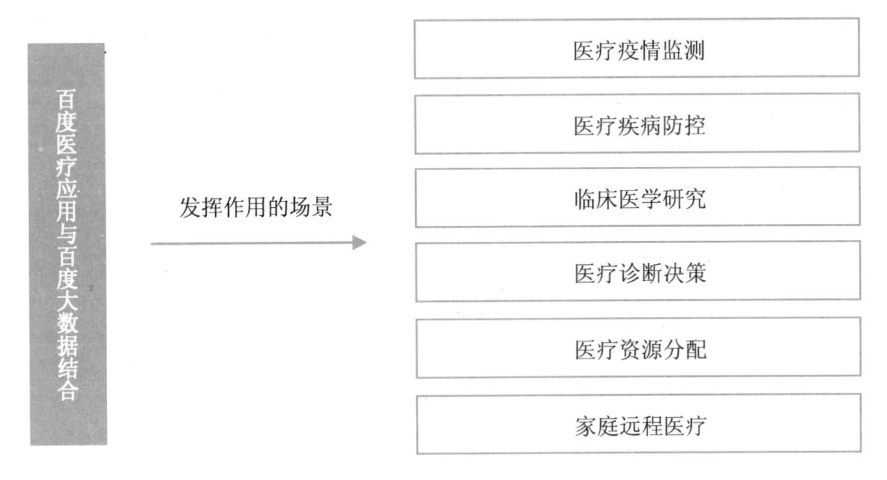

图 13-3　百度医疗应用与百度大数据结合发挥作用的场景

在前期，百度在医疗产业领域，着力在云健康硬件方面发力和打造云健康平台为主，从 2013 年到 2014 年，主要事件如图 13-4 所示。

百度进军医疗领域的主要事件

2013—2014 年

2013 年上半年，“百度健康”上线

2013 年 6 月，百度医前智能问诊平台上线

2014 年，百度开放百度大数据引擎，利用大数据工厂和百度大脑进行数据加工整理

2014 年，百度通过移动医疗健康平台和智能穿戴设备记录人们的健康数据

2014 年 7 月，北京相关部门与百度整合了智能硬件厂商和个人服务机构平台，发布了“北京健康云”项目

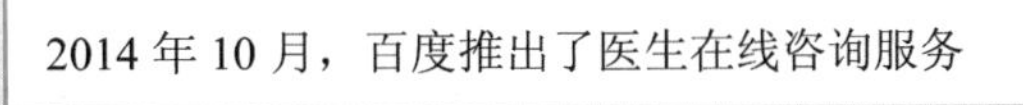

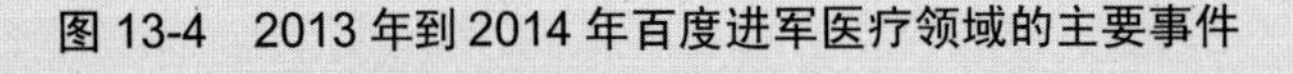
图 13-4　2013 年到 2014 年百度进军医疗领域的主要事件

2014年年底，百度进行了战略调整，将“连接人与信息”的战略方针调整为“连接人与服务”的战略方针。到2015年，百度便开始大力进军医疗领域，具体的重要事件如图13-5所示。

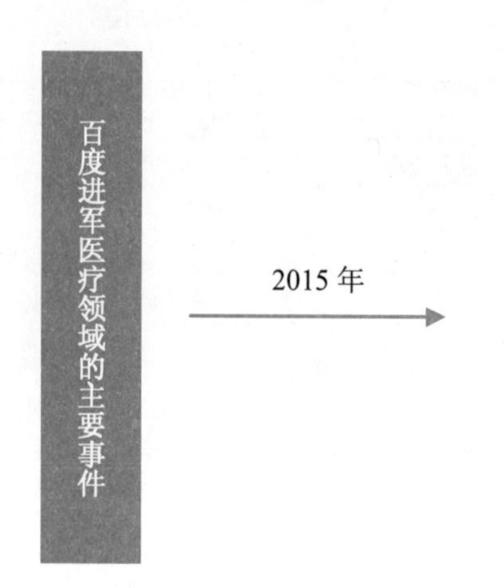
百度进军医疗领域的主要事件
2015年
2015年1月15日，百度与301医院达成战略合作，共同搭建线上线下环节
2015年1月28日，百度正式成立移动医疗事业部，并推出百度医生APP，全面搭建移动医疗线上线下环节
2015年2月15日，百度进行战略投资，将数千万美元投资给医护网
2015年4月，百度发布医药O2O直达平台，正式和药店合作，为用户提供药品搜索、药店购药等服务

图13-5　2015年百度进军医疗领域的主要事件

百度总裁张亚勤曾经表示，百度现在已经差不多打造了三个层次的闭环，这三个闭环如图13-6所示。

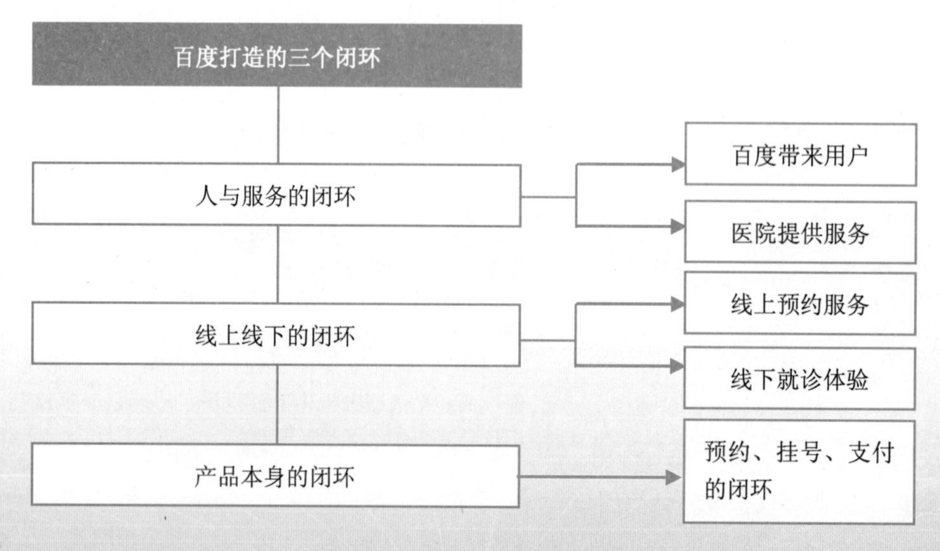

图13-6　百度打造的三大闭环

13.1.2 阿里巴巴："未来医院"计划

阿里巴巴在医疗领域的布局入口主要体现在如图 13-7 所示的三个方面。

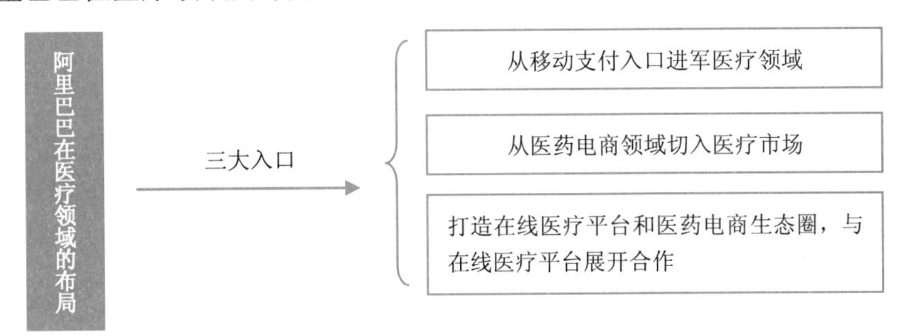

图 13-7 阿里巴巴在医疗领域的布局

阿里巴巴的大健康战略包括三大板块，如图 13-8 所示。

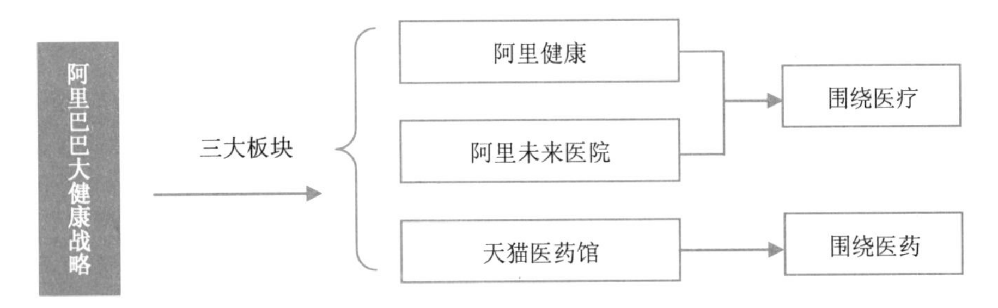

图 13-8 阿里巴巴大健康战略的三大板块

在阿里巴巴推出未来医院计划的同时，也开放了支付宝平台，平台通过支付宝平台，帮助合作的医疗机构建立更完善的医疗服务体系。支付宝平台能够提供的支持如图 13-9 所示。

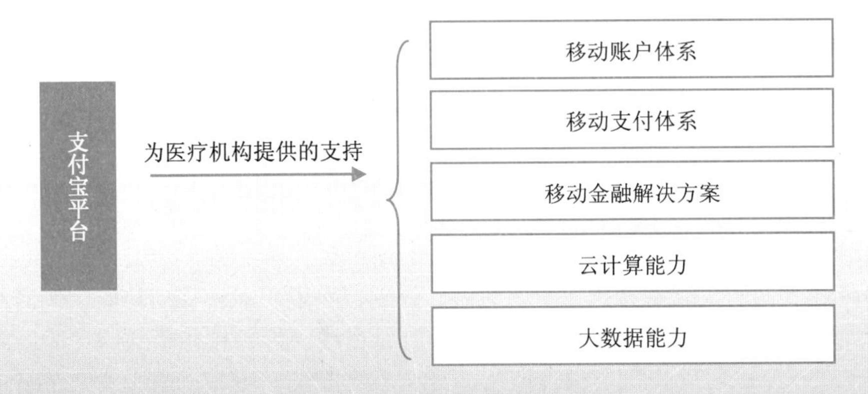

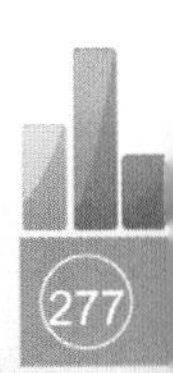

图 13-9 支付宝平台提供的支持

从 2011 年开始，阿里巴巴就开始在医疗领域布局，具体的重要事件如图 13-10 所示。

阿里巴巴进军医疗领域

重要事件

2011 年 9 月，阿里巴巴对寻医问药网进行融资

2012 年 2 月，阿里对 U 医 U 药进行融资

2014 年 1 月，阿里对中信 21 世纪进行战略投资

2014 年 8 月，U 医 U 药转型做血糖管理医疗健康服务，推出产品 U 糖医生、U 药箱等

2014 年 10 月，中信 21 世纪更名为阿里健康

2014 年 12 月，阿里对华康全景网进行投资

2015 年 1 月，阿里健康与卫宁软件合作，进军处方药入口，同月，阿里健康推出的北京军区总医院电子处方悄悄上线

2015 年 2 月，阿里启动健康云医院平台，实现医疗线上服务

截至 2015 年 4 月，新浪爱问医生、华康全景、寻医问药网相继入驻阿里健康平台

2015 年 4 月，阿里健康与迪安诊断达成战略合作框架协议，将引入第三方检查/检验中心

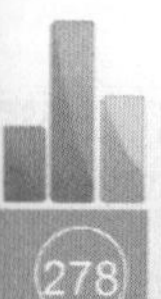

图 13-10 阿里巴巴进军医疗领域的重要事件

1. 支付宝之“未来医院”计划

2014 年 5 月，支付宝推出“未来医院”计划，实现了多种移动功能，包括在线挂号、在线缴费、在线查收报告、在线科室导航、在线评价、在线医保结算等。对于患者来说，“未来医院”提供了很多便利，打通了线上线下环节。也许未来在医院看病

的所有付费流程都可以通过支付宝钱包来实现。

2. 阿里医疗之天猫医药馆

2012 年，天猫旗下推出了一个医药购物平台——天猫医药馆，该平台汇集了多种网购服务项目，如图 13-11 所示。

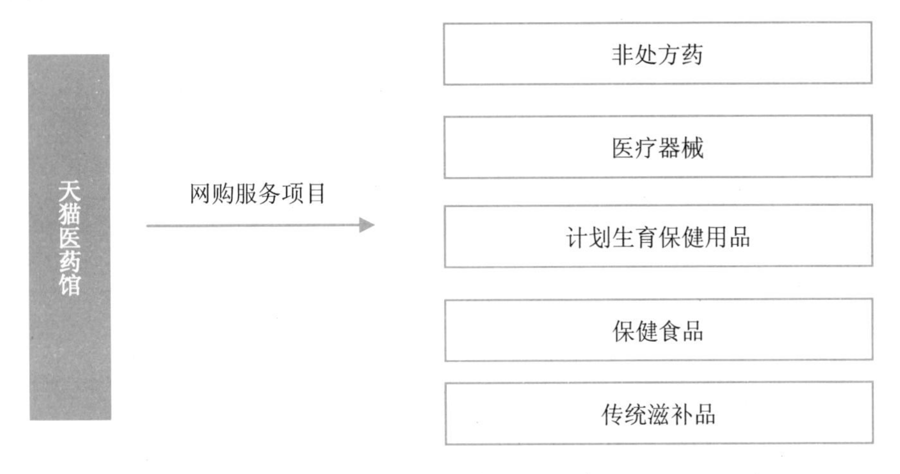

图 13-11 天猫医药馆的网购服务项目

13.1.3 腾讯：建立自营平台

除了百度、阿里巴巴之外，腾讯于 2014 年开始在医疗领域布局，主要覆盖如图 13-12 所示的几个方面。

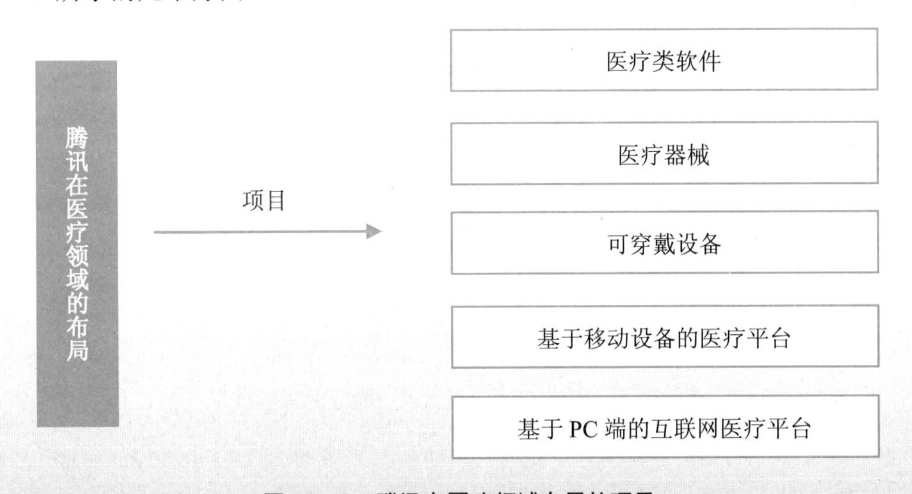

图 13-12 腾讯在医疗领域布局的项目

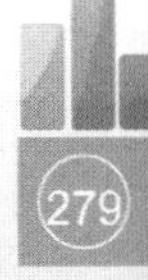

在医疗领域，腾讯建立了自营平台——微信智慧医院，该平台主要是以“公众号+微信支付”结合微信移动电商的方式，来优化医患之间的连接能力。在微信智慧医院平台中，主要包含如图 13-13 所示的几大功能。

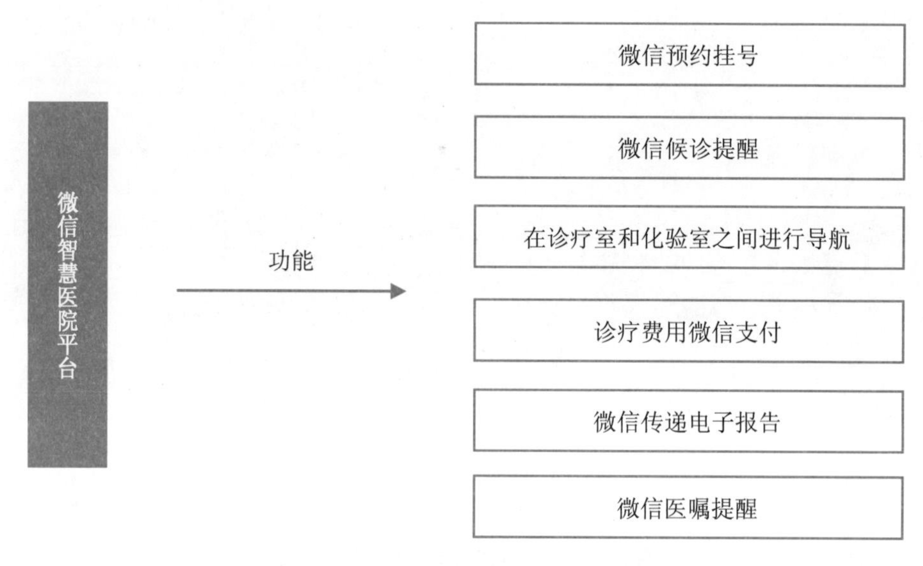

图 13-13　微信智慧医院平台的功能

从 2014 年开始，腾讯在医疗领域发生的重要事件如图 13-14 所示。

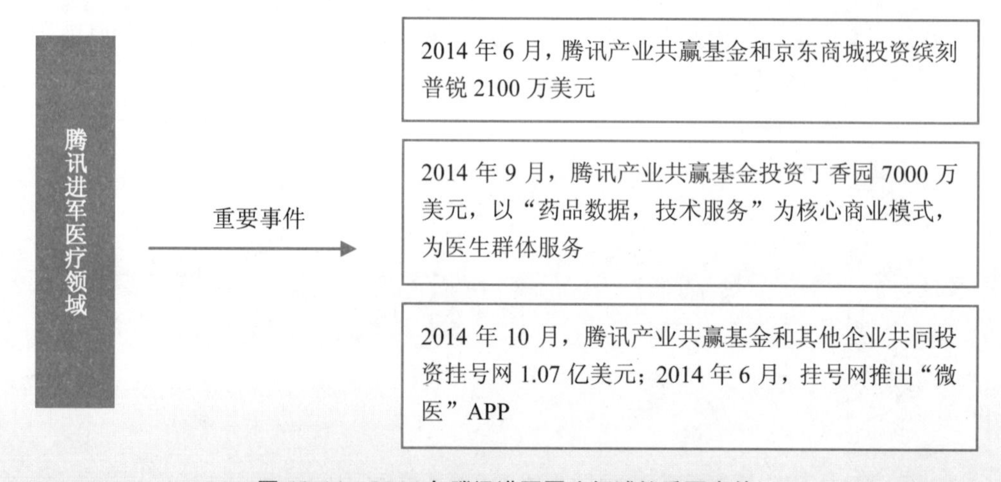

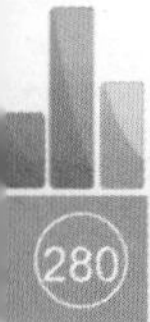

图 13-14　2014 年腾讯进军医疗领域的重要事件

通过微医 APP，医生、医院、患者之间可以顺畅地进行信息交流，主要包括如图 13-15 所示的三大移动应用。

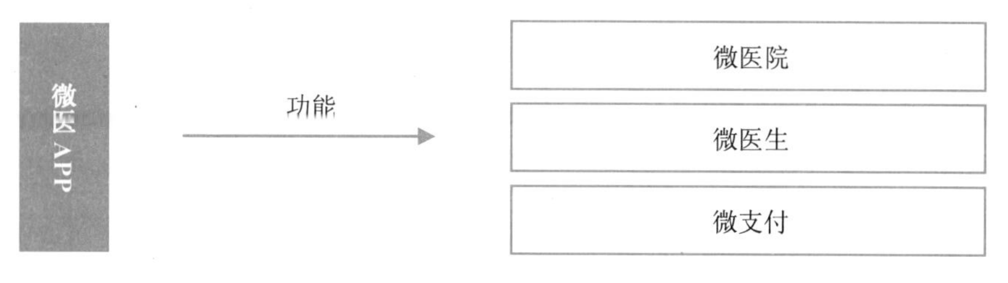

图 13-15 微医 APP 的功能

13.2 其他企业在移动医疗展开合作

前面笔者提到过，我国医疗行业的互联网化历程共经历了三个时期的演变和发展，这三个时期的演变和发展分别是：医疗信息化、互联网医疗和移动医疗。这三个时期的演变，为我国带来了以互联网、移动互联网为载体的在线医疗教育、医疗信息咨询、电子档案管理、在线会诊、电子处方、网上医药购买、远程治疗和康复等多种形式的健康医疗服务。而随着移动互联网的深入发展，在线医疗开始引起众多企业的角逐，除了 BAT 三大巨头之外，也激发了华为、谷歌、强生等一系列创业公司的布局之战，这些公司都想从如图 13-16 所示的诸多领域中，抢占在线医疗市场。

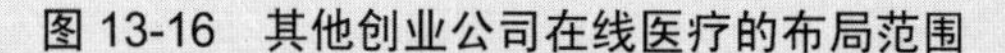

图 13-16 其他创业公司在线医疗的布局范围

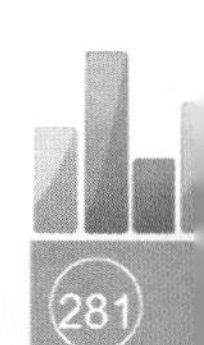

13.2.1 华为：创立 4G 医疗方案

2015 年 12 月 14 日，华为在中国移动全球合作伙伴大会上发布了 4G 医疗的行业解决方案，与芯联达企业进行合作，联手推进 4G 医疗方案，进军移动医疗领域。图 13-17 所示为华为 4G 医疗展示区，图 13-18 所示为 4G 医疗方案的内容。

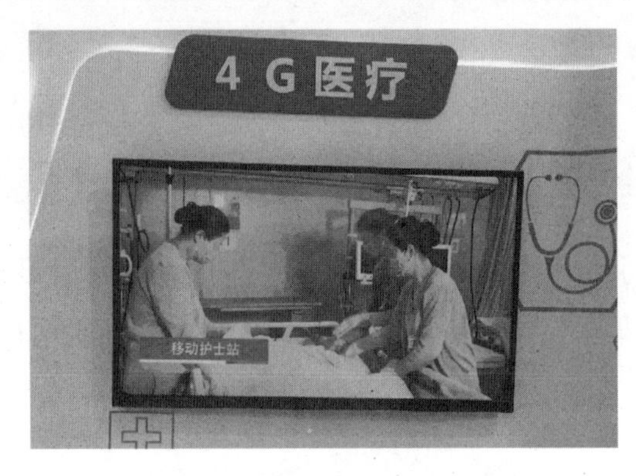

图 13-17 华为 4G 医疗展示

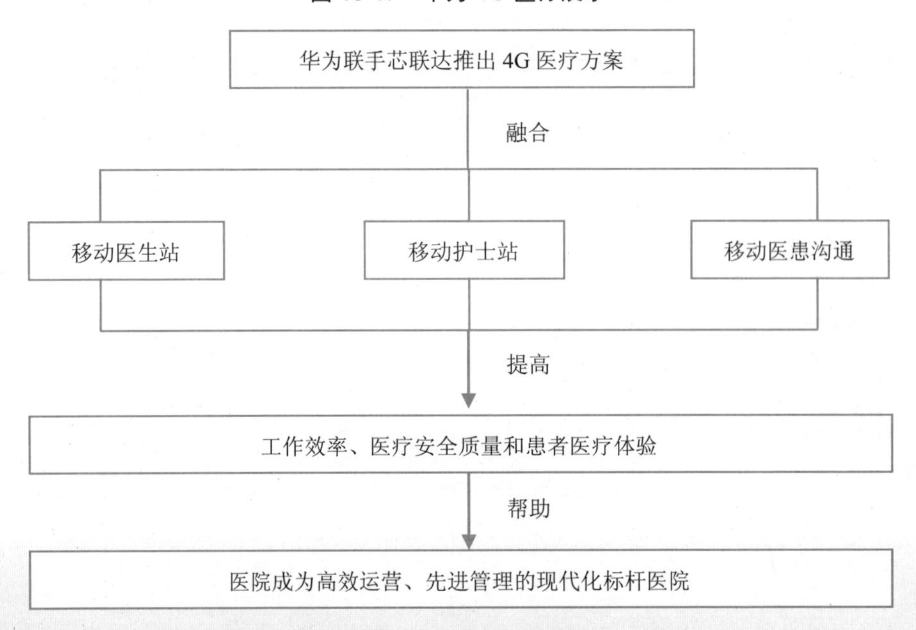

图 13-18 4G 医疗方案的内容

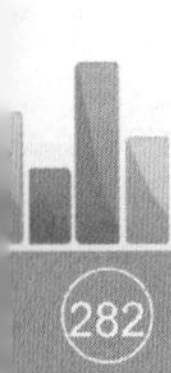

13.2.2 谷歌：七大模块布局

据《华尔街日报》报道，谷歌于 2013 年将 9%的风投资金导入了医疗和生命科学公司，到 2014 年，该比例上升到了 36%。由此可以看出，谷歌渐渐将投资的重心放在了健康医疗领域。

2013 年 3 月，曾开创了成本低廉的 HIV 测试方法的康拉德，被招募成为谷歌某所实验室的生命科学团队主管，然后康拉德建立了一支 70—100 人的专家团队，团队成员涵盖了诸多领域，例如生理学、生物化学、光学、成像和分子生物学等。这说明，谷歌一直在密切布局医疗领域。

在医疗领域的布局，谷歌一共涉及七大模块，如图 13-19 所示。

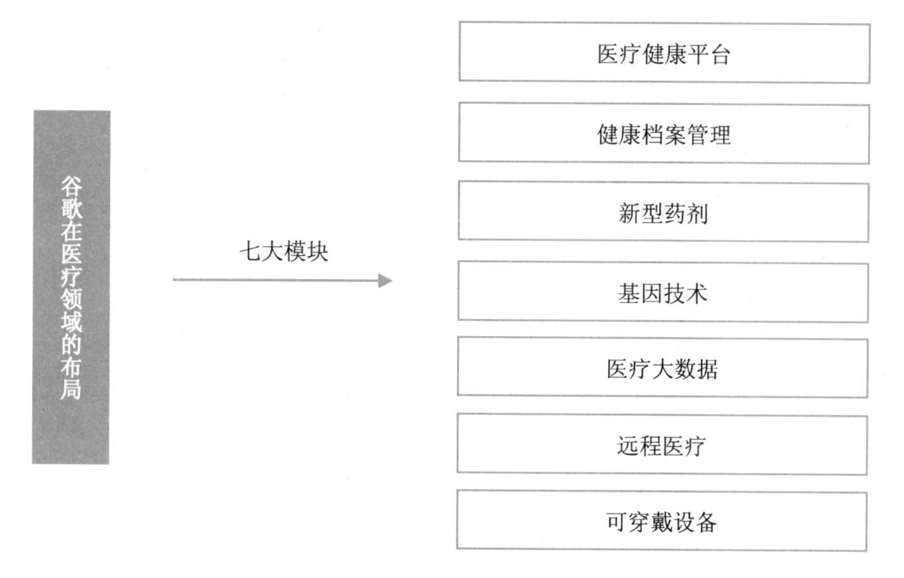

图 13-19　谷歌在医疗领域的布局

1. 医疗健康平台

在医疗健康平台领域，谷歌主要的布局如图 13-20 所示。

谷歌在医疗健康平台领域的布局

2014 年 6 月，谷歌推出了健康追踪应用平台——谷歌健康

功能

主要通过传感器或辅助的可穿戴设备来追踪用户全天活动

2015 年 6 月，谷歌公司确认正在测试一款叫作 StudyKit 的医疗健康应用

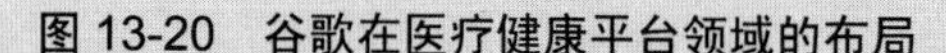

图 13-20　谷歌在医疗健康平台领域的布局

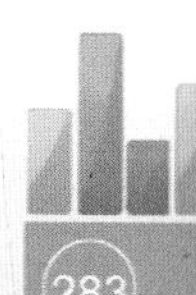

2. 健康档案管理

在健康档案管理领域，谷歌主要的布局如图 13-21 所示。

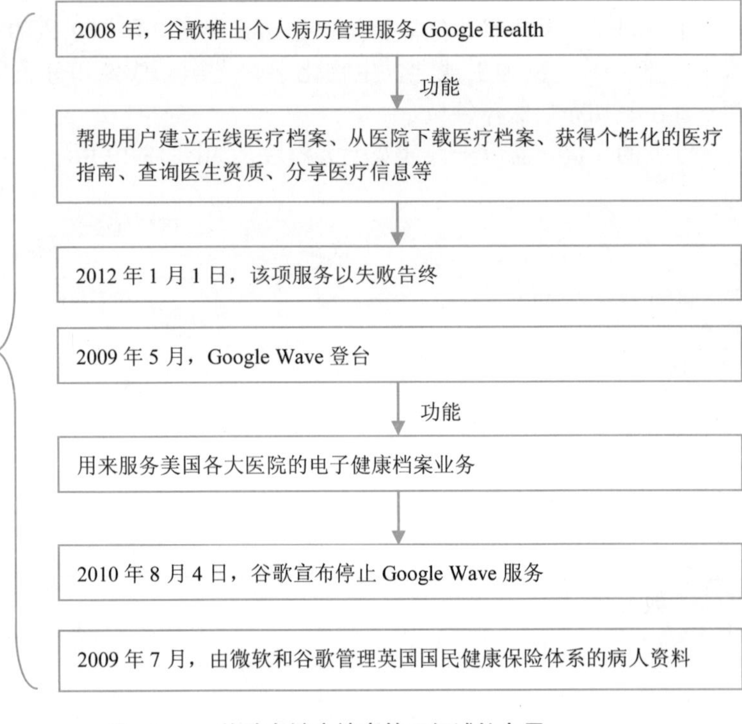
谷歌在健康档案管理领域的布局
2008 年，谷歌推出个人病历管理服务 Google Health
功能
帮助用户建立在线医疗档案、从医院下载医疗档案、获得个性化的医疗指南、查询医生资质、分享医疗信息等
2012 年 1 月 1 日，该项服务以失败告终
2009 年 5 月，Google Wave 登台
功能
用来服务美国各大医院的电子健康档案业务
2010 年 8 月 4 日，谷歌宣布停止 Google Wave 服务
2009 年 7 月，由微软和谷歌管理英国国民健康保险体系的病人资料

图 13-21　谷歌在健康档案管理领域的布局

3. 新型药剂

在新型药剂领域，谷歌主要的布局如图 13-22 所示。

谷歌在新型药剂领域的布局

2013 年 9 月，谷歌宣布成立抗衰老研究公司 Calico

2014 年 3 月，谷歌推出能以胃酸供电的智能药片

2014 年 9 月，Calico 与 UT Southwestern 合作研发神经退行性疾病药物

2014 年 11 月，报道谷歌建造癌症检测丸

2015 年 5 月 26 日，谷歌投资了研发药物的 Rani Therapeutics

图 13-22　谷歌在新型药剂领域的布局

4. 基因技术

在基因技术领域，谷歌主要的布局如图 13-23 所示。

谷歌在基因技术领域的布局

- 2007 年 5 月，谷歌投资基因测试企业 23andme
- 2010 年 12 月，谷歌投资基因疗法企业 iPierian
- 2011 年 10 月，谷歌先后投资基因测癌企业 Foundation Medicine 和云端基因数据库 DNAnexus
- 2013 年 7 月，谷歌投资通过血液基因检测自闭症的 SynapDx 公司
- 2015 年 1 月，谷歌推出了谷歌基因组项目

图 13-23　谷歌在基因技术领域的布局

5. 医疗大数据

在医疗大数据领域，谷歌主要的布局如图 13-24 所示。

谷歌在医疗大数据领域的布局

- 2009 年，谷歌成功预测冬季流感的传播
- 2012 年 9 月，谷歌投资为医保领域提供洞察力的信息技术公司 Predilytics
- 2014 年 5 月，谷歌领投基于癌症大数据分析的医疗初创公司 Flatiron Health
- 2014 年 7 月，谷歌启动 Baseline Study 科研项目，搜集描绘健康人体相关数据
- 2015 年 2 月，谷歌宣布将医疗信息扩充到自己的知识图谱系统，让用户通过知识图谱了解到某种病症以及其治愈方式等信息

图 13-24　谷歌在医疗大数据领域的布局

6. 远程医疗

在远程医疗领域，谷歌主要的布局如图 13-25 所示。

谷歌在远程医疗领域的布局

- 2012 年 11 月 28 日，谷歌投资了 Transcriptic
- 2013 年 10 月，谷歌投资了通过数字化与无纸化提升医疗效率和就医体验的公司 One Medical 以及远程医疗平台 Doctor On Demand
- 2014 年 2 月，谷歌与奎斯特诊断公司(Quest Diagnostics)合作
- 2014 年 10 月，谷歌正式进军远程医疗
- 2014 年，谷歌推出 Google Trail 服务平台

图 13-25　谷歌在远程医疗领域的布局

7. 可穿戴设备

在可穿戴设备领域，谷歌主要的布局如图 13-26 所示。

谷歌在可穿戴设备领域的布局

- 2012 年 4 月，谷歌发布谷歌眼镜
- 2013 年 7 月，埃森哲携手飞利浦启动验证 Google Glass 在医疗领域的应用
- 2013 年，Pristine 声明为谷歌眼镜开发医疗应用
- 2014 年 3 月，谷歌发布 Android Wear
- 2014 年 7 月 15 日，谷歌宣布与瑞士诺华制药合作开发智能隐形眼镜
- 2015 年 2 月，谷歌 X 推出医用测癌腕套
- 2015 年 3 月 30 日，谷歌将与强生子公司 Ethicon 联手创建“机器人辅助手术平台”
- 2015 年 6 月，谷歌在年度开发大会上发布“缇花计划”

图 13-26　谷歌在可穿戴设备领域的布局

13.3 国内五大在线医院的发展布局

自从在线医疗时代到来后，人们享受到了更便捷的医疗服务，尤其随着大数据、基因组测序技术的兴起，医疗服务便更加精准、高效化。我国各大医院也敏锐地看到了在线医疗的未来，纷纷从医院的管理、规划布局等多方面进行布局，打造完善的线上线下闭环。

13.3.1 北京协和医院

北京协和医院是一所集医疗、科研、教学为一体的大型综合医院。图 13-27 所示为北京协和医院的线上网站平台。

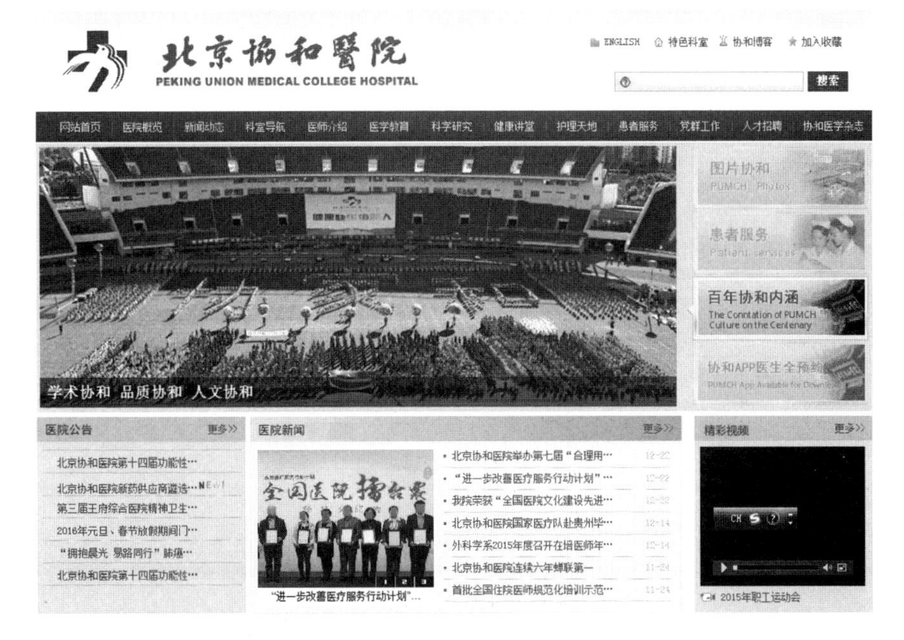

图 13-27 北京协和医院在线网站

北京协和医院线上网站主要分为 13 大模块，分别是：网站首页(整体布局展示页面)、医院概览(医院历史、文化、团队、资源等介绍)、新闻动态(医院相关的新闻、公告等展示)、科室导航(非手术科室、手术科室、诊断相关科室等介绍)、医师介绍、医学教育(有关在校生教育动态和论文展示)、科学研究(科研动态、科研成果展示)、健康讲堂(科普文章、健康视频展示)、护理天地(临床护理、历史等概况)、患者服务、党群工作、人才招聘和协和医学杂志。

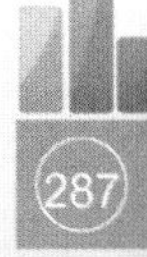

针对患者服务模块，笔者给予具体介绍，在北京协和医院的患者服务模块中，主要包括以下几大服务，如图 13-28 所示。

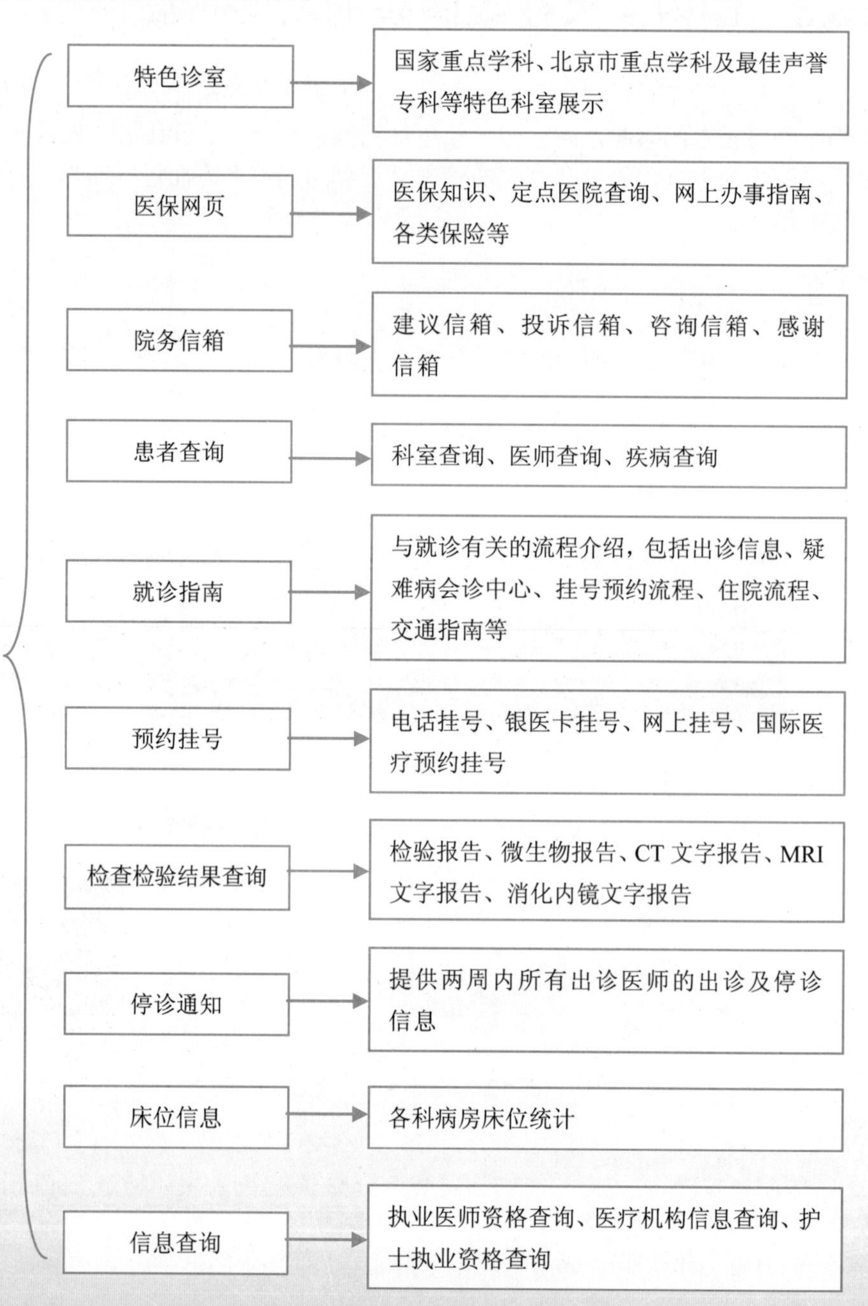

图 13-28　北京协和医院患者服务

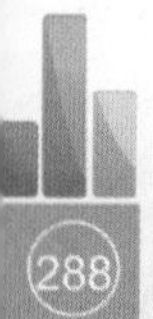

13.3.2 四川大学华西医院

四川大学华西医院是中国西部的疑难危急重症诊疗领域的国家级医院，也是世界规模第一的综合性单点医院。图 13-29 所示为四川大学华西医院的线上网站平台。

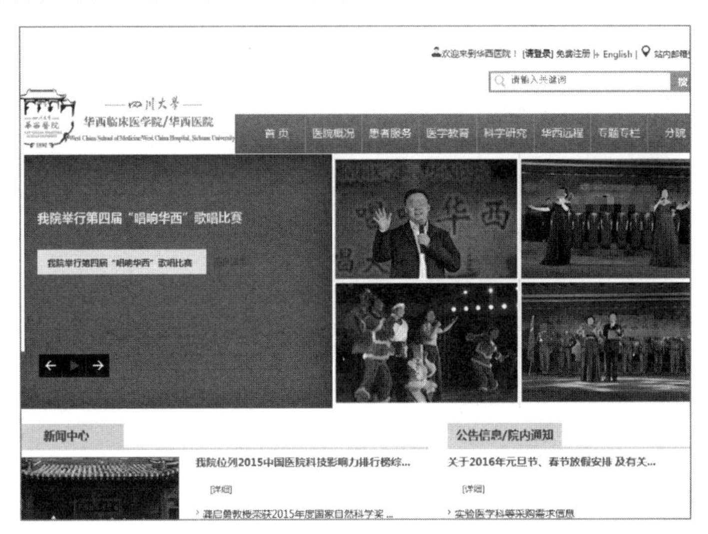

图 13-29 四川大学华西医院网站

四川大学华西医院线上网站主要分八大模块，如图 13-30 所示。

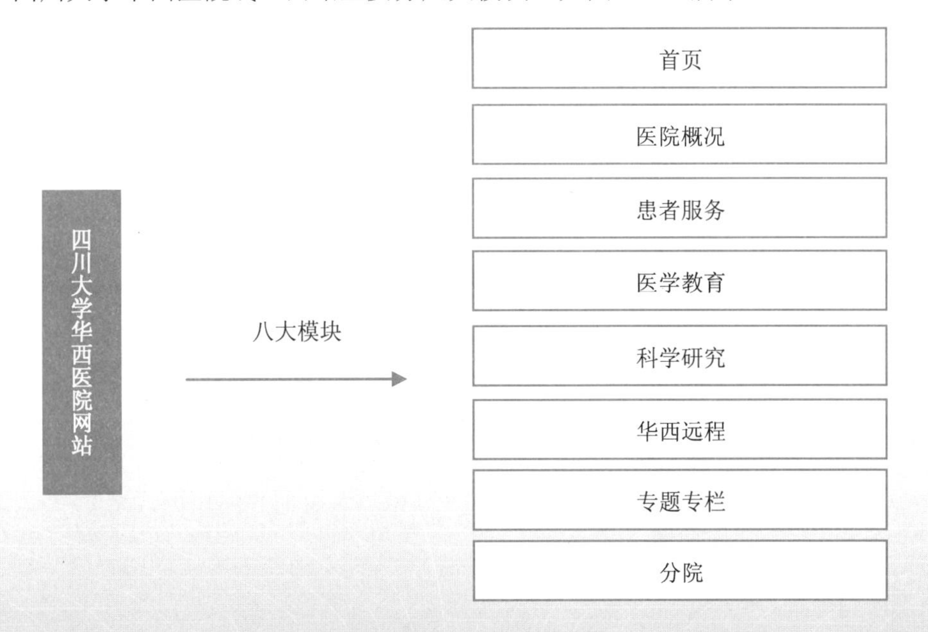

图 13-30 四川大学华西医院网站的八大模块

在患者服务模块中，提供的具体服务如图 13-31 所示。

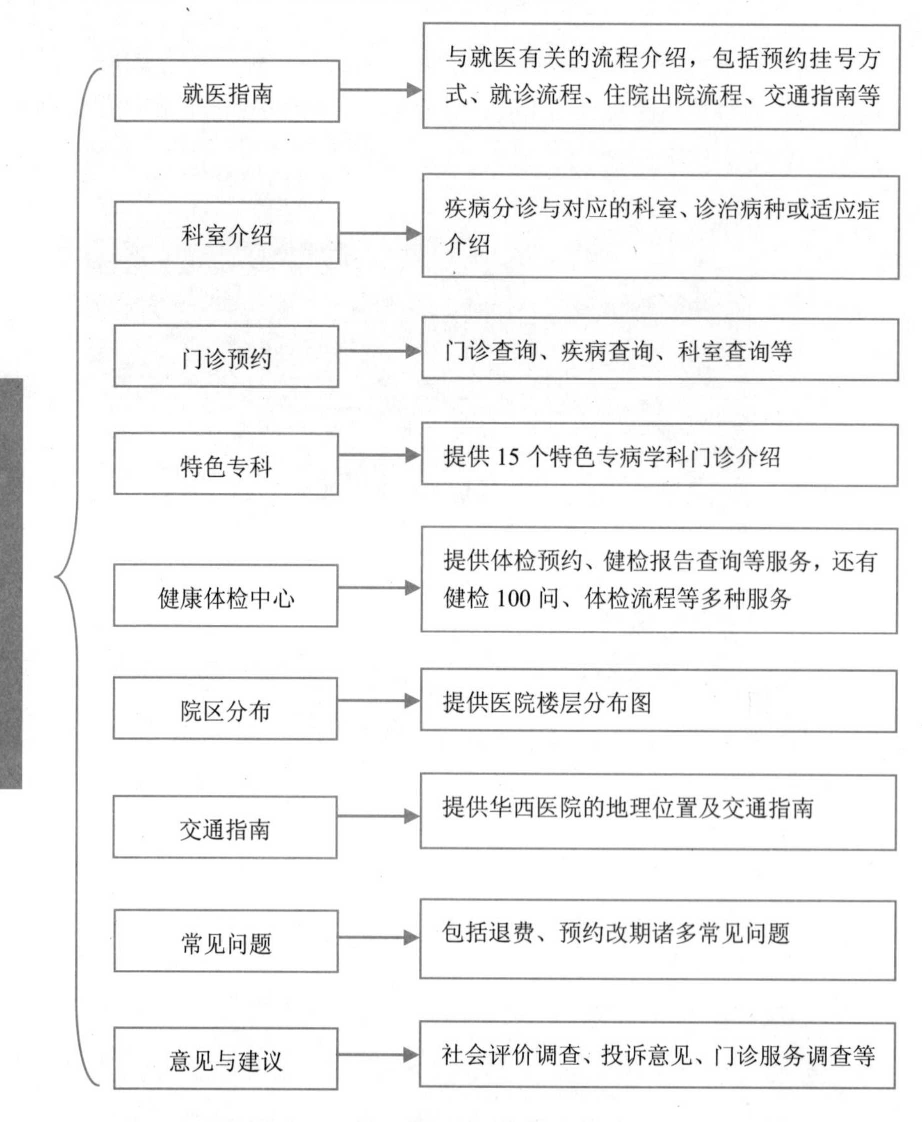

图 13-31　四川大学华西医院患者服务

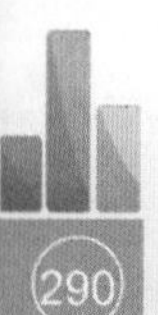

13.3.3　中国人民解放军总医院

中国人民解放军总医院又称 301 医院，创建于 1953 年，是一所集医疗、保健、教学、科研于一体的大型现代化综合性医院。图 13-32 所示为中国人民解放军总医院的线上网站平台。

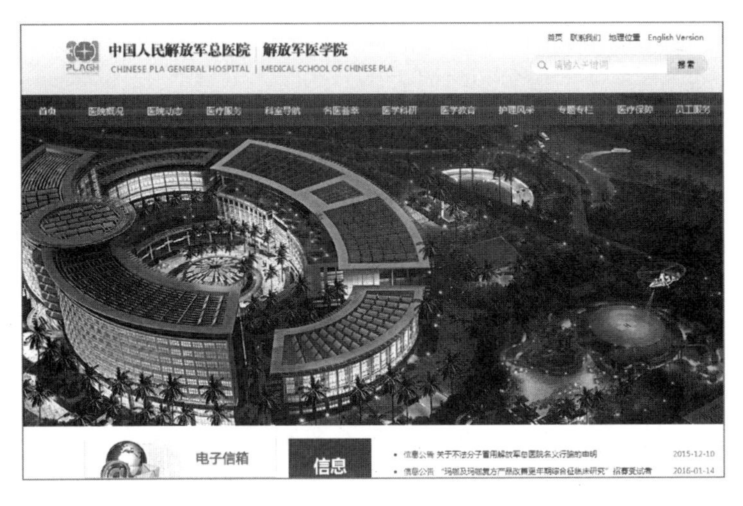

图 13-32 中国人民解放军总医院的线上网站平台

中国人民解放军总医院线上网站主要分 13 大模块，分别是：首页(整体信息布局概况)、医院概况(医院简介、发展历史、地理位置等)、医院动态(活动、新闻、文化生活等)、医疗服务、科室导航、名医荟萃(院士、专家介绍)、医学科研(科研动态、成果、信息公告、科技期刊、重点实验室等)、医学教育(学院概况、各类学生教育、导师介绍、招生信息等)、护理风采(护理概况、教育培训等)、专题专栏、医疗保障(信息保障、工程保障、药品保障等)、员工服务、海南分院。

中国人民解放军总医院线上网站为用户提供的医疗服务包括九个方面，如图 13-33 所示。

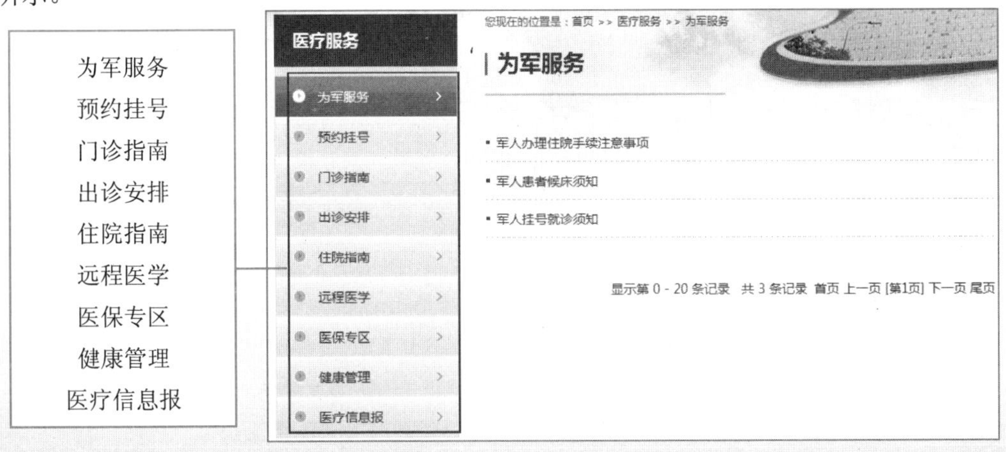

图 13-33 中国人民解放军总医院提供的医疗服务

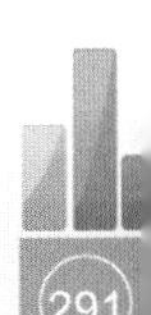

13.3.4　复旦大学附属中山医院

中山医院创建于 1936 年，是卫生部部属综合性教学医院。图 13-34 所示为中山医院的线上网站平台。

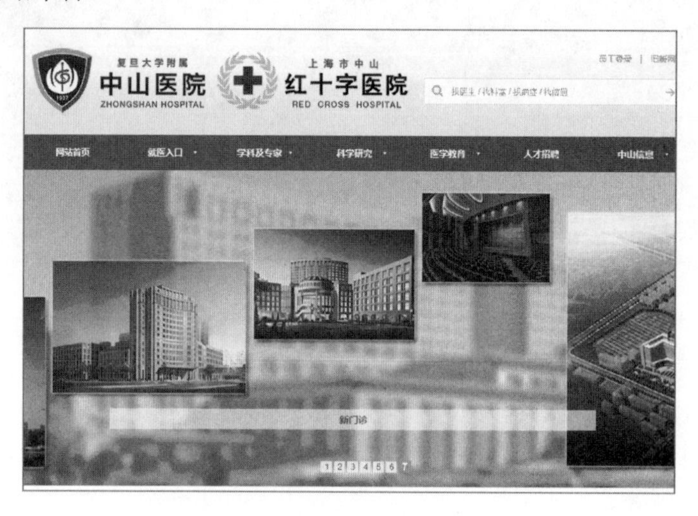

图 13-34　中山医院的线上网站平台

中山医院线上网站主要有七大模块，如图 13-35 所示。

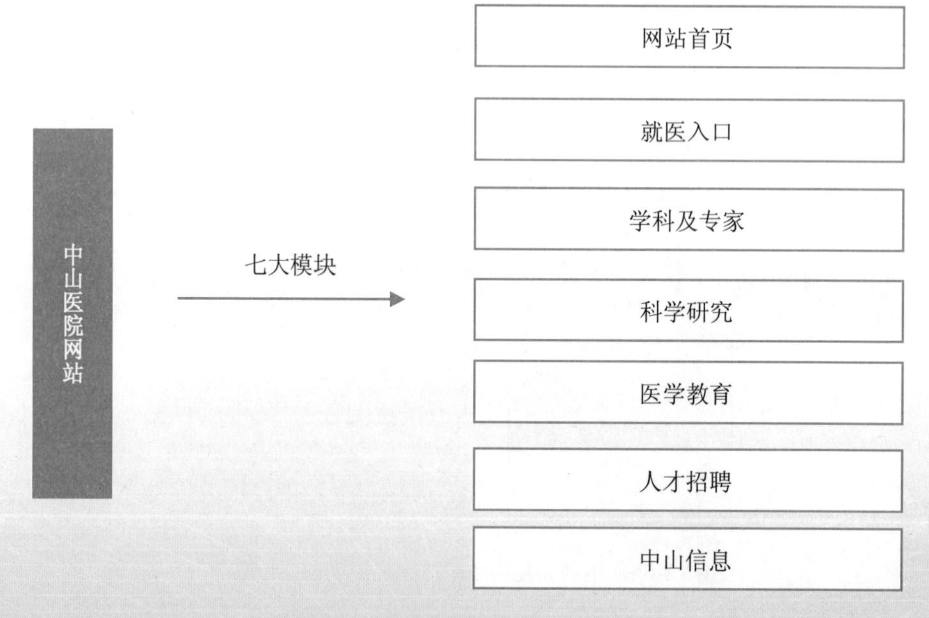

图 13-35　中山医院网站的七大模块

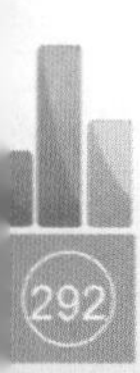

在就医入口模块中，中山医院为用户提供了九大服务，如图 13-36 所示。

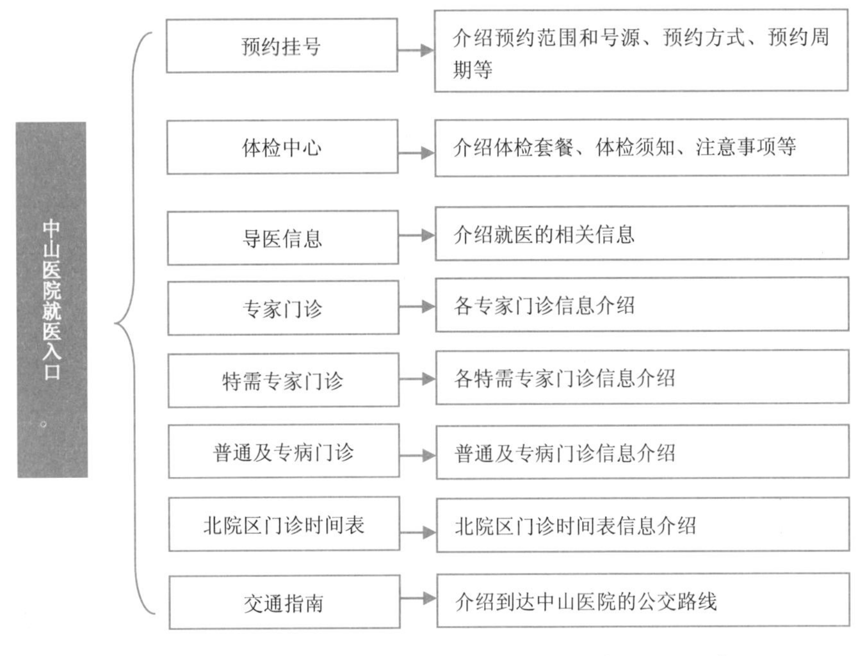

图 13-36　中山医院在就医入口模块方面为用户提供的服务

13.3.5　中南湘雅医院

中南大学湘雅医院坐落在长沙，由美国耶鲁大学雅礼协会创建于 1906 年，是我国最早的西医院之一，享有“南湘雅、北协和”的盛誉。图 13-37 所示为中南湘雅医院的线上网站平台。

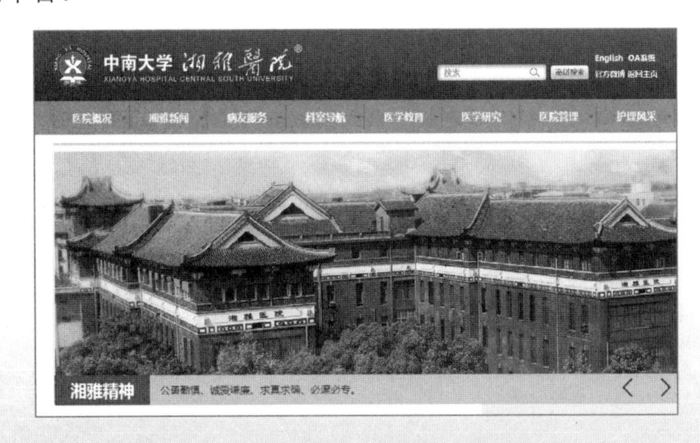

图 13-37　中南湘雅医院的线上网站平台

中南湘雅医院线上网站主要有八大模块，分别是：医院概况、湘雅新闻、病友服务、科室导航、医学教育、医学研究、医院管理、护理风采。

在病友服务模块中，为用户提供的服务包括四大方面，如图 13-38 所示。

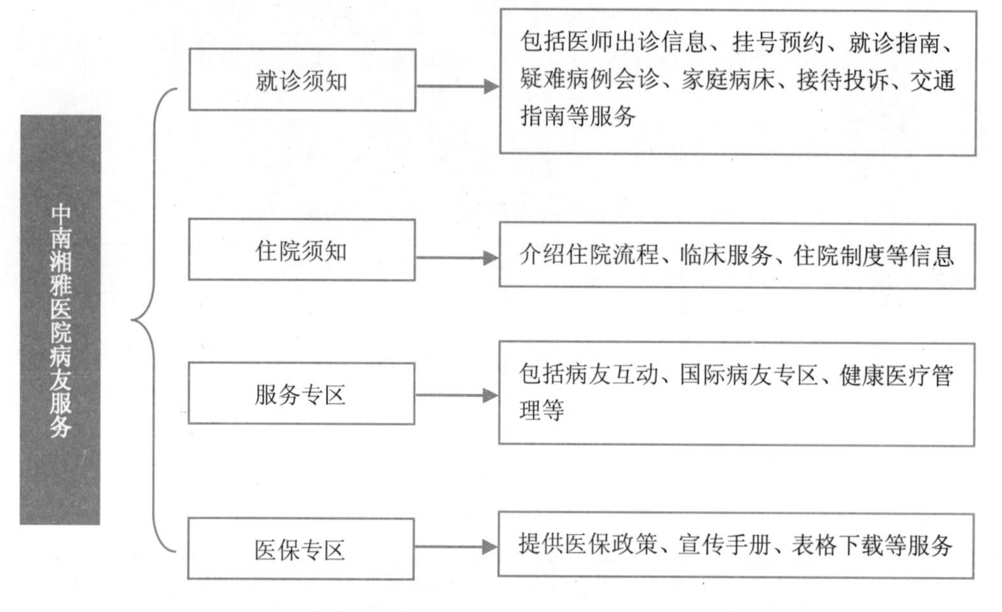

图 13-38　中南湘雅医院在病友服务模块为用户提供的服务